ullstein

BESSEL VAN DER KOLK, M. D.

DAS TRAUMA IN DIR

Wie der Körper den Schrecken festhält und wie wir heilen können

Aus dem Amerikanischen von
Theo Kierdorf und Hildegard Höhr

Ullstein

Die deutsche Erstausgabe dieses Werkes erschien erstmals 2015 unter dem Titel *Verkörperter Schrecken. Traumaspuren in Gehirn, Geist und Körper und wie man sie heilen kann* beim G. P. Probst Verlag, Lichtenau/Westfalen.

Besuchen Sie uns im Internet:
www.ullstein.de

Wir verpflichten uns zu Nachhaltigkeit
- Papiere aus nachhaltiger Waldwirtschaft und anderen kontrollierten Quellen
- Druckfarben auf pflanzlicher Basis
- ullstein.de/nachhaltigkeit

MIX
Papier
FSC FSC® C083411

Ungekürzte Neuausgabe im Ullstein Taschenbuch
1. Auflage März 2023
6. Auflage 2025

Bei Fragen zur Produktsicherheit wenden Sie sich bitte an produktsicherheit@ullstein.de
Umschlaggestaltung: zero-media.net, München nach einer Vorlage von Penguin Random House
Titelabbildung: Henri Matisse »La chevelure (Flowing Hair), Scherenschnitt, 1952« © Succession H.Matisse/ VG Bild-Kunst, Bonn 2023;
© Digital image: Archives Henri Matisse
Titel der amerikanischen Originalausgabe: *The Body Keeps the Score. Brain, Mind, And Body in the Healing of Trauma*, erstmals erschienen 2014.
Satz: SpaceType Köln, bearbeitet von LVD GmbH, Berlin
Gesetzt aus der Minion
Druck und Bindearbeiten: CPI books GmbH, Leck
ISBN 978-3-548-06749-0

Inhalt

Ich widme dieses Buch meinen Patienten,
die nicht vergessen haben, was ihnen widerfahren ist,
und die mein Lehrbuch waren.

Prolog
Konfrontation mit dem Trauma

Man braucht nicht als Soldat in einem Krieg gekämpft und kein Flüchtlingslager in Syrien oder im Kongo besucht zu haben, um Traumata zu kennen. Wir selbst erleben sie ebenso wie unsere Freunde, Familien und Nachbarn. Untersuchungen der *Centers for Disease Control and Prevention* zufolge wurde einer von fünf Amerikanern als Kind sexuell belästigt; einer von vier wurde von den eigenen Eltern so brutal geschlagen, dass am Körper dauerhafte Spuren zurückgeblieben sind; und in einer von drei Paarbeziehungen kommt es zu körperlicher Gewalt. Außerdem wächst ein Viertel aller amerikanischen Bürger bei alkoholkranken Verwandten auf, und einer von acht hat mit angesehen, wie die eigene Mutter zum Opfer häuslicher Gewalt wurde.[1]

Menschen sind eine erstaunlich widerstandsfähige Spezies. Seit unvordenklicher Zeit haben wir uns von unablässigen Kriegen, zahllosen (sowohl von der Natur als auch von Menschenhand verursachten) Katastrophen sowie von Gewalt und Verrat immer wieder erholt. Doch traumatische Erlebnisse hinterlassen Spuren, unabhängig davon, ob sie in größeren Zusammenhängen (wie in unserer Geschichte und in ganzen Kulturen) oder in unserem unmittelbaren Umfeld und in unserer Familie stattfinden, indem dunkle Geheimnisse unmerklich von einer Generation auf die nächste übertragen werden. Auch in unserem Geist und in unseren Emotionen hinterlassen diese Dinge Spuren, und sie können unsere Fähigkeit, Freude und Intimität zu erleben, und sogar unsere biologischen Grundlagen einschließlich unseres Immunsystems beeinflussen.

Traumata wirken sich nicht nur auf diejenigen aus, die solche Ereignisse direkt erleben, sondern auch auf Menschen, die den Traumatisierten nahestehen. Soldaten, die aus dem Kampf zurück nach

Hause kommen, können durch ihre Wutanfälle und ihre emotionale Unnahbarkeit ihre Familien ängstigen. Frauen, deren Männer unter PTBS leiden, werden häufig depressiv, und die Kinder depressiver Mütter entwickeln sich oft zu unsicheren und ängstlichen Erwachsenen. War ein Kind in seiner Familie häufig Gewalttätigkeit ausgesetzt, fällt es ihm als Erwachsenem vielfach schwer, stabile und vertrauensvolle Beziehungen zu anderen Menschen aufzubauen.

Traumata sind ihrem Wesen nach unerträglich. Die meisten Vergewaltigungsopfer, Kriegsveteranen und Menschen, die in ihrer Kindheit sexuell belästigt oder missbraucht wurden, regen sich so stark auf, wenn sie über das Erlebte nachdenken, dass sie mit allen verfügbaren Mitteln versuchen, es aus ihrem Bewusstsein zu verdrängen, so zu tun, als sei nichts Besonderes geschehen, und dementsprechend zu leben. Es kostet sehr viel Energie, den Anschein eines völlig normalen Lebens aufrechtzuerhalten, obwohl man in Wahrheit ständig an entsetzliche Dinge erinnert wird und sich der eigenen Schwäche und Verletzlichkeit schämt.

Obwohl wir alle uns irgendwo wünschen, erlebte Traumata zu überwinden, ist der Teil unseres Gehirns, dessen Aufgabe die Sicherung unseres Überlebens ist (und der tief unter dem für das rationale Denken zuständigen Gehirnteil liegt), nicht besonders gut im Leugnen. Noch lange nach einem traumatischen Erlebnis kann es beim kleinsten Anzeichen einer akuten Gefahr reaktiviert werden, mobilisiert dann gestörte Gehirnschaltkreise und initiiert die Ausschüttung großer Mengen von Stresshormonen. Und dadurch werden unangenehme Emotionen, starke körperliche Empfindungen und impulsive und aggressive Aktivitäten ausgelöst. Posttraumatische Reaktionen dieser Art empfinden die Betroffenen als unerklärlich und überwältigend. Und wenn Traumatisierte das Gefühl haben, dass ihr Leben ihrer Kontrolle entgleitet, fürchten sie oft, bis in ihr tiefstes Inneres geschädigt worden zu sein und von dieser Schädigung nie mehr genesen zu können.

Die nach meiner Erinnerung erste Situation, in der ich auf die Idee kam, Medizin zu studieren, war ein nächtliches Gespräch mit meinem Vetter Michael in einem Sommercamp, in dem er mir damals Vierzehnjährigem erklärte, wie die Nieren arbeiten, wie sie die Abfälle aus dem Körper entfernen und wie sie die chemischen Stoffe, die sie dazu benötigen, reabsorbieren, um die chemische Balance innerhalb des Körpers zu erhalten. Michaels Bericht über die Funktionsweise des menschlichen Körpers fesselte mich. Später, während meiner gesamten medizinischen Ausbildung, ob im Bereich der Chirurgie, der Kardiologie oder der Kinderheilkunde, war für mich klar, dass der Schlüssel zur Heilung im Verständnis der Funktionsweise des menschlichen Organismus zu suchen ist. Doch als ich mein Pflichtpraktikum in der Psychiatrie absolvierte, verblüffte mich der Kontrast zwischen der einerseits unglaublichen Komplexität des Geistes und der Art, wie wir Menschen miteinander verbunden sind, und andererseits der Tatsache, wie wenig Psychiater über die Ursprünge der Probleme, die sie behandelten, wussten. Würden wir eines Tages über das Gehirn, den Geist und die Liebe ebenso viel wissen wie über andere Systeme unseres Organismus?

Von einem solch detaillierten Verständnis sind wir offenbar noch Lichtjahre entfernt; aber die Entstehung dreier neuer Zweige der Naturwissenschaft hat zu einer wahren Explosion des Wissens über die Auswirkungen von psychischen Traumata, Missbrauch/Misshandlung und Vernachlässigung geführt. Die neuen Disziplinen sind die Neurowissenschaft, die erforscht, welche Rolle das Gehirn bei den mentalen Prozessen spielt, die Entwicklungspsychopathologie, die sich mit der Wirkung negativer Erlebnisse auf die Entwicklung des Geistes und des Gehirns befasst, und die interpersonale Neurobiologie, die den Einfluss unseres Verhaltens auf die Emotionen, die Biologie und die Geisteshaltung der Menschen um uns herum studiert.

Untersuchungen in diesen drei neuen Wissenschaftsbereichen haben ergeben, dass Traumata zu physiologischen Veränderungen führen, unter anderem zu solchen, die sich auf das Alarmsystem des Gehirns auswirken, zu einer verstärkten Ausschüttung von Stresshormonen und zu Veränderungen in dem System, das relevante Informationen von irrelevanten trennt. Wir wissen heute, dass Traumata sich negativ auf den Gehirnbereich auswirken, der das physische, verkörperte Empfinden des Lebendigseins vermittelt. Diese Veränderungen erklären, warum Traumatisierte auf Gefahren mit Hypervigilanz reagieren und warum dies ihre Fähigkeit zu spontanem Verhalten im Alltagsleben beeinträchtigt. Außerdem helfen sie uns zu verstehen, weshalb diese Menschen so oft immer wieder die gleichen Probleme bekommen und weshalb es ihnen so schwerfällt, aus Erfahrung zu lernen. Wir wissen heute, dass ihr Verhalten keine Folge eines moralischen Mangels, unzureichender Willenskraft oder einer Charakterschwäche ist, sondern dass es durch reale physische Veränderungen in ihrem Gehirn verursacht wird.

Der gewaltige Zuwachs an Wissen über die Traumata zugrunde liegenden Prozesse hat uns auch neue Möglichkeiten erschlossen, bereits entstandene Schädigungen zu verringern oder sogar völlig zu beheben. Wir sind heute in der Lage, die natürliche Plastizität des Gehirns zu nutzen, um Traumatisierten zu helfen, sich wieder völlig lebendig und in der Gegenwart verwurzelt zu fühlen und ein normales, von belastenden Empfindungen weitgehend freies Leben zu führen. Wenn wir dies anstreben, stehen uns grundsätzlich drei Möglichkeiten offen: (1) *top-down* – durch Reden, (Wieder-)Herstellen einer Verbindung zu anderen Menschen und indem wir zulassen, dass wir erkennen und verstehen, was mit uns los ist, während wir unsere Erinnerungen an ein erlebtes Trauma verarbeiten; (2) indem wir Medikamente einnehmen, die unverhältnismäßige Alarmreaktionen unterbinden, oder indem wir andere technische Möglichkeiten nutzen, um die Organisation von Informationen im Gehirn zu verändern; und (3) *bottom-up* – indem wir dem Körper Erlebnisse ermöglichen, die jenen Gefühlen der Hilflosigkeit und Rage oder dem Zusammenbruch, zu dem es durch Traumata kommen kann, eindeutig entgegengerichtet sind. Welche dieser Möglichkeiten in einem bestimmten Fall die beste ist, lässt sich nur in Kenntnis der konkreten Situation beantworten. Bei den meisten Patienten, mit denen ich persönlich zu tun hatte, erwies sich eine Kombination der genannten Faktoren als sinnvoll.

Dies zu erforschen und zu praktizieren, habe ich zu meiner Lebensaufgabe gemacht. Und in diesem Bemühen haben mich meine Kollegen und Studenten im *Trauma Center* unterstützt, einer Einrichtung, die ich vor dreißig Jahren gegründet habe. Gemeinsam haben wir Tausende traumatisierter Kinder und Erwachsener behandelt: Opfer von Missbrauch und Misshandlung in der Kindheit, von Naturkatastrophen, Kriegen, Unfällen und Menschenhandel; Menschen, die von Partnern und nahen Verwandten oder von Fremden angegriffen worden waren. Im *Trauma Center* sprechen wir seit Langem jede Woche im Rahmen von Teamversammlungen über alle unsere Patienten und beobachten genau, wie gut verschiedene Behandlungsarten bei bestimmten Menschen wirken.

Unser wichtigstes Anliegen war immer, uns um die Kinder und Erwachsenen zu kümmern, die zur Behandlung zu uns kommen; aber gleichzeitig haben wir uns auch von Anfang an bemüht, die Wirkung traumatischer Belastungen auf verschiedene Gruppen und die Wirksamkeit bestimmter Behandlungsarten auf bestimmte Menschen zu erforschen. Wir wurden durch Forschungsstipendien des *National Institute of Mental Health*, des *National Center for Complementary and Alternative Medicine*, der *Centers for Disease Control* und verschiedener privater Stiftungen darin unterstützt, die Wirksamkeit verschiedenster Behandlungsformen zu untersuchen, die von Psychopharmaka ebenso wie die einer Redetherapie, von Yoga und EMDR über Theaterarbeit bis hin zu Neurofeedback.

Es ging darum herauszufinden, wie Menschen sich von den Nachwirkungen früher Traumata befreien und ihr Leben wieder in die eigenen Hände nehmen können. Reden, Verstehen und Kontakt zu anderen Menschen helfen, und Psychopharmaka dämpfen das hyperaktive Alarmsystem des Gehirns. Aber wir stellten auch fest, dass die in der Vergangenheit entstandenen Prägungen durch physische Erlebnisse transformiert werden können, die den Gefühlen der Hilflosigkeit und Wut und des Zusammenbrechens entgegengerichtet sind und Traumatisierten deshalb helfen können, ihr Leben wieder in die eigenen Hände zu nehmen. Da sich kein Behandlungsansatz bei allen als gleich wirksam erwiesen hat, bevorzuge ich keine bestimmte Möglichkeit, sondern nutze alle in diesem Buch vorgestellten. Sie alle können tief reichende Veränderungen bewirken, je nach Art des konkret vorliegenden Problems und Veranlagung des Patienten.

Ich verstehe dieses Buch als Wegweiser und zugleich als Einladung an uns alle, sich der Realität des Traumas zu stellen, die besten Möglichkeiten seiner Behandlung zu erforschen und im gesellschaftlichen Rahmen alle unsere Möglichkeiten zu nutzen, die Entstehung von Traumata jeder Art zu verhindern.

TEIL I | DIE WIEDERENTDECKUNG DES TRAUMAS

1 | WAS WIR VON VIETNAMVETERANEN LERNEN KÖNNEN

> An einem eiskalten, bedeckten Wintertag des Jahres 1975 wurde ich – im Alter von zwölf Jahren – zu dem, der ich heute bin … Viel Zeit ist inzwischen vergangen, aber das, was man über die Vergangenheit sagt, stimmt nicht … Wenn ich heute zurückblicke, wird mir bewusst, dass ich in den letzten 26 Jahren immerzu in diese einsame Gasse gespäht habe.
>
> Khaled Hosseini, *Drachenläufer*

> Das Leben mancher Menschen fließt wie eine Geschichte dahin; in meinem hingegen gab es viele Stopps und Neustarts. So wirken Traumata. Sie unterbrechen die Geschichte … Etwas passiert plötzlich, und dann geht das Leben weiter. Niemand bereitet einen darauf vor.
>
> Jessica Stern, *Denial: A Memoir of Terror*

Der Dienstag nach dem Wochenende des 4. Juli 1978 war der erste Tag, den ich als Psychiater in der Klinik der *Veterans Administration* (VA) in Boston verbrachte. Während ich eine Reproduktion meines Lieblingsgemäldes von Pieter Brueghel dem Älteren, den *Blindensturz*, an einer Wand aufhängte, hörte ich, dass an der Rezeption ein Tumult ausbrach. Kurz darauf stürzte ein großer, ungepflegter Mann in einem verschmutzten Anzug mit einem Exemplar des Magazins *Soldier of Fortune* unter dem Arm in mein Zimmer. Er war so erregt und so offensichtlich verkatert, dass ich mich fragte, wie ich diesem ungeschlachten Menschen helfen sollte. Ich forderte ihn auf, sich zu setzen und mir zu sagen, was ich für ihn tun könnte.

Tom hatte zehn Jahre vorher in Vietnam bei den Marines seinen Militärdienst abgeleistet. Das vergangene Wochenende hatte er in seiner Anwaltskanzlei im Zentrum von Boston verbracht, sich dort betrunken und sich alte Fotos angeschaut, statt bei seiner Familie zu sein. Er wusste aus früheren Jahren, dass ihn der Lärm am amerikanischen Nationalfeiertag, das Feuerwerk, die Hitze und das Picknick im Garten seiner Schwester vor der Kulisse des frühsommerlichen Blätterkleids der Bäume – alles Dinge, die ihn an seine Zeit in Vietnam erinnerten – völlig verrückt machen würden. Und wenn er in einem aufgebrachten Zustand war, hielt er sich vorsorglich von seiner Familie fern, weil die Gefahr bestand, dass er sich seiner Frau und seinen beiden kleinen Söhnen gegenüber wie ein Monster verhielte. Der Lärm der Kinder regte ihn so auf, dass er fluchtartig das Haus verlassen musste, um ihnen gegenüber nicht handgreiflich zu werden. In solchen Situationen konnte er sich nur beruhigen, indem er sich entweder völlig betrank oder mit gefährlich hohem Tempo auf seiner Harley-Davidson umherfuhr.

Auch die Nacht brachte ihm keine Linderung, weil sein Schlaf immer wieder durch Albträume von einem Überfall in einem Reisfeld in Vietnam unterbrochen wurde, bei dem alle Mitglieder seines Zuges umgekommen oder verwundet worden waren. Auch sah er in Flashbacks oft schreckliche Bilder von toten vietnamesischen Kindern. Seine Albträume waren so entsetzlich, dass er sich vor dem Einschlafen fürchtete und deshalb oft fast die ganze Nacht wach blieb und sich betrank. Morgens fand seine Frau ihn dann ohnmächtig auf der Wohnzimmercouch, und sie und die beiden Jungen mussten auf Zehenspitzen um ihn herumschleichen und möglichst geräuschlos frühstücken, bevor sie die Kinder zur Schule brachte.

Tom berichtete mir, er habe im Jahre 1965 als Jahrgangsbester die Highschool abgeschlossen und sich dann, wie es in seiner Familie üblich gewesen sei, sofort beim Marine-Korps verpflichtet. Sein Vater hatte im Zweiten Weltkrieg in General Pattons Armee gedient, und Tom hatte nie infrage gestellt, was sein Vater von ihm erwartete. Er war sportlich, intelligent und eine natürliche Führungspersönlichkeit, und nach Abschluss seiner militärischen Grundausbildung fühlte er sich als vollwertiges Mitglied eines Teams, das bereit war, praktisch alles zu bewältigen, was von ihm verlangt und erwartet wurde. In Vietnam wurde er schnell zum Zugführer befördert und war in dieser Funktion für acht Kameraden verantwortlich. Sich im Maschinengewehrfeuer durch den Schlamm vorzuarbeiten kann bewirken, dass Menschen sich selbst und ihre Kameraden in einem ziemlich positiven Licht sehen.

Am Ende seiner Dienstzeit wurde Tom mit allen Ehren entlassen, und er wollte nichts anderes, als Vietnam hinter sich zu lassen. Äußerlich tat er das auch. Er besuchte mit einem GI-Stipendium ein College, studierte danach Jura, heiratete seine Freundin aus Highschool-Zeiten und bekam mit ihr zwei Söhne. Tom konnte einfach nicht begreifen, weshalb es ihm schwerfiel, für seine Frau echte Zuneigung zu empfinden, obwohl ihre Briefe ihn im Wahnsinn des Dschungelkampfes am Leben gehalten hatten. Er gab sich alle Mühe, ein normales Leben zu führen, in der Hoffnung, er könne wieder der werden, der er einmal war, indem er so tat, als sei er dies schon. Mittlerweile hatte er eine erfolgreiche Anwaltskanzlei und eine Bilderbuchfamilie, fühlte sich aber trotzdem alles andere als normal; innerlich hatte er das Gefühl, wie tot zu sein.

Obwohl Tom der erste Veteran war, den ich im Rahmen meiner beruflichen Tätigkeit kennenlernte, waren mir viele Aspekte seiner Lebensgeschichte wohlbekannt. Ich selbst bin nach dem Zweiten Weltkrieg in den Niederlanden aufgewachsen, habe in zerbombten Häusern gespielt, als Sohn eines Mannes, der ein so unverblümter Gegner der Nazis gewesen war, dass man ihn in ein Lager gesperrt hatte. Mein Vater hat über seine Erlebnisse im Krieg nie gesprochen, aber er bekam immer wieder heftige Wutanfälle, die mich als kleinen Jungen völlig schockierten. Warum wurde dieser Mann, den ich jeden Morgen unten im Haus leise beten und in der Bibel lesen hörte, während der Rest der Familie noch schlief, so entsetzlich wütend? Wie konnte jemand, der sein Leben dem Kampf für soziale Gerechtigkeit widmete, von solcher Wut erfüllt sein? Das gleiche schockierende

Verhalten hatte ich auch bei meinem Onkel gesehen, der von den Japanern in der niederländischen Kolonie in Ostindien (dem heutigen Indonesien) gefangen genommen und als Zwangsarbeiter nach Birma gebracht worden war, wo er an der Errichtung der berühmten Brücke über den Kwai mitgearbeitet hatte. Auch er hatte nur selten über den Krieg geredet, und auch er hatte oft heftige Wutausbrüche bekommen.

Während ich Tom zuhörte, fragte ich mich, ob auch mein Onkel und mein Vater Albträume und Flashbacks erlebt hatten – ob auch sie keine Verbindung zu ihren nächsten Angehörigen gespürt und keine echte Freude an ihrem Leben empfunden hatten. Irgendwo im Hintergrund meines Geistes müssen auch meine Erinnerungen an meine verängstigte – aber oft auch furchterregende – Mutter gewesen sein, von deren eigenem Kindheitstrauma nur gelegentlich in Andeutungen die Rede gewesen war und die – wie ich heute vermute – das Trauma, das sie erlebt hatte, häufig reinszenierte. Sie hatte die nervtötende Angewohnheit, ohnmächtig zu werden, wenn ich sie fragte, wie ihr Leben als kleines Mädchen gewesen sei, und warf mir anschließend vor, ich hätte sie unnötig aufgeregt.

Als Tom gemerkt hatte, dass mich seine Geschichte wirklich interessierte, gestand er mir, wie verängstigt und verwirrt er in Wahrheit war. Er fürchtete, so wie sein Vater zu werden, denn dieser war auch ständig wütend gewesen und hatte mit seinen Kindern kaum geredet – es sei denn, um sie unvorteilhaft mit seinen Kameraden zu vergleichen, die im Jahre 1944 in der Weihnachtszeit in den Ardennen ihr Leben verloren hatten.

Gegen Ende unserer Sitzung tat ich etwas, das Ärzte oft tun: Ich wendete mich dem einzigen Aspekt von Toms Geschichte zu, den ich verstanden zu haben glaubte – seinen Albträumen. Als Medizinstudent hatte ich einmal in einem Schlaflabor gearbeitet, wo die Schlaf-/Traumzyklen der Patienten beobachtet wurden, und ich hatte an einigen wissenschaftlichen Artikeln über Albträume mitgearbeitet. Außerdem war ich an einigen frühen Untersuchungen über die positive Wirkung psychoaktiver Medikamente beteiligt gewesen, die in den 1970ern gerade in Gebrauch kamen. Obwohl ich also vom Ausmaß von Toms Problemen erst eine sehr vage Vorstellung hatte, hatte ich eine gewisse Beziehung zu seinen Albträumen, und weil ich damals von den Wohltaten der Pharmaindustrie ziemlich überzeugt war, verschrieb ich ihm ein Mittel, von dem wir herausgefunden hatten, dass es den Ergebnissen unserer Untersuchungen zufolge die Häufigkeit von Albträumen verringern und ihre Stärke lindern konnte. Zum Schluss vereinbarte ich mit Tom noch einen neuen Sitzungstermin zwei Wochen später.

Als er zu diesem Termin erschien, fragte ich ihn gleich zu Beginn, wie das Mittel gewirkt habe. Er antwortete, er habe keine einzige dieser Pillen eingenommen. Ich bemühte mich, meine Irritation zu verbergen, und fragte ihn, warum er das nicht getan hätte. Er antwortete: »Mir ist klar geworden, dass ich meine Freunde im Stich lassen würde, wenn ich die Pillen einnähme und meine Albträume dadurch verschwänden. Ihr Tod wäre dann völlig nutzlos gewesen. Ich muss ein lebendes Mahnmal für meine in Vietnam umgekommenen Freunde bleiben.«

Ich war fassungslos. Die Loyalität den Toten gegenüber hielt Tom davon ab, ein eigenes Leben zu führen, so wie auch sein Vater durch die Verbundenheitsgefühle seinen gefallenen Kameraden gegenüber daran gehindert worden war, ein eigenes Leben zu führen. Die Erlebnisse auf dem Schlachtfeld hatten sowohl für den Vater als auch für den Sohn das weitere Leben irrelevant gemacht. Wie war es dazu gekommen, und was konnten wir dagegen unternehmen? An jenem Morgen wurde mir klar, dass ich mich wahrscheinlich mein ganzes weiteres Berufsleben lang mit der Entschlüsselung der Geheimnisse des Traumas beschäftigen würde. Warum führen entsetzliche Erlebnisse dazu, dass sich Menschen hoffnungslos in ihre Vergangenheit verstricken? Was passiert in ihrem Geist und Gehirn, das sie erstarren lässt, gefangen an einem Ort, dem sie verzweifelt zu entfliehen versuchen? Warum endete der Krieg, in dem dieser Mann gekämpft hatte, nicht im Februar 1969, als seine Eltern ihn nach seinem langen Rückflug von Da Nang am *Logan International Airport* in Boston in ihre Arme schlossen?

Toms Bedürfnis, sein Leben zu einem Mahnmal für seine toten

Kameraden zu machen, lehrte mich, dass er unter einem Zustand litt, der wesentlich komplexer war als üble Erinnerungen oder eine Schädigung der chemischen Prozesse – oder eine Veränderung der Furchtschaltkreise – in seinem Gehirn. Vor dem Überfall im Reisfeld war Tom ein treuer und loyaler Freund gewesen, jemand, der sein Leben genoss, der viele Interessen und an vielem Freude hatte. In einem einzigen entsetzlichen Augenblick hatte das Trauma in seinem Leben alles verändert.

In meiner Zeit bei der VA habe ich viele Männer kennengelernt, die ähnlich wie Tom reagierten. Schon bei der kleinsten Frustration bekamen unsere Veteranen oft extreme Wutanfälle. Die öffentlichen Bereiche der Klinik waren übersät von Abdrücken ihrer Fäuste auf Gipskartonwänden, und das Sicherheitspersonal hatte ständig alle Hände voll zu tun, die Fallbetreuer und das Empfangspersonal vor wütenden Veteranen zu schützen. Natürlich ängstigte uns ihr Verhalten, aber ich kann nicht leugnen, dass es mich gleichzeitig auch faszinierte.

Zu Hause versuchte ich gemeinsam mit meiner Frau, mit ähnlichen Problemen unserer kleinen Kinder fertigzuwerden. Diese bekamen regelmäßig Wutanfälle, wenn sie Spinat essen oder sich warme Socken anziehen sollten. Doch warum machte ich mir wegen des unreifen Verhaltens meiner kleinen Kinder keine Sorgen, war aber zutiefst besorgt darüber, was in den Veteranen, die ich behandelte, vor sich ging (natürlich einmal abgesehen davon, dass ihre Größe ihnen die Möglichkeit gab, wesentlich mehr Schaden anzurichten als meine Dreikäsehochs zu Hause)? Ich war mir ganz einfach ziemlich sicher, dass meine Kinder allmählich lernen würden, mit ihren Frustrationen und Enttäuschungen umzugehen, wohingegen ich sehr skeptisch war, ob ich meinen Veteranen würde helfen können, die Fähigkeit zur Selbstkontrolle und Selbstregulation, die sie im Krieg verloren hatten, jemals wiederzuerlangen.

Leider hatte mich in meiner Ausbildung zum Psychiater niemand darauf vorbereitet, mit Herausforderungen der Art umzugehen, mit denen Tom und seine Kameraden mich konfrontierten. Ich suchte in der medizinischen Bibliothek nach Literatur über Kriegsneurosen,

Granatschock, Kampferschöpfung und anderen Diagnosen und Begriffen, von denen ich vermutete, dass sie mir über die Situation meiner Patienten Aufschluss geben würden. Zu meiner Überraschung enthielt die Bibliothek der VA-Klinik kein einziges Buch über eines der genannten Themen. Jahre nachdem der letzte amerikanische Soldat Vietnam verlassen hatte, hatte also offenbar noch niemand das Problem kriegsbedingter Traumatisierungen im Blick. Schließlich entdeckte ich in der *Countway Library* der *Harvard Medical School* ein Buch mit dem Titel *The Traumatic Neuroses of War*, das im Jahre 1941 ein Psychiater namens Abram Kardiner veröffentlicht hatte. Kardiner beschrieb darin Beobachtungen an Veteranen des Ersten Weltkriegs, und das Buch war in Erwartung einer Flut von Granatschockopfern veröffentlicht worden, die man unter den Verwundeten des Zweiten Weltkriegs zu finden vermutete.[1]

Kardiner berichtete über ein Phänomen, das auch ich beobachtet hatte: Nach dem Krieg wurden seine Patienten von einem Gefühl der Sinnlosigkeit ergriffen; sie zogen sich zurück und distanzierten sich von allem und allen, auch wenn ihre allgemeine Funktionsfähigkeit vorher sehr gut gewesen war. Was Kardiner »traumatische Neurosen« nannte, nennen wir heute *Posttraumatische Belastungsstörung* oder PTBS. Kardiner weist in seinem Buch darauf hin, dass Menschen, die unter traumatischen Neurosen leiden, eine ständige Wachsamkeit und Sensibilität gegenüber Bedrohungen entwickeln. Insbesondere sein Resümee sprang mir ins Auge: »Der Kern der Neurose ist eine Physioneurose.«[2] Mit anderen Worten existieren posttraumatische Belastungen nicht »nur im Kopf«, wie einige glaubten, sondern sie haben eine physiologische Basis. Kardiner war sogar klar, dass die Traumasymptome aus der Reaktion des gesamten Körpers auf das erlebte Trauma resultieren.

Kardiners Beschreibung bestätigte meine eigenen Beobachtungen. Dies zu wissen war zwar beruhigend, half mir aber kaum, die Frage zu beantworten, wie ich meinen Veteranen hätte helfen können. Dass es über dieses Thema so wenig Literatur gab, war ein Handikap, doch mein großer Lehrer Elvin Semrad hatte mir ohnehin beigebracht, Lehrbüchern gegenüber grundsätzlich skeptisch zu sein. Er pflegte zu sagen, im Grunde hätten wir nur ein einziges wirklich zuverlässiges Lehrbuch, und das seien unsere Patienten. Wir sollten nur auf das vertrauen, was wir von ihnen – und aufgrund unserer eigenen Erfahrungen – lernen würden. Das klingt verblüffend einfach, doch obwohl Semrad uns empfahl, uns an unserem eigenen Erfahrungswissen zu orientieren, warnte er uns andererseits auch, dass dies ein sehr schwieriger Prozess sei, denn Menschen seien nun einmal Virtuosen des Wunschdenkens und des Verschleierns der Wahrheit. Ich erinnere mich, dass er einmal gesagt hat: »Am meisten leiden wir aufgrund der Lügen, die wir uns selbst erzählen.« Als ich für die VA arbeitete, entdeckte ich schon bald, wie unerträglich es sein kann, sich mit der Realität zu konfrontieren. Dies galt sowohl für meine Patienten als auch für mich selbst.

Wir wollen im Grunde nicht wissen, was Soldaten im Kampf durchmachen. Wir wollen auch nicht wissen, wie viele Kinder in unserer Gesellschaft sexuell belästigt, missbraucht oder misshandelt werden, und auch nicht, wie viele Paare – es ist fast ein Drittel – irgendwann in ihrer Beziehung gewalttätig werden. Wir möchten uns die Familie als einen sicheren Hafen in einer herzlosen Welt vorstellen und unser eigenes Land als von aufgeklärten und zivilisierten Menschen bewohnt. Wir ziehen es vor zu glauben, dass Grausamkeiten nur an fernen Orten wie in Darfur oder im Kongo stattfinden. Für Beobachter ist es schon schwer genug, Schmerz einfach nur als Zeugen mitzuerleben. Ist es da verwunderlich, dass die Traumatisierten selbst es nicht ertragen können, sich an ihre traumatischen Erlebnisse zu erinnern, und dass sie oft versuchen, ihr unerträgliches Wissen durch Drogen, Alkohol oder Selbstverletzungen zu neutralisieren?

Tom und seine Kameraden wurden meine ersten Lehrer bei meinen Bemühungen zu verstehen, wie das Leben von Menschen durch überwältigende Erlebnisse zerstört werden kann, und Möglichkeiten zu finden, solchen Patienten zu helfen, sich wieder völlig lebendig zu fühlen.

Trauma und der Verlust des Selbst

Meine erste Studie bei der VA begann damit, dass ich Veteranen systematisch nach ihren Erlebnissen in Vietnam befragte. Ich wollte herausfinden, was sie aus der Bahn geworfen hatte und warum einige an diesen Erlebnissen zerbrochen waren, während es anderen gelungen war, unbehelligt von ihnen zu leben.[3] Die meisten der Befragten waren mit dem Gefühl in den Krieg gezogen, sie seien durch die harte Grundausbildung gut vorbereitet und für die Gefahr, der sie gemeinsam entgegengingen, gestählt. Sie hatten einander Bilder von ihren Familien und Freundinnen gezeigt und gelernt, mit den Schwächen ihrer Kameraden umzugehen. Sie waren bereit gewesen, für ihre Freunde ihr Leben zu riskieren. Die meisten hatten ihre dunklen Geheimnisse einem Kameraden anvertraut, und einige hatten sogar Hemden und Socken mit ihnen getauscht.

Viele dieser Männer hatten Freundschaften wie die zwischen Tom und Alex gehabt. Alex, dessen in Malden, Massachusetts, lebende Familie aus Italien stammte, hatte Tom am ersten Tag in Vietnam kennengelernt, und sie waren sofort enge Freunde geworden. Sie waren zusammen in einem Jeep gefahren, hatten sich die gleiche Musik angehört und einander die Briefe, die sie aus der Heimat bekamen, zu lesen gegeben. Sie hatten sich auch gemeinsam betrunken und waren hinter den gleichen vietnamesischen Frauen her gewesen.

Nach ungefähr drei Monaten hatte Tom seine Gruppe bei einem Patrouillengang kurz vor Sonnenuntergang durch ein Reisfeld geführt. Plötzlich war aus dem umliegenden Dschungel ein Kugelhagel auf die Gruppe niedergegangen und hatte nacheinander alle seine Kameraden getroffen. Tom erzählte mir, er habe nur entsetzt und hilflos zuschauen können, wie die Männer um ihn herum innerhalb weniger Sekunden nacheinander getroffen und entweder getötet oder verletzt worden waren. Ein Bild war ihm seither nie mehr aus dem Sinn gegangen: das des Hinterkopfs von Alex, der mit dem Gesicht nach unten im Reisfeld lag, während seine Füße hoch in die Luft ragten. Tom weinte, als er sich an Alex erinnerte. Er sagte: »Er war der einzige wirkliche Freund, den ich jemals gehabt habe.« Auch später am Abend jenes grausamen Tages hatte Tom weiter die Schreie seiner Männer gehört, und er hatte sie immer wieder ins Wasser fallen sehen. Alle Geräusche, Gerüche und Bilder, die ihn an diesen Überfall erinnerten (so die Explosionen des Feuerwerks anlässlich des amerikanischen Nationalfeiertags), versetzten ihn in eine so gelähmte, entsetzte und wütende Stimmung, wie er sie an dem Tag empfunden hatte, als der Helikopter ihn aus dem Reisfeld evakuiert hatte.

Noch schlimmer als die sich ständig wiederholenden Flashbacks von dem Überfall waren für Tom vielleicht seine Erinnerungen daran, was danach geschah. Ich konnte mir leicht vorstellen, wie Toms Wut über den Tod seines Freundes zu der darauf folgenden Katastrophe führte. Erst nach Monaten wurde er mit seiner lähmenden Scham so weit fertig, dass er mir erzählen konnte, was geschehen war. Seit unvordenklichen Zeiten haben Veteranen – so auch Achilles in Homers *Illias* – nach dem Tod ihrer Gefährten entsetzliche Racheakte begangen. Am Tag nach dem Überfall auf seine Gruppe hatte Tom in einem benachbarten Dorf Kinder getötet, einen unschuldigen Bauern umgebracht und eine Vietnamesin vergewaltigt. Nach all diesem Grauen hatte er keinen Sinn mehr darin gesehen, nach seiner Dienstzeit zu Hause wieder ein normales Leben zu führen. Wie hätte er zu seiner Liebsten kommen und ihr sagen können, er habe eine Frau wie sie brutal vergewaltigt? Und wie hätte er die ersten Schritte seines Sohnes sehen können, ohne sich an das Kind zu erinnern, das er selbst ermordet hatte? Tom erlebte den Tod von Alex, als sei ein Teil von ihm selbst für immer zerstört worden – der Teil von ihm, der gut, ehrenvoll und vertrauenswürdig gewesen war. Traumata, ob sie aufgrund von etwas entstehen, das uns angetan worden ist, oder aufgrund von etwas, das wir selbst getan haben, machen es fast immer schwierig, in einer intimen Beziehung zu leben. Wie soll man nach einem so unsäglichen Erlebnis wieder lernen, sich selbst oder einem anderen Menschen zu vertrauen? Und wie kann man noch einmal Vertrauen zu einer intimen Beziehung fassen, nachdem man Opfer brutaler Gewalt geworden ist?

Tom kam regelmäßig zu seinen Sitzungsterminen, da ich für ihn zu einer Art Rettungsanker geworden war – dem Vater, den er nie gehabt hatte, einem Alex, der den Überfall überlebt hatte. Es erfordert enormes Vertrauen und großen Mut, die Erinnerung an solche Erlebnisse zuzulassen. Zu den Dingen, mit denen Traumatisierte die größten Schwierigkeiten haben, zählt, sich mit ihrer Scham über ihr eigenes Verhalten während der traumatisierenden Situation auseinanderzusetzen, und zwar völlig unabhängig davon, ob sich die Situation wirklich so zugetragen hat (wenn Traumatisierte selbst Gräueltaten begangen und sich diese eingestanden haben) oder nicht (wie bei einem Kind, das versucht, den Täter zu beschwichtigen). Zu den Ersten, die über dieses Phänomen geschrieben haben, zählt Sarah Haley, die in der VA-Klinik einen Raum unmittelbar neben meinem hatte. In einem Artikel mit dem Titel »*When the Patient Reports Atrocities*«[4], einem der wichtigsten Anstöße für die Entwicklung der Diagnose PTBS, beschreibt sie, wie unvorstellbar schwer es für Veteranen ist, über die entsetzlichen Handlungen, die Soldaten in Reaktion auf ihre Kriegserlebnisse begehen, zu reden (und solchen Berichten zuzuhören). Es fällt ihnen schon schwer genug, sich mit dem Leiden auseinanderzusetzen, das andere Menschen verursacht haben, aber tief innen werden Traumatisierte oft noch stärker von Scham geplagt, die sie empfinden, weil sie selbst in den fraglichen Situationen Dinge getan oder nicht getan haben. Sie verachten sich, weil sie sich so entsetzt, abhängig, begeistert oder wütend gefühlt haben.

In späteren Jahren beobachtete ich bei missbrauchten Kindern ein ähnliches Phänomen: Die meisten leiden unter quälender Scham wegen Dingen, die sie zur Sicherung ihres Überlebens getan haben und weil sie zu der Person, die sie missbraucht oder misshandelt hat, immer noch Kontakt haben. Dies war besonders häufig der Fall, wenn der Täter dem Kind nahestand, wenn es in irgendeiner Hinsicht von ihm abhängig war – was oft so ist. In solchen Fällen kann bei den Betroffenen Verwirrung darüber bestehen, ob sie Opfer oder willige Mitwirkende waren – was wiederum Verwirrung hinsichtlich des Unterschieds zwischen Liebe und Schrecken sowie zwischen Schmerz und Lust hervorruft. Auf dieses Dilemma kommen wir im Laufe des Buches zurück.

Völlige Gefühlstaubheit

Das wohl schlimmste von Toms Symptomen war, dass er sich emotional völlig taub fühlte. Er sehnte sich verzweifelt danach, seine Familie lieben zu können, fühlte sich aber zu tiefen Gefühlen ihr gegenüber einfach nicht in der Lage. Er empfand allen Menschen in seiner Umgebung gegenüber emotionale Distanz, als wäre sein Herz erstarrt und als lebe er hinter einer Glaswand. Die emotionale Empfindungslosigkeit bezog sich auch auf ihn selbst. Außer seinen plötzlichen Wutanfällen und seiner Scham spürte er keinerlei Gefühle. Er sagte, er erkenne sich kaum wieder, wenn er beim Rasieren in den Spiegel schaue. Wenn er sich vor Gericht ein Plädoyer halten höre, beobachte er sich wie aus der Ferne und frage sich, wie dieser Kerl, der so aussah und so redete wie er, so überzeugende Argumente vortragen könne. Wurde in einem Prozess zugunsten seines Mandanten entschieden, tat er, als ob er darüber zufrieden sei; verlor er, war es, als habe er den Misserfolg kommen sehen und sich schon in das Urteil gefügt, bevor es überhaupt gesprochen worden war. Trotz seines offensichtlich großen Erfolgs als Anwalt hatte er ständig das Gefühl, frei im Raum zu schweben, ohne jeden Sinn und Zweck und ohne Orientierung.

Das Einzige, was sein Gefühl der Ziellosigkeit seiner Existenz manchmal milderte, war die intensive Auseinandersetzung mit einem Fall. In der Zeit unserer gemeinsamen Arbeit musste Tom einmal einen wegen Mord angeklagten Gangster verteidigen. Während er an diesem Fall arbeitete, war er völlig mit der Entwicklung einer Strategie beschäftigt, die es ihm ermöglichen würde, diesen Prozess zu gewinnen. Er blieb oft die ganze Nacht auf, um sich in besonders interessante Details zu vertiefen. Er sagte, es sei dann für ihn so, als befände er sich wieder im Kampf: Er fühle sich sehr lebendig, und nichts anderes spiele für ihn eine Rolle. Nachdem Tom diesen Prozess gewonnen hatte, verschwand die mobilisierte Energie zusammen mit dem Gefühl, etwas Sinnvolles zu tun. Die Albträume kehrten zurück und die Wutanfälle auch – und Letztere waren so stark, dass er sich gezwungen sah, in ein Motel zu ziehen, um sichergehen zu können, dass er seiner Frau und seinen Kindern nichts antat. Aber auch das

Alleinsein ängstigte ihn, weil sich dann die Dämonen des Krieges mit voller Stärke zu Wort meldeten. Tom versuchte, sich vor jeder Konfrontation mit seinen Dämonen durch Geschäftigkeit, Arbeit, Alkohol- und Drogenkonsum zu schützen.

Immer wieder blätterte er im Magazin *Soldier of Fortune* und entwickelte dann Fantasien darüber, dass er sich als Söldner für einen der vielen Regionalkriege in Afrika verpflichten könnte. Im Frühjahr brauste er mit seiner Harley über den *Kancamagus Highway* in New Hampshire. Die Vibrationen der Maschine, die Geschwindigkeit, mit der er fuhr, und die Gefahr bei dieser Fahrt halfen ihm, sich so weit zu fassen, dass er sein Zimmer im Motel aufgeben und zu seiner Familie zurückkehren konnte.

Die Veränderung der Wahrnehmung

Eine andere Untersuchung, die ich in der VA-Klinik durchführte, war anfangs eine Studie über Albträume, entwickelte sich aber im Laufe der Arbeit zu einer Untersuchung über die Veränderung von Wahrnehmung und Imagination durch Traumata. Bill, ein ehemaliger Sanitäter, der ein Jahrzehnt vorher in Vietnam schwere Kampfhandlungen miterlebt hatte, war der erste Freiwillige gewesen, der sich für meine Untersuchung über Albträume gemeldet hatte. Nach seinem Militärdienst hatte er zunächst ein Priesterseminar besucht und später in einer freikirchlichen Gemeinde in der Umgebung von Boston seine erste Pfarrstelle übernommen. Alles lief gut in seinem Leben, bis seine Frau ihr erstes Kind bekam. Kurz nach der Geburt des Babys hatte sie ihre Arbeit als Krankenschwester wieder aufgenommen, während er zu Hause an seinen wöchentlichen Predigten arbeitete, andere Pflichten seines Priesterberufs erfüllte und sich um das Neugeborene kümmerte. Am ersten Tag, den er mit dem Baby allein verbrachte, fing es plötzlich an zu weinen, woraufhin er völlig unerwartet von unerträglichen Bildern von sterbenden Kindern in Vietnam überflutet wurde.

Bill hatte in dieser Situation seine Frau anrufen und sie bitten müssen, sich um das Kind zu kümmern. Nach ihrer Rückkehr nach Hause war er in Panik in die VA-Klinik geeilt. Er beschrieb, dass er immer wieder die Geräusche schreiender Kinder und Bilder von blutenden und durch Verbrennungen entstellten Kindergesichtern vor sich sehe. Meine Arztkollegen hielten das, was sie bei ihm sahen, für eine Psychose, weil nach den damaligen Lehrbüchern auditiv und visuelle Halluzinationen Symptome einer paranoiden Schizophrenie waren. Und dort wurde auch eine Erklärung dafür angegeben, was Bills »Psychose« ausgelöst haben müsse, nämlich dass die Zuneigung seiner Frau ihrem gemeinsamen neugeborenen Kind gegenüber ihm das Gefühl gebe, überflüssig zu sein.

Als ich an jenem Tag in den Aufnahmebereich der Klinik kam, sah ich Bill von besorgten Ärzten umringt, die sich darauf vorbereiteten, ihm ein starkes Antipsychotikum zu injizieren und ihn anschließend auf einer geschlossenen Station unterzubringen. Sie beschrieben Bills Symptome und forderten mich zu einer Stellungnahme auf. Weil ich in einem früheren Arbeitsverhältnis auf einer Station gearbeitet hatte, die auf die Behandlung Schizophrener spezialisiert gewesen war, faszinierte mich dieser Fall augenblicklich. Irgendetwas an der Diagnose schien mir nicht stimmig zu sein. Ich fragte Bill, ob ich mit ihm reden könne, und nachdem ich mir seine Geschichte angehört hatte, paraphrasierte ich, ohne es zu wissen, etwas, das Sigmund Freud im Jahre 1895 über Traumata gesagt hatte: »Ich glaube, dass dieser Mann unter Erinnerungen leidet.« Ich erklärte Bill, ich würde versuchen, ihm zu helfen, und nachdem ich ihm ein Medikament angeboten hatte, das seine Panik mildern sollte, fragte ich ihn, ob er bereit sei, ein paar Tage später erneut in die Klinik zu kommen, um an meiner Studie über Albträume teilzunehmen.[5] Damit war er einverstanden.

Im Rahmen dieser Studie ließen wir die Teilnehmer einen Rorschachtest absolvieren.[6] Im Gegensatz zu Tests, bei denen direkte Fragen beantwortet werden müssen, ist es fast unmöglich, bei einem Rorschachtest etwas vorzutäuschen. Er bietet uns eine einzigartige Möglichkeit zu beobachten, wie Menschen aus einem im Grunde sinnfreien Reiz – einem Tintenklecks – ein mentales Bild konstruieren. Weil wir sinnstiftende Wesen sind, neigen wir dazu, aus solchen

Tintenklecksen ein Bild oder eine Geschichte zu entwickeln, so wie wir es auch tun, wenn wir an einem schönen Sommertag auf einer Wiese liegen und in den über uns dahinziehenden Wolken Bilder sehen. Was Menschen in solche Kleckse hineinsehen, sagt uns etwas über die Vorgänge in ihrem Geist.

Als Bill die zweite Karte des Rorschachtests sah, rief er offensichtlich entsetzt aus: »Das ist das von einer Bombe getroffene Kind, das ich in Vietnam gesehen habe. In der Mitte ist verkohltes Fleisch zu sehen, und aus seinem ganzen Körper quillt Blut.« Bill keuchte, und auf seiner Stirn standen Schweißperlen; er war in einer ähnlichen Panik wie bei seinem ersten Eintreffen in der Klinik. Zwar hatte ich auch vorher schon Veteranen ihre Flashbacks beschreiben hören, aber in dieser Situation wurde ich erstmals selbst Zeuge eines solchen Erlebnisses. In jenem Augenblick in meinem Behandlungsraum sah Bill offenbar die gleichen Bilder, roch er die gleichen Gerüche und spürte er die gleichen körperlichen Empfindungen wie während des Ereignisses, das ihn traumatisiert hatte. Zehn Jahre nachdem er hilflos ein sterbendes Baby in seinen Armen gehalten hatte, erlebte er dieses Trauma beim Anblick eines Tintenkleckses wieder.

Dass ich Bills Flashback persönlich in meinem Behandlungsraum miterlebte, half mir zu verstehen, mit welchen Qualen die Veteranen, die ich zu behandeln versuchte, regelmäßig konfrontiert wurden. Aufgrund dieses Erlebnisses wurde mir noch einmal besonders klar, wie wichtig es war, eine Möglichkeit zu finden, solche Probleme zu lösen. Das traumatische Ereignis selbst, so entsetzlich es auch gewesen sein mochte, hatte einen Anfang, eine Mitte und ein Ende gehabt; doch nun wurde mir klar, dass Flashbacks noch wesentlich schlimmer sein konnten als das, was real geschehen war, weil man nicht wissen konnte, wann man erneut von ihnen heimgesucht wurde und ob dieses Wiedererleben jemals aufhören würde. Ich brauchte viele Jahre, bis ich lernte, Flashbacks wirksam zu behandeln, und im Laufe dieser Bemühungen erwies sich Bill als einer meiner wichtigsten Mentoren.

Wir ließen noch 21 andere Veteranen den Rorschachtest absolvieren und stellten fest, dass ihre Reaktionen denjenigen Bills weitgehend entsprachen: Sechzehn der Probanden reagierten beim Anblick der zweiten Karte, als würden sie ein Kriegstrauma wieder erleben. Die zweite Karte des Rorschachtests ist die erste farbige und löst häufig die sogenannte Farbschockreaktion aus. Die Veteranen deuteten sie in Form von Beschreibungen wie »Dies sind die Därme meines Freundes Jim, nachdem eine Mörsergranate seinen Körper zerfetzt hatte« oder: »Das ist der Hals meines Freundes Danny, nachdem eine Granate seinen Kopf abgerissen hatte, als wir gerade beim Lunch saßen.« Keiner der Untersuchungsteilnehmer sah in den Tintenklecksen tanzende Mönche, umherflatternde Schmetterlinge, Männer auf Motorrädern oder irgendein anderes jener alltäglichen und manchmal skurrilen Bilder, welche die meisten Menschen darin sehen.

Während die überwiegende Zahl der befragten Veteranen auf das, was sie sahen, sehr aufgebracht reagierten, waren die Reaktionen derjenigen, die keine Traumareminiszenzen darin gesehen hatten, noch beunruhigender: Sie hatten in den Tintenklecksen einfach gar nichts gesehen. Einer hatte erklärt: »Das ist nichts, nur ein Tintenklecks.« Natürlich war das die Wahrheit, doch die normale Reaktion von Menschen auf mehrdeutige Reize ist, dass sie mithilfe ihrer Imagination etwas in das reale visuelle Bild »hineinlesen«.

Aufgrund dieser Reaktionen auf den Rorschachtest fanden wir heraus, dass Traumatisierte dazu neigen, ihr Trauma in alles, was in ihrer Umgebung geschieht, hineinzusehen, und dass sie das, was um sie her geschieht, kaum jemals adäquat verstehen können. Offenbar konnten sie zwischen dem realen gegenwärtigen Geschehen und ihren traumatischen Erinnerungen kaum unterscheiden. Außerdem wurde uns durch den Test klar, dass Traumata sich auf die Imagination auswirken. Die fünf Testteilnehmer, die in den Tintenklecksen gar nichts gesehen hatten, waren nicht mehr in der Lage, ihrem Geist freies Spiel zu lassen. Aber im Grunde ging es auch den übrigen sechzehn Teilnehmern nicht anders, denn indem sie in den Tintenklecksen Szenen aus der Vergangenheit sahen, ließen auch sie nicht jene mentale Flexibilität erkennen, die für die volle Funktionsfähigkeit der Vorstellungskraft charakteristisch ist. Sie spielten einfach immer wieder eine uralte Aufnahme ab.

Die Vorstellungskraft ist für die Lebensqualität von größter Bedeutung. Sie ermöglicht uns, der Routine unseres Alltagslebens zu entkommen, indem wir Fantasien über Reisen, Essen, Sex, Verliebtheit oder darüber, dass wir in irgendeiner Sache das letzte Wort haben könnten, entwickeln – über all die Dinge, die das Leben eines Menschen interessant machen. Mithilfe der Imagination können wir uns neue Möglichkeiten vorstellen; sie ist eine wichtige Voraussetzung für die Verwirklichung unserer Hoffnungen. Sie befeuert unsere Kreativität, erlöst uns von der Langeweile, lindert unseren Schmerz, vergrößert unsere Freude und bereichert unsere intimsten Beziehungen. Wenn Menschen wie unter Zwang immer wieder in ihre Vergangenheit zurückgezogen werden, in die Situation, in der sie das letzte Mal ein starkes persönliches Engagement erlebt und tiefe Emotionen empfunden haben, leiden sie unter einem Versagen ihrer Vorstellungskraft, einem Verlust ihrer mentalen Flexibilität. Ohne die Imagination gibt es keine Hoffnung, keine Chance, sich eine bessere Zukunft vorzustellen, keinen Ort, an den man sich begeben, und kein Ziel, das man erreichen kann.

Durch die Studie mit den Rorschachtests fanden wir auch heraus, dass Traumatisierte die Welt völlig anders sehen als andere Menschen. Für die meisten von uns ist ein Mann, der auf der Straße auf uns zukommt, jemand, der einen Spaziergang macht. Ein Vergewaltigungsopfer jedoch sieht in solch einem Menschen oft jemanden, der es belästigen könnte, und gerät deshalb in Panik. Ein strenger Lehrer ist für ein normales Kind eine einschüchternde Person. Für ein Kind, das von seinem Stiefvater immer wieder geschlagen wird, ist dieser Mensch möglicherweise ein Folterer, was bei ihm einen Wutanfall auslösen oder es dazu bringen kann, sich entsetzt in einer Ecke zu verkriechen.

Im Trauma gefangen

Unsere Klinik wurde geradezu überschwemmt von Veteranen, die psychiatrische Hilfe suchten. Doch aufgrund akuten Mangels an qualifizierten Ärzten mussten wir die meisten von ihnen auf eine Warteliste setzen, obwohl große Gefahr bestand, dass sie sich selbst und ihre Familien ernstlich schädigten. Wir verfolgten besorgt, dass Veteranen immer häufiger wegen Gewalttätigkeit und Schlägereien in betrunkenem Zustand inhaftiert wurden und dass die Zahl der Selbstmorde in dieser Bevölkerungsgruppe alarmierend anstieg. Schließlich erhielt ich die Erlaubnis, eine regelmäßige Gruppensitzung für junge Vietnamveteranen durchzuführen, die als eine Art »Zwischenlager« bis zum Beginn einer »richtigen« Therapie gedacht war.

In der ersten Sitzung, die ich für eine Gruppe ehemaliger Marines veranstaltete, erklärte der erste Teilnehmer, der das Wort ergriff, ohne Umschweife: »Ich will nicht über den Krieg sprechen.« Ich antwortete ihm, die Gruppenteilnehmer könnten reden, worüber sie reden wollten. Nach einer halbstündigen nahezu unerträglichen Stille sprach schließlich ein Veteran über den Absturz seines Helikopters. Zu meiner Verblüffung erwachten daraufhin auch alle anderen plötzlich zum Leben und sprachen mit hoher Intensität über ihre traumatischen Erlebnisse. Alle kamen zur nächsten Sitzung in der folgenden Woche und auch in der Woche danach wieder. In der Gruppe fanden sie Gehör und einen Sinn in dem, was für sie vorher nur mit Empfindungen des Entsetzens und der Leere verbunden gewesen war. Sie entdeckten auch das Gefühl der Kameradschaft wieder, das für sie während des Krieges so wichtig gewesen war. Sie beharrten darauf, dass ich zu ihrer neu gebildeten »Kampfeinheit« gehören müsse, und schenkten mir zum Geburtstag eine Hauptmannsuniform der Marines. Rückblickend ist mir klar, dass diese Geste einen Teil der Problematik offenbarte: Man konnte in ihren Augen nur entweder »in« oder »out« sein – dazugehören oder nicht. Entweder gehörte man zu ihrer Einheit, oder man war ein Niemand. Nach einem schweren Trauma teilt sich die Welt für die Betroffenen in diejenigen, die wissen, worum es geht, und diejenigen, die davon keine Ahnung haben. Menschen, die das Trauma nicht selbst erlebt haben, sind nicht vertrauenswürdig, weil sie die Betroffenen unmöglich verstehen können. Leider betrifft das häufig auch Ehepartner, die eigenen Kinder und Arbeitskollegen.

Später organisierte ich eine andere Gruppe, diesmal für Veteranen der Armee Pattons aus dem Zweiten Weltkrieg – Männer, die mittlerweile in den Siebzigern waren, also im Alter meines Vaters. Wir trafen uns montags morgens um acht Uhr. Obwohl in Boston im Winter manchmal Schneestürme das gesamte öffentliche Transportsystem lahmlegen, erschienen sogar bei Schneestürmen alle immer pünktlich zum Sitzungsbeginn, was einige Teilnehmer zwang, mehrere Meilen durch den Schnee zu Fuß zur VA-Klinik zu gehen. Zu Weihnachten schenkten mir die Männer dieser Gruppe eine Armbanduhr aus einem speziellen Sortiment für GIs aus dem Jahre 1940. Ebenso wie meine Marines konnten auch diese Veteranen mich erst als ihren Arzt akzeptieren, nachdem sie mich zu einem der ihren gemacht hatten.

So bewegend die Erlebnisse mit den Gruppen auch waren, wurden mir die Grenzen einer solchen Gruppentherapie schnell klar, als ich die Männer aufforderte, über ihre Probleme im Alltagsleben zu reden: in ihren Beziehungen zu ihrer Frau, ihren Kindern, ihren Freundinnen und ihrer Ursprungsfamilie; über ihren Umgang mit ihrem Chef, über ihre Zufriedenheit mit ihrer Arbeit und über ihren oft starken Alkoholkonsum. Gewöhnlich scheuten sie vor solchen Fragen zurück, weigerten sich, sie zu beantworten, und erzählten stattdessen zum wiederholten Mal, wie sie im Hürtgenwald einem deutschen Soldaten einen Dolch ins Herz gestoßen hatten oder wie ihr Helikopter im Dschungel von Vietnam abgeschossen worden war.

Ob das Trauma zehn oder vierzig Jahre zurücklag, blieb sich gleich; meine Patienten waren nicht in der Lage, die Kluft zwischen ihren Kriegserlebnissen und ihrem gegenwärtigen Leben zu überbrücken. Irgendwie war das Ereignis, das ihnen so großen Schmerz zugefügt hatte, gleichzeitig zum einzigen Faktor geworden, der ihrem Leben einen Sinn gab. Sie fühlten sich nur in Kontakt mit ihrer traumatischen Vergangenheit völlig lebendig.

Die Entstehung der Diagnose »Posttraumatische Belastungsstörung«

Zu jenem frühen Zeitpunkt in der VA-Klinik stellten wir den Veteranen, die wir behandelten, alle möglichen Diagnosen – Alkoholismus, Substanzmissbrauch, Depression, Affektive Störung und sogar Schizophrenie –, und wir probierten an ihnen jede Behandlung aus, die wir in unseren Lehrbüchern finden konnten. Doch trotz all unserer Bemühungen erreichten wir im Grunde ziemlich wenig. Die starken Psychopharmaka, die wir verschrieben, benebelten diese Männer oft so stark, dass eine schwere Störung ihrer allgemeinen Funktionsfähigkeit die Folge war. Forderten wir sie auf, über die Einzelheiten eines traumatischen Ereignisses zu berichten, lösten wir oft unabsichtlich einen voll ausgeprägten Flashback aus, statt ihnen bei der Lösung ihres Problems zu helfen. Viele dieser Patienten brachen ihre Behandlung ab, weil wir ihnen nicht nur nicht halfen, sondern ihre Situation sogar noch verschlimmerten.

Einen Wendepunkt brachte das Jahr 1980, als eine Gruppe von Vietnamveteranen, die von den New Yorker Psychoanalytikern Chaim Shatan und Robert J. Lifton betreut wurden, es schaffte, die *American Psychiatric Association* dazu zu bewegen, eine neue Diagnose zu kreieren: die der *Posttraumatischen Belastungsstörung* (PTBS), die einen Cluster von Symptomen beschreibt, welche mehr oder minder stark ausgeprägt bei allen unseren Veteranen zu finden waren. Die systematische Suche nach Symptomen und deren Zusammenfassung zu einem Störungsbild führte schließlich zur Entwicklung eines Namens für das Leiden von Menschen, die von Entsetzen und Hilflosigkeit überwältigt wurden. Der neu geschaffene konzeptionelle Rahmen der PTBS ermöglichte eine radikale Veränderung unseres Verständnisses der Situation unserer Patienten. Dies hatte eine regelrechte Explosion der Traumaforschung und der Bemühungen, effektive Behandlungen für Probleme dieser Art zu finden, zur Folge.

Inspiriert durch die Möglichkeiten, die diese neue Diagnosekategorie uns eröffnete, empfahl ich der VA, eine Untersuchung über die biologischen Aspekte traumatischer Erinnerungen durchzuführen.

Unterschieden sich die Erinnerungen derjenigen, die unter einer PTBS litten, von den Erinnerungen anderer Menschen? Bei den meisten Menschen verblassen Erinnerungen an ein unangenehmes Ereignis irgendwann oder werden in etwas Gutartigeres umgewandelt. Doch die meisten unserer Patienten konnten die Vergangenheit nicht in eine Geschichte über etwas vor langer Zeit Geschehenes umwandeln.[7]

Mein Antrag auf das Forschungsstipendium wurde abgelehnt. Die Begründung der Ablehnung begann wie folgt: »Es wurde nie nachgewiesen, dass PTBS für die Aufgaben der Veterans Administration relevant ist.« Mittlerweile steht die PTBS-Diagnose und stehen Schädigungen des Gehirns natürlich absolut im Mittelpunkt der Aufgaben der VA, und erhebliche Mittel werden darauf verwendet, traumatisierten Kriegsveteranen »evidenzbasierte Behandlungen« zu ermöglichen. Doch damals sah die Situation völlig anders aus. Und weil ich nicht bereit war, in einer Organisation zu arbeiten, deren Realitätssicht sich von meiner eigenen so deutlich unterschied, kündigte ich und übernahm 1982 eine Position am *Massachusetts Mental Health Center*, dem Lehrkrankenhaus der *Harvard University*, wo ich meine Facharztausbildung in Psychiatrie erhalten hatte. Meine neue Aufgabe bestand in der Betreuung eines gerade neu entstehenden Studienbereichs: der Psychopharmakologie, also der Nutzung chemischer Stoffe zur Linderung psychischer Krankheiten.

An meinem neuen Arbeitsplatz sah ich mich fast täglich mit Problemen konfrontiert, die ich in der VA-Klinik zurückgelassen zu haben glaubte. Meine Erfahrungen mit Kriegsveteranen hatten mich derart für die Wirkung von Traumata sensibilisiert, dass ich nun völlig anders hinhörte, wenn depressive und von starken Ängsten geplagte Patienten mir Geschichten über sexuellen Missbrauch und Gewalt in der Familie erzählten. Insbesondere erstaunte mich, wie viele weibliche Patienten berichteten, sie seien als Kind sexuell missbraucht worden. Dies war insofern verblüffend, als die maßgebenden Lehrbücher der Psychiatrie zu jener Zeit konstatierten, Inzest komme in den Vereinigten Staaten äußerst selten vor, nämlich nur etwa bei einer unter einer Million Frauen.[8] Da zu jener Zeit in den USA nur etwa hundert Millionen Frauen lebten, fragte ich mich, wie es sein konnte, dass 47, also fast die Hälfte der prognostizierten Fallzahl, ausgerechnet den Weg in meine Praxis im Keller des Krankenhauses, in dem ich arbeitete, gefunden hatte.

Weiter hieß es in jenem Lehrbuch: »Es besteht wenig Einigkeit hinsichtlich der Rolle des Vater-Tochter-Inzests als einer Ursache späterer schwerwiegender Psychopathologie.« Diejenigen unter meinen Patientinnen, die über Inzesterlebnisse berichteten, waren kaum »frei von späterer schwerwiegender Psychopathologie« – sie waren stark depressiv, verwirrt und hatten häufig sehr merkwürdige selbstschädigende Verhaltensweisen entwickelt, beispielsweise fügten sie sich mit einer Rasierklinge selbst Schnitte zu. In dem Lehrbuch wurde Inzest sogar praktisch gebilligt, denn es hieß dort: »Solche inzestuösen Aktivitäten verringern bei den Betroffenen die Gefahr, an einer Psychose zu erkranken, und sie ermöglichen ihnen eine bessere Anpassung an die Außenwelt.«[9] Wie wir heute wissen, hat Inzest in Wahrheit eine verheerende Wirkung auf das Wohlbefinden der betroffenen Frauen.

In vielerlei Hinsicht unterschieden sich diese Patientinnen gar nicht so sehr von den Veteranen, die ich in der VA-Klinik zurückgelassen hatte. Auch sie litten unter Albträumen und Flashbacks. Außerdem wechselten sich bei ihnen gelegentliche starke Wutausbrüche mit langen Phasen völliger emotionaler Verschlossenheit ab. Den meisten von ihnen fiel es sehr schwer, mit anderen Menschen zurechtzukommen und für sie selbst bedeutsame Beziehungen aufrechtzuerhalten.

Wie wir heute wissen, ist Krieg nicht das einzige Unglück, das die Existenz eines Menschen ruinieren kann. Während bei etwa einem Viertel der Soldaten, die an Kampfhandlungen teilnehmen, die Entstehung schwerwiegender posttraumatischer Probleme zu erwarten ist[10], erlebt die überwältigende Mehrheit der Amerikaner irgendwann im Leben ein Gewaltverbrechen, und genauere Schätzungen haben ergeben, dass in den Vereinigten Staaten zwölf Millionen Frauen Vergewaltigungsopfer sind und über die Hälfte aller Vergewaltigungen Mädchen, die noch keine fünfzehn Jahre alt sind, betreffen.[11] Für viele

Menschen beginnt der »Krieg« zu Hause. Jahr für Jahr werden in den USA drei Millionen Kinder als Opfer von Missbrauch, Misshandlungen und Vernachlässigung gemeldet. Eine Million dieser Fälle ist so schwerwiegend und glaubwürdig, dass die lokalen Kinderschutzbehörden und die Justiz im Interesse der Kinder aktiv werden müssen.[12] Auf jeden amerikanischen Soldaten, der in einem Krieg kämpft, kommen also zehn Kinder, die in ihrem eigenen Elternhaus gefährdet sind. Dies ist besonders tragisch, weil Kinder nur schwer genesen können, wenn die Verursacher ihres Entsetzens und ihres Schmerzes ihre eigenen Eltern oder Betreuer sind.

Ein neues Verständnis

In den drei Jahrzehnten, die seit meiner ersten Begegnung mit Tom mittlerweile vergangen sind, haben wir sehr viel gelernt, nicht nur über Wirkung und Erscheinungsformen von Traumata, sondern auch darüber, wie wir Traumatisierten helfen können, wieder gesund zu werden. Seit Anfang der 1990er-Jahre ermöglichen uns neu entwickelte bildgebende Verfahren, genau zu sehen, was in ihrem Gehirn vor sich geht. Dies ist sehr wichtig für das Verständnis der durch Traumata verursachten Schädigungen, und es hat uns geholfen, völlig neue Methoden der Heilung solcher Störungen zu entwickeln.

Wir verstehen inzwischen auch besser, wie sich überwältigende Erlebnisse auf unsere innersten Empfindungen und unsere Beziehung zur physischen Wirklichkeit auswirken – auf das Zentrum unseres Seins. Wir haben gelernt, dass ein Trauma nicht nur ein Ereignis aus ferner Vergangenheit ist, sondern dass durch dieses Erlebnis auch eine Prägung entsteht, die auf Geist, Gehirn und Körper wirkt und bleibende Folgen für die gegenwärtige Sicherung des Überlebens des menschlichen Organismus hat.

Traumata führen zu einer völligen Neuorganisation der Wahrnehmungen im Geist und im Gehirn. Sie verändern nicht nur, wie wir denken und womit wir uns dabei befassen, sondern auch unsere Denkfähigkeit selbst. Wir haben festgestellt, dass es durchaus sinnvoll ist, Traumatisierten zu helfen, ihre Erlebnisse in Worte zu fassen, dass allein dies aber in der Regel nicht ausreicht. Die Fähigkeit, eine Geschichte zu erzählen, verändert nicht zwingend die automatischen physischen und hormonellen Reaktionen eines weiterhin hypervigilanten Körpers, der in der bangen Erwartung verharrt, zu jedem beliebigen Zeitpunkt angegriffen oder verletzt werden zu können. Eine wirkliche Veränderung kann nur stattfinden, wenn der Körper lernt, dass die Gefahr vorüber ist und er wieder in der gegenwärtigen Realität lebt. Unsere Bemühungen, Traumata zu verstehen, haben uns dazu veranlasst, nicht nur über die Struktur des Geistes, sondern auch über die Prozesse, durch die der menschliche Geist geheilt werden kann, anders als bisher zu denken.

2 | REVOLUTIONEN IM VERSTÄNDNIS VON GEIST UND GEHIRN

> Je größer der Zweifel, umso größer das Erwachen; je kleiner der Zweifel, umso kleiner das Erwachen. Kein Zweifel, kein Erwachen.
>
> Garma C. Chang, *Die Praxis des Zen*

> Sie leben das kleine Stück Zeit, das Ihnen zugedacht ist; aber dieses Stück Zeit ist nicht nur Ihr eigenes Leben; es ist die Summe aller Leben, die gleichzeitig mit dem Ihren stattfinden … Was Sie sind, ist ein Ausdruck der Geschichte.
>
> Robert Penn Warren, *World Enough and Time*

Ende der 1960er-Jahre wurde ich in einem Sabbatjahr zwischen dem ersten und zweiten Jahr meines Studiums in der Medical School zufällig Zeuge einer tief reichenden Veränderung im Umgang und Verständnis psychischen Leidens in der Medizin. Ich hatte einen Traumjob in einer Forschungsabteilung des *Massachusetts Mental Health Center*, wo ich Organisator von Freizeitaktivitäten für die Patienten war. Das MMHC galt seit Langem als eines der besten psychiatrischen Krankenhäuser im ganzen Land, ein Juwel in der Krone des Lehrimperiums der *Harvard Medical School*. Ziel der Forschungsprojekte auf meiner Station war herauszufinden, ob Psychotherapie oder medikamentöse Behandlung besser geeignet sei, junge Menschen, die einen als Schizophrenie diagnostizierten ersten psychischen Zusammenbruch erlebt hatten, zu behandeln.

Die Redekur, ein Spross der freudschen Psychoanalyse, war zu jener Zeit am MMHC bei psychischen Erkrankungen noch die Behandlungsform erster Wahl. Allerdings hatte eine Gruppe französischer Wissenschaftler Anfang der 1950er-Jahre einen neuen Wirkstoff entdeckt, Chlorpromazin (das unter dem Namen Thorazin im Handel war), das Patienten »ruhigstellen« und ihre Erregung und ihre Wahnsymptome dämpfen konnte. Dies ließ die Hoffnung aufkommen, man könnte Psychopharmaka so weiterentwickeln, dass man mit ihnen schwere psychische Probleme wie Depression, Panik, Angst und Manie behandeln und mit einigen der belastendsten Symptome der Schizophrenie besser fertigwerden könnte.

Ich hatte mit den Forschungsarbeiten auf der Station nichts zu tun und erfuhr auch nicht, welche Behandlung die einzelnen Patienten erhielten. Sie waren alle ungefähr so alt wie ich selbst – College-Studenten von der *Harvard University*, vom MIT und von der *Boston University*. Einige hatten versucht, sich umzubringen; andere hatten sich mit Messern oder Rasierklingen Schnittverletzungen zugefügt; mehrere hatten die Mitbewohner ihrer Zimmer angegriffen oder ihre Eltern oder Freunde durch anderes unberechenbares Verhalten erschreckt. Meine Aufgabe war, diese Patienten dazu zu bringen, das normale Verhalten von College-Studenten beizubehalten, beispielsweise in einem Pizza-Restaurant in der Nähe zu essen, in freier Natur zu campen, sich Baseballspiele der *Boston Red Sox* anzuschauen und auf dem Charles-River zu segeln.

Weil diese Situation für mich noch völlig neu war, saß ich bei den Stationssitzungen mit gespannter Aufmerksamkeit da und versuchte, die sprachlich und logisch komplizierten Äußerungen der Patienten zu entschlüsseln. Außerdem musste ich lernen, mit ihren irrationalen Ausbrüchen und entsetzten Rückzügen fertigzuwerden. Eines Morgens fand ich eine Patientin wie eine Statue in ihrem Zimmer stehen, einen Arm in einer abwehrenden Geste erhoben, das Gesicht in einem Ausdruck von Furcht erstarrt. In dieser reglosen Haltung blieb sie mindestens zwölf Stunden stehen. Die Ärzte nannten mir den Namen dieses Zustandes, Katatonie; aber in keinem der Lehrbücher, die ich zurate zog, stand, was man in solchen Fällen tun konnte. Wir ließen die Situation einfach ihren Lauf nehmen.

Trauma vor der Morgendämmerung

Ich verbrachte viele Nächte und Wochenenden auf dieser Station und sah in dieser Zeit Dinge, mit denen die Ärzte während ihrer kurzen Visiten nie in Berührung kamen. Wenn Patienten nicht schlafen konnten, wanderten sie in ihren festgezurrten Bademänteln oft zum abgedunkelten Raum für das Wachpersonal, um zu reden. Die nächtliche Stille schien ihnen zu helfen, sich zu öffnen, und sie erzählten mir in solchen Situationen, wie sie geschlagen, überfallen oder sexuell missbraucht worden waren, oft von den eigenen Eltern, manchmal aber auch von Verwandten, Klassenkameraden oder Nachbarn. Sie offenbarten mir ihre Erinnerungen daran, wie sie nachts hilflos und entsetzt im Bett gelegen und gehört hatten, dass ihre Mutter von ihrem Vater oder einem Freund geschlagen wurde oder dass ihre Eltern einander Entsetzliches androhten und Möbel zerstörten. Andere erzählten mir von Vätern, die betrunken nach Hause kamen – wie sie deren Schritte auf dem Treppenabsatz gehört und darauf gewartet hatten, dass ihr Vater in ihr Zimmer kam, sie aus dem Bett zerrte und sie wegen irgendeines angeblichen Vergehens bestrafte. Mehrere der Frauen erinnerten sich, reglos wach im Bett gelegen und auf das Unvermeidliche gewartet zu haben – dass ein Bruder oder ihr Vater in ihr Zimmer kam und sie missbrauchte.

Während der morgendlichen Visiten stellten die jungen Ärzte ihren Supervisoren ihre Fälle vor, ein Ritual, an dem Mitarbeiter wie ich schweigend teilnehmen konnten. Doch die behandelnden Ärzte hörten so gut wie nie Geschichten, wie die Patienten sie mir erzählten. Später haben viele Studien die Bedeutung solcher nächtlicher Bekenntnisse bestätigt: Heute wissen wir, dass mehr als die Hälfte der Menschen, die in der Psychiatrie Hilfe suchen, als Kinder überfallen, verlassen, vernachlässigt, vergewaltigt oder zu Zeugen von Gewalttätigkeit in ihrer Familie wurden.[1] Doch solche Erlebnisse schienen bei den Visiten nicht die geringste Rolle zu spielen. Ich staunte angesichts der wenig mitfühlenden Gespräche über Symptome bei solchen Anlässen sowie darüber, wie viel Zeit darauf verwendet wurde, die suizidalen Gedanken und die selbstschädigenden Verhaltensweisen der Patienten unter Kontrolle zu halten, statt sich mit den möglichen Ursachen ihrer Verzweiflung und Hilflosigkeit zu befassen, um sie zu verstehen. Mich erstaunte auch, wie wenig sich die Ärzte für die Erfolge und Bestrebungen der Patienten interessierten – dafür, welche anderen Menschen ihnen wichtig waren, welche sie liebten oder hassten, was sie motivierte und beschäftigte, was sie in ihrer Situation verharren ließ und was ihnen ein Gefühl des Friedens vermittelte – also die gesamte Ökologie ihres Lebens.

Einige Jahre später wurde ich als junger Arzt mit einem besonders krassen Beispiel für die Wirkung des medizinischen Modells konfrontiert. Ich arbeitete damals als Aushilfskraft in einem katholischen Krankenhaus, wo ich Frauen untersuchte, die in der Klinik wegen Depressionen eine Elektroschockbehandlung erhalten sollten. So neugierig, wie ich nun einmal war, schaute ich mir die Krankenakten der Frauen ein wenig an, um sie über ihr Leben befragen zu können. Viele berichteten über problematische Ehen, schwierige Kinder und Schuldgefühle wegen Abtreibungen. Während sie sprachen, wurde ihre Stimmung deutlich besser, und oft dankten sie mir überschwänglich für mein Zuhören. Manche fragten sich nach einem solchen Gespräch, ob sie wirklich noch eine Elektroschockbehandlung brauchten, nachdem sie sich so viel von der Seele geredet hatten. Ich war nach solchen Begegnungen jedes Mal traurig, weil ich wusste, dass die Behandlung, die diese Patientinnen am nächsten Morgen erhalten würden, ihre Erinnerung an unser Gespräch auslöschen würde. Kein Wunder, dass ich diese Arbeit nicht lange fortsetzen konnte.

An Tagen, an denen ich nicht am MMHC auf der Station arbeiten musste, suchte ich oft die *Countway Library of Medicine* auf, um über die Patienten, denen ich helfen sollte, mehr herauszufinden. An einem Samstagnachmittag stieß ich auf einen Text, der noch heute hohes Ansehen genießt: Eugen Bleulers Lehrbuch aus dem Jahre 1911, *Dementia Praecox*. Bleulers Beobachtungen waren faszinierend:

> Unter den schizophrenen Körperhalluzinationen sind die sexuellen wohl die häufigsten und wichtigsten. Alle Wonnen normaler und abnormer Geschlechtsbefriedigung werden von den Kranken

> durchlebt, aber noch viel häufiger alle Scheußlichkeiten, die sich die üppigste Phantasie ausdenken kann. Den Männern wird der Samen abgezogen, man macht ihnen schmerzhafte Erektionen; dann wieder werden sie impotent gemacht; man brennt, schneidet, reißt die inneren und äußeren Genitalien heraus; Frauen werden in der raffiniertesten Weise geschändet, verletzt, zum Koitus mit Tieren gezwungen usw. usw. […] Denn trotz der symbolischen Bedeutung vieler solcher Halluzinationen sind die meisten derselben wirkliche Empfindungen, die uns nicht bloß vorgetäuscht werden durch metaphorische Ausdrucksweisen der Kranken.[2]

Dies ließ mich aufhorchen: Unsere Patienten hatten Halluzinationen – die Ärzte befragten sie regelmäßig danach und verstanden sie als Anzeichen für das Ausmaß ihrer Gestörtheit. Doch wenn ich den Geschichten, die ich während meiner Nachtwachen hörte, Glauben schenken wollte, konnte es dann sein, dass die »Halluzinationen« in Wahrheit bruchstückhafte Erinnerungen an reale Erlebnisse waren? Waren Halluzinationen wirklich nichts weiter als die Ausgeburten kranker Gehirne? Konnten Menschen sich physische Empfindungen ausdenken, die sie nie erlebt hatten? Gab es eine klare Linie zwischen Kreativität und pathologischer Imagination? Zwischen Gedächtnis und Imagination? Diese Fragen bleiben bis heute unbeantwortet, doch die Forschung hat nachgewiesen, dass bei Menschen, die in ihrer Kindheit missbraucht oder misshandelt wurden, oft physische Empfindungen (beispielsweise Bauchschmerzen) ohne erkennbare physische Ursache auftreten; sie hören Stimmen, die sie vor Gefahren warnen oder ihnen abscheuliche Verbrechen zur Last legen.

Es stand außer Frage, dass viele Patienten auf der Station gewalttätige, merkwürdige und selbstschädigende Verhaltensweisen zeigten, insbesondere wenn sie frustriert waren oder sich missverstanden fühlten. Sie bekamen Wutanfälle, warfen Geschirr, zerschlugen Fenster und fügten sich mit Glasscherben Schnittwunden zu. Damals hatte ich noch keine Vorstellung davon, warum jemand auf einen in meinen Augen harmlosen Vorschlag (»Lassen Sie mich den Schmutz aus Ihrem Haar entfernen«) mit Rage oder Entsetzen reagieren konnte. In der Regel folgte ich dem Rat erfahrener Pfleger, die mir signalisierten, wann es besser war, sich zurückzuhalten oder, wenn das nicht half, einen Patienten zu fixieren. Ich war überrascht und ziemlich beunruhigt darüber, welch starke Befriedigung ich manchmal empfand, wenn es mir gelungen war, einen Patienten zu Boden zu ringen, sodass eine Krankenschwester ihm eine Injektion verabreichen konnte, und mir dämmerte allmählich, welch großer Teil unserer Ausbildung uns helfen sollte, angesichts erschreckender und verwirrender realer Geschehnisse die Kontrolle über eine Situation zu behalten.

Sylvia war eine hinreißende 19 Jahre alte Studentin der *Boston University*, die meist allein in einer Ecke saß und den Eindruck erweckte, sie sei zu Tode erschrocken und völlig verstummt; trotzdem verlieh der Ruf, die Freundin eines wichtigen Bostoner Mafioso zu sein, ihr eine Aura des Geheimnisvollen. Nachdem sie sich über eine Woche lang zu essen geweigert hatte und schnell Gewicht verlor, beschlossen die behandelnden Ärzte, eine Zwangsernährung anzuordnen. Drei Männer hielten sie fest, ein weiterer führte einen Gummischlauch in ihre Speiseröhre ein, und eine Krankenschwester beförderte die flüssige Nahrung durch den Schlauch in ihren Magen. Später berichtete Sylvia während eines nächtlichen Gesprächs furchtsam und zögernd, sie sei als Kind von ihrem Bruder und einem Onkel sexuell missbraucht worden. Da wurde mir klar, dass unsere »Fürsorge« in Form von Zwangsernährung ihr wie eine Gruppenvergewaltigung vorgekommen sein musste. Dieses Erlebnis und ähnliche halfen mir, für meine eigenen späteren Studenten folgende Regel zu formulieren: »Wenn Sie mit einem Patienten etwas tun, was Sie mit Ihren Freunden oder Kindern nicht tun würden, dann denken Sie darüber nach, ob Sie dadurch unwissentlich ein traumatisches Erlebnis des Patienten reproduzieren könnten.«

In meiner Rolle als Organisator von Freizeitaktivitäten für die Patienten fielen mir auch noch andere Dinge auf: Als Gesamtgruppe waren die Patienten auffällig ungeschickt und hatten eine sehr schlechte Bewegungskoordination. Wenn wir einen Campingausflug machten, standen die meisten hilflos herum, während ich die Zelte aufbaute. Einmal wären wir fast in einer Sturmbö auf dem Charles River gekentert, weil sie starr auf der Leeseite des Bootes kauerten und nicht begriffen, dass sie ihre Position verändern mussten, um ein Kentern des Bootes zu verhindern. Bei Volleyballspielen war die Mannschaft des Klinikpersonals regelmäßig besser koordiniert als die der Patienten. Eine weitere Eigenart von ihnen allen war, dass selbst ihre entspanntesten Gespräche gestelzt klangen, weil ihnen der natürliche Fluss der Gesten und des Gesichtsausdrucks fehlte, wie man ihn unter Freunden beobachten kann. Die Bedeutung dieser Beobachtungen wurde mir erst klar, nachdem ich die körperorientierten Psychotherapeuten Peter Levine und Pat Ogden kennengelernt hatte. In späteren Kapiteln werde ich viel dazu sagen, wie Traumata im Körper der Betroffenen »festgehalten« werden.

Den Sinn von Leiden verstehen

Nach meinem Jahr auf der Forschungsstation setzte ich mein Studium an der Medical School fort und kehrte später als frischgebackener Doktor der Medizin an die MMHC zurück, um dort meine Facharztausbildung in Psychiatrie zu absolvieren. Ich war damals sehr stolz darauf, in dieses Ausbildungsprogramm aufgenommen zu werden. Viele berühmte Psychiater hatten dort ihre Ausbildung erhalten, darunter auch Eric Kandel, der spätere Nobelpreisträger für den Fachbereich Physiologie und Medizin. Während meiner Facharztausbildung entdeckte Allan Hobson in einem Labor im Keller dieses Krankenhauses die Gehirnzellen, die für die Entstehung von Träumen verantwortlich sind, und die ersten Studien über die chemischen Grundlagen der Depression wurden ebenfalls an der MMHC durchgeführt. Doch für viele von uns Assistenzärzten waren die Patienten die wichtigste Ressource. Wir brachten sechs Stunden täglich mit ihnen zu, und anschließend trafen wir uns als Gruppe mit erfahrenen Psychiatern, um mit ihnen unsere Beobachtungen zu besprechen, Fragen zu stellen und einander mit möglichst geistreichen Bemerkungen zu übertrumpfen.

Unser großartiger Lehrer Elvin Semrad empfahl uns nachdrücklich, im ersten Jahr unserer Facharztausbildung keine Psychiatrielehrbücher zu lesen. (Diese intellektuelle Hungerkur könnte der Grund dafür sein, dass die meisten von uns später unersättliche Leser und sehr aktive Autoren wurden.) Semrad wollte verhindern, dass unsere Wahrnehmungen der Wirklichkeit durch die vermeintlichen Gewissheiten »offizieller« psychiatrischer Diagnosen getrübt würden. Ich erinnere mich noch, ihn einmal gefragt zu haben: »Wie würden Sie diesen Patienten nennen – ist er schizophren oder schizoaffektiv?« Er hielt einen Moment inne, strich sich über das Kinn, scheinbar in tiefes Nachdenken versunken, und antwortete dann: »Ich glaube, ich würde ihn Michael McIntyre nennen.«

Semrad lehrte uns, der größte Teil menschlichen Leidens hänge mit Liebe und Verlust zusammen, und Therapeuten hätten die Aufgabe, Menschen zu helfen, die Realität des Lebens mit all ihren Freuden und Leiden »anzuerkennen, zu erleben und zu ertragen«. Er pflegte zu sagen: »Die größten Quellen des Leidens sind die Lügen, die wir uns selbst erzählen«, und er drängte uns, hinsichtlich aller Aspekte dessen, was wir erleben, uns selbst gegenüber ehrlich zu sein. Er sagte oft, die Situation von Menschen könne sich niemals bessern, wenn sie nicht wüssten, was sie wissen, und nicht fühlten, was sie fühlen.

Ich erinnere mich noch gut an meine Überraschung, als ich diesen angesehenen alten Harvard-Professor bekennen hörte, wie tröstlich es für ihn sei, den Hintern seiner Frau neben sich zu spüren, wenn er abends einschlafe. Indem er uns solche simplen menschlichen Bedürfnisse offenbarte, half er uns zu erkennen, wie wichtig solche Dinge auch in unserem eigenen Leben waren. Ignorierten wir sie, erwartete uns eine kümmerliche Existenz, so erhaben unsere Gedanken und so groß unsere äußeren Erfolge auch sein mochten. Heilung, so pflegte Semrad zu sagen, wird nur durch Erfahrungswissen möglich: Wir können unser Leben nur dann völlig nach unseren eigenen Vorstellungen führen, wenn wir die Realität unseres Körpers mit all ihren viszeralen Dimensionen anerkennen.

Doch die Psychiatrie hatte damals schon eine andere Richtung eingeschlagen. Im Jahre 1968 hatte das *American Journal of Psychiatry* die Resultate jener Studie publiziert, die auf der Forschungsstation durchgeführt worden war, auf der ich ein Jahr lang gearbeitet hatte. Danach hatten schizophrene Patienten, die ausschließlich mit Psychopharmaka behandelt worden waren, ein besseres Behandlungsergebnis erzielt als die Mitglieder einer Kontrollgruppe, die dreimal wöchentlich bei den besten Psychotherapeuten Bostons eine Gesprächstherapie erhalten hatten.[3] Diese Studie war einer der vielen Meilensteine auf einem Weg, der den Umgang von Medizin und Psychiatrie mit psychischen Problemen allmählich grundlegend veränderte: Aus den unendlich variablen Ausdrucksformen unerträglicher Gefühle und Beziehungen wurde ein vom Vorliegen gehirnbasierter Erkrankungen ausgehendes Modell klar unterscheidbarer »Störungen«.

Der Umgang der Medizin mit menschlichem Leiden hängt und hing immer von den zu einem bestimmten Zeitpunkt verfügbaren Behandlungsmöglichkeiten ab. Vor der Zeit der Aufklärung machte man für abweichende Verhaltensweisen Gott, die Sünde, die Magie, Hexen und böse Geister verantwortlich. Erst im 19. Jahrhundert fingen Wissenschaftler in Frankreich und Deutschland an, Verhaltensweisen als Anpassungen an die Komplexität der Welt zu verstehen und sie aus dieser Perspektive zu untersuchen. Aber dann tauchte ein neues Paradigma auf: Wut, Lust, Stolz, Gier, Geiz und Faulheit sowie all die anderen Probleme, mit denen fertigzuwerden wir Menschen uns zu allen Zeiten abgemüht haben, wurden nun in »Störungen« umgewandelt, die man durch Zufuhr der jeweils richtigen chemischen Stoffe beheben konnte.[4] Viele Psychiater waren in dieser neuen Situation froh, endlich »richtige Wissenschaftler« zu werden, wie ihre Kommilitonen von der Medical School, die Laboratorien, Tierexperimente, teure Forschungsausrüstungen und komplizierte diagnostische Tests zur Verfügung hatten, und sich endlich von den wenig praxistauglichen Theorien von Philosophen wie Sigmund Freud und Carl Gustav Jung verabschieden zu können. Ein damals wichtiges Lehrbuch der Psychiatrie ging sogar so weit zu behaupten: »Die Ursache psychischer Krankheiten wird heute Abweichungen des Gehirns zugeschrieben, Störungen der chemischen Balance.«[5]

Wie meine Kollegen war auch ich von der pharmakologischen Revolution hellauf begeistert, ich wurde im Jahr 1973 erster Funktionsoberarzt für Pharmakologie an der MMHC. Möglicherweise war ich der erste Psychiater in Boston, der eine manisch-depressive Patientin mit Lithium behandelte. (Ich hatte von John Cades Arbeit mit Lithium in Australien gelesen und erhielt von einem Komitee der Klinik die Erlaubnis, dieses Mittel selbst zu erproben.) Eine Frau, die seit 35 Jahren jedes Jahr im Mai manisch und im November suizidal depressiv geworden war, blieb aufgrund der Lithiumbehandlung unter meiner Aufsicht drei Jahre lang symptomfrei. Ich gehörte auch dem ersten US-amerikanischen Forschungsteam an, das an chronischen Patienten, die in den Verwahrstationen alter Irrenanstalten ihr Leben fristeten, das Antipsychotikum Clozapin testete.[6] Einige Reaktionen dieser Patienten waren rätselhaft: Menschen, die einen Großteil ihres Lebens in ihre eigene separate, entsetzliche Realität eingesperrt gewesen waren, konnten plötzlich zu ihren Familien und in ihr altes Lebensumfeld zurückkehren; Patienten, die in Dunkelheit und Verzweiflung ausgeharrt hatten, genossen wieder den Kontakt zu anderen Menschen und öffneten sich den Freuden der Arbeit und des Spiels. Diese erstaunlichen Resultate erfüllten uns mit der Hoffnung, endlich das menschliche Elend bezwingen zu können.

Antipsychotika waren der wichtigste Faktor, der in den Vereinigten Staaten zu einer starken Verringerung der Insassen psychiatrischer Anstalten führte. Deren Zahl sank von 500 000 im Jahre 1955 auf unter 100 000 im Jahre 1996.[7] Menschen unserer Zeit, die nicht wissen, wie die Welt vor der Entwicklung dieser Behandlungsmöglichkeiten aussah, können sich die durch sie verursachte Veränderung kaum vorstellen. Im ersten Jahr meines Medizinstudiums besuchte ich einmal das *Kankakee State Hospital* in Illinois und sah dort einen korpulenten Stationsaufseher in einem unmöblierten Aufenthaltsraum mit Wasserrinnen wie in einem Stall Dutzende von völlig verdreckten, nackten und offensichtlich verwirrten Patienten mit einem Schlauch abspritzen. Diese Erinnerung erscheint mir heute eher wie ein Albtraum, nicht wie etwas, das ich mit eigenen Augen gesehen habe. Nach Abschluss meiner Facharztausbildung im Jahre 1974 übernahm ich als erste Anstellung die Position des (zweitletzten) Leiters des *Boston State Hospital*, einer ehemals ehrwürdigen Institution, die Tausende von Patienten beherbergt und einmal ein riesiges Areal mit Dutzenden von Gebäuden umfasst hatte, darunter Gewächshäuser, Gärten und Werkstätten, von denen die meisten allerdings mittlerweile Ruinen waren. Während meiner dortigen Tätigkeit wurden die Patienten allmählich in »die Gemeinde« verteilt, ein Sammelbegriff für die namenlosen Unterkünfte und Pflegeheime, in denen die meisten von ihnen Aufnahme fanden. (Ironischerweise war das *Boston State Hospital* ursprünglich ein »Asyl« gewesen, was dem ursprünglichen Wortsinn nach »Zufluchtsort« bedeutet, aber im Laufe der Zeit eine eher Unheil verheißende Bedeutung angenommen hat. Tatsächlich handelte es sich um eine geschützte Gemeinschaft, in der jeder Mitarbeiter die Namen und Eigentümlichkeiten der betreuten Patienten kannte.) Im Jahre 1979, kurz nachdem ich mit meiner Arbeit bei der VA begonnen hatte, schlossen sich die Tore des *Boston State Hospital* für immer, und der Gebäudekomplex wurde zu einer Art Geisterstadt.

Während meiner Zeit in dieser Institution arbeitete ich weiter im psychopharmakologischen Labor des MMHC, das sich mittlerweile einem anderen Forschungsschwerpunkt zugewandt hatte. In den 1960er-Jahren hatten Wissenschaftler an den *National Institutes of Health* begonnen, Techniken zur Isolation und Messung von Hormonen und Neurotransmittern im Blut und im Gehirn zu entwickeln. Neurotransmitter sind chemische Botenstoffe, die Informationen von Neuron zu Neuron weiterleiten und uns so effektives Handeln ermöglichen.

Da Wissenschaftler inzwischen Hinweise gefunden hatten, denen zufolge ein abnormer Noradrenalinspiegel auf das Bestehen einer Depression hinwies und ein erhöhter Dopaminspiegel bei Schizophrenie eine Rolle spielte, hofften wir, Medikamente gegen bestimmte abnorme Zustände im Gehirn entwickeln zu können. Diese Hoffnung hat sich zwar nie völlig erfüllt, aber unsere Bemühungen, zu messen, wie sich Psychopharmaka auf psychische Symptome auswirken, führten zu einer weiteren tief reichenden Veränderung der Psychiatrie. Weil die Forscher präzise und systematisch über ihre Erkenntnisse kommunizieren können mussten, wurden sogenannte *Research Diagnostic Criteria* entwickelt – ein Prozess, an dem ich als einfacher Forschungsassistent beteiligt war. Aus diesen Bemühungen entstand schließlich das Fundament für die erste Systematik zur Diagnose psychischer Probleme, das oft als »Bibel der Psychiatrie« bezeichnete *Diagnostic and Statistical Manual of Mental Disorders* (DSM). Das Vorwort zum 1980 erschienenen und damals bahnbrechenden DSM-III gab sich insofern als angemessen bescheiden, als es erwähnte und damit anerkannte, dass das neu entwickelte Diagnosesystem ungenau sei – so ungenau, dass es keinesfalls in der Forensik oder zur Klärung von Versicherungsansprüchen genutzt werden solle.[8] Wie wir noch sehen werden, war die Bescheidenheit leider nur von kurzer Dauer.

Unausweichlicher Schock

Da ich mit so vielen offenen Fragen bezüglich traumatischer Belastungen beschäftigt war, fing ich an, mich dafür zu interessieren, ob die damals gerade entstehende Neurowissenschaft die gesuchten Antworten liefern könnte. Deshalb entschloss ich mich, an den Veranstaltungen des *American College of Neuropsychopharmacology* (ACNP) teilzunehmen. Im Jahre 1984 bot das ACNP im Rahmen eines Kongresses viele faszinierende Vorträge über die Entwicklung von Psychopharmaka an, aber erst wenige Stunden vor meinem geplanten Rückflug nach Boston hörte ich einen Vortrag von Steven Maier von der *University of Colorado*, der mit Martin Seligman von der *University of Pennsylvania* zusammengearbeitet hatte. Es ging darin um die erlernte Hilflosigkeit bei Tieren. Maier und Seligman hatten in geschlossenen Käfigen gefangenen Hunden wiederholt schmerzhafte Elektroschocks versetzt. Sie bezeichneten diese Situation als »unausweichlichen Schock«.[9] Da ich Hundeliebhaber bin, hätte ich solche Untersuchungen zwar selbst nie durchführen können, aber mich interessierte trotzdem, welche Wirkung diese grausame Behandlung auf die Tiere gehabt hatte.

Nach mehreren Elektroschocks öffneten die Forscher die Käfigtüren und versetzten den Hunden dann erneut Schocks. Eine Kontrollgruppe von Hunden, die vorher keine Schocks erhalten hatten, verließ ihre Käfige auf der Stelle und lief davon. Die Hunde, die schon vorher unausweichliche Schocks erhalten hatten, versuchten hingegen trotz weit offener Käfigtür nicht einmal zu fliehen. Die Tiere lagen einfach da, winselten und entleerten sich. Die bloße Möglichkeit zu fliehen bringt traumatisierte Tiere und Menschen nicht automatisch dazu, den Weg in die Freiheit zu wählen. Wie die Hunde von Maier und Seligman geben auch viele traumatisierte Menschen einfach jede Hoffnung auf. Statt mit sich anbietenden neuen Möglichkeiten zu experimentieren, verharren sie verängstigt in der ihnen bekannten Situation.

Maiers Bericht faszinierte mich. Was die Forscher mit den armen Hunden getan hatten, hatten meine traumatisierten Patienten ebenfalls erlebt. Auch sie waren einer Situation oder anderen Menschen ausgesetzt gewesen, hatten schrecklichen Schaden erlitten und keine Möglichkeit gehabt, dem zu entfliehen. Ich ließ die Patienten, die ich behandelt hatte, blitzschnell Revue passieren. Fast alle waren in irgendetwas gefangen oder immobilisiert und nicht in der Lage, das Unvermeidliche abzuwehren. Mit ihrer Kampf-/Fluchtreaktion waren sie gescheitert, und aufgrund dessen befanden sie sich entweder in einem extremen Erregungszustand, oder sie erlebten einen Zusammenbruch.

Maier und Seligman stellten auch fest, dass traumatisierte Hunde wesentlich größere Mengen an Stresshormonen produzierten, als Hunde es normalerweise tun. Dies bestätigte unsere Erkenntnis über die biologischen Grundlagen von traumatischem Stress. Eine Gruppe junger Forscher, zu denen Steve Southwick und John Krystal an der *Yale University*, Arieh Shalev an der *Hadassah Medical School* in Jerusalem, Frank Putnam am *National Institute of Mental Health* (NIMH) und Roger Pitman, ein späterer Mitarbeiter der *Harvard University*, zählten, waren alle darauf gestoßen, dass Traumatisierte auch nach dem Abklingen der realen Gefahr weiterhin große Mengen von Stresshormonen produzieren, und Rachel Yehuda am *Mount Sinai Hospital* in New York konfrontierte uns mit ihrer scheinbar paradoxen Erkenntnis, dass der Spiegel des Stresshormons Kortisol bei PTBS niedrig ist. Ihre Entdeckungen erschienen erst als sinnvoll, als es ihr gelang, anhand weiterer Untersuchungen zu zeigen, dass Kortisol die Stressreaktion beendet, indem es ein Entwarnungssignal sendet, und dass die Stresshormone bei Vorliegen einer PTBS, wenn die Bedrohungssituation vorüber ist, tatsächlich nicht völlig zu ihrem Ausgangswert zurückkehren.

Im Idealfall müsste unser Stresshormonsystem blitzschnell auf Bedrohungen reagieren und uns anschließend schnell wieder in einen Zustand der Balance versetzen. Allerdings gelingt es dem Stresshormonsystem bei Patienten mit PTBS nicht, die innere Balance wiederherzustellen. Auch nach dem Abklingen der akuten Gefahr werden weiter Kampf-, Flucht- oder Erstarrungssignale gesendet, und wie bei den Hunden fallen auch bei Menschen die Hormonspiegel in dieser Situation nicht auf Normalniveau zurück. Vielmehr lässt die anhaltende Produktion und Ausschüttung von Stresshormonen einen Zustand starker Erregung oder gar der Panik entstehen und ruft im Organismus langfristig verheerende Schäden hervor.

Ich versäumte an jenem Tag mein Flugzeug, weil ich unbedingt noch mit Steve Maier reden wollte. Was er in jenem Gespräch sagte, hat mir nicht nur wichtige Anhaltspunkte bezüglich der Probleme gegeben, die dem Zustand meiner Patienten zugrunde lagen, sondern mir möglicherweise auch den Weg zu ihrer Lösung gewiesen. Beispielsweise hatten Maier und Seligman herausgefunden, dass die einzige Möglichkeit, traumatisierten Hunden beizubringen, den Käfig, in dem sie die Elektroschocks erhalten hatten, wieder zu verlassen, trotz geöffneter Türen darin bestand, sie wiederholt mit den Händen aus ihren Käfigen zu ziehen, damit sie an ihrem eigenen Körper erlebten, wie man sich daraus entfernen konnte. Ich fragte mich, ob ich auch meinen Patienten auf diese Weise helfen könnte, ihre Annahme zu revidieren, sie könnten nichts tun, um sich zu verteidigen. Brauchten auch sie *körperliche* Erlebnisse, um das Gefühl wiederzuerlangen, sie hätten auf der viszeralen Ebene ihr Leben unter Kontrolle? Was, wenn sie lernen könnten, ihre physische Bewegungsfähigkeit zu nutzen, um einer bedrohlichen Situation zu entkommen, die derjenigen des Traumas ähnelte, in der sie gefangen saßen und erstarrt waren? In Teil V dieses Buches, in dem ich verschiedene neue Behandlungsmöglichkeiten beschreibe, ist eine der Schlussfolgerungen, zu denen ich schließlich gelange, genau dies.

Spätere Tierstudien mit Mäusen, Ratten, Katzen, Affen und Elefanten gelangten zu weiteren interessanten Erkenntnissen.[10] Erzeugten Forscher beispielsweise laute, intrusive Geräusche, rasten Mäuse, die in einem warmen Nest aufgezogen worden waren und viel zu fressen erhalten hatten, sofort in ihr Zuhause. Andere Mäuse hingegen, die in einem weniger heimeligen Nest in einer eher lauten Umgebung und mit wenig Nahrung aufgezogen worden waren, liefen sogar dann in dieses Zuhause, wenn sie einige Zeit in einer angenehmeren Umgebung verbracht hatten.[11]

Verängstigte Tiere laufen nach Hause, ohne sich darum zu kümmern, ob ihr Zuhause wirklich sicher oder im Gegenteil beängstigend ist. Dies ließ mich an diejenigen unter meinen Patienten denken, die in ihren Familien missbraucht oder misshandelt worden waren und trotzdem immer wieder zu diesen Familien zurückkehrten und dann natürlich erneut verletzt wurden. Können traumatisierte Menschen nur immer wieder in einer Situation Zuflucht suchen, die ihnen vertraut ist? Und wenn ja, warum ist das so? Und kann man ihnen helfen, eine Beziehung zu Orten und Aktivitäten aufzubauen, die für sie ungefährlich und angenehm sind?[12]

Vom Trauma abhängig: Der Schmerz der Lust und die Lust am Schmerz

Wenn ich mit meinem Kollegen Mark Greenberg zusammen Therapiegruppen für Vietnamveteranen leitete, verblüffte uns immer wieder, dass viele dieser Männer trotz ihres Entsetzens und ihrer Trauer lebendig zu werden schienen, sobald sie über ihre Helikopterabstürze und ihre sterbenden Kameraden sprachen. (Von Chris Hedges, einem früheren Korrespondenten der *New York Times*, der über verschiedene kriegerische Auseinandersetzungen berichtet hat, stammt ein Buch mit dem Titel *Krieg ist eine Kraft, die uns einen Sinn gibt.*[13]) Viele Traumatisierte scheinen Erlebnisse, die viele von uns als abstoßend empfinden würden, geradezu zu suchen,[14] und oft klagen Patienten, wenn sie nicht gerade wütend sind, einem Zwang unterliegen oder sich einer gefährlichen Aktivität widmen, über ein unbestimmtes Gefühl der Leere und Langeweile.

Meine Patientin Julia war im Alter von 16 Jahren in einem Hotelzimmer mit vorgehaltener Pistole brutal vergewaltigt worden. Kurz darauf fing sie ein Verhältnis mit einem gewalttätigen Zuhälter an, der sie zur Prostitution zwang und sie regelmäßig verprügelte. Sie wurde mehrmals wegen Prostitution zu Gefängnisstrafen verurteilt, kehrte aber danach immer zu ihrem Zuhälter zurück. Schließlich griffen ihre Großeltern ein, indem sie ihr ein intensives Rehabilitationsprogramm bezahlten. Nach erfolgreichem Abschluss des stationären Teils der Behandlung nahm sie eine Arbeit als Rezeptionistin an und belegte an einem lokalen College Kurse. In einem Soziologiekurs schrieb sie eine Hausarbeit über die befreienden Möglichkeiten der Prostitution, für die sie die Memoiren mehrerer berühmter Prostituierter las. Danach brach sie allmählich die Teilnahme an sämtlichen Kursen ab. Eine kurze Beziehung zu einem Mitstudenten scheiterte schnell – sie sagte, er habe sie zu Tode gelangweilt, und sie habe seine Boxershorts als abstoßend empfunden. Dann machte sie in der U-Bahn Bekanntschaft mit einem Drogenabhängigen, der sie zuerst zusammenschlug und sie dann verfolgte. Nach einem weiteren Überfall dieses Verfolgers war sie endlich motiviert, die Behandlung fortzusetzen.

Freud hat für solche Trauma-Reinszenierungen (auch *Reenactments* genannt) einen Begriff geprägt. Er nannte sie »Wiederholungszwang«. Er und viele seiner Anhänger glaubten, Reenactments seien ein unbewusster Versuch, über eine schmerzhafte Situation die Kontrolle zu erlangen, und dieser könne letztlich zur Meisterung des Problems und zu seiner Auflösung führen. Leider gibt es keinerlei Anhaltspunkte für das Zutreffen dieser Theorie, denn die Wiederholung eines traumatischen Erlebnisses erzeugt noch mehr Schmerz und verstärkt den Selbsthass. Sogar das wiederholte Durchleben eines Traumas im Rahmen einer Therapie kann die Fixierung auf das Erlebnis verstärken.

Mark Greenberg und ich beschlossen, mehr über die Attraktoren herauszufinden – die Dinge, die uns anziehen, uns motivieren und uns das Gefühl geben, lebendig zu sein. Normalerweise bewirken Attraktoren, dass wir uns besser fühlen. Doch wenn das so ist, müssen wir uns fragen, warum sich so viele Menschen von gefährlichen oder schmerzhaften Situationen angezogen fühlen. Schließlich fanden wir eine Studie, die erklärte, weshalb Aktivitäten, die Furcht oder Schmerz verursachen, später als positiv anregend empfunden werden können.[15] In den 1970er-Jahren hatte Richard Solomon von der *University of Pennsylvania* gezeigt, dass der Körper lernt, sich an die verschiedensten Arten von Reizen anzupassen. Wir können von Drogen abhängig werden, weil wir uns nach ihrem Konsum sofort gut fühlen, aber auch Aktivitäten wie Saunagänge, Marathonläufe oder Fallschirmsprünge, die anfangs Unbehagen und sogar Entsetzen verursachen, können zu sehr positiven Erlebnissen werden. Die allmähliche Anpassung an solche Dinge signalisiert, dass im Körper eine neue chemische Balance entstanden ist, sodass beispielsweise Marathonläufer ein Hochgefühl erleben, weil sie ihren Körper an die Grenzen seiner Leistungsfähigkeit treiben.

Wenn wir so etwas einmal erlebt haben, fangen wir wie nach dem Konsum einer Droge an, uns nach der betreffenden Aktivität zu sehnen, und wir erleben Entzugserscheinungen, wenn wir uns ihr nicht widmen können. Langfristig sind Menschen mehr mit dem Schmerz des Entzugs beschäftigt als mit der ursprünglichen stimmungshebenden Aktivität. Diese Theorie könnte erklären, warum es Menschen gibt, die jemanden dafür bezahlen, dass er sie schlägt, oder warum einige sich mit Zigaretten Brandwunden zufügen oder sich nur zu anderen Menschen hingezogen fühlen, die sie verletzen. Furcht und Aversion können auf irgendeine perverse Art zu Lust werden.

Solomon entwickelte die Hypothese, dass Endorphine – die morphinartigen chemischen Stoffe, die das Gehirn in Reaktion auf Stress produziert – bei den paradoxen Abhängigkeiten, die er beschrieb, eine Rolle spielen könnten. Mir fiel seine Theorie wieder ein, als ich in einer Bibliothek einen Aufsatz aus dem Jahre 1946 mit dem Titel »Schmerz bei im Kampf Verwundeten« (»*Pain in Men Wounded in Battle*«) fand. Ein Chirurg namens Henry K. Beecher, der an der italienischen Front beobachtet hatte, dass 75 Prozent der schwer verwundeten Soldaten kein Morphium brauchten, spekulierte darin, dass »starke Emotionen Schmerz blockieren können«.[16]

Waren Beechers Beobachtungen für Menschen mit einer PTBS wichtig? Mark Greenberg, Roger Pitman, Scott Orr und ich beschlossen, acht Vietnamveteranen zu bitten, an einem Standard-Schmerztest teilzunehmen, während sie sich Szenen aus verschiedenen Filmen anschauten. Der erste Clip, den wir ihnen vorführten, stammte aus Oliver Stones drastischem Film *Platoon* (1986), und wir maßen während der Vorführung, wie lange die Veteranen ihre rechte Hand in einen Eimer mit Eiswasser tauchen konnten. Anschließend wiederholten wir den Test mit einem Ausschnitt aus einem friedlichen (und seit Langem vergessenen) Film. Sieben der acht Veteranen hielten ihre Hand während der Vorführung der Szene aus *Platoon* 30 Prozent länger ins eiskalte Wasser. Anschließend berechneten wir, dass die durch das fünfzehnminütige Anschauen eines Kriegsfilms entstandene Analgesie einer Injektion von 8 mg Morphin entsprach, also ungefähr der Dosis, die ein Patient in einer Notaufnahme erhält, um Schmerzen in der Brust zu neutralisieren.

So gelangten wir zu dem Schluss, Beechers Beobachtung, dass »starke Emotionen Schmerz blockieren können«, müsse darauf beruhen, dass in solchen Situationen im Gehirn produzierte morphinähnliche Stoffe im Körper freigesetzt werden. Daraus leiteten wir die Annahme ab, dass bei vielen Traumatisierten eine erneute Konfrontation mit einer bereits bekannten starken Belastung zu einer ähnlichen Angstlinderung führen könnte.[17] Allerdings erklärte dieses interessante Experiment nicht vollständig, warum Julia immer wieder zu ihrem gewalttätigen Zuhälter zurückgekehrt war.

Beruhigen des Gehirns

Der ACNP*-Kongress im Jahre 1985 war noch denkwürdiger als der des Vorjahres. Jeffrey Gray, Professor am *Kings College*, hielt einen Vortrag über die Amygdala, einen Cluster von Gehirnzellen, der darüber entscheidet, ob ein Geräusch, eine Bildvorstellung oder eine Körperempfindung als bedrohlich wahrgenommen wird. Grays Untersuchungen hatten ergeben, dass die Sensibilität der Amygdala zumindest teilweise vom Spiegel des Neurotransmitters Serotonin in diesem Teil des Gehirns abhängt. Tiere mit niedrigem Serotoninspiegel reagieren besonders stark auf belastende Reize (wie beispielsweise laute Geräusche), wohingegen höhere Serotoninspiegel ihr Furchtsystem dämpfen, was die Wahrscheinlichkeit verringert, dass sie in Reaktion auf potenzielle Gefahren aggressiv werden oder erstarren.[18]

Diese Entdeckung erschien mir als sehr wichtig: Meine Patienten fuhren oft in Reaktion auf relativ geringfügige Provokationen aus der Haut, und sie fühlten sich bei der kleinsten Zurückweisung völlig fertig. Die Rolle des Serotonins bei einer PTBS faszinierte mich zunehmend. Es gab Untersuchungen, nach denen bei dominanten männlichen Affen der Serotoninspiegel im Gehirn wesentlich höher ist als bei Tieren niederen Ranges, dass der Serotoninspiegel der Alphatiere jedoch sinkt, wenn man sie hindert, Blickkontakt zu den Affen zu halten, die sie vorher herumkommandiert haben. Im Gegensatz dazu erhoben sich Affen niederen Ranges, wenn man ihnen Serotonin gab, aus der Gruppe und wurden zu Anführern.[19] Die soziale Umgebung interagiert mit den chemischen Prozessen im Gehirn. Manipulierte man einen Affen so, dass er in der Dominanzhierarchie eine niedere Position einnahm, sank sein Serotoninspiegel, wohingegen eine künstliche Erhöhung des Serotoninspiegels zu einer Erhöhung des Rangs von ursprünglich in der Hierarchie Untergeordneten führte.

Die Implikationen dieser Erkenntnisse für Traumatisierte lagen auf der Hand. Wie Grays Tiere mit niedrigem Serotoninspiegel waren sie hyperaktiv, und ihre Fähigkeit, sich in sozialen Situationen zu-

---

* American College of Neuropsychopharmacology

rechtzufinden, war in vielen Fällen beeinträchtigt. Fänden wir Möglichkeiten, den Serotoninspiegel in ihrem Gehirn zu erhöhen, ließen sich vielleicht beide Probleme gleichzeitig lösen. Anlässlich der gleichen Konferenz im Jahre 1985 hörte ich erstmals, dass die Pharmaindustrie dabei war, zwei neue Produkte zu entwickeln, die genau dies bewirken sollten; doch da diese Mittel noch nicht verfügbar waren, experimentierte ich selbst eine Weile mit dem als Nahrungsergänzungsstoff in Geschäften für alternativmedizinische Produkte erhältlichen L-Tryptophan, einem chemischen Vorläuferstoff des körpereigenen Serotonins. (Die Resultate meiner Experimente waren enttäuschend.) Eines der beiden Mittel, an deren Entwicklung die Pharmaindustrie arbeitete, kam nie auf den Markt; das andere war Fluoxetin, das unter dem Markennamen Prozac zu einem der erfolgreichsten jemals entwickelten psychoaktiven Mittel wurde.

Prozac wurde am Montag, dem 8. Februar 1988, vom Pharmaunternehmen Eli Lilly auf den Markt gebracht. Die erste Patientin, die an jenem Tag in meine Praxis kam, war eine junge Frau mit einer schrecklichen Vorgeschichte: Sie war in ihrer Kindheit missbraucht worden und kämpfte nun mit Bulimie; sie verbrachte einen großen Teil ihrer Zeit damit, sich zu überfressen und sich anschließend zu übergeben, um die Nahrung wieder aus ihrem Körper zu entfernen. Ich gab ihr ein Rezept für Prozac, das gerade erst in den Handel gekommen war, und als sie am Donnerstag der gleichen Woche wieder zu mir kam, sagte sie: »Die letzten Tage sind für mich völlig anders verlaufen als sonst: Ich habe gegessen, wenn ich hungrig war, und in der übrigen Zeit habe ich an meinen Hausaufgaben gearbeitet.« Dies war eine der bemerkenswertesten Äußerungen, die ich in meinen Praxisräumen jemals gehört habe.

Am Freitag kam eine andere Patientin zu mir, der ich am Montag zuvor ein Rezept für Prozac gegeben hatte. Sie war chronisch depressiv, Mutter von zwei Kindern im Grundschulalter und sorgte sich ständig, sie könnte als Mutter und Ehefrau versagen, und außerdem fühlte sie sich von den Forderungen ihrer eigenen Eltern, die sie als Kind sehr schlecht behandelt hatten, überwältigt. Nachdem sie vier Tage lang Prozac eingenommen hatte, fragte sie mich, ob sie ihren

Termin am folgenden Montag, dem *President's Day*, auslassen könne. Sie erklärte: »Ich bin noch nie mit meinen Kindern zum Skifahren gegangen – das macht normalerweise mein Mann –, und sie haben an diesem Tag schulfrei. Es wäre sicher gut, wenn sie sich an ein paar gute Situationen erinnern könnten, in denen wir alle zusammen unseren Spaß gehabt haben.«

Diese Patientin hatte ständig darum gekämpft, einfach nur durch den Tag zu kommen. Nach ihrer Sitzung rief ich einen Mitarbeiter von Eli Lilly an, den ich kannte, und sagte zu ihm: »Sie haben da ein Mittel, das Menschen hilft, in der Gegenwart zu sein, statt in der Vergangenheit eingeschlossen zu bleiben.« Das Unternehmen gab mir daraufhin ein kleines Stipendium für eine Untersuchung über die Auswirkungen von Prozac auf PTBS bei einer Stichprobe von 22 Frauen und 42 Männern. Dies war die erste Untersuchung über die Wirkung dieser neuen Art auf Traumasymptome. Das Team unserer Traumaklinik wählte 33 Nicht-Veteranen dafür aus, und die Kollegen, die diese Studie mit mir gemeinsam durchführen wollten – frühere Kollegen von der VA –, verpflichteten 31 Veteranen. Jeweils die Hälfte der Teilnehmer dieser beiden Gruppen erhielt Prozac, während die beiden anderen Hälften ein Placebo bekamen. Da die Untersuchung als Blindstudie angelegt war, wussten weder wir selbst noch die Patienten, welche Substanz sie einnahmen, sodass die Resultate nicht durch unsere Vorurteile verfälscht werden konnten.

Bei allen Teilnehmern – also auch bei denjenigen, die das Placebo erhalten hatten – besserte sich der Zustand zumindest teilweise. Bei den meisten Studien über die Behandlung der PTBS ist ein signifikanter Placeboeffekt erkennbar. Menschen, die sich dazu durchringen, ohne jedes Honorar an einer Studie teilzunehmen, in der sie wiederholt Nadelstiche über sich ergehen lassen müssen und in der sie nur mit fünfzigprozentiger Wahrscheinlichkeit ein nachweislich wirksames Medikament erhalten, sind wirklich motiviert, ihr Problem zu lösen. Vielleicht besteht ihre Belohnung in nichts weiter als der Aufmerksamkeit, die ihnen zuteilwird, in der Gelegenheit, auf Fragen darüber, wie sie sich fühlen und was sie denken, zu antworten. Aber vielleicht sind die beruhigenden Küsse einer Mutter auf die kleinen Verletzungen ihres Kindes auch »nur« ein Placebo.

Prozac wirkte bei den untersuchten Patienten der Traumaklinik deutlich besser als das Placebo. Sie schliefen tiefer, hatten ihre Emotionen besser unter Kontrolle und waren weniger intensiv mit ihrer Vergangenheit beschäftigt als die Untersuchungsteilnehmer, die nur eine Zuckerpille erhalten hatten.[20] Erstaunlicherweise blieb die Wirkung von Prozac jedoch bei den Kriegsveteranen der VA völlig aus; ihre PTBS-Symptome blieben trotz des Medikaments unverändert bestehen. Bei diesem Resultat blieb es auch in den meisten nachfolgenden pharmakologischen Studien mit Veteranen: Bei einigen wenigen waren zwar leichte Verbesserungen zu erkennen, aber die meisten profitierten von der Prozac-Behandlung gar nicht. Es ist mir nie gelungen, dafür eine Erklärung zu finden, und diejenige, die am häufigsten dafür vorgebracht wird, vermag ich nicht zu akzeptieren: Der Bezug einer Pension oder Invalidenrente verhindere, dass sich der Zustand der betreffenden Veteranen zum Positiven verändere. Schließlich weiß die Amygdala nichts über Pensionen – sie erkennt nur potenzielle Gefahren und Bedrohungen.

Trotzdem haben Medikamente wie Prozac und verwandte Mittel wie Zoloft, Cipramil, Cymbalta und Paroxetin einen wichtigen Beitrag zur Behandlung traumabasierter Störungen geleistet. In unserer Prozac-Studie maßen wir mithilfe des Rorschachtests, wie Traumatisierte ihre Umgebung wahrnehmen. Diese Informationen lieferten uns wichtige Anhaltspunkte zur Klärung der Frage, wie Mittel dieser Art (die unter dem Sammelbegriff selektive Serotonin-Wiederaufnahme-Hemmer oder SSRIs bekannt sind) ihre Wirkung entfalten. Bevor die Patienten mit der Prozac-Einnahme begonnen hatten, hatten ihre Emotionen ihre Reaktionen bestimmt. Beispielsweise denke ich an eine niederländische Patientin (nicht aus der Prozac-Studie), die mich aufsuchte, weil sie wegen einer Vergewaltigung in ihrer Kindheit behandelt werden wollte, und die, nachdem sie meinen niederländischen Akzent bemerkt hatte, fest davon überzeugt war, dass auch ich sie vergewaltigen würde. Prozac veränderte die Situation von PTBS-Patienten radikal: Das Mittel gab ihnen eine neue Perspektive[21] und half ihnen, ihre Impulse wieder zu steuern. Jeffrey Gray hatte offenbar recht gehabt: Wenn der Serotoninspiegel dieser Patienten anstieg, wurde ihre Reaktivität schwächer.

Der Triumph der Pharmakologie

Es dauerte nicht lange, bis die Pharmakologie die Psychiatrie revolutionierte. Psychopharmaka gaben den behandelnden Ärzten das Gefühl, etwas Positives bewirken zu können, und sie waren offensichtlich ein Werkzeug, dessen Wirkung über die Möglichkeiten der reinen Redetherapie weit hinausging. Außerdem verhalfen diese Mittel den Ärzten zu einem Einkommenszuwachs und zu regelrechten Profiten. Stipendien der Pharmaindustrie ermöglichten den Aufbau von Laboratorien, in denen engagierte Graduate-Studenten mit hoch komplizierten technischen Gerätschaften arbeiten konnten. Die Psychiatrieabteilungen, die bisher in den Kellern der Kliniken gewesen waren, arbeiteten sich allmählich höher hinauf, räumlich, da sie in höhere Stockwerke umquartiert wurden, und auch hinsichtlich ihres Ansehens.

Ein Symbol für diesen Wandel war auch an der MMHC zu beobachten, wo Anfang der 1990er-Jahre der Swimmingpool zugeschüttet wurde, um Raum für ein Laboratorium zu schaffen, und wo das in das Gebäude integrierte Basketballfeld in kleine Zellen aufgeteilt wurde, die für die neue pharmakologische Klinik genutzt werden sollten. Jahrzehntelang hatten Ärzte und Patienten in demokratischer Eintracht die Freuden eines Swimmingpools genossen und sich auf dem Basketballfeld die Bälle zugeworfen. Ich selbst hatte als »Stationsanimateur« mit Patienten zusammen viele Stunden im Fitnessraum verbracht. Dies war der einzige Ort in jener Institution gewesen, an dem wir alle unser körperliches Wohlbefinden wiederherstellen konnten, eine Insel inmitten des Elends, mit dem wir Tag für Tag konfrontiert wurden. Und nun wurden an diesem ehemaligen Zufluchtsort Patienten »repariert«.

Die pharmakologische Revolution, die so vielversprechend begonnen hatte, könnte letztlich ebenso viel Schaden angerichtet wie Gutes bewirkt haben. Die Theorie, der zufolge psychische Krankheiten hauptsächlich durch Störungen der chemischen Balance im Gehirn hervorgerufen werden, die man mithilfe bestimmter Medikamente beheben könne, wurde in weiten Kreisen akzeptiert, von den Medien und der Öffentlichkeit ebenso wie von den Angehörigen des Arztberufs.[22] Vielerorts haben Medikamente jede Psychotherapie ersetzt und es den Patienten ermöglicht, ihre Probleme zu unterdrücken, ohne sich mit den Ursachen, durch die sie entstanden waren, befassen zu müssen. Antidepressiva können wahre Wunder wirken, da sie es Patienten ermöglichen, ihre Funktionsfähigkeit im Alltagsleben zu erhalten; und wenn es um die Wahl zwischen der Einnahme einer Schlaftablette und Alkoholkonsum bis zur Bewusstlosigkeit geht, steht völlig außer Frage, was vorzuziehen ist. Für Menschen, die von ihren Versuchen, mithilfe von Yoga-Kursen, Work-outs oder ganz einfach durch Beharrlichkeit ihre Schwierigkeiten zu überwinden, erschöpft sind, können die richtigen Medikamente oft eine lebensrettende Linderung bewirken. Die SSRIs können von großem Nutzen sein, wenn man Traumatisierte aus ihrer Versklavung durch ihre Emotionen erlösen will; aber man sollte diese Mittel nur als Ergänzung im Rahmen eines umfassenden Behandlungskonzepts nutzen.[23]

Nach der Durchführung zahlreicher Studien über die medikamentöse Behandlung von PTBS ist mir klar geworden, dass die Nutzung von Psychopharmaka in der Psychiatrie mit einem schwerwiegenden Nachteil verbunden ist, weil diese Mittel die Aufmerksamkeit von der Klärung verborgener Ursachen der Probleme ablenken.

In den letzten drei Jahrzehnten haben Psychopharmaka in unserer Kultur einen kaum noch wegzudenkenden Einfluss gewonnen, wenn auch mit sehr zweifelhaften Konsequenzen. Als Beispiel hierfür möchte ich auf die Rolle der Antidepressiva hinweisen. Wären sie tatsächlich so wirksam, wie man uns glauben machen will, dürften Depressionen in unserer Gesellschaft mittlerweile kaum noch eine Rolle spielen. Aber trotz des ständig steigenden Konsums dieser Mittel hat sich an der gewaltigen Zahl stationärer Behandlungen wegen Depression nicht das Geringste geändert. Die Zahl derer, die wegen Depression behandelt werden, hat sich in den letzten beiden Jahrzehnten verdreifacht, und mittlerweile nimmt einer unter zehn US-Amerikanern Antidepressiva ein.[24]

Die neuen Antipsychotika, zu denen Abilify, Risperdal, Zyprexa und Seroquel zählen, sind in den USA die am häufigsten verkauften Mittel überhaupt. Im Jahre 2012 wurden allein für Abilify in den USA 1 526 228 000 Dollar ausgegeben, mehr als für jedes andere Medikament. Das am dritthäufigsten verkaufte Mittel war Cymbalta, ein Antidepressivum, mit dessen Verkauf ebenfalls mehr als eine Milliarde Dollar umgesetzt wurden,[25] obwohl nie nachgewiesen werden konnte, dass es älteren Antidepressiva wie Prozac, das mittlerweile in Form preiswerterer Generika vertrieben wird, tatsächlich überlegen ist. Im Rahmen des nationalen medizinischen Hilfsprogramms für Arme, *Medicaid*, wird für Antipsychotika mehr Geld aufgewendet als für jede andere Art von Medikamenten.[26] Im Jahre 2008, dem Jahr, für das umfassende statistische Daten vorliegen, wurden über Medicaid 3,6 Milliarden Dollar für Antipsychotika aufgewendet, nachdem es im Jahre 1999 noch 1,65 Milliarden gewesen waren. Und die Zahl der Menschen im Alter von unter zwanzig Jahren, die aufgrund von durch *Medicaid* finanzierten Rezepten Antipsychotika erhielten, verdreifachte sich zwischen 1999 und 2008. Am 4. November 2013 erklärte sich Johnson & Johnson bereit, ein Bußgeld von 2,2 Milliarden Dollar wegen Klagen in Zivil- und Strafprozessen zu zahlen, weil das Unternehmen in unverantwortlicher Weise die Verschreibung des Antipsychotikums Risperdal für Ältere, Kinder und Menschen mit Entwicklungsstörungen beworben hatte.[27] Allerdings hat nie jemand die Ärzte zur Verantwortung gezogen, die Mitgliedern der genannten Gruppen dieses Mittel verschrieben haben.

Eine halbe Million Kinder in den Vereinigten Staaten nimmt zurzeit Antipsychotika ein. Kinder aus einkommensschwachen Familien werden mit vierfach höherer Wahrscheinlichkeit mit Antipsychotika behandelt als privat versicherte Kinder. Häufig dienen diese Mittel dazu, missbrauchte, misshandelte und vernachlässigte Kinder gefügig zu machen. Im Jahre 2008 erhielten 19 045 Kinder im Alter von fünf Jahren und jünger über *Medicaid* Antipsychotika.[28]

Eine Studie, die auf Daten von *Medicaid* aus dreizehn Bundesstaaten basiert, ergab, dass 12,4 Prozent der Kinder in Pflegesituationen Antipsychotika erhielten, wohingegen es bei durch *Medicaid* versorgten Kindern insgesamt nur 1,4 Prozent waren.[29] Diese Mittel machen Kinder gefügiger und dämpfen ihre Aggressivität, aber sie beeinträchtigen auch ihre Motivation, ihren Spieltrieb und ihre Neugier, die ihnen helfen, sich zu entfalten und in der Gesellschaft ihren Platz zu finden. Außerdem laufen Kinder, die diese Mittel einnehmen, Gefahr, krankhaft übergewichtig zu werden und an Diabetes zu erkranken. Mittlerweile häufen sich auch die Fälle tödlicher Medikamentenüberdosen aufgrund der gleichzeitigen Einnahme von Psychopharmaka und Schmerzmitteln.[30]

Weil Psychopharmaka so großen Profit verheißen, veröffentlichen medizinische Fachzeitschriften nur selten Untersuchungen über psychiatrische Behandlungsansätze, die auf Psychopharmaka verzichten.[31] Und Ärzte, die solche Behandlungsmethoden erproben, werden oft in abwertender Absicht als »Alternativmediziner« bezeichnet. Studien über solche Behandlungen werden nur selten mit Forschungsgeldern gefördert, es sei denn, sie basieren auf sogenannten manualisierten Protokollen – was bedeutet, dass sich Patienten und Therapeuten an eine in allen Einzelheiten beschriebene und festgelegte Vorgehensweise halten müssen, die keinerlei Feinabstimmung auf die Bedürfnisse eines bestimmten Patienten zulässt. Die offizielle »Schulmedizin« fühlt sich einer Verbesserung des Lebens mithilfe der Chemie verpflichtet, und die Tatsache, dass wir unsere Physiologie und unsere innere Balance mit anderen als medikamentösen Mitteln verändern können, wird kaum in Betracht gezogen.

Adaptation oder Krankheit?

Die These der Gehirnerkrankungen übersieht vier fundamentale Wahrheiten: (1) Unserer Fähigkeit, einander zu vernichten, entspricht unsere Fähigkeit, einander zu heilen. Die Heilung von Beziehungen und Gemeinschaften ist für die Wiederherstellung des Wohlbefindens Einzelner von zentraler Bedeutung. (2) Die Sprache verleiht uns die Macht, uns und andere zu verändern, indem wir unsere Erlebnisse mitteilen, da sie uns hilft, unser Wissen in Worte zu fassen und einen allgemein verständlichen Sinn darin zu finden. (3) Wir können auf unsere Physiologie einwirken, auch auf einige der sogenannten unwillkürlichen Funktionen des Körpers und des Gehirns, indem wir so grundlegende Aktivitäten wie Atmung, Bewegung und Berührung nutzen. Und wir können (4) die soziale Situation verändern, indem wir eine Umgebung schaffen, in der Kinder und Erwachsene sich sicher fühlen und gedeihen können.

Wenn wir diese wichtigen Dimensionen des Menschseins ignorieren, enthalten wir Menschen Möglichkeiten vor, Traumata zu heilen und ihre Autonomie wiederzuerlangen. Patient zu sein, statt sich selbst am Heilungsprozess zu beteiligen, trennt leidende Menschen von ihrer Gemeinschaft und entfremdet sie von ihrem Selbstempfinden. Angesichts der offensichtlich begrenzten Wirkung von Psychopharmaka fing ich an, mich zu fragen, ob wir Menschen auch mit natürlicheren Mitteln helfen könnten, ihre posttraumatischen Reaktionen zu überwinden.

3 | EIN BLICK INS GEHIRN
Die neurowissenschaftliche Revolution

> Könnten wir durch den Schädel in das Gehirn eines bewusst denkenden Menschen schauen und würde der Ort optimaler Erregbarkeit aufleuchten, müssten wir über der Oberfläche des Gehirns einen hellen Punkt mit fantastisch wogenden Grenzen sehen, der sich hinsichtlich seiner Größe und Form ständig verändert, umgeben von mehr oder minder tiefer Dunkelheit, die den Rest der Hemisphäre verhüllt.
>
> IVAN PAWLOW

> You observe a lot by watching.
>
> YOGI BERRA

Anfang der 1990er-Jahre erschlossen neuartige Brain-Imaging-Techniken bisher unbekannte Möglichkeiten, sich von den Informationsverarbeitungsprozessen im Gehirn ein detailliertes Bild zu machen. Gigantische, viele Millionen teure Geräte, die auf völlig neuen physikalischen Erkenntnissen und neuesten Computertechnologien basierten, machten die Neurowissenschaft schnell zu einem der populärsten Forschungsgebiete. Die Positronenemissionstomografie (PET) und später die funktionelle Magnetresonanztomografie (fMRT) ermöglichten Wissenschaftlern, sich ein Bild von der Aktivierung unterschiedlicher Gehirnbereiche bei der Ausführung bestimmter Aufgaben und während des Erinnerns von Ereignissen aus der Vergangenheit zu machen. Zum ersten Mal konnten wir das Gehirn bei der Verarbeitung von Erinnerungen, Empfindungen und Emotionen beobachten und beginnen, die Schaltkreise des Geistes und des Bewusstseins zu kartieren. Früher entwickelte Techniken des Messens chemischer Stoffe wie Serotonin oder Noradrenalin, die im Gehirn aktiv sind, hatten Wissenschaftlern die Möglichkeit eröffnet herauszufinden, was neuronale Aktivität *anregt* – was dem Versuch ähnelt, den Motor eines Autos zu verstehen, indem man die Beschaffenheit des Benzins untersucht. Mithilfe der neu entwickelten bildgebenden Verfahren konnte man nun in den Motor hineinschauen. Dies veränderte auch unser Verständnis des Wesens von Traumata.

Die *Harvard Medical School* war immer an der Spitze der neurowissenschaftlichen Revolution, und im Jahre 1994 wurde ein junger Psychiater, Scott Rauch, zum ersten Leiter des *Massachusetts General Hospital Neuroimaging Laboratory* ernannt. Nachdem Scott sich damit beschäftigt hatte, welche besonders wichtigen Fragen die neuen Techniken beantworten könnten, und nachdem er einige meiner Artikel gelesen hatte, fragte er mich, ob ich glaubte, wir könnten untersuchen, was im Gehirn von Menschen, bei denen Flashbacks auftreten, geschieht.

Ich hatte gerade eine Untersuchung darüber, wie Traumata erinnert werden (worauf ich in Kapitel 12 noch ausführlicher eingehen werde), abgeschlossen, und im Rahmen dieser Studie hatten mir immer mehr Teilnehmer berichtet, wie beunruhigend es für sie sei, plötzlich von Bildern, Gefühlen und Geräuschen aus der Vergangenheit ergriffen zu werden. Als einige von ihnen äußerten, sie wüssten gerne, welchen Streich ihr Gehirn ihnen während solcher Flashbacks spiele, bat ich acht von ihnen, noch einmal in die Klinik zurückzukommen und dort völlig ruhig in einem Gehirnscanner zu liegen (weil dies für sie ein völlig neuartiges Erlebnis war, versuchte ich, es ihnen möglichst genau zu beschreiben), während wir eine Szene aus den schmerzhaften Ereignissen, die sie verfolgten, nachbildeten. Ich war erstaunt, als sich alle acht bereit erklärten, an solch einem Experiment teilzunehmen, und viele gaben ihrer Hoffnung Ausdruck, dass das, was wir aufgrund ihrer Leidensgeschichte herausfinden würden, anderen Menschen helfen werde.

Meine Forschungsassistentin, Rita Fisler, die schon vor der Zusammenarbeit mit der *Harvard Medical School* an unseren Studien mitgearbeitet hatte, setzte sich mit jedem Teilnehmer der Studie zusammen und entwickelte mit ihm gemeinsam sorgfältig ein Skript, in dem das Trauma des Betreffenden Augenblick für Augenblick rekonstruiert wurde. Wir bemühten uns ganz bewusst, nur isolierte Fragmente des Erlebten zusammenzustellen – bestimmte Bilder, Geräusche und Gefühle –, statt die ganze Geschichte zu rekonstruieren, weil Traumata auf diese Weise wieder erlebt werden. Außerdem forderte Rita die Teilnehmer auf, eine Szene zu beschreiben, in der sie sich sicher fühlten und im Vollbesitz der Kontrolle über ihr eigenes Leben. Eine Teilnehmerin führte dazu ihre morgendlichen Routineaktivitäten an, eine andere beschrieb, wie sie auf der Veranda eines Farmhauses in Vermont saß und über die Berge schaute. Diese Skripts von positiven Erlebnissen wollten wir für einen zweiten Scan benutzen, mit dessen Hilfe wir Basiswerte ermitteln wollten.

Nachdem die Teilnehmer die Skripts auf ihre Richtigkeit hin überprüft hatten (sie lasen sie schweigend, weil das weniger aufwühlend wirkt, als sie zu hören oder sie selbst laut vorzulesen), produzierte Rita eine Tonaufnahme davon, die wir den Teilnehmern vorspielen wollten, während sie im Scanner lagen. Ein typisches Skript lautete:

> Sie sind sechs Jahre alt und machen sich bereit zum Schlafengehen. Sie hören, wie Mutter und Vater einander anbrüllen. Sie fürchten sich und haben ein sehr unangenehmes Gefühl im Bauch. Sie, Ihr jüngerer Bruder und Ihre Schwester kauern auf dem Treppenabsatz. Sie schauen über das Geländer und sehen, dass Ihr Vater Ihre Mutter am Arm festhält, während sie sich aus seinem Griff zu befreien versucht. Ihre Mutter weint, spuckt und zischt wie ein Tier. Ihr Gesicht ist stark gerötet, und ihr ganzer Körper scheint zu glühen. Nachdem Ihre Mutter sich befreit hat, läuft sie ins Esszimmer und zertrümmert eine kostbare chinesische Vase. Sie brüllen Ihre Eltern an, sie sollen aufhören, sich zu streiten, aber beide ignorieren Sie. Ihre Mutter läuft die Treppe hinauf, und Sie hören, dass sie den Fernseher zerstört. Ihr kleiner Bruder und Ihre Schwester versuchen, sie dazu zu bringen, sich in einem Schrank zu verstecken. Ihr Herz pocht heftig, und Sie zittern.

In dieser ersten Sitzung erklären wir den Teilnehmern, warum sie radioaktiven Sauerstoff einatmen sollen: Da der Stoffwechsel in den verschiedenen Gehirnbereichen mehr oder weniger aktiv ist, verändert sich der Sauerstoffverbrauch darin ständig, und dies registriert der Scanner. Wir erklären auch, dass wir während der Untersuchung außerdem Blutdruck und Herzfrequenz überwachen, um diese physiologischen Anzeichen mit der Gehirnaktivität vergleichen zu können.

Einige Tage später fanden sich die Teilnehmer in dem Labor ein, in dem die Scans durchgeführt werden sollten. Marsha, eine vierzigjährige Lehrerin aus der Umgebung von Boston, hatte sich als Erste für die Untersuchung gemeldet. Ihr Skript führte sie zu einem Tag vor dreizehn Jahren zurück, an dem sie ihre fünfjährige Tochter Melissa von einem Tagesausflug abgeholt hatte. Als sie losgefahren war, hatte Marsha, die damals im achten Monat schwanger war, ein anhaltendes Piepsignal gehört, das Zeichen dafür, dass Melissas Sicherheitsgurt nicht richtig befestigt war. Daraufhin hatte sie zum Sitz ihrer Tochter hinübergegriffen, um den Gurt zu befestigen, und dabei eine rote Ampel übersehen. Als ihr Auto von einem von rechts kommenden Fahrzeug gerammt wurde, war ihre Tochter auf der Stelle tot. Im Rettungsfahrzeug auf dem Weg zur Notaufnahme starb auch Marshas ungeborenes Kind.

Marsha, eine fröhliche Frau, deren gute Laune alle in ihrer Umgebung anzustecken vermochte, verwandelte sich über Nacht in eine gequälte und depressive Frau, die sich mit Selbstbeschuldigungen quälte. Sie gab die aktive Lehrtätigkeit auf und wechselte in die Schulverwaltung, weil sie es nicht mehr ertragen konnte, den ganzen Tag über Kinder vor sich zu haben – wie für viele Eltern, die ein Kind verloren haben, war auch für sie fröhliches Kinderlachen zu einem gefährlichen Trigger geworden. Doch auch bei der Erfüllung organisatorischer Aufgaben in der Schulverwaltung gelang es ihr kaum, einen ganzen Arbeitstag durchzustehen. In dem vergeblichen Bemühen, ihre Gefühle unter Kontrolle zu halten, versuchte sie, mit ihrem Problem fertigzuwerden, indem sie Tag und Nacht arbeitete.

Ich stand während Marshas Untersuchung neben dem Scanner und konnte ihre physiologischen Reaktionen auf einem Monitor ver-

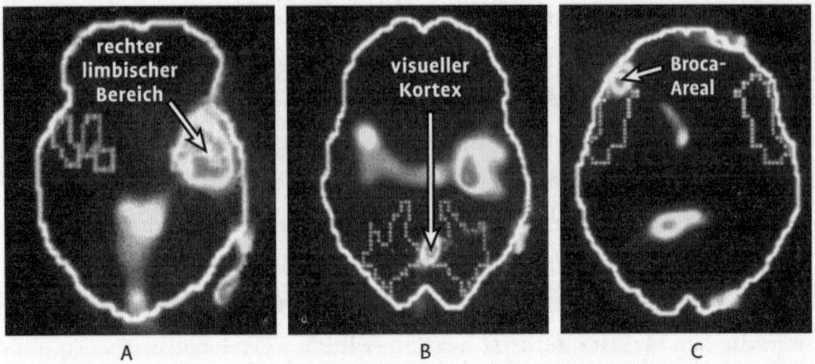

Aufnahmen des Gehirns beim Wiedererleben eines Traumas Helle Flecken im (A) limbischen System und im (B) visuellen Kortex lassen eine erhöhte Aktivierung erkennen. Abbildung C zeigt, dass die Aktivierung im Sprachzentrum des Gehirns deutlich verringert ist.

folgen. Sobald ich die Aufnahme ihres Skripts einschaltete, fing ihr Herz an zu rasen, und ihr Blutdruck stieg kräftig. Schon das bloße Anhören des Skripts löste bei ihr die physiologischen Reaktionen aus, die sie während des dreizehn Jahre zurückliegenden Unfalls gehabt hatte. Nach dem Abspielen des Traumaskripts, als Marshas Herzfrequenz und Blutdruck sich wieder normalisiert hatten, spielten wir das zweite Skript ab, das beschrieb, wie sie morgens aus dem Bett stieg und sich die Zähne putzte. Diesmal veränderten sich Herzfrequenz und Blutdruck nicht.

Als Marsha den Scanner verließ, wirkte sie niedergeschlagen, abgehärmt und erstarrt. Sie atmete flach, ihre Augen waren weit geöffnet und ihre Schultern gebeugt – ein lebendes Bild der Verletzlichkeit und der Unfähigkeit, sich zu verteidigen. Wir versuchten, sie zu trösten, aber ich fragte mich, ob das, was wir mit ihrer Hilfe entdecken könnten, das Leiden, dem wir sie aussetzten, rechtfertigte.

Nachdem alle acht Untersuchungsteilnehmer den Test absolviert hatten, machte sich Scott Rauch mit seinen Mathematikern und Statistikern daran, die Aufnahmen auszuwerten, indem er die während des Flashbacks aufgetretene Erregung mit den Werten des Gehirns im Ruhezustand verglich. Einige Wochen später schickte er mir die oben abgebildeten Resultate. Ich heftete die Aufnahmen an den Kühlschrank in meiner Küche und starrte sie in den nächsten Monaten Abend für Abend an. Ich dachte mir, frühe Astronomen müssten sich ähnlich gefühlt haben, wenn sie durch ein Teleskop eine neue Konstellation entdeckt hatten.

Auf den Scans gab es einige mysteriöse Punkte und Farben, doch der größte im Gehirn aktive Bereich, ein großer roter Punkt etwas unterhalb des Zentrums auf der rechten Seite – der limbische Bereich, das sogenannte emotionale Gehirn –, überraschte mich nicht. Dass starke Emotionen das limbische System aktivieren, insbesondere einen Amygdala genannten Bereich, war bereits wohlbekannt. Die Amygdala warnt uns vor unmittelbaren Gefahren und initiiert die Stressreaktion des Körpers. Unsere Studie zeigte klar, dass die Amygdala bei Traumatisierten, die mit Bildern, Geräuschen oder Gedanken, die sich auf ihr traumatisches Erlebnis beziehen, konfrontiert werden, eine Alarmreaktion auslöst, selbst wenn das betreffende Ereignis, wie in Marshas Fall, schon dreizehn Jahre zurückliegt. Die Aktivierung dieses Furchtzentrums löst jene Kaskade der Ausschüttung von Stresshormonen und der Initiierung von Nervenimpulsen aus, die Blutdruck, Herzfrequenz und Sauerstoffaufnahme ansteigen lassen und so den Körper auf Kampf oder Flucht vorbereiten.[1] Die mit Marshas Arm verbundenen Sensoren registrierten diesen physiologischen Zustand starker Erregung, obwohl Marsha nie völlig vergaß, dass sie ganz ruhig in einem Scanner lag.

Sprachloses Entsetzen

Unsere überraschendste Entdeckung war ein weißer Punkt im linken Frontallappen des Kortex in einer Region, die Broca-Areal genannt wird. Die farbliche Abweichung bedeutete hier, dass die neuronale Aktivität in diesem Teil des Gehirns deutlich verringert worden war. Das Broca-Areal ist eines der Sprachzentren des Gehirns und bei Schlaganfallpatienten oft betroffen, wenn die Durchblutung dieses Bereichs gestört ist. Funktioniert das Broca-Areal nicht richtig, können wir unsere Gedanken und Gefühle nicht in Worte fassen. Unsere Scans zeigten, dass bei Flashbacks jedes Mal das Broca-Areal abgeschaltet worden war. Damit hatten wir einen visuellen Beweis dafür, dass sich die Auswirkungen von Traumata nicht unbedingt von denjenigen physischer Läsionen, wie sie bei Schlaganfällen vorkommen, unterscheiden.

Alle Traumata sind präverbal. Shakespeare beschreibt diesen Zustand sprachlosen Entsetzens im *Macbeth*, nachdem der Leichnam des ermordeten Königs entdeckt worden ist: »O Grausen, Grausen, Grausen! Zung und Herz fasst es nicht, nennt es nicht! … Jetzt hat die Höll ihr Meisterstück gemacht!« (2. Akt, 3. Szene) Unter extremen Umständen brüllen die Betroffenen manchmal Obszönitäten, rufen nach ihren Müttern, heulen entsetzt auf oder verstummen völlig. Opfer von Überfällen und Unfällen sitzen oft starr und stumm in der Notaufnahme; traumatisierte Kinder »verlieren ihre Stimme« und weigern sich zu sprechen. Fotos von Soldaten, die aus einem Kampf zurückkehren, zeigen vielfach hohläugige Männer, die stumm ins Leere starren.

Noch Jahre nach einem traumatischen Erlebnis fällt es den Betroffenen oft sehr schwer, anderen Menschen über ihre Erlebnisse zu berichten. Ihr Körper empfindet zwar immer wieder Entsetzen, Wut und Hilflosigkeit, und auch der Impuls, zu kämpfen oder zu fliehen, stellt sich Mal um Mal ein, aber es ist ihnen fast unmöglich, diese Gefühle verbal auszudrücken. Traumata bringen uns an den Rand unseres Fassungsvermögens und machen es uns unmöglich, mit sprachlichen Mitteln auszudrücken, was uns bewegt, denn Sprache basiert auf gemeinsamem Erleben oder auf einer der Vorstellung zugänglichen Vergangenheit.

Dies bedeutet nicht, dass Menschen über eine Tragödie, die sie erlebt haben, nicht sprechen können. Früher oder später entwickeln die meisten Traumatisierten so wie die in Kapitel 1 erwähnten Veteranen etwas, das viele von ihnen ihre »Deckgeschichte«* nennen, eine Er-

* Im Englischen Doppelbedeutung von »cover story«, auch »Titelgeschichte«, Anm. d. Übers.

zählung, die ihre Symptome und ihr Verhalten in einem für die »Öffentlichkeit« bestimmten Sinne erklärt. Aber diese Erzählungen erfassen so gut wie nie die innere Wahrheit des Erlebten. Es ist für Menschen sehr schwer, die eigenen traumatischen Erlebnisse in Form einer kohärenten Erzählung mit einem Anfang, einer Mitte und einem Ende darzustellen. Selbst ein erfahrener Reporter wie der berühmte CBS-Korrespondent Ed Murrow hatte Schwierigkeiten, die Gräueltaten zu beschreiben, die er sah, als im Jahre 1945 das Konzentrationslager Buchenwald befreit wurde: »Ich bete darum, dass Sie mir glauben, was ich sah. Ich habe berichtet, wie ich die Dinge gesehen und gehört habe, allerdings nur einen Teil davon. Für das meiste fehlen mir die Worte.«

Wenn Worte versagen, erfassen quälende Bilder das Erlebte und kehren als Albträume und Flashbacks immer wieder. Im Gegensatz zum deaktivierten Broca-Areal wurde das Brodmann-Areal 19 bei unseren Testteilnehmern stärker aktiviert. Dies ist eine Region im visuellen Kortex, die Bilder registriert, sobald sie im Gehirn eintreffen. Wir waren erstaunt, so lange nach dem ursprünglichen traumatischen Erlebnis in diesem Bereich des Gehirns eine Aktivierung festzustellen. Unter normalen Umständen werden unverarbeitete Bilder, die im Areal 19 registriert werden, schnell in andere Bereiche weitergeleitet, die den Sinn dessen, was zu sehen ist, deuten. Auch hier hatten wir es mit einem Gehirnbereich zu tun, der erneut aktiviert worden war, als fände das Trauma im betreffenden Augenblick statt.

In Kapitel 12, wo es um das Gedächtnis geht, werden wir sehen, dass auch andere unverarbeitete Fragmente von sensorischen Informationen, die in einer Beziehung zum Trauma stehen – beispielsweise Geräusche, Gerüche und physische Empfindungen –, separat von der Geschichte selbst registriert werden. Empfindungen, die den registrierten ähneln, lösen oft einen Flashback aus, der sie wieder ins Bewusstsein zurückholt, wenn auch allem Anschein nach durch das Vergehen von Zeit nicht verändert.

Die Verlagerung der Aktivität auf eine Seite des Gehirns

Die Scans zeigten auch, dass die Gehirne unserer Probanden während eines Flashbacks nur rechtsseitig aktiviert wurden. Mittlerweile gibt es eine Menge wissenschaftlicher und populärer Literatur über den Unterschied zwischen der rechten und linken Gehirnhälfte. In den Neunzigerjahren des vorigen Jahrhunderts hatte ich gehört, es gebe Leute, die Menschen mit linkshemisphärischer Orientierung (rational und logisch denkende) von solchen mit rechtshemisphärischer Orientierung (intuitiv und künstlerisch veranlagten) unterschieden; aber ich hatte mich mit dieser Sichtweise nie eingehender befasst. Doch unsere Scans zeigten eindeutig, dass Vorstellungsbilder von früher erlebten Traumata die rechte Hemisphäre des Gehirns aktivieren und die linke deaktivieren.

Wir wissen nun, dass die beiden Gehirnhälften unterschiedliche Sprachen sprechen. Die rechte Seite ist intuitiv, emotional, visuell, räumlich und taktil orientiert, die linke sprachlich, sequenziell und analytisch. Während die linke Hälfte des Gehirns alles übernimmt, was mit dem Reden zusammenhängt, enthält die rechte die »Musik des Erlebens«. Sie kommuniziert mittels Gesichtsausdruck und Körpersprache und indem sie »Geräusche der Liebe und Trauer« produziert: in Form von Gesang, Flüchen, Schreien, Tänzen und Nachahmung. Die rechte Gehirnhälfte entwickelt sich im Mutterleib zuerst und ermöglicht die nonverbale Kommunikation zwischen Müttern und Kindern. Die linke Gehirnhälfte ist funktionsfähig, sobald Kinder anfangen, die Sprache zu verstehen, und wenn sie zu sprechen lernen. Dies ermöglicht ihnen, Dinge zu benennen und zu vergleichen und ihre Beziehungen zueinander zu verstehen, und außerdem fangen sie an, ihre subjektiven Erlebnisse anderen mitzuteilen.

Die linke und rechte Seite des Gehirns verarbeiten auch Eindrücke aus der Vergangenheit sehr unterschiedlich.[2] Die linke Gehirnhälfte erinnert sich an Fakten, Statistiken und in bestimmten Situationen wichtige Wörter. Wir erklären und ordnen mit ihrer Hilfe unsere Erlebnisse. Die rechte Gehirnhälfte speichert Erinnerungen an Geräusche, Berührungen, Gerüche samt den Emotionen, die alle diese Sinneseindrücke hervorrufen. Sie reagiert automatisch auf Stimmen, Gesichtsausdrücke und Gesten und verortet das Erlebte in der Vergangenheit. Woran sie sich erinnert, fühlt sich an wie die Wahrheit, die sich intuitiv erschließt – wie die Dinge sind. Wir mögen einem Freund gegenüber die Vorzüge einer Geliebten aufzählen, doch unsere Gefühle ihr gegenüber werden tiefer dadurch angerührt, dass ihr Gesicht uns an eine Tante erinnert, die wir im Alter von vier Jahren besonders geliebt haben.[3]

Unter normalen Umständen arbeiten die beiden Seiten des Gehirns mehr oder weniger problemlos zusammen; dies gilt selbst für Menschen, von denen man sagen kann, dass sie die eine Seite der anderen gegenüber bevorzugen. Doch fällt die eine Seite des Gehirns auch nur zeitweise völlig aus oder wird sogar dauerhaft ausgeschaltet (wie es bei Gehirnoperationen vorgekommen ist), so hat das eine ziemliche Beeinträchtigung zur Folge.

Die Deaktivierung der linken Hemisphäre wirkt sich unmittelbar auf die Fähigkeit aus, Erlebtes in logischen Sequenzen zu organisieren und unsere ständig wechselnden Gefühle und Wahrnehmungen in Worte zu fassen. (Das Broca-Areal, das bei Flashbacks ausfällt, befindet sich auf der linken Seite des Gehirns.) Wenn wir Erlebtes nicht sequenziell organisieren können, sind wir nicht in der Lage, Ursache und Wirkung voneinander zu unterscheiden, wir können die langfristigen Auswirkungen unserer Handlungen nicht verstehen, und wir können keine kohärenten Zukunftspläne entwickeln. Wenn Menschen sehr aufgebracht sind, erklären sie manchmal, sie »verlören den Verstand«. Fachsprachlich ausgedrückt ist das, was sie erleben, ein Verlust der exekutiven Funktionen.

Wenn etwas Traumatisierte an die Vergangenheit erinnert, reagiert ihre rechte Hemisphäre darauf so, als fände in der Gegenwart ein traumatisches Ereignis statt. Doch weil ihre linke Hemisphäre nicht gut funktioniert, ist ihnen oft nicht klar, dass sie etwas, was sie tatsächlich in der Vergangenheit erlebt haben, wieder erleben und reinszenieren – sie sind einfach nur aufgebracht, entsetzt, wütend, beschämt oder erstarrt. Nach dem Abklingen des emotionalen Sturms suchen sie oft nach etwas oder jemandem, dem sie die Schuld für das, was sie erlebt haben, geben können. Sie haben sich auf diese merkwürdige Weise verhalten, weil *Sie* zehn Minuten zu spät gekommen sind oder weil *Sie* die Kartoffeln haben anbrennen lassen oder weil *Sie* »mir nie zuhören«. Natürlich tun die meisten von uns von Zeit zu Zeit so etwas, aber nachdem wir uns in solchen Situationen wieder beruhigt haben, können wir unseren Fehler – hoffentlich – zugeben. Traumata beeinträchtigen diese Art von Gewahrsein, und wir konnten durch unsere Studien aufzeigen, warum das so ist.

Gefangen im Kampf- oder Fluchtverhalten

Was Marsha im Scanner erlebt hatte, lernten wir allmählich zu verstehen. Dreizehn Jahre nach der Tragödie, die sie erlebt hatte, hatten wir die damit verbundenen Empfindungen reaktiviert – die Geräusche und Bilder von ihrem Unfall –, die immer noch in ihrem Gedächtnis gespeichert waren. Als diese Empfindungen an die Oberfläche ihres Bewusstseins getreten waren, hatten sie ihr Alarmsystem aktiviert, und das hatte zur Folge gehabt, dass sie sich wieder so verhielt, als sei sie im Krankenhaus und hörte dort, dass ihre Tochter gestorben sei. Dass inzwischen dreizehn Jahre vergangen waren, war Marsha in diesem Moment nicht bewusst. Ihre deutlich höhere Herzfrequenz und ihr erhöhter Blutdruck spiegelten ihren akuten physiologischen Alarmzustand.

Adrenalin ist eines der Hormone, die in Gefahrensituationen, wenn wir kämpfen oder fliehen müssen, sehr wichtig sind. Der stark erhöhte Adrenalinspiegel unserer Testteilnehmer beim Anhören der Erzählung über ihr Trauma war die Ursache für den deutlichen Anstieg ihrer Herzfrequenz und ihres Blutdrucks. Unter normalen Bedingungen kommt es bei Menschen in Reaktion auf eine Bedrohung zu einem temporären Anstieg der Stresshormonspiegel. Ist die Gefahr vorüber, sinkt der Hormonspiegel wieder, und der Körper kehrt in den Normalzustand zurück. Bei Traumatisierten dauert es wesentlich länger, bis die Stresshormone zu den Normalwerten zurückkehren, und sie können in Reaktion auf relativ geringe Stress verursachende Reize hin sehr schnell und unverhältnismäßig stark ansteigen. Zu den tückischen Auswirkungen eines dauerhaft erhöhten Stresshormonspiegels zählen Gedächtnis- und Aufmerksamkeitsprobleme, Reizbarkeit und Schlafstörungen. Außerdem kann dieser Zustand die Entstehung vieler chronischer Gesundheitsprobleme fördern, je nachdem, welches Körpersystem bei einem Menschen besonders anfällig ist.

Wir wissen mittlerweile, dass es noch eine weitere Art der Reaktion auf Gefahren gibt, die unsere Scans noch nicht messen können. Einige Menschen leugnen Gefahren einfach: Ihr Körper registriert sie zwar, aber ihr Bewusstsein tut so, als sei nichts geschehen. Der Geist kann zwar lernen, die Botschaften des emotionalen Gehirns zu ignorieren, aber die Alarmsignale bleiben trotzdem bestehen. Das emotionale Gehirn setzt seine Arbeit fort, und die Stresshormone übermitteln weiterhin Signale an die Muskeln, die den Körper dazu bringen sollen, sich anzuspannen, um aktiv werden zu können, oder zu erstarren. Die körperlichen Auswirkungen auf die inneren Organe halten unvermindert an, bis es unvermeidlich wird, ihnen Beachtung zu schenken, weil sie als Krankheit zum Ausdruck kommen. Auch Medikamente, Drogen und Alkohol können unerträgliche Empfindungen und Gefühle zeitweise neutralisieren. Aber der Körper registriert trotzdem weiter, was im Gange ist.

Was Marsha im Scanner erlebte, können wir aus unterschiedlichen Perspektiven deuten, die für eine Behandlung jeweils andere Implikationen haben. Wir können uns auf die so deutlich erkennbaren neurochemischen und physiologischen Störungen konzentrieren und argumentieren, Marsha leide unter einer biochemischen Störung, die sich jedes Mal bemerkbar mache, wenn sie an den Tod ihrer Tochter erinnert werde. Dieser Sichtweise folgend, können wir nach einem Mittel oder einer Kombination von Mitteln suchen, die Marshas Reaktion dämpfen und bestenfalls sogar ihr chemisches Gleichgewicht wiederherstellen. Von den Resultaten unserer Scans ausgehend, fingen einige meiner Kollegen am *Massachusetts General Hospital* (MGH) an, mit Medikamenten zu experimentieren, um die Auswirkungen eines erhöhten Adrenalinspiegels bei den Betroffenen zu dämpfen.

Wir können aber auch von der These ausgehen, dass Marsha hypersensibel auf ihre Erinnerungen an bestimmte Erlebnisse reagiert und dass die beste Behandlung deshalb eine Form von Desensibilisierung sein muss.[4] Nach wiederholtem Durcharbeiten der Details des Traumas mit einem Therapeuten könnten ihre biologischen Reaktionen darauf gedämpft werden, sodass sie erkennen und sich zukünftig daran erinnern könnte, dass »das damals war und dies jetzt ist«, statt das Erlebte immer wieder durchleben zu müssen.

Über hundert Jahre lang war in jedem Lehrbuch der Psychologie und Psychotherapie der Rat zu finden, dass eine Methode des Redens über belastende Gefühle diese auflösen könne. Doch wie wir gesehen haben, macht das Traumaerleben selbst genau dies unmöglich. Trotz aller Einsicht und allen Verständnisses, das wir entwickeln, ist der rationale Teil unseres Gehirns im Grunde nicht in der Lage, dem emotionalen Teil seine Sicht der Realität »auszureden«. Mich beeindruckt immer wieder, wie schwer es Menschen, die Unsägliches durchgemacht haben, fällt, die Essenz dessen, was sie erlebt haben, anderen gegenüber zum Ausdruck zu bringen. Sehr viel leichter ist es für sie, darüber zu reden, was ihnen angetan wurde – zu erzählen, wie sie zum Opfer geworden sind und wie sie sich gerächt haben –, als die Realität ihres inneren Erlebens zu registrieren, zu spüren und in Worte zu fassen.

Unsere Scans hatten gezeigt, dass ihr Entsetzen nach wie vor bestand und dass es durch viele Aspekte des alltäglichen Geschehens und Erlebens reaktiviert werden konnte. Die Probanden hatten das, was sie in der Vergangenheit erlebt hatten, nicht in den Fluss ihres Lebens integriert. Sie waren immer noch »dort« und wussten nicht, wie sie »hier« sein konnten – völlig lebendig in der Gegenwart.

Drei Jahre nach ihrer Teilnahme an unserer Studie kam Marsha als Patientin zu mir. Ich behandelte sie erfolgreich mit EMDR, einer Behandlungsmethode, die in Kapitel 15 beschrieben wird.

TEIL II | WAS IHR GEHIRN ÜBER DAS TRAUMA SAGT

4 | UMS LEBEN LAUFEN
Die Anatomie des Überlebens

> Vor der Existenz des Gehirns gab es keine Farbe und keinen Laut im Universum und wahrscheinlich auch wenig Bedeutung und keine Gefühle oder Emotionen. Vor dem Auftauchen des Gehirns war das Universum auch frei von Schmerz und Angst.
>
> Roger Sperry[1]

Am 11. September 2001 sah der fünfjährige Erstklässler Noam Saul durch die Fenster seines Klassenzimmers in der *PS 234 Independence School*, weniger als 500 Meter vom World Trade Center entfernt, die Kollision des ersten der beiden Passagierflugzeuge mit den Zwillingstürmen. Daraufhin rannte er mit seinen Klassenkameraden und ihrem Lehrer die Treppe hinab in das Foyer der Schule, wo die meisten Schüler von ihren Eltern in Empfang genommen wurden, die sich erst kurz vorher dort von ihnen verabschiedet hatten. Noam, sein älterer Bruder und ihr Vater waren drei von Zehntausenden von Menschen, die an jenem Morgen in Lower Manhattan durch Schutt, Asche und Rauch um ihr Leben liefen.

Zehn Tage später besuchte ich Noam Sauls Familie, mit der ich befreundet war, und suchte an jenem Abend zusammen mit den Eltern des Jungen in einer unheimlichen Dunkelheit die immer noch rauchende Umgebung auf, wo einmal der erste der beiden Türme gestanden hatte und wo immer noch Rettungsteams im gleißenden Licht der Jupiterlampen rund um die Uhr arbeiteten. Bei unserer Rückkehr in die Wohnung der Familie war Noam noch wach, und er zeigte mir ein Bild, das er am 12. September um 21.00 Uhr gezeichnet hatte. Es gab wieder, was er am Vortag gesehen hatte: ein Flugzeug, das in den Turm flog, einen Feuerball, Feuerwehrleute und Menschen, die aus den Fenstern des Turms sprangen. Doch unten auf dem Bild war noch etwas anderes zu sehen: ein schwarzer Kreis am Fuß der Gebäude. Weil ich mir nichts darunter vorstellen konnte, fragte ich Noam, was es sei. Er antwortete: »Ein Trampolin.« Als ich ihn fragte, was ein Trampolin an diesem Ort solle, erklärte er: »Damit können sich die Leute, wenn sie noch einmal springen müssen, in Sicherheit bringen.« Ich war sprachlos. Dieser fünfjährige Junge, der 24 Stunden vorher Zeuge einer unvorstellbaren Katastrophe geworden war, hatte das, was er gesehen hatte, mithilfe seiner Imagination verarbeitet und war dann wieder in sein gewohntes Leben zurückgekehrt.

Noam hatte großes Glück gehabt. Niemandem aus seiner Familie war etwas zugestoßen, er war in einer liebevollen Atmosphäre aufgewachsen, und ihm war klar, dass die Tragödie, die er als Augenzeuge

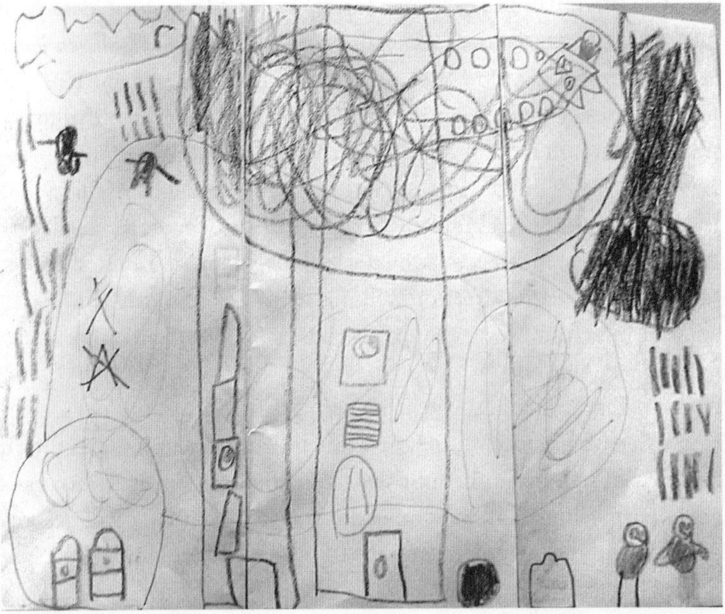

Zeichnung des fünfjährigen Noam, nachdem er am 11. September 2001 Zeuge des Terrorangriffs auf das World Trade Center geworden war. Noam zeichnete das Bild, das so viele Überlebende jenes Infernos verfolgte: wie Menschen aus den Fenstern der Türme sprangen, um zu entkommen. Doch er fügte diesem Schreckensbild ein lebensrettendes Detail hinzu: Unten an dem zusammenbrechenden Gebäude stand ein Trampolin.

miterlebt hatte, zu einem Ende gekommen war. Während einer Katastrophe orientieren sich kleine Kinder gewöhnlich an ihren Eltern. Wenn ihre primären Bezugspersonen ruhig bleiben und auf die Bedürfnisse der Kinder eingehen, bleiben sie auch nach entsetzlichen Ereignissen frei von schweren psychischen Schädigungen.

Noams Umgang mit seinem Erlebnis zeigt zwei wichtige Aspekte der adaptiven Reaktion auf Gefahren, die für das menschliche Überleben sehr wichtig sind. Zum Zeitpunkt der Katastrophe war es Noam möglich, aktiv zu werden, indem er sich von der Katastrophe durch Flucht entfernte und so selbst etwas zu seiner Rettung beitrug. Und nachdem er wieder zu Hause und damit in Sicherheit war, verstummten die Alarmglocken in seinem Gehirn und Körper. Dies er-

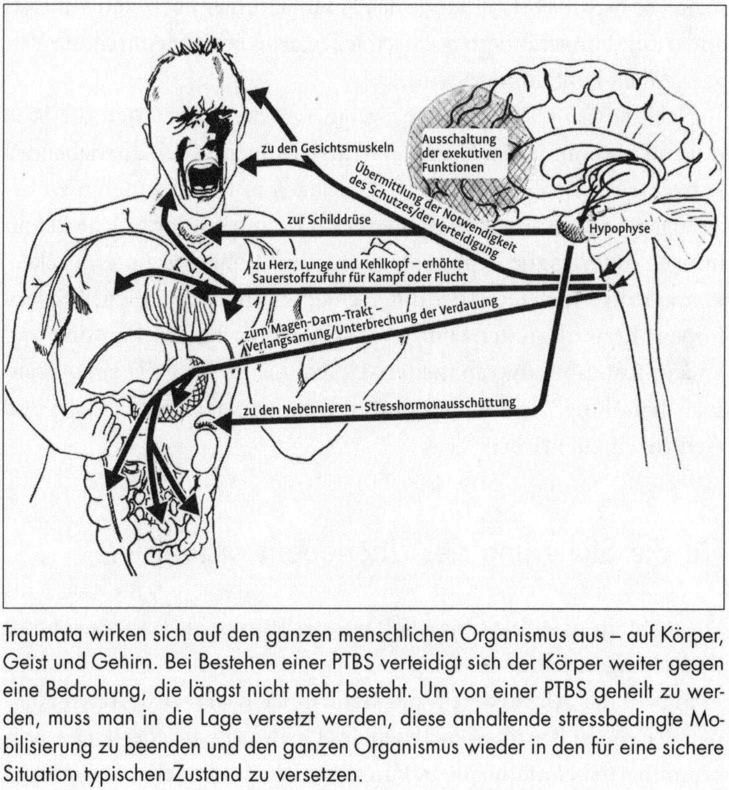

Traumata wirken sich auf den ganzen menschlichen Organismus aus – auf Körper, Geist und Gehirn. Bei Bestehen einer PTBS verteidigt sich der Körper weiter gegen eine Bedrohung, die längst nicht mehr besteht. Um von einer PTBS geheilt zu werden, muss man in die Lage versetzt werden, diese anhaltende stressbedingte Mobilisierung zu beenden und den ganzen Organismus wieder in den für eine sichere Situation typischen Zustand zu versetzen.

möglichte seinem Geist zu verstehen, was geschehen war, und sich sogar eine Alternative zu dem, was er gesehen hatte, auszudenken, nämlich die Existenz eines lebensrettenden Trampolins am Ort der Katastrophe.

Anders als Noam bleiben Traumatisierte auf die traumatische Situation, die sie erlebt haben, fixiert, und sie werden in ihrer Entwicklung aufgehalten, weil es ihnen nicht gelingt, neue Erlebnisse in ihr Leben zu integrieren. Es bewegte mich sehr, von Veteranen der Armee Pattons zu Weihnachten eine Armbanduhr für Armeeangehörige aus der Zeit des Zweiten Weltkriegs geschenkt zu bekommen, aber gleichzeitig war dies auch ein Hinweis darauf, dass das Leben dieser Menschen im Jahre 1944 praktisch zum Stillstand gekommen war. Traumatisiert zu werden bedeutet, dass man das eigene Leben fortan so organisiert, als fände das Trauma immer noch statt – unverändert und unveränderbar –, weil jedes neue Ereignis durch die Vergangenheit kontaminiert wird.

Nach einem traumatischen Ereignis erleben Menschen die Welt mit einem veränderten Nervensystem. Die Energie der Überlebenden konzentriert sich dann darauf, das Chaos in ihrem Inneren zu bezwingen, was natürlich die Spontaneität beeinträchtigt. Solche Bemühungen, unerträgliche physiologische Reaktionen zu unterdrücken, können zur Entstehung der unterschiedlichsten körperlichen Symptome führen, darunter Fibromyalgie, chronische Erschöpfung und andere Autoimmunkrankheiten. Deshalb ist es im Falle einer Traumabehandlung wichtig, den ganzen Organismus, Körper, Geist und Gehirn, einzubeziehen.

Für die Sicherung des Überlebens organisiert

Die Abbildung auf Seite 85 zeigt, wie der Körper als Ganzes auf eine Bedrohungssituation reagiert.

Sobald das Alarmsystem des Gehirns aktiviert wird, treten automatisch die in den ältesten Teilen des Gehirns gespeicherten vorprogrammierten Notfallpläne in Funktion. Wie bei anderen Säugetieren haben auch bei uns Menschen die Nervenzellen und chemischen Stoffe, aus denen die Grundstruktur des Gehirns besteht, eine direkte Verbindung zu unserem Körper. Wenn die ältesten Gehirnteile die Führung übernehmen, werden die höher entwickelten Bereiche – und wird damit auch unser Bewusstsein – teilweise abgeschaltet, und unseren Körper erreicht der Impuls, wegzulaufen, sich zu verstecken, zu kämpfen und manchmal auch zu erstarren. Wenn wir uns der Situation, in der wir uns befinden, völlig bewusst werden, befindet sich unser Körper möglicherweise schon auf dem Weg in die Sicherheit. Gelingt die Kampf-, Flucht- oder Erstarrungsreaktion und können wir der Gefahr entfliehen, erlangen wir unser inneres Gleichgewicht zurück und kommen allmählich »wieder zu Sinnen«.

Falls die normale Reaktionsweise aus irgendeinem Grunde blockiert ist, beispielsweise weil Menschen festgehalten, eingesperrt oder anders gehindert werden, wirksam aktiv zu werden – ob in einem

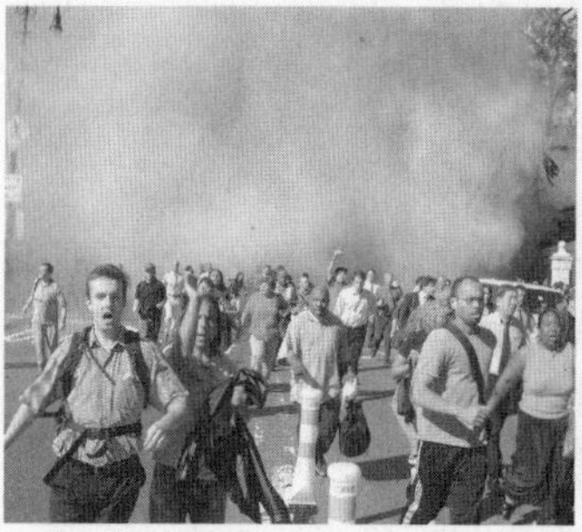

AP Photo/Paul Hawthorne

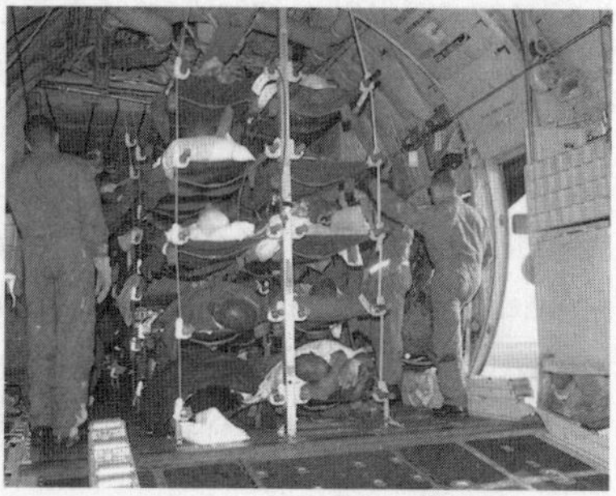

Illinoisphoto.com

Effektives Handeln im Gegensatz zum Erstarren. Effektives Handeln (das Resultat von Kampf oder Flucht) beendet den Zustand der Bedrohung. Erstarrung beinhaltet, dass der Körper in einem Zustand unausweichlichen Schocks und erlernter Hilflosigkeit gefangen bleibt. Wenn Menschen mit einer Gefahr konfrontiert werden, schüttet ihr Körper automatisch Stresshormone aus, um sich auf einen Kampf oder die Flucht vorzubereiten. Gehirn und Körper sind darauf programmiert, einer Gefahr zu entfliehen, um sich in Sicherheit zu bringen und die weitere Ausschüttung von Stresshormonen überflüssig zu machen. Bei den festgeschnallten Menschen auf dem rechten Foto, die nach dem Orkan Katrina evakuiert werden, bleibt der Stresshormonspiegel erhöht, was zur Folge hat, dass bei diesen Überlebenden der Naturkatastrophe ständig Angst, Depression, Wut und körperliche Krankheiten stimuliert werden.

Kampfgebiet, am Ort eines Autounfalls, bei häuslicher Gewalt oder einer Vergewaltigung –, schüttet das Gehirn weiter Stresshormone aus, und seine elektrischen Schaltkreise feuern, ohne dadurch etwas bewirken zu können.[2] Noch lange nach dem ursächlichen Ereignis kann das Gehirn dem Körper weiter Signale übermitteln, die ihn dazu antreiben, vor einer gar nicht mehr existierenden Gefahr zu fliehen. Mindestens seit 1889, als der französische Psychologe Pierre Janet das erste Mal in einer wissenschaftlichen Publikation traumatischen Stress beschrieb[3], ist bekannt, dass Traumatisierte dazu neigen, »mit der Aktivität bzw. dem vergeblichen Versuch, aktiv zu werden, fortzufahren, mit dem sie zum Zeitpunkt des traumatischen Ereignisses begonnen hatten«. Dass Menschen sich bewegen und etwas *tun* können, um sich zu schützen, entscheidet darüber, ob ein entsetzliches Erlebnis bei einem Betroffenen dauerhafte Narben hinterlässt.

Ich werde mich in diesem Kapitel gründlicher mit der Reaktion des Gehirns auf Traumata befassen. Je mehr die Neurowissenschaften über das Gehirn herausfinden, umso klarer wird, dass es ein riesiges Netzwerk miteinander verbundener Teile ist, das uns hilft, zu überleben und zu gedeihen. Wir müssen wissen, wie diese Teile zusammenarbeiten, um verstehen zu können, wie sich Traumata auf alle Teile des menschlichen Organismus auswirken. Dies kann für uns zu einem unentbehrlichen Führer werden, der uns den Weg zur Auflösung von traumatischem Stress weist.

Die verschiedenen Schichten des Gehirns

Die wichtigste Aufgabe des Gehirns ist, selbst unter schwierigsten Bedingungen unser Überleben zu sichern. Alles andere ist zweitrangig. Um diese Aufgabe erfüllen zu können, muss es zu Folgendem in der Lage sein: (1) Es muss Signale erzeugen, die registrieren, was unser Körper braucht, beispielsweise Nahrung, Ruhe, Geborgenheit, Sex und Schutz. (2) Es muss eine Beschreibung der Welt entwickeln können, um uns darauf hinzuweisen, wo unsere Bedürfnisse erfüllt werden. (3) Es muss die erforderliche Energie mobilisieren und Handlungen initiieren, die uns an unser Ziel bringen. (4) Es muss uns auf Gefahren und Chancen hinweisen, die uns auf unserem Weg begegnen können. (5) Es muss unsere Handlungen an die Erfordernisse des konkreten Augenblicks anpassen.[4] Und da wir als Menschen zu den Säugern zählen – und als solche Geschöpfe sind, die nur in Gruppen überleben und gedeihen können –, sind alle genannten Ziele für uns nur durch Koordination und Zusammenarbeit zu erreichen. Psychische Probleme treten auf, wenn unsere inneren Signale ihren Zweck nicht erfüllen; wenn unsere Landkarten uns nicht dorthin führen, wohin wir gehen müssen; wenn wir so gelähmt sind, dass wir uns nicht bewegen können; wenn unsere Handlungen nicht unseren Bedürfnissen entsprechen; oder wenn unsere Beziehungen zerbrechen. Alle Gehirnstrukturen, mit denen ich mich im Folgenden auseinandersetzen werde, spielen hinsichtlich der soeben genannten Funktionen eine wichtige Rolle, und wir werden sehen, dass Traumata jede von ihnen beeinträchtigen können.

Der rationale, kognitive Bereich unseres Gehirns ist dessen jüngster Teil und beansprucht etwa 30 Prozent des Raumes in unserem Schädel. Dieser Teil des Gehirns beschäftigt sich hauptsächlich mit der Welt außerhalb von uns: damit, wie Dinge und Menschen »funktionieren« und wie wir unsere Ziele erreichen, unsere Zeit einteilen und unsere Handlungen organisieren können. Unter dem rationalen Teil des Gehirns liegen zwei ältere und in einem gewissen Sinne separate Gehirne, die für alles andere zuständig sind: für die Registrierung und Steuerung der physiologischen Vorgänge im Körper in jedem einzelnen Augenblick und für die Feststellung von Zuständen wie Behagen, Sicherheit, Gefahr, Hunger, Erschöpfung, Verlangen, Sehnsucht, Begeisterung, Freude und Schmerz.

Aufbau und Entwicklung des Gehirns erfolgen Schicht um Schicht von unten nach oben. Es entwickelt sich bei jedem Kind im Mutterschoß genau so, wie es im Laufe der Evolution allmählich seinen aktuellen Zustand erreicht hat. Sein primitivster, zum Zeitpunkt der Geburt schon voll funktionsfähiger Teil ist das alte tierische Gehirn, das oft auch Reptilienhirn genannt wird. Es befindet sich im Hirnstamm, unmittelbar über dem Punkt, an dem das Rückenmark in den Schädel eintritt. Das Reptilienhirn ermöglicht alles, was das neugeborene Kind tun kann: essen, schlafen, wachen, weinen, atmen; eine Temperatur, Hunger, Nässe und Schmerz empfinden; und den Körper durch Urinieren und Defäkieren von Giftstoffen befreien. Hirnstamm und Hypothalamus (der unmittelbar über dem Hirnstamm liegt) regulieren gemeinsam das Energieniveau des Körpers. Sie koordinieren die Funktion des Herzens und der Lunge sowie des endokrinen Systems und des Immunsystems und sorgen auf diese Weise dafür, dass diese wichtigen lebenserhaltenden Systeme eine relativ stabile innere Balance aufrechterhalten, die auch Homöostase genannt wird.

Atmen, Essen, Schlafen, Defäkieren und Urinieren sind so basale Körperfunktionen, dass wir ihre Bedeutung leicht übersehen, wenn wir uns mit der Komplexität des Geistes und des Verhaltens beschäftigen. Doch wenn unser Schlaf gestört ist oder unser Darm nicht richtig funktioniert oder wir uns ständig hungrig fühlen oder bei jeder Berührung unseres Körpers am liebsten schreien würden (was bei traumatisierten Kindern und Erwachsenen oft der Fall ist), wird die innere Balance unseres gesamten Organismus gestört. Es ist erstaunlich, wie viele psychische Probleme mit Störungen des Schlafs oder Appetits, mit Berührungsempfindlichkeit, Verdauungsproblemen oder unangenehmen Erregungszuständen einhergehen. Deshalb muss sich jede Traumabehandlung, wenn sie wirksam sein soll, mit diesen grundlegenden Körperfunktionen befassen.

Unmittelbar über dem Reptilienhirn befindet sich das limbische System. Es wird auch Säugetierhirn genannt, weil dieser Gehirnteil bei allen Säugetieren, die in Gruppen leben und ihre Jungen ernähren, vorhanden ist. Es entwickelt sich größtenteils erst nach der Geburt. Dies ist der Sitz der Emotionen. Hier werden auch Gefahren registriert, es wird beurteilt, was angenehm und was beängstigend ist, und es wird darüber entschieden, was im Interesse des Überlebens wichtig oder unwichtig ist. Auch die Entscheidungen darüber, wie sich der betreffende Mensch in unseren komplexen sozialen Netzwerken verhält, fallen hier.

Das limbische System wird unter Beteiligung der genetischen Anlagen des Kindes und seines angeborenen Temperaments in Reaktion auf Erlebtes geformt. (Alle Eltern, die mehrere Kinder haben, merken schnell, dass sich Babys von Geburt an hinsichtlich der Intensität und Art ihrer Reaktionen auf ähnliche Ereignisse unterscheiden.) Alles, was ein Baby erlebt, schlägt sich in seinem emotionalen und perzeptuellen Weltbild nieder, das sein Gehirn in der Entwicklungsphase erzeugt. Mein Kollege Bruce Perry hat angemerkt, das Gehirn werde »benutzerabhängig« geformt.[5] Dies ist seine Art, das Phänomen der Neuroplastizität zu beschreiben, jene relativ neue Entdeckung, nach der Neuronen, die »zusammen feuern, vernetzt werden« *(»fire together, wire together«)*. Wenn ein Schaltkreis wiederholt feuert, kann daraus eine Art Standardeinstellung werden – die Reaktion, die mit größter Wahrscheinlichkeit ausgelöst wird. Fühlen wir uns sicher und geliebt, spezialisiert sich unser Gehirn auf Exploration, Spiel und Kooperation; sind wir hingegen verängstigt und fühlen uns unerwünscht, spezialisiert unser Gehirn sich auf den Umgang mit Gefühlen der Angst und des Verlassenwerdens.

Als Babys und Kleinkinder lernen wir die Welt, die uns umgibt, kennen, indem wir uns bewegen, nach etwas greifen, irgendwohin krabbeln und entdecken, was passiert, wenn wir weinen, lächeln oder protestieren. Wir experimentieren in diesem Alter ständig mit unserer Umgebung – mit den Auswirkungen unserer Interaktionen darauf, wie unser Körper sich fühlt. Nehmen Sie einmal an der Geburtstagsparty eines zweijährigen Kindes teil, und achten Sie darauf, wie die kleine Antonia Sie beschäftigt hält, mit Ihnen spielt und flirtet, ohne auch nur ein einziges Wort sagen zu müssen. Diese frühen Explorationen formen jene Strukturen des limbischen Systems, die für Emotionen und Gedächtnis zuständig sind; doch diese Strukturen können auch noch durch spätere Erlebnisse signifikant verändert werden – zum Besseren beispielsweise durch eine enge Freundschaft oder eine wunderschöne erste Liebe und zum Schlechteren durch einen Überfall, andauernde schlechte Behandlung oder Vernachlässigung.

Zusammen bilden Reptilienhirn und limbisches System das, was ich in diesem Buch »emotionales Gehirn« nennen werde.[6] Das emotionale Gehirn bildet das Zentrum des zentralen Nervensystems (ZNS), und seine wichtigste Aufgabe ist, für unser Wohl zu sorgen. Wenn es eine Gefahr oder eine besondere Chance registriert – beispielsweise einen vielversprechenden potenziellen Partner –, macht es uns durch verstärkte Ausschüttung bestimmter Hormone darauf aufmerksam. Die daraus resultierenden viszeralen Empfindungen (die von leichter Übelkeit bis zu einem Panikgefühl in der Brust reichen können) wirken störend auf das, womit sich Ihr Geist im betreffenden Augenblick beschäftigt, und bringen Sie – körperlich und geistig – dazu, eine andere Richtung einzuschlagen. So subtil diese Emotionen auch sein mögen, sie haben starken Einfluss auf die kleinen und großen Entscheidungen, die wir im Laufe unseres Lebens fällen: darauf, was wir zu essen beschließen, wo und mit wem zusammen wir schlafen, welche Musik wir bevorzugen, ob wir gern im Garten arbeiten oder lieber in einem Chor singen und mit wem wir uns anfreunden bzw. wen wir hassen.

Die zellulare Organisation und die Biochemie des emotionalen Gehirns sind einfacher als die des Neokortex, unseres rationalen Gehirns, und es beurteilt eintreffende Informationen globaler. Deshalb gelangt es aufgrund ziemlich grober Ähnlichkeiten zu Schlussfolgerungen, wohingegen das rationale Gehirn in der Lage ist, seine Entscheidungen auf der Grundlage eines Abgleichs mit komplexen Kategorien zu treffen. (Das Lehrbuchbeispiel hierfür ist das entsetzte Zurückschrecken vor einer Schlange, dem etwas später die Erkenntnis folgt, dass es sich um ein zusammengerolltes Seil handelt.) Das emotionale Gehirn initiiert vorprogrammierte Notfallpläne wie die für die Kampf-oder-Flucht-Reaktion. Solche muskulären und physiologischen Reaktionen erfolgen automatisch, also ohne dass wir auch nur einen einzigen Gedanken darauf verschwenden oder sie irgendwie planen; unsere bewussten, rationalen Fähigkeiten kommen in solchen Situationen erst später zum Zug, oft erst lange nachdem die Gefahr vorüber ist.

Nun erreichen wir die äußerste Schicht des Gehirns, den Neokortex. Diese haben wir mit anderen Säugern gemeinsam, doch bei uns Menschen ist sie besonders dick. Ab dem zweiten Lebensjahr entwickeln sich die Frontallappen, die den größten Teil des Neokortex ausmachen, mit zunehmender Geschwindigkeit. Die alten Philosophen nannten das Alter von sieben Jahren »das Alter der Vernunft«. Für uns alle ist die erste Klasse in der Schule der Auftakt zu einem Leben, in dessen Mittelpunkt Fähigkeiten stehen, die durch die Frontallappen ermöglicht werden: Stillsitzen, die Kontrolle über die Schließmuskeln, die Fähigkeit, sich sprachlich auszudrücken statt auszuagieren, die Fähigkeit, abstrakte und symbolische Ideen zu verstehen, die Fähigkeit zu planen, und die Fähigkeit, sich mit Lehrern und Klassenkameraden zu arrangieren.

Die Frontallappen sind für Qualitäten verantwortlich, die uns Menschen unter den Säugern einzigartig machen.[7] Sie ermöglichen uns, eine Sprache zu benutzen und abstrakt zu denken. Sie verleihen uns die Fähigkeit, riesige Mengen von Informationen aufzunehmen, zu integrieren und mit ihnen einen Sinn zu verbinden. Trotz aller Begeisterung über die sprachlichen Kunststücke von Schimpansen und Rhesusaffen steht nach wie vor außer Frage, dass nur Menschen die Worte und Symbole benutzen können, die zur Schaffung jener gemeinschaftlichen, spirituellen und historischen Kontexte erforderlich sind, die unser Leben prägen.

Die Frontallappen ermöglichen uns, zu planen und zu reflektieren, uns Dinge vorzustellen und Zukunftsszenarien durchzuspielen. Sie helfen uns vorauszusagen, was geschehen wird, wenn wir auf eine bestimmte Weise aktiv werden (wenn wir uns beispielsweise für eine neue berufliche Position bewerben) oder wenn wir etwas anderes nicht tun (beispielsweise die Miete nicht bezahlen). Sie ermöglichen Entscheidungen und liegen unserer erstaunlichen Kreativität zugrunde. Generationen von eng zusammenarbeitenden Frontallappen haben unsere Kultur geschaffen, die uns von geschnitzten Kanus über von Pferden gezogene Wagen und Düsenflugzeuge zu Hybridautos und von Briefen zu E-Mails gebracht haben. Und sie sind auch der Ursprung von Noams lebensrettendem Trampolin.

Einander spiegeln: Interpersonale Neurobiologie

Wichtig für das Verständnis von Traumata ist, dass die Frontallappen auch der Sitz der Empathie sind – unserer Fähigkeit, uns in einen anderen Menschen einzufühlen. Im Jahre 1994 gelang der modernen Neurowissenschaft eine der wirklich sensationellen Entdeckungen, als eine Gruppe italienischer Wissenschaftler spezialisierte Zellen im Kortex entdeckte, die unter dem Namen Spiegelneuronen bekannt geworden sind.[8] Die Forscher hatten an einzelnen Neuronen im prämotorischen Kortex eines Affen Elektroden befestigt und dann mithilfe eines Computers überwacht, welche Neuronen genau feuerten, wenn der Affe eine Erdnuss oder eine Banane festhielt. Einmal schaute ein Experimentator in dem Moment auf den Computerbildschirm, als er Nahrung in eine Schachtel legte. Die Gehirnzellen des Affen feuerten genau dort, wo sich die Motoneuronen des Affen befanden. Aber der Affe aß weder, noch bewegte er sich. Er beobachtete den Forscher, und sein Gehirn spiegelte, was der Forscher tat.

Zahlreiche andere Experimente folgten in Laboratorien auf der ganzen Welt, und schon bald stand fest, dass die Spiegelneuronen viele bisher unerklärliche Aspekte mentaler Aktivität zu erklären vermochten, beispielsweise Empathie, Nachahmung, Synchronie und sogar die Sprachentwicklung. Ein Autor bezeichnete die Spiegelneuronen als »neuronales Wi-Fi«[9] – wir fangen nicht nur die Bewegungen, sondern auch die emotionalen Zustände und Intentionen anderer auf. Wenn Menschen sich im Zustand der Synchronie befinden, stehen oder sitzen sie ähnlich, und der Rhythmus ihrer Stimmen gleicht sich an. Aber unsere Spiegelneuronen machen uns auch anfällig für die Negativität anderer, sodass wir auf ihre Wut mit Rage reagieren oder ihre Depression uns selbst ebenfalls in eine depressive Stimmung versetzt. Ich werde mich später in diesem Buch noch ausführlicher zu den Spiegelneuronen äußern, weil Traumatisierte fast immer nicht gesehen, nicht gespiegelt und ganz generell übergangen werden. Eine Traumabehandlung muss die Fähigkeit zu gefahrlosem Spiegeln und Gespiegeltwerden wiederherstellen, aber

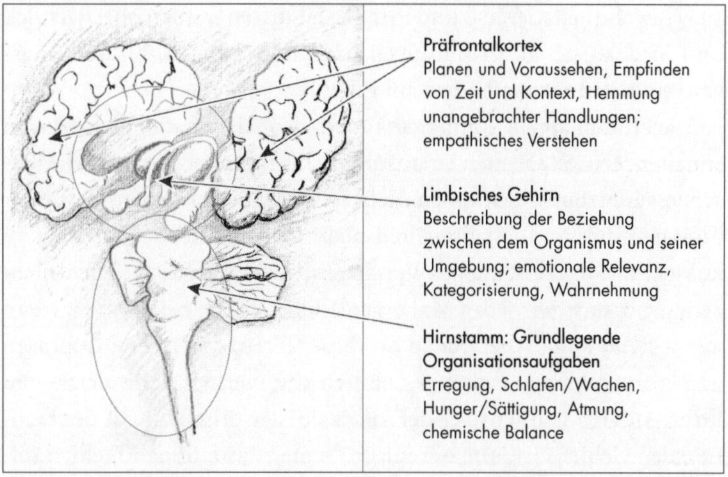

Das dreieinige (dreiteilige) Gehirn. Das Gehirn entwickelt sich von unten nach oben. Das Reptilienhirn wird schon vor der Geburt funktionsfähig und organisiert die grundlegenden lebenserhaltenden Funktionen. Es reagiert im ganzen Leben sehr stark auf Gefahren. Das limbische System wird weitgehend in den ersten sechs Lebensjahren organisiert, aber es entwickelt sich auch danach weiter nutzungsabhängig. Ein Trauma kann seine Funktionsfähigkeit während des ganzen Lebens stark beeinflussen. Der Präfrontalkortex entwickelt sich zuletzt, und auch er wird durch traumatische Erlebnisse beeinflusst, was unter anderem dazu führen kann, dass er nicht mehr in der Lage ist, unwichtige Informationen auszufiltern. Er ist während des ganzen Lebens anfällig dafür, im Falle einer Gefahr funktionsunfähig zu werden.

auch die Fähigkeit, der Versuchung zu widerstehen, sich von den negativen Emotionen anderer Menschen »kapern« zu lassen.

Wie jeder, der schon einmal mit Hirnverletzten gearbeitet hat oder sich um die eigenen dementen Eltern kümmern musste, leidvoll hat erfahren müssen, ist die gute Funktionsfähigkeit der Frontallappen entscheidend für harmonische Beziehungen zu unseren Mitmenschen. Sich vergegenwärtigen zu können, dass andere Menschen manchmal anders denken und fühlen als wir, ist für Zwei- und Dreijährige ein gewaltiger Entwicklungsschritt. Wenn sie lernen, die Motive anderer zu verstehen, können sie sich in Gruppen von Menschen, die andere Wahrnehmungen, Erwartungen und Werte haben, gefahrlos anpassen. Ohne flexible, aktive Frontallappen werden Menschen zu »Gewohnheitstieren«, und ihre Beziehungen werden oberflächlich und mechanistisch. Erfindungen und Innovationen, Entdeckungsgeist und Staunen – all dies fehlt ihnen.

Die Frontallappen können uns auch (müssen uns aber nicht) davon abhalten, Dinge zu tun, die uns peinlich sind oder die andere Menschen verletzen. Wir müssen nicht jedes Mal etwas essen, wenn wir hungrig sind; und wir brauchen nicht jeden anderen Menschen zu küssen, der unser sexuelles Verlangen weckt; und es ist auch nicht zwingend, dass wir jedes Mal einen Wutausbruch bekommen, wenn wir wütend sind. Aber genau an dieser Grenze zwischen Impulsen und akzeptablem Verhalten nehmen die meisten Schwierigkeiten ihren Anfang. Je intensiver der viszerale, sensorische Input des emotionalen Gehirns ist, umso weniger vermag das rationale Gehirn solche Impulse zu dämpfen.

Identifizieren von Gefahren: Der Koch und der Rauchmelder

Gefahr ist ein normaler Bestandteil des Lebens, und das Gehirn ist dafür zuständig, Gefahren zu entdecken und eine angemessene Reaktion auf sie zu entwickeln. Sensorische Informationen über Vorgänge in der Außenwelt gelangen durch die Augen, die Nase, die Ohren und die Haut in den Körper. Diese Empfindungen kommen im Thalamus zusammen, einem Bereich im limbischen System, der im Gehirn wie eine Art Koch fungiert. Der Thalamus mischt den gesamten Input unserer Sinnesorgane zu einer gut gewürzten, wohlschmeckenden »autobiografischen Suppe«, einem integrierten, kohärenten Erlebnis dessen, »was ich erlebe«.[10] Die Empfindungen werden dann in zwei Richtungen weitergeleitet – einerseits zur Amygdala, zwei kleinen mandelförmigen Gebilden, die tiefer im limbischen, unbewussten Gehirn liegen, und andererseits hinauf in die Frontallappen, wo sie das Bewusstsein erreichen. Der Neurowissenschaftler Joseph LeDoux (1996/2001, dt. S. 173) nennt den Pfad zur Amygdala den »niederen Weg«, eine extrem schnelle Verbindung, und den Pfad zum

Frontalkortex den »hohen Weg«, der im Falle eines überwältigend bedrohlichen Erlebnisses einige Millisekunden mehr braucht, um Informationen zu verarbeiten. Doch die Verarbeitung durch den Thalamus kann zusammenbrechen. Anblicke, Geräusche, Gerüche und Berührungen werden dann als isolierte, dissoziierte Fragmente encodiert, und die normale Verarbeitung der Erinnerungen zerfällt. Die

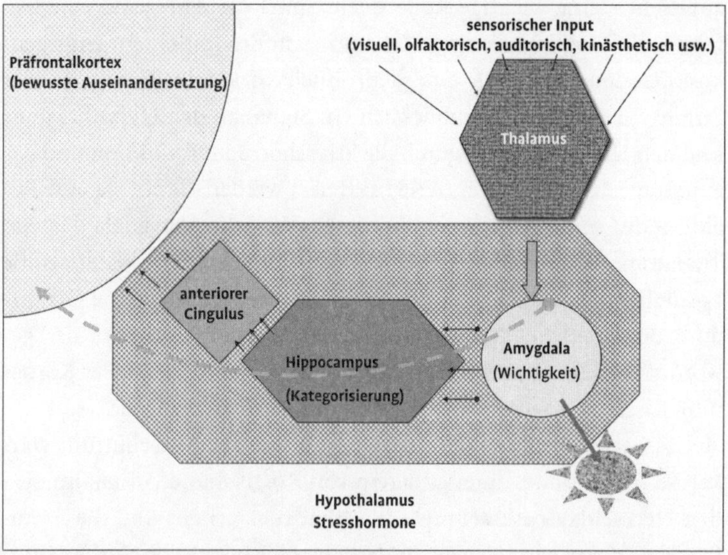

Das emotionale Gehirn deutet die eintreffenden Informationen zuerst. Sensorische Informationen über die Umgebung und den Zustand des eigenen Körpers, die mit Augen, Nase und Ohren, durch Berührung und vom kinästhetischen Empfinden aufgenommen werden, treffen beim Thalamus ein, werden dort verarbeitet und dann zur Amygdala weitergeleitet, die ihre emotionale Bedeutung einschätzt. Dies geschieht blitzschnell. Wird eine Bedrohung entdeckt, sendet die Amygdala dem Hypothalamus die Anweisung, Stresshormone auszuschütten, damit sich der Körper darauf vorbereiten kann, sich gegen die Gefahr zu verteidigen. Der Neurowissenschaftler Joseph LeDoux nennt diese Verbindung den »niederen Weg«. Die zweite neuronale Verbindung, der »hohe Weg«, verläuft vom Thalamus über den Hippocampus und das anteriore Cingulum zum Präfrontalkortex, wo eine bewusste und detailliertere Deutung stattfindet. Dieser hohe Weg beansprucht einige Millisekunden mehr als der niedere. Ist die Deutung der Gefahr durch die Amygdala zu intensiv und/oder die Filterung der höheren Gehirnbereiche zu schwach, was bei PTBS häufig vorkommt, verlieren die Betroffenen die Kontrolle über ihre automatischen Notfallreaktionen, was zu längerem Erstarren oder zu Aggressionsausbrüchen führen kann.

Zeit erstarrt, und die gegenwärtige Gefahr fühlt sich an, als werde sie für alle Zeit bestehen bleiben.

Die zentrale Aufgabe der Amygdala, die ich »Rauchmelder des Gehirns« nenne, besteht darin herauszufinden, ob eintreffender Input überlebenswichtig ist.[11] Dies geschieht sehr schnell und automatisch, wobei das Feedback vom Hippocampus – eines in der Nähe liegenden Areals, das neu eintreffende Informationen mit früheren Erlebnissen abgleicht – eine wichtige Rolle spielt. Spürt die Amygdala eine Gefahr – die Möglichkeit eines Zusammenstoßes mit einem entgegenkommenden Fahrzeug, eine bedrohlich wirkende Person auf der Straße –, sendet sie augenblicklich ein Signal an den Hypothalamus und den Hirnstamm, wodurch die Stresshormonproduktion und das autonome Nervensystem (ANS) aktiviert werden, damit sie eine Reaktion des gesamten Körpers initiieren. Weil die Amygdala die vom Thalamus eintreffenden Informationen schneller verarbeitet als die Frontallappen, entscheidet sie, ob diese Informationen eine Gefährdung des Überlebens anzeigen, bevor wir uns der Gefahr bewusst geworden sind. Wenn uns klar wird, was vor sich geht, ist unser Körper möglicherweise schon dabei, sich in Sicherheit zu bringen.

Die Gefahrensignale der Amygdala führen zur Ausschüttung starker Stresshormone, unter anderem von Kortisol und Adrenalin, was den Herzschlag beschleunigt, den Blutdruck erhöht und die Atemfrequenz ansteigen lässt – erforderliche physiologische Vorbereitungen auf eine Kampf- oder Fluchtreaktion. Ist die Gefahr vorüber, kehrt der Körper ziemlich schnell in seinen Normalzustand zurück. Ist die Erholungsfähigkeit jedoch gestört, verbleibt der Körper in einer für die Selbstverteidigung erforderlichen Verfassung, verbunden mit einem Gefühl ständiger Erregung.

Obwohl der körpereigene »Rauchmelder« Gefahren in der Regel ziemlich zuverlässig erkennt, erhöhen Traumata die Wahrscheinlichkeit einer Fehleinschätzung bestimmter Situationen als gefährlich oder ungefährlich. Man kommt mit anderen Menschen nur dann gut aus, wenn man zutreffend einschätzen kann, ob ihre Absichten gutartig oder gefährlich sind. Schon eine leichte Fehleinschätzung kann zu schmerzhaften Missverständnissen in privaten und beruflichen

Beziehungen führen. In einer komplexen Arbeitssituation oder in einem Haushalt mit ungestümen Kindern gut zurechtzukommen setzt voraus, dass man schnell einschätzen kann, wie Menschen sich fühlen, und dass man das eigene Verhalten dementsprechend ständig anpasst. Arbeitet das Alarmsystem fehlerhaft, können Wutausbrüche oder Systemabschaltungen in Reaktion auf harmlose Bemerkungen oder Gesichtsausdrücke die Folge sein.

Die Stressreaktion kontrollieren: Der Wachturm

Wenn wir die Amygdala als den Rauchmelder im Gehirn bezeichnen, könnten wir die Frontallappen – und insbesondere den direkt über den Augen liegenden medialen Präfrontalkortex (MPFK)[12] – als Wachturm bezeichnen, der uns ermöglicht, das Geschehen von oben zu betrachten. Zeigt der Rauch, den Sie riechen, an, dass Ihr Haus in Flammen steht und Sie es so schnell wie möglich verlassen sollten? Oder wird er durch ein Steak erzeugt, das Sie über eine zu hoch auflodernde Flamme halten? Die Amygdala fällt keine Urteile dieser Art; sie bereitet uns nur auf einen Kampf oder eine Flucht vor, und zwar schon bevor die Frontallappen ihre Einschätzung entwickeln können. Wenn Sie nicht zu aufgebracht sind, können Ihre Frontallappen Ihre innere Balance wiederherstellen, indem sie Ihnen zu erkennen helfen, dass Sie auf einen Fehlalarm reagiert haben, und indem sie die Stressreaktion abbrechen.

Gewöhnlich ermöglichen uns die exekutiven Funktionen des Präfrontalkortex, zu beobachten, was vor sich geht, vorauszusagen, was in Reaktion auf eine bestimmte Art von Aktivität geschehen wird, und eine bewusste Entscheidung zu treffen. Wenn wir in der Lage sind, ruhig und objektiv über unseren Gedanken, Gefühlen und Emotionen zu schweben (eine Fähigkeit, die ich in diesem Buch Achtsamkeit nennen werde), und wir uns dann genug Zeit zum Reagieren nehmen, ermöglicht dies den exekutiven Funktionen des Gehirns, die im emotionalen Gehirn vorprogrammierten automatischen Reaktionen zu hemmen, zu organisieren und zu modulieren. Diese Fähigkeit ist zwingend notwendig, damit wir unsere Beziehungen zu unseren Mitmenschen aufrechterhalten können. Solange unsere Frontallappen adäquat ihre Funktionen erfüllen, verlieren wir nicht jedes Mal die Fassung, wenn wir in einem Restaurant zu lange auf das Essen warten müssen oder wenn ein Versicherungsangestellter uns besonders lange in der Leitung warten lässt. (Unser Wachturm sagt uns auch, dass die Wut und die Drohungen anderer Menschen eine Funktion *ihres* emotionalen Zustandes sind.) Versagt dieses System seinen Dienst, werden wir konditionierten Tieren ähnlich: Sobald wir eine potenzielle Gefahr entdecken, wechseln wir automatisch in den Kampf-oder-Flucht-Modus.

Im Falle einer PTBS verändert sich die Balance zwischen der Amygdala (»Rauchmelder«) und dem MPFK (»Wachturm«) radikal, wodurch es wesentlich schwerer wird, die eigenen Emotionen und Impulse unter Kontrolle zu behalten. Neuroimaging-Untersuchungen an Menschen, die sich in starken emotionalen Zuständen befinden,

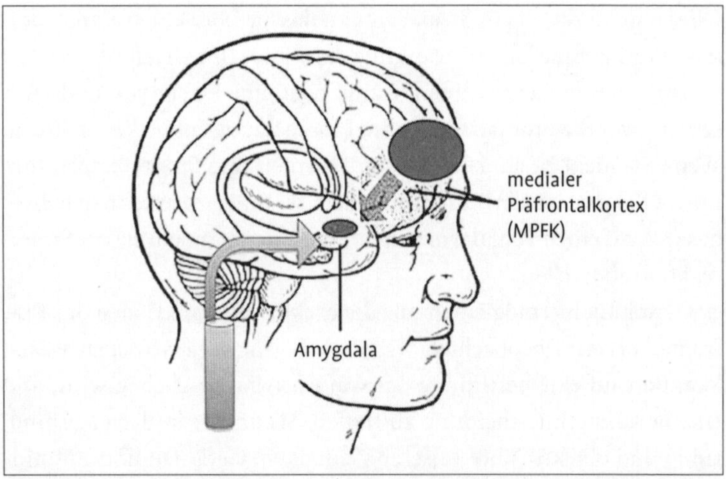

Top down oder bottom up. Strukturen im emotionalen Gehirn entscheiden darüber, was wir als gefährlich oder ungefährlich wahrnehmen. Es gibt zwei Möglichkeiten, das Gefahrenwarnsystem zu verändern: von oben mittels modulierender Botschaften des medialen Präfrontalkortex (nicht des gesamten Präfrontalkortex) oder von unten über das Reptilienhirn, was durch Atmung, Bewegung und Berührung möglich ist.

zeigen, dass starke Furcht, Traurigkeit und Wut die Aktivierung der subkortikalen Hirnregionen verstärken, die bei der Entstehung von Emotionen eine Rolle spielen, und dass diese Emotionen gleichzeitig die Aktivität verschiedener Bereiche des Frontallappens verringern, insbesondere die des MPFK. In solchen Situationen werden die inhibitorischen Fähigkeiten des Frontallappens außer Funktion gesetzt, und die Betroffenen »verabschieden sich von ihren Sinnen«: Sie können dann in Reaktion auf jedes laute Geräusch erstarren, bei der geringsten Frustration wütend werden und auf die kleinste Berührung mit vollständigem Erstarren reagieren.[13]

Effektiver Umgang mit Stress ist nur im Falle einer Balance zwischen dem »Rauchmelder« und dem »Wachturm« möglich. Wollen wir mit unseren Emotionen angemessener umgehen, gibt unser Hirn uns dazu zwei verschiedene Möglichkeiten: Wir können lernen, sie von oben *(top-down)* oder von unten *(bottom-up)* zu regulieren.

Die Kenntnis des Unterschieds zwischen der Top-down- und der Bottom-up-Regulation ist wichtig, wenn wir traumatischen Stress verstehen und erfolgreich behandeln wollen. Bei der Top-down-Regulation wird die Fähigkeit des »Wachturms«, die Körperempfindungen zu beobachten, gestärkt. In diesem Zusammenhang sind die Achtsamkeitsmeditation und Yoga von Nutzen. Bei der Bottom-up-Regulation wird das autonome Nervensystem (dessen Ursprung der Hirnstamm ist) modifiziert. Wir können zum ANS mithilfe von Atmung, Bewegung und Berührung in Kontakt treten. Die Atmung ist eine der wenigen Körperfunktionen, die sowohl bewusst gesteuert werden als auch autonom funktionieren kann. In Teil V dieses Buches werden Techniken vorgestellt, mit deren Hilfe wir sowohl die Top-down- als auch die Bottom-up-Regulation verbessern können.

Reiter und Pferd

Zunächst möchte ich ausdrücklich klarstellen, dass Emotionen dem Verstand nicht entgegengesetzt sind. Emotionen schreiben Erlebnissen einen bestimmten Wert zu und bilden somit die Grundlage der

Aktivität des Verstandes. Wie wir uns selbst erleben, resultiert aus dem Verhältnis zwischen rationalem und emotionalem Gehirn. Wenn sich diese beiden Systeme in einem Zustand der Balance befinden, »fühlen wir uns wie wir selbst«. Ist jedoch unser Überleben in Gefahr, können beide Systeme relativ unabhängig voneinander agieren.

Nehmen wir beispielsweise an, Sie fahren in Ihrem Auto und reden mit einem Freund, und plötzlich sehen Sie, dass ein Lastwagen direkt auf Sie zukommt. Sie verstummen augenblicklich, treten voll auf die Bremse und schlagen das Lenkrad stark ein, um einen Zusammenstoß zu verhindern. Falls Ihre instinktive Reaktion eine Kollision verhindert hat, können Sie das Gespräch anschließend dort fortsetzen, wo Sie es unterbrochen haben. Doch ob Sie dazu in der Lage sind, hängt größtenteils davon ab, wie schnell Ihre viszeralen Reaktionen auf die Gefahr abklingen.

Der Neurowissenschaftler Paul MacLean, der die weiter oben vorgestellte Beschreibung des Gehirns als einer dreiteiligen Struktur entwickelt hat, verglich die Beziehung zwischen rationalem und emotionalem Gehirn mit der zwischen einem mehr oder weniger kompetenten Reiter und seinem widerspenstigen Pferd.[14] Solange das Wetter gut ist und der Weg eben verläuft, kann der Reiter das Gefühl aufrechterhalten, die Situation sehr gut unter Kontrolle zu haben. Doch bei plötzlichen, unerwarteten Geräuschen oder Gefährdungen durch andere Tiere kann sein Pferd »durchgehen«, was ihn zwingt, sich gut festzuklammern. Etwas Ähnliches passiert, wenn Menschen das Gefühl haben, es gehe um ihr nacktes Überleben, oder wenn sie von Wut, Angst oder starkem sexuellem Verlangen ergriffen werden: Sie hören dann nicht mehr auf die Stimme der Vernunft, und es hat keinen Sinn, mit ihnen zu debattieren. Wenn das limbische System zu der Einschätzung gelangt, dass es in einer Situation um Leben oder Tod geht, werden die Verbindungen zwischen den Frontallappen und dem limbischen System extrem unzuverlässig.

Psychologen versuchen oft, Menschen zu helfen, ihr Verhalten mithilfe von Einsicht und Verstehen zu beeinflussen. Doch die neurowissenschaftliche Forschung hat gezeigt, dass nur wenige psychische

Probleme auf unzureichendem Verstehen basieren, dass die meisten vielmehr durch Druck aus tieferen Gehirnregionen entstehen, die unsere Wahrnehmung und Aufmerksamkeit steuern. Wenn die Alarmglocke des emotionalen Gehirns immer wieder eine Gefahr signalisiert, bringt keine noch so tiefe Einsicht sie zum Verstummen. Ich erinnere mich an ein Comedy-Programm, in dem jemand, der siebenmal an einem »Wut-Management«-Programm teilgenommen hatte, die Techniken, die er dort gelernt hatte, in den höchsten Tönen lobte: »Sie sind wirklich hervorragend und funktionieren unglaublich gut – solange man nicht so richtig wütend wird.«

Wenn das emotionale und das rationale Gehirn sich in einem Konflikt befinden (beispielsweise wenn wir auf jemanden, den wir lieben, wütend sind; wenn wir uns vor jemandem fürchten, von dem wir abhängig sind; oder wenn wir uns von jemandem sexuell angezogen fühlen, der für uns tabu ist), kommt es zu einer Art Tauziehen, das hauptsächlich im Bereich der viszeralen Empfindungen stattfindet – im Bauch, im Herzen und in der Lunge – und das sowohl körperliches als auch psychisches Unbehagen hervorruft. In Kapitel 6 werden wir uns damit beschäftigen, wie Gehirn und Viszera in sicheren und gefährlichen Situationen interagieren, weil dies der Schlüssel zum Verständnis der vielen körperlichen Ausdrucksformen von Traumata ist.

Ich möchte dieses Kapitel mit der Untersuchung von zwei Gehirnscans beenden, die einige zentrale Merkmale von traumabedingtem Stress veranschaulichen: Wiedererleben ohne Zeitbezug; erneutes Erleben von Vorstellungsbildern, Geräuschen und Emotionen; Dissoziation.

Was Stans und Utes Gehirne uns über Traumata lehren

An einem schönen Septembermorgen im Jahre 1999 brachen Stan und Ute Lawrence, beide Freiberufler in den Vierzigern, von ihrem Heim in London, Ontario, auf, um in Detroit an einer Geschäftsbesprechung teilzunehmen. Auf halber Strecke zu ihrem Ziel trafen sie völlig unerwartet auf eine dichte Nebelwand, die ihnen in einem Sekundenbruchteil völlig die Sicht nahm. Stan trat augenblicklich scharf auf die Bremse, sodass sein Auto zur Seite gedreht auf dem Highway zum Stillstand kam, wodurch es einem Zusammenstoß mit einem riesigen Laster nur knapp entging. Ein Sattelschlepper rammte das Heck des Wagens, und nachfolgende Kleintransporter und Pkws fuhren ebenfalls auf und schoben sich ineinander. Menschen, die an der Unfallstelle aus ihren Fahrzeugen stiegen und um ihr Leben liefen, wurden angefahren. Die ohrenbetäubenden Aufprallgeräusche nahmen kein Ende – und bei jedem neuen Stoß, der Stans und Utes Auto von hinten traf, hatten sie das Gefühl, dieser werde sie töten. Sie waren in Auto Nummer dreizehn einer Massenkarambolage von insgesamt 87 Fahrzeugen gefangen, der schlimmsten Unfallkatastrophe der kanadischen Geschichte.[15]

Eine gespenstische Stille folgte. Stan bemühte sich, die Türen und Fenster des Fahrzeugs zu öffnen, doch der Sattelschlepper, der ihr Heck eingedrückt hatte, stand so ungünstig, dass dies unmöglich war. Plötzlich hämmerte jemand auf das Dach ihres Wagens. Ein Mädchen schrie: »Holt mich hier raus, ich verbrenne!« Stan und Ute sahen sie im brennenden Auto sterben, ohne etwas tun zu können. Das Nächste, woran sie sich erinnerten, war, dass ein Lastwagenfahrer mit einem Feuerlöscher auf der Motorhaube ihres Wagens stand. Er zertrümmerte die Windschutzscheibe, um sie zu befreien, und Stan kletterte durch die Öffnung. Als er sich umdrehte, um seiner Frau zu helfen, sah er Ute erstarrt auf ihrem Sitz. Gemeinsam mit dem Lastwagenfahrer hob Stan sie aus dem Fahrzeug, und ein Rettungswagen brachte sie in eine Notaufnahme. Abgesehen von ein paar Schnittwunden waren beide körperlich unverletzt geblieben.

Als sie am Abend wieder zu Hause waren, wollten sie sich beide nicht zum Schlafen hinlegen. Sie hatten das Gefühl, wenn sie sich entspannten, würden sie sterben. Sie waren reizbar und sprunghaft. An diesem und vielen folgenden Abenden tranken sie ziemlich viel Wein, um ihre Angst zu betäuben. Sie schafften es nicht, die Bilder, von denen sie verfolgt wurden, zu unterdrücken, und es gelang ihnen auch nicht, die immer wieder auftauchenden Fragen zum Schweigen zu bringen: Was wäre, wenn sie früher losgefahren wären? Was, wenn sie nicht angehalten hätten, um zu tanken? Nachdem dies drei Monate lang so weitergegangen war, wendeten sie sich an Dr. Ruth Lanius, eine Psychiaterin, die an der *University of Western Ontario* arbeitete.

Dr. Lanius, die ein paar Jahre vorher meine Studentin am *Trauma Center* gewesen war, erklärte Stan und Ute, sie wolle sich vor Beginn einer Behandlung ihre Gehirne auf einem fMRT-Scan anschauen. Dieses Verfahren misst die neuronale Aktivität, indem es Veränderungen der Durchblutung im Gehirn misst, und anders als der PET-Scan spielt bei diesem Verfahren Radioaktivität keine Rolle. Dr. Lanius benutzte das gleiche *Scriptdriven-Imagery*-Verfahren, das wir auch an der *Harvard University* benutzt hatten, um Vorstellungsbilder, Geräusche und Gerüche zu evaluieren, die Stan und Ute erlebt hatten, als sie am Unfallort in ihrem Auto gefangen gewesen waren.

Stan machte den Anfang und erlebte sofort einen Flashback, genauso wie es Marsha in unserer Harvard-Studie ergangen war. Er kam schwitzend aus dem Scanner, mit stark erhöhtem Herzschlag und sehr hohem Blutdruck. Er berichtete: »Genau so habe ich mich während des Unfalls gefühlt. Ich war mir sicher, dass ich sterben würde, und ich konnte nichts tun, um dies zu verhindern und mich zu retten.« Statt sich an den Unfall als etwas zu erinnern, das vor drei Monaten passiert war, hatte er die ganze Situation noch einmal erlebt.

Dissoziation und Wiedererleben

Dissoziation ist die Essenz des Traumas. Das überwältigende Erlebnis wird abgespalten und aufgeteilt, sodass die Emotionen, Geräusche, Bilder, Gedanken und physischen Empfindungen, die mit dem Trauma verbunden sind, ein Eigenleben zu führen beginnen. Die sensorischen Erinnerungsfragmente dringen in die Gegenwart ein und werden buchstäblich wieder erlebt. Solange das Trauma noch nicht aufgelöst ist, bleiben die Stresshormone, die der Körper zu seinem Schutz produziert, aktiv, und die defensiven Augenblicke und emotionalen Reaktionen der ursprünglichen traumatischen Situation wiederholen sich unablässig. Im Gegensatz zu Stan sind sich allerdings viele Menschen der Verbindung zwischen ihren »verrückten« Gefühlen und Reaktionen und den reinszenierten traumatischen Erlebnissen gar nicht bewusst. Ihnen ist völlig schleierhaft, warum sie auf die kleinste Reizung so reagieren, als stehe ihre physische Vernichtung unmittelbar bevor.

Flashbacks und Reinszenierungen sind in einem gewissen Sinne schlimmer und schwerer zu ertragen als das Trauma selbst. Ein traumatisches Ereignis hat einen Anfang und ein Ende – und folglich ist es irgendwann vorüber. Doch bei Menschen mit einer PTBS kann jederzeit ein Flashback auftreten, ganz gleich, ob sie gerade wach sind oder schlafen. Man kann nicht vorhersehen, wann dies wieder passieren oder wie lange solch eine Situation dauern wird. Menschen, die unter Flashbacks leiden, organisieren ihr Leben oft so, dass sie sich vor diesen Erlebnissen möglichst gut schützen können. Manchmal gehen sie wie unter Zwang zum Fitnesstraining und stemmen Gewichte (haben aber trotzdem weiterhin das Gefühl, nicht stark genug zu sein), betäuben sich mit Drogen oder versuchen, das illusionäre Gefühl zu entwickeln, in sehr gefährlichen Situationen die Kontrolle zu behalten (beispielsweise in Motorradrennen, beim Bungee-Springen oder bei der Arbeit als Fahrer eines Rettungsfahrzeugs). Der ständige Kampf gegen unsichtbare Gefahren wirkt erschöpfend und lässt sie kraftlos, deprimiert und müde zurück.

Wenn sich Elemente eines erlebten Traumas immer wieder bemerkbar machen, prägen die bei diesen Anlässen ausgeschütteten Stresshormone die Erinnerungen immer tiefer in den Geist ein. Ereignisse des normalen Alltagslebens treten dann zunehmend in den Hintergrund. Weil sie sich auf das Geschehen in ihrer Umgebung nicht einlassen können, fühlen sie sich nie völlig lebendig. Es fällt ihnen auch schwerer als anderen Menschen, die Freuden und Mühen des Alltagslebens zu spüren oder sich auf eine aktuelle Aufgabe zu konzentrieren. Weil solche Menschen nicht völlig in der Gegenwart präsent sind, bleiben sie umso stärker der Vergangenheit verhaftet.

Durch Trigger hervorgerufene Reaktionen kommen auf unterschiedliche Weisen zum Ausdruck. Veteranen reagieren oft auf das kleinste Alarmsignal – wenn sie beispielsweise auf der Straße über ein Schlagloch fahren oder ein Kind spielen sehen –, als befänden sie sich noch in der Kriegssituation. Sie erschrecken sehr leicht und werden dann entweder wütend oder erstarren. Menschen, die in ihrer Kindheit sexuell missbraucht wurden, betäuben ihre Sexualität manchmal völlig und verspüren starke Scham, wenn sie durch Empfindungen oder Bilder, die sie an ihre Missbrauchserlebnisse erinnern, gegen ihren Willen erregt werden – auch wenn das, was sie verspüren, die mit bestimmten Körperteilen assoziierten natürlichen Freuden sind. Werden Traumatisierte gezwungen, über ihre traumatischen Erlebnisse zu sprechen, steigt bei manchen der Blutdruck, während andere unter einer Migräne leiden. Wieder andere ziehen sich in solchen Fällen emotional völlig zurück und spüren für Unbeteiligte offensichtliche Veränderungen gar nicht. In einer Laborsituation können wir die Beschleunigung des Herzschlags und die Verstärkung der Produktion von Stresshormonen im Körper problemlos feststellen.

Solche Reaktionen sind irrational und können von den Betroffenen in der Regel nicht beeinflusst werden. Starke und kaum kontrollierbare Dränge und Emotionen bewirken, dass die Betroffenen sich verrückt fühlen oder sogar glauben, nicht der menschlichen Spezies anzugehören. Wenn Menschen während der Geburtstagsparty eines eigenen Kindes nichts empfinden oder beim Tod eines Menschen, den sie geliebt haben, keine Reaktion erkennen lassen, fühlen sie sich wie Ungeheuer. Zu ihrer vorherrschenden Emotion wird dann die Scham, und ihr vorrangiges Bestreben ist, die Wahrheit möglichst gut zu verbergen.

Menschen in einem solchen Zustand sind so gut wie nie mit dem Grund ihrer Selbstentfremdung in Kontakt. Dies ist der Punkt, an dem eine Therapie helfen kann, denn sie ermöglicht, die durch das traumatische Erlebnis entstandenen Emotionen zu spüren und sich in der gegenwärtigen Situation zu beobachten. Im Grunde geht es jedoch darum, dass das Gefahren wahrnehmende System des Gehirns verändert wurde und dass die körperlichen Reaktionen der Betroffenen dem Einfluss von in der Vergangenheit entstandenen Prägungen unterliegen.

Das Trauma, das »da draußen« begann, wird nun auf dem Schlachtfeld im eigenen Körper weitergespielt, gewöhnlich ohne bewusste Verbindung zwischen dem, was damals geschah, und dem, was im Moment im eigenen Inneren geschieht. Es geht weniger darum, dass man lernt, die schrecklichen Dinge, die geschehen sind, zu akzeptieren, sondern darum, die eigenen inneren Empfindungen und Emotionen zu meistern. Spüren, Benennen und Erkennen, was in uns vor sich geht, ist der erste Schritt auf dem Weg zur Genesung.

Der Rauchmelder wechselt in einen höheren Gang

Stans Gehirn-Scan zeigt, dass bei ihm in diesem Moment ein Flashback stattfindet. So sieht es im Gehirn von Menschen aus, die ein Trauma wieder erleben: Der helle Bereich in der Ecke unten rechts, der überblendete Bereich unten links und die vier symmetrischen weißen Löcher, die das Zentrum der Aufnahme umgeben, deuten darauf hin. (Vielleicht erkennen Sie auch die aufleuchtende Amygdala und den »abgeschalteten« Bereich in der linken Hirnhälfte aus der in Kapitel 3 vorgestellten Harvard-Studie wieder.) Stans Amygdala konnte nicht zwischen Vergangenheit und Gegenwart unterscheiden. Sie wurde so aktiviert, als fände der Autounfall im Scanner statt, und es wurden die gleichen großen Mengen von Stresshormonen ausgeschüttet und die gleichen Reaktionen des Nervensystems ausgelöst. Diese Reaktionen waren der Grund für das Schwitzen und Zittern des Patienten, für die stark erhöhte Herzfrequenz und für den hohen Blutdruck: alles völlig normale und möglicherweise lebensrettende Reaktionen, wenn soeben ein Lastwagen auf das eigene Auto aufgefahren ist.

Ein gut funktionierender Rauchmelder ist sehr wichtig. Schließlich möchte niemand ohne es zu merken einem Brand zum Opfer fallen. Aber wenn man beim Geruch von Rauch jedes Mal in Panik verfällt, wirkt das im normalen Alltagsleben ziemlich störend. Natürlich müs-

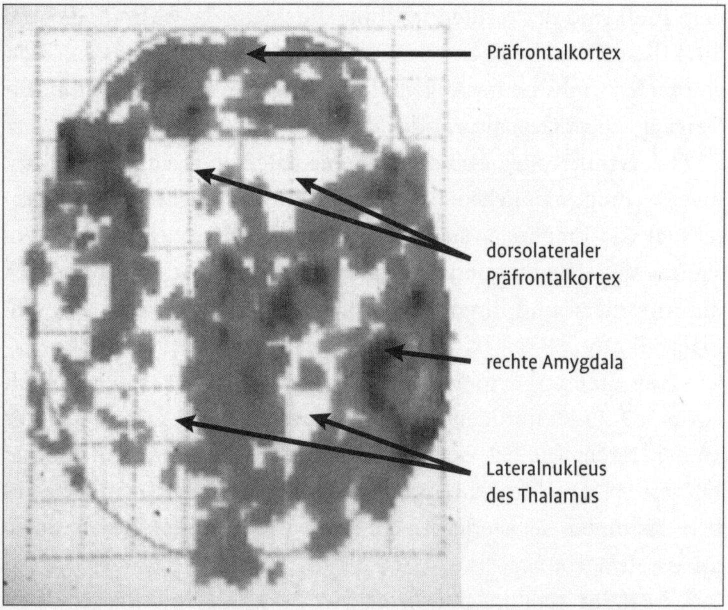

fMRT-Darstellung eines Flashbacks. Man beachte, dass auf der rechten Seite wesentlich stärkere Aktivität stattfindet als auf der linken.

sen wir mitbekommen, ob jemand auf uns wütend ist, aber wenn unsere Amygdala übertrieben stark reagiert, kann es passieren, dass wir ständig in Angst sind, andere Menschen könnten uns hassen, oder dass wir das Gefühl haben, alle anderen hätten uns »auf dem Kieker«.

Ausfall des Zeitmessers

Stan und Ute waren seit ihrem Unfall hypersensibel und sehr reizbar. Dies deutete auf Schwierigkeiten ihres Präfrontalkortex hin, unter Stress die Kontrolle aufrechtzuerhalten. Stans Flashback löste eine noch extremere Reaktion aus.

Die beiden weißen Bereiche am vorderen Teil des Kopfes (oben auf dem Bild) sind der rechte und linke dorsolaterale Präfrontalkortex. Sind diese Bereiche deaktiviert, verlieren die Betroffenen das Zeitempfinden und sind im Augenblick gefangen, ohne jedes Gefühl für Vergangenheit, Gegenwart oder Zukunft.[16]

Zwei Gehirnsysteme sind für die mentale Verarbeitung von Traumata wichtig, nämlich diejenigen, die für die Regulierung der Intensität von Emotionen und für die Einschätzung des Kontexts zuständig sind. Die Emotionsintensität wird durch den »Rauchmelder«, die Amygdala, und ihren Gegenspieler, den »Wachturm«, den medialen Präfrontalkortex, erfasst. Kontext und Bedeutung eines Erlebnisses obliegen dem System, das den dorsolateralen Präfrontalkortex (DLPFK) und den Hippocampus umfasst. Der DLPFK liegt an der Vorderseite des Gehirns seitlich, der MPFK im Zentrum der Vorderseite. Die Strukturen an der Mittellinie des Gehirns vermitteln das innere Selbsterleben, die an der Seite unsere Beziehung zu unserer Umgebung.

Der DLPFK teilt uns mit, in welcher Beziehung unser gegenwärtiges Erleben zur Vergangenheit steht und wie es die Zukunft beeinflussen könnte – man kann sich diesen Bereich als den »Zeitmesser« des Gehirns vorstellen. Das Wissen, dass alles, was passiert, endlich ist und somit früher oder später enden wird, macht die meisten Erlebnisse erträglich. Das Gegenteil trifft ebenfalls zu – wir empfinden Situationen als unerträglich, wenn wir annehmen, dass sie niemals enden werden. Die meisten von uns wissen aufgrund trauriger Erlebnisse, dass entsetzlicher Kummer gewöhnlich mit dem Gefühl verbunden ist, dieser elende Zustand werde nie enden und wir würden unseren Verlust nie überwinden. Ein Trauma ist die schlimmste Art zu erleben, dass etwas »nie enden wird«.

Stans Scan zeigt, warum Menschen nur dann von einem Trauma genesen können, wenn die Gehirnstrukturen, die während des ursprünglichen Erlebnisses ausgeschaltet wurden – weshalb das Ereignis vom Gehirn überhaupt als Trauma registriert wird –, wieder voll funktionsfähig sind. Besuche in der Vergangenheit sollten in der Therapie in einer Situation stattfinden, in der die Patienten im biologischen Sinne fest in der Gegenwart verwurzelt sind und sich möglichst ruhig, sicher und geerdet fühlen. (»Geerdet« bedeutet, dass man das eigene Gesäß auf dem Stuhl, auf dem man sitzt, spürt, dass man das Licht durch das Fenster kommen sieht, dass man die Anspannung in den Waden spürt und hört, wie der Wind den Baum vor dem Haus durchrüttelt.) Ist man in der Gegenwart verwurzelt, während man sich ein Trauma vergegenwärtigt, erschließt man sich Möglichkeiten tiefen Wissens darum, dass die entsetzlichen Ereignisse, die man erlebt hat, der Vergangenheit angehören. Dies ist aber nur möglich, wenn der Wachturm, der Koch und der Zeitmesser des Gehirns ihre Funktionen erfüllen. Eine Therapie kann so lange nicht zum Erfolg führen, wie Patienten immer wieder in ihre Vergangenheit zurückgezogen werden.

Der Thalamus schaltet ab

Wenn Sie sich den Scan von Stans Flashback noch einmal genau anschauen, finden Sie dort noch zwei weitere weiße Löcher in der unteren Hälfte der Darstellung. Dabei handelt es sich um den rechten und linken Thalamus – der während des Flashbacks ebenso ausgeschaltet wird, wie er es während des ursprünglichen traumatischen Erlebnisses war. Wie ich bereits sagte, fungiert der Thalamus als »Koch« – als eine Art Schaltstation, die Wahrnehmungen der Ohren und Augen und der Haut sammelt und sie in die »Suppe« integriert, die unser autobiografisches Gedächtnis ist. Der Ausfall des Thalamus erklärt, warum Traumata primär nicht als Geschichte erinnert werden, als Erzählung mit einem Anfang, einer Mitte und einem Ende, sondern als isolierte sensorische Eindrücke: in Form von Bildern, Geräuschen und physischen Empfindungen, die mit starken Emotionen verbunden sind, meist solchen des Schreckens und der Hilflosigkeit.[17]

Unter normalen Umständen fungiert der Thalamus auch als Filter oder Torhüter. Dadurch wird er zu einer zentralen Komponente von Aufmerksamkeit und Konzentration sowie des Erlernens von Neuem – die durch ein Trauma beeinträchtigt werden. Während Sie hier sitzen und lesen, hören Sie vielleicht im Hintergrund Musik oder den Verkehr auf der Straße, oder Sie spüren ein leichtes »Nagen« im Bauch, das Ihnen signalisiert, dass die Zeit für einen Snack gekommen ist. Wenn es Ihnen gelingt, auf den Text dieser Seite fokussiert zu bleiben, hilft Ihr Thalamus Ihnen, relevante Sinnesinformationen von unwichtigen zu unterscheiden, die Sie gefahrlos ignorieren können. In Kapitel 19, in dem es um Neurofeedback geht, werde ich auf einige Tests zu sprechen kommen, die wir benutzen, um zu messen, wie gut dieses Prüfsystem seine Aufgaben erfüllt und wie man es stärken kann.

Bei Menschen mit einer PTBS sind die Schleusentore weit geöffnet. Weil ihr Wahrnehmungsfilter nicht richtig funktioniert, befinden sie sich ständig in einem Zustand sensorischer Überlastung. Um mit dieser Situation fertigzuwerden, versuchen sie, sich zu verschließen, und sie entwickeln einen Tunnelblick und eine Hyperfokussierung. Gelingt es ihnen nicht, sich ohne Hilfsmittel zu verschließen, greifen sie manchmal zu Drogen oder Alkohol, um die Welt von sich fernzuhalten. Das Tragische ist, dass der Preis für dieses Sich-Verschließen unter anderem im Ausfiltern von Quellen der Freude besteht.

Depersonalisation: Sich von sich selbst abspalten

Wir werden uns nun anschauen, wie es Ute unter dem Scanner erging. Nicht alle Menschen reagieren auf Traumata genau gleich; doch der Unterschied zwischen diesen beiden Partnern war besonders auffällig, denn Ute hatte im Unfallwagen direkt neben Stan gesessen. Sie reagierte auf ihr Traumaskript mit völligem Abschalten ihres Geistes. In fast allen Bereichen ihres Gehirns war die Aktivität stark verringert. Herzfrequenz und Blutdruck stiegen nicht an. Und auf die Frage, wie sie sich während des Scans gefühlt habe, antwortete sie: »Ich habe mich genauso gefühlt wie während des Unfalls: Ich habe überhaupt nichts gespürt.«

Der medizinische Begriff für Utes Reaktion ist *Depersonalisation*.[18] Jeder, der mit traumatisierten Männern, Frauen und Kindern zu tun hat, wird früher oder später mit völlig ausdruckslosen Blicken und vollständiger Geistesabwesenheit konfrontiert, den äußeren Manifestationen der biologischen Erstarrungsreaktion. Depersonalisation ist ein Symptom der massiven Dissoziation, zu der es durch ein Trauma kommt. Stans Flashback war auf das Misslingen seiner Bemühungen, dem Unfall zu entfliehen, zurückzuführen – durch das Skript reaktiviert, strömten alle seine dissoziierten, fragmentierten Empfindungen und Emotionen in die Gegenwart. Doch Ute hatte, statt zu kämpfen, um der Situation zu entfliehen, ihre Angst dissoziiert und fühlte deshalb nichts.

Ich erlebe das Phänomen der Depersonalisation regelmäßig in meiner Praxis, wenn Patienten mir entsetzliche Geschichten erzählen, offensichtlich ohne auch nur das Geringste dabei zu empfinden. Es ist dann, als würde die gesamte Energie aus dem Raum gesaugt,

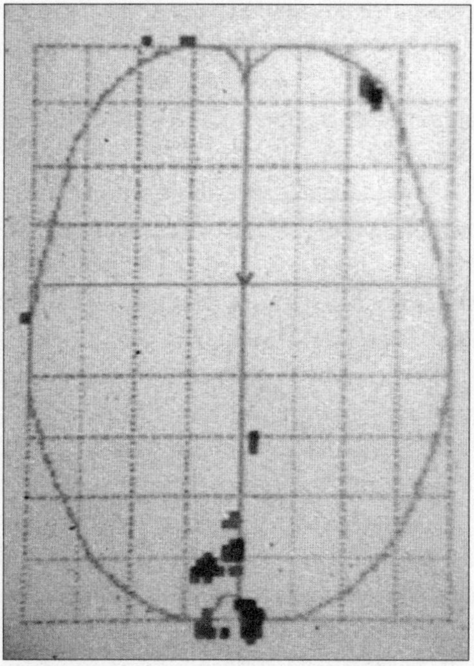

Völliges Abschalten (Dissoziation) in Reaktion auf die Erinnerung an ein erlebtes Trauma. In diesem Fall ist die Aktivität fast aller Gehirnbereiche verringert, was das Denken, die Fähigkeit zu fokussieren und die Orientierung beeinträchtigt.

und ich muss mich sehr bemühen, meine Aufmerksamkeit auf den Bericht zu konzentrieren. Ein lebloser Patient zwingt mich, wesentlich härter zu arbeiten, um die Therapie lebendig zu erhalten, und ich habe oft darum gebetet, dass solche Therapiesitzungen schnell vorübergehen mögen.

Nachdem ich Utes Scan gesehen hatte, veränderte ich meinen Umgang mit stark dissoziierten Patienten völlig. Weil bei ihnen fast das gesamte Gehirn »abgeschaltet« ist, können sie nicht denken, spüren keine tiefen Gefühle, erinnern sich nicht und können dem, was geschieht, keinen Sinn abgewinnen. Eine »Redetherapie« im herkömmlichen Sinne ist unter diesen Umständen ziemlich nutzlos.

In Utes Fall gab es Grund zu vermuten, warum sie auf das Trauma so völlig anders als Stan reagierte. Die Überlebensstrategie, die sie genutzt hatte, hatte ihr Gehirn in ihrer Kindheit erlernt, um mit der Härte ihrer Mutter fertigzuwerden. Utes Vater war gestorben, als sie neun Jahre alt gewesen war, und ihre Mutter hatte sie nach seinem Tod oft ziemlich gemein und herabwürdigend behandelt. Irgendwann hatte Ute entdeckt, dass sie ihren Geist »abschalten« konnte, wenn ihre Mutter sie wieder einmal anbrüllte. 35 Jahre danach, in ihrem demolierten Auto gefangen, hatte Utes Gehirn in den Überlebensmodus umgeschaltet, den sie schon benutzt hatte, um sich gegen ihre Mutter zur Wehr zu setzen – sie »ließ sich verschwinden«.

Menschen wie Ute müssen wieder wach werden und Engagement entwickeln; dies mag ihnen schwerfallen, aber sie müssen es schaffen, wenn sie ihr Leben wieder selbst steuern wollen. (Ute ist dies schließlich gelungen, sie hat ein Buch über ihre Erlebnisse geschrieben und verlegt nun eine Zeitschrift mit Namen *Mental Fitness.*) In diesem Zusammenhang ist der *Bottom-up*-Ansatz therapeutischer Arbeit wichtig. Er zielt darauf, die Physiologie des Patienten, seine Beziehung zu seinen Körperempfindungen zu verändern. Im *Trauma Center* arbeiten wir an so grundlegenden physiologischen Faktoren wie der Herzfrequenz und dem Atemmuster. Wir bringen unseren Patienten bei, bestimmte Körperempfindungen hervorzurufen, indem sie bestimmte Akupressur-Punkte[19] beklopfen. Auch rhythmische Interaktionen mit anderen Menschen sind von Nutzen – beispielsweise das

Hin- und Herwerfen eines Strandballs, das Hüpfen auf einem Pilates-Ball sowie das Trommeln oder Tanzen zu Musik.

Taubheitsempfindungen sind die andere Seite einer PTBS. Viele unbehandelte Traumatisierte erleben wie Stan anfangs explosive Flashbacks und werden später empfindungslos. Obgleich das Wiedererleben eines Traumas dramatisch, beängstigend und manchmal sogar selbstzerstörerisch ist, kann ein völliger Mangel an mentaler Präsenz über längere Zeit noch schädlicher sein. Dieses Problem spielt bei traumatisierten Kindern eine besonders große Rolle. Ausagierende Kinder ziehen die Aufmerksamkeit auf sich; um »abschaltende« Kinder hingegen kümmert sich niemand, weil sie nicht stören, und weil sie meist unbemerkt bleiben, verlieren sie allmählich ihre Zukunft.

Lernen, in der Gegenwart zu leben

Die Schwierigkeit einer Traumabehandlung liegt nicht nur darin, dass man sich mit der Vergangenheit auseinandersetzen muss, sondern noch stärker in der Notwendigkeit, die Qualität des alltäglichen Erlebens zu verbessern. Traumatische Erinnerungen erlangen im Falle einer PTBS unter anderem deshalb die Vorherrschaft, weil es den Patienten so schwerfällt, sich im gegenwärtigen Augenblick lebendig zu fühlen. Wenn Menschen sich hier und jetzt nicht völlig lebendig fühlen können, suchen sie Orte auf, wo sie sich einmal lebendig gefühlt haben – auch wenn dort Entsetzen und Elend auf sie warten.

Viele Ansätze zur Behandlung von traumatischem Stress konzentrieren sich darauf, die Patienten bezüglich ihrer Vergangenheit zu desensibilisieren, wobei man erwartet, dass die erneute Konfrontation mit Traumata ihre emotionalen Ausbrüche und Flashbacks verringern wird. Meiner Meinung nach basiert dieser Ansatz auf einem Missverständnis dessen, was bei traumatischem Stress geschieht. Wir müssen unseren Patienten vor allem beibringen, voll und ganz und vor allem sicher in der Gegenwart zu leben. Damit sie dies schaffen, müssen wir ihnen helfen, die Gehirnstrukturen, die während des traumatischen Erlebnisses »abgeschaltet« wurden, zu reaktivieren. Eine Desensibilisierung mag die Reaktivität Traumatisierter verringern, aber sie macht sie in ihrem Alltag nicht zufriedener – wenn sie spazieren gehen, sich etwas zu essen kochen oder mit ihren Kindern spielen –, sodass das Leben ungenutzt an ihnen vorüberzieht.

5 | VERBINDUNGEN ZWISCHEN KÖRPER UND GEHIRN

> Im Leben geht es um Rhythmus. Wir vibrieren, und unser Herz pumpt Blut durch den Körper. Wir sind nichts anderes als eine Rhythmusmaschine.
>
> MICKEY HART

Gegen Ende seiner beruflichen Tätigkeit, im Jahre 1872, veröffentlichte Charles Darwin sein Buch *Der Ausdruck der Gemüthsbewegungen bei dem Menschen und den Thieren.*[1] Bis vor kurzer Zeit beschränkten sich die meisten wissenschaftlichen Diskussionen über Darwins Theorien auf seine beiden Bücher *Die Entstehung der Arten* (1859) und *Die Abstammung des Menschen* (1871). *Der Ausdruck der Gemüthsbewegungen* ist, wie man mittlerweile erkannt hat, eine faszinierende Untersuchung über die Grundlagen der Emotionen und enthält zahlreiche Beobachtungen und Anekdoten aus jahrzehntelangen Untersuchungen sowie private Geschichten über Darwins Kinder und Haustiere. Außerdem repräsentiert dieses Buch einen Meilenstein der Buchillustration, und es ist eines der ersten Bücher, in denen Fotografien abgedruckt wurden. (Die Fotografie war zu jener Zeit eine noch relativ neue Technik, und wie die meisten Wissenschaftler wollte auch Darwin die neuesten technischen Möglichkeiten nutzen, um seine Ideen verständlich zu machen.) Das Buch ist auch heute noch im Handel, und eine neue englischsprachige Ausgabe enthält eine ausgezeichnete Einführung von Paul Ekman, einem Pionier der Emotionsforschung in unserer Zeit.

Darwin beginnt seine Erörterung mit einer Beschreibung der Organisationsaspekte des physischen Körpers, die alle Säugetiere einschließlich des Menschen miteinander gemein haben – der Lunge, der Nieren, des Gehirns, der Verdauungsorgane und der Sexualorgane, die alle das Leben erhalten und seinen Fortbestand sichern. Obwohl viele heutige Wissenschaftler Darwin Anthropomorphismus vorwerfen würden, erweist er sich als wahrer Tierliebhaber, wenn er schreibt: »Ich glaube, es ist nun gezeigt worden, daß der Mensch und die höheren Thiere, besonders die Primaten, einige wenige Instinkte gemeinsam haben. Alle haben dieselben Sinneseindrücke und Empfindungen, ähnliche Leidenschaften, Affekte und Erregungen, selbst die complexeren, wie Eifersucht, Verdacht, Ehrgeiz, Dankbarkeit und Großherzigkeit.«[2] Er beobachtet, dass wir Menschen einige der physischen Anzeichen für Emotionen mit Tieren gemeinsam haben. Wenn wir das Gefühl haben, dass die Haare an unserem Hinterkopf sich sträuben, weil wir Angst haben, oder wenn wir die Zähne blecken, weil wir wütend sind, können dies nur Relikte eines langen Entwicklungsprozesses sein.

Nach Darwins Auffassung wurzeln die Emotionen von Säugetieren grundsätzlich in deren Biologie: Sie sind unentbehrlich, weil sie die Motivation zur Ausführung einer Handlung beinhalten. Emotionen (vom lateinischen Wort *emovere* = hinausbewegen) geben allem, was wir tun, Form und Richtung und kommen primär durch die Muskeln des Gesichts und des ganzen Körpers zum Ausdruck. Aufgrund der Muskelbewegungen des Kopfes und des gesamten Körpers können andere Menschen unsere mentale Verfassung und unsere Absichten erkennen: Ausdrucksformen, die auf Wut hindeuten, und bedrohlich wirkende Körperhaltungen veranlassen sie dazu, sich von uns zu entfernen. Traurigkeit hingegen weckt fürsorgliche Impulse und Aufmerksamkeit. Furcht kann Hilflosigkeit signalisieren oder uns auf eine potenzielle Gefahr aufmerksam machen.

Wir können die Dynamik zwischen zwei Menschen instinktiv »lesen«, indem wir darauf achten, ob sie angespannt oder entspannt sind, in welcher Haltung sie sich befinden, wie ihre Stimme klingt und was uns ihr Gesichtsausdruck verrät. Schauen Sie sich einmal einen Film in einer Ihnen unbekannten Sprache an. Sie werden merken, dass Sie auch ohne Worte erraten können, welcher Art die Beziehung zwischen den Akteuren ist. Ebenso können wir oft auch das

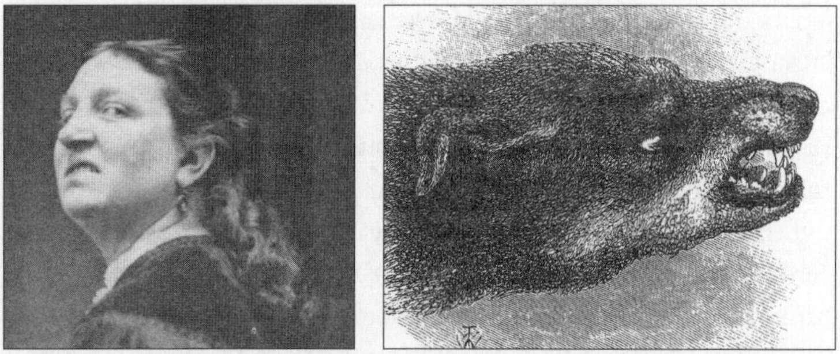

»Wenn ein Mensch einen anderen verhöhnt oder beissig anfährt, wird dann der Winkel der Oberlippe über dem Hunds- oder Augenzahn auf der Seite erhoben, auf welcher der so angeredete Mensch sich findet?« (Darwin: Gemüthsbewegungen, S. 16, Frage 7)

Verhalten anderer Säugetiere (z. B. das von Affen, Hunden oder Pferden) »lesen«.

Darwin beobachtet weiter, dass der wichtigste Zweck der Emotionen darin besteht, eine Bewegung zu initiieren, welche die Sicherheit und die physische Balance des Organismus (ob den eines Menschen oder den eines Tiers) wiederherstellt. Folgendes sagt Darwin über den Ursprung dessen, was wir heute PTBS nennen würden:

> Verhaltensweisen, die der Vermeidung von Gefahr oder der Flucht vor ihr dienen, wurden eindeutig entwickelt, um jedem Organismus das Überleben zu ermöglichen. Unverhältnismäßig lange anhaltendes Flucht- oder Vermeidungsverhalten ist jedoch für das Tier von Nachteil, weil zur Erhaltung der Art die Fortpflanzung erforderlich ist, die wiederum von der Sicherung ausreichender Nahrung, von Schutz und von Paarungsaktivitäten abhängig ist, die alle das Gegenteil von Vermeidung und Flucht beinhalten.[3] [Zitiert nach B. van der Kolk.]

Die gesamte Energie eines Organismus, der im Überlebensmodus verharrt, wird auf den Kampf gegen unsichtbare Feinde fokussiert, sodass für Nahrungsbeschaffung, fürsorgliches Verhalten und Liebe nichts übrig bleibt. Für uns Menschen bedeutet dies: Solange sich unser Geist gegen Angriffe unsichtbarer Feinde zur Wehr setzt, sind nicht nur unsere engsten Bindungen in Gefahr, sondern auch unsere Fähigkeit, uns etwas vorzustellen, zu planen, zu spielen, zu lernen und auf die Bedürfnisse anderer Menschen zu achten.

Darwin hat sich auch schon über die Verbindungen zwischen Körper und Gehirn geäußert, die bis heute nicht vollständig geklärt sind. An starken Emotionen ist nicht nur der Geist, sondern sind auch Bauch und Herz beteiligt: »Herz, Eingeweide und Gehirn kommunizieren intensiv über den ›pneumogastrischen‹ Nerv, der für den Ausdruck der Emotionen bei Menschen und Tieren besonders wichtig ist. Ist der Geist stark erregt, wirkt sich dies unmittelbar auf den Zustand der Viszera aus; deshalb finden im Zustand der Erregung zwischen diesen beiden besonders wichtigen Organen des Körpers viele Aktionen und Reaktionen statt.«[4] [Zitiert nach B. van der Kolk.]

Als ich diese Passage entdeckte, las ich sie mit wachsender Begeisterung immer wieder. Natürlich erleben wir unsere verheerendsten Emotionen als qualvolle Gefühle und als Herzenskummer. Solange wir Emotionen hauptsächlich im Kopf registrieren, können wir sie recht gut unter Kontrolle behalten, aber ein Gefühl, als würde unser Brustkorb einbrechen oder als hätte uns jemand einen Schlag in den Bauch versetzt, ist unerträglich. Wir tun in solchen Fällen alles, um die schrecklichen viszeralen Empfindungen zu unterbinden, ganz gleich, ob wir uns zu diesem Zweck an einen anderen Menschen klammern, ob wir Drogen oder Alkohol konsumieren oder ob wir uns mit einem Messer die eigene Haut aufritzen, um die überwältigenden Emotionen durch fassbare Empfindungen zu überspielen. Wie viele psychische Probleme, die in Form von Drogenabhängigkeit oder selbstschädigendem Verhalten zum Ausdruck gelangen, beginnen als Versuche, mit dem unerträglichen körperlichen Schmerz fertigzuwerden, den unsere Emotionen verursachen? Falls Darwin recht hatte, können wir diese Probleme nur lösen, wenn wir Möglichkeiten finden, Menschen zu helfen, die innere sensorische Landschaft ihres Körpers zu verändern.

Bis vor Kurzem wurde diese bidirektionale Kommunikation zwischen Körper und Geist von der westlichen Wissenschaft weitgehend ignoriert, obwohl sie seit Langem für die traditionellen Heilmethoden in vielen anderen Regionen der Welt – vor allem in Indien und China – von zentraler Bedeutung ist. Heute verändert diese Sicht unser Verständnis von Traumata und der Möglichkeiten, von ihnen zu genesen.

Ein Fenster zum Nervensystem

All die kleinen Zeichen, die wir im Laufe eines Gesprächs instinktiv registrieren – die Muskelbewegungen und Spannungen, die im Gesicht eines anderen Menschen zu erkennen sind, Augenbewegungen und Veränderungen der Pupillengröße, Sprechgeschwindigkeit und Tonhöhe der Stimme –, sowie die Fluktuationen in unserer inneren Landschaft – Speichelfluss, Schlucken, Atmung und Herzfrequenz – sind durch ein einziges Regulationssystem miteinander verbunden.[5] Sie alle sind ein Produkt der Synchronie zwischen den beiden Zweigen des autonomen Nervensystems (ANS): des sympathischen Zweiges, der als »Gaspedal« des Körpers fungiert, und des parasympathischen Zweiges, seiner »Bremse«.[6] Dies sind die »Gegenteile«, von denen Darwin sprach, und zusammen sind sie für die Steuerung des Energieflusses im Körper sehr wichtig, wobei der eine Zweig für die Nutzung der Energie und der andere für ihre Konservierung zuständig ist.

Das sympathische Nervensystem (SNS) ermöglicht eine Steigerung der Erregung einschließlich der Kampf-oder-Flucht-Reaktion (Darwins »Flucht- oder Vermeidungsverhalten«). Vor fast zweitausend Jahren gab der römische Arzt Galenus diesem Zweig den Namen »sympathisch«, weil er beobachtet hatte, dass seine Aktivität von Emotionen bestimmt wird *(sym-pathos)*. Das SNS befördert Blut in die Muskeln und ermöglicht so schnelles Handeln, teilweise, indem es die Nebennieren zur Ausschüttung von Adrenalin veranlasst, wodurch Herzfrequenz und Blutdruck erhöht werden.

Der zweite Zweig des ANS ist der parasympathische Zweig (PNS –

das »gegen die Emotionen gerichtete« Nervensystem, das diejenigen Körperfunktionen fördert, die der Selbsterhaltung dienen, etwa die Verdauungsfunktion und die Wundheilung). Er aktiviert die Ausschüttung von Acetylcholin, was die Erregung unterbricht, die Herzfrequenz verlangsamt, die Muskeln entspannt und die Atmung normalisiert. Wie schon Darwin erklärte, sind »Nahrung, Schutz und Paarungsaktivitäten« vom PNS abhängig.

Man kann diese beiden Systeme auf eine sehr einfache Weise selbst erkunden: Bei jedem tiefen Atemzug wird das SNS aktiviert. Der dadurch hervorgerufene Adrenalinschub lässt das Herz schneller schlagen, was erklären könnte, warum so viele Sportler vor Beginn eines sportlichen Wettkampfs ein paarmal kurz, aber tief einatmen. Das Ausatmen aktiviert die PNS, was die Herzfrequenz verlangsamt. Wenn Sie an einem Yoga- oder Meditationskurs teilnehmen, fordert der Kursleiter Sie wahrscheinlich auf, besonders stark auf das Ausatmen zu achten, weil tiefes und langes Ausatmen beruhigend wirkt. Wenn wir atmen, wird unser Herzschlag ständig schneller und wieder langsamer, und das Zeitintervall zwischen zwei aufeinanderfolgenden Herzschlägen ist nie genau gleich. Mithilfe einer Maßeinheit mit Namen *Herzratenvariabilität* (HRV) lässt sich die Flexibilität dieses Systems untersuchen, und eine gute HRV – je stärker die Fluktuationsfähigkeit, umso besser – zeigt an, dass »Bremse« und »Gaspedal« Ihres Arousalsystems gut funktionieren und in Balance sind. Als wir uns ein Gerät für die Messung der HRV anschafften, gelang uns ein wichtiger Durchbruch, und ich werde in Kapitel 16 erklären, wie wir die HRV für die PTBS-Behandlung nutzen können.

Der neuronale Liebescode[7]

Im Jahre 1994 hat Stephen Porges, der als Forscher an der *University of Maryland* arbeitete, als wir mit unseren Untersuchungen über die HRV begannen, und der mittlerweile an der *University of North Carolina* lehrt, die Polyvagal-Theorie vorgestellt, die auf Darwins Beobachtungen basiert und den frühen Erkenntnissen dieses Autors diejenigen der wissenschaftlichen Forschung der folgenden 140 Jahre hinzugefügt hat. (Der Begriff *polyvagal* bezieht sich auf die verschiedenen Zweige des Vagusnervs – Darwins »pneumogastrischen Nerv« –, der zahlreiche Organe miteinander verbindet, darunter Gehirn, Lunge, Herz, Magen und Darm.) Die Polyvagal-Theorie ermöglicht uns ein differenzierteres Verständnis der biologischen Implikationen von Gefühlen der Sicherheit und Gefährdung, das dem subtilen Zusammenwirken der viszeralen Empfindungen unseres eigenen Körpers mit den Stimmen und Gesichtern der Menschen in unserer Umgebung Rechnung trägt. Sie erklärt, weshalb ein freundliches Gesicht oder eine beruhigend klingende Stimme sich stark auf unsere Gefühle auswirken kann. Sie lieferte die Begründung dafür, warum uns das Wissen, dass wir von Menschen, die uns wichtig sind, gesehen und gehört werden, ein Gefühl der Ruhe und Sicherheit vermitteln kann, wohingegen Ignoriertwerden oder Ablehnung eine Wutreaktion oder einen psychischen Zusammenbruch hervorrufen kann. Die Polyvagal-Theorie hat uns auch zu verstehen geholfen, warum uns eine fokussierte Form des Einklangs mit einem anderen Menschen aus desorganisierten und von Furcht geprägten Zuständen befreien kann.[8]

Die von Porges entwickelte Theorie half uns, über die Auswirkungen von Kampf- und Fluchtreaktionen hinauszublicken und in den Mittelpunkt unserer Bemühungen, Traumata zu verstehen, die sozialen Beziehungen zu stellen. Sie wies uns auch den Weg zu neuen Heilungsmethoden, die das Körpersystem stärken, um den Erregungszustand regulieren zu können.

Menschen reagieren erstaunlich empfindlich auf subtile emotionale Veränderungen bei anderen Menschen (und bei Tieren) in ihrer Umgebung. Leichte Veränderungen hinsichtlich der Anspannung der Augenbrauen, der Runzeln um die Augen, der Rundung der Lippen und der Haltung des Halses signalisieren uns schnell, ob ein Gegenüber sich wohlfühlt, misstrauisch oder entspannt ist oder sich fürchtet.[9] Unsere Spiegelneuronen registrieren, was in anderen Menschen vor sich geht, und unser eigener Körper passt sich innerlich an das an, was wir bei anderen bemerken. Ebenso signalisieren die Muskeln unseres eigenen Gesichts anderen, wie ruhig oder begeistert wir uns fühlen, ob unser Herz rast oder ruhig ist und ob wir kurz davor sind, sie anzugreifen oder davonzulaufen. Wenn ein anderer Mensch uns signalisiert: »Du bist bei mir in Sicherheit«, entspannen wir uns. Haben wir in unserer Beziehung Glück, fühlen wir uns auch genährt, unterstützt und erfrischt, wenn wir in das Gesicht und die Augen unseres Partners schauen.

Unsere Kultur hält uns zur Konzentration auf unsere persönliche Einzigartigkeit an; doch in einem tieferen Sinne existieren wir als individuelle Organismen kaum. Unser Gehirn ist so aufgebaut, dass es uns helfen kann, unsere Funktionen als Mitglieder eines Stammes zu erfüllen. Wir gehören sogar dann diesem Stamm an, wenn wir allein sind, ganz gleich, ob wir Musik hören (die andere Menschen geschaffen haben), ob wir im Fernsehen ein Basketballspiel anschauen (wobei sich unsere eigenen Muskeln anspannen, wenn die Spieler laufen und springen) oder ob wir eine Tabellenkalkulation für eine Geschäftsbesprechung zusammenstellen (wobei wir die Reaktionen des Chefs voraussehen). Den größten Teil unserer Energie verwenden wir darauf, eine Verbindung zu anderen Menschen herzustellen und aufrechtzuerhalten.

Wenn wir einmal die Liste spezifischer Symptome außer Acht lassen, die mit bestimmten psychiatrischen Diagnosen verbunden sind, stellen wir fest, dass fast alles psychische Leiden in irgendeiner Form entweder etwas mit dem Aufbau funktionstüchtiger und befriedigender Beziehungen oder mit Problemen hinsichtlich der Regulierung von Erregungszuständen zu tun hat (wie es bei Menschen, die ständig Wutanfälle bekommen, sich verschließen, sich übermäßig aufregen oder ganz generell desorganisiert sind, der Fall ist). Meist liegt eine Kombination der beiden genannten Faktoren vor. Das übliche medizinische Prozedere, das sich auf die Suche nach dem richtigen Medikament zur Behandlung einer bestimmten »Störung« konzentriert, lenkt in der Regel von der Auseinandersetzung mit der Frage ab, wie unsere Probleme uns mit unserer Funktion als Mitglieder eines Stammes beeinträchtigen.

Sicherheit und Reziprozität

Vor einigen Jahren hörte ich, wie Jerome Kagan, ein angesehener emeritierter Professor für Kinderpsychologie von der *Harvard University*, zum Dalai Lama sagte, auf jede grausame Handlung in dieser Welt kämen Hunderte von kleinen Handlungen der Güte und der Verbundenheit. Sein Resümee lautete: »Gütig statt bösartig zu sein ist wahrscheinlich ein Wesensmerkmal unserer Spezies.« Die Fähigkeit, sich in Gegenwart anderer Menschen sicher zu fühlen, ist wohl der wichtigste Aspekt psychischer Gesundheit; sichere Beziehungen sind für ein sinnvolles und befriedigendes Leben wahrscheinlich unerlässlich. Aus zahlreichen Untersuchungen über Reaktionen auf Katastrophen geht hervor, dass soziale Unterstützung der wirksamste Schutz gegen die schädlichen Auswirkungen von Stress und Traumata ist.

Soziale Unterstützung ist nicht das Gleiche, wie einfach nur mit anderen Menschen zusammen zu sein. Der entscheidende Aspekt ist die *Reziprozität*: dass wir uns von den Menschen in unserer Umgebung wirklich gehört und gesehen fühlen, dass wir das Gefühl haben, ein anderer Mensch bewahrt uns in seiner Seele und in seinem Herzen. Wenn wir erreichen wollen, dass sich unser Körper beruhigt, dass er heilt und sich weiterentwickelt, müssen wir viszeral ein Gefühl der Sicherheit erleben. Kein Arzt kann Freundschaft und Liebe auf Rezept verschreiben: Sie zu entwickeln erfordert komplexe und schwer zu erlangende Fähigkeiten. Man braucht keine lange Vorgeschichte traumatischer Erlebnisse zu haben, um sich auf einer Party, auf der man mit vielen Fremden zusammentrifft, befangen zu fühlen oder sogar in Panik zu geraten – aber ein Trauma kann die ganze Welt in eine Begegnung mit Aliens verwandeln.

Viele Traumatisierte stellen fest, dass sie mit den Menschen in ihrer Umgebung kaum noch zurechtkommen. Einige finden Trost in Gruppen von Menschen, die Ähnliches wie sie erlebt haben, mit denen sie immer wieder ihre Kriegserlebnisse rekapitulieren können. Das Fokussieren auf die gemeinsame Traumavorgeschichte und die Viktimisierung lindern ihr schmerzhaftes Gefühl der Isolation; allerdings ist der Preis dafür in der Regel, dass sie ihre individuellen Unterschiede leugnen müssen: Mitglied einer solchen Gruppe kann man nur werden, wenn man sich einem verbindlichen Verhaltenskodex unterordnet.

Die Isolation in einer streng definierten Opfergruppe fördert eine Sicht, die andere Menschen als bestenfalls irrelevant und schlimmstenfalls gefährlich erscheinen lässt – was wiederum zu einer noch stärkeren Entfremdung führt. Gangs, extremistische politische Parteien und religiöse Kulte können Trost bieten, aber sie fördern kaum die mentale Flexibilität, die Menschen brauchen, um sich dem, was

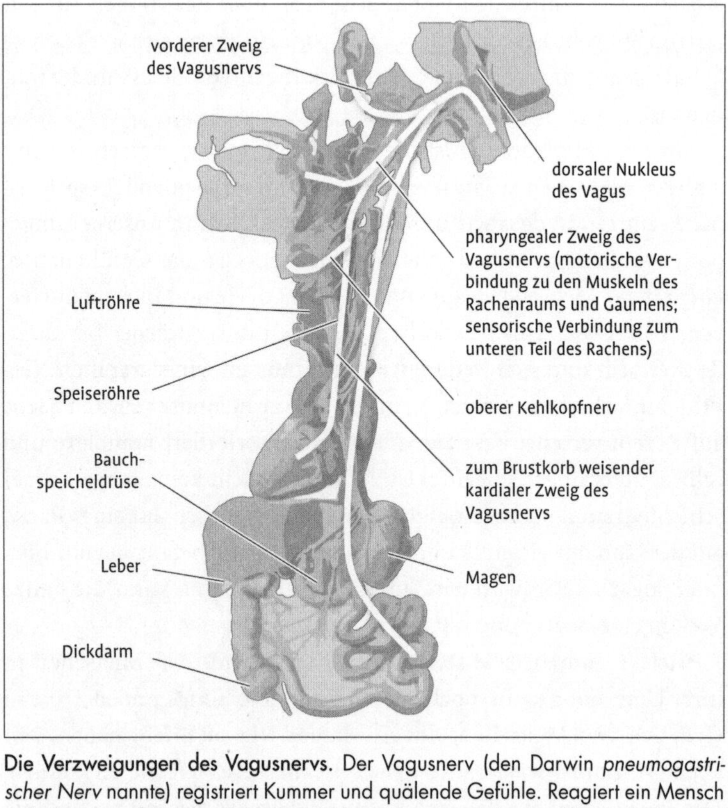

Die Verzweigungen des Vagusnervs. Der Vagusnerv (den Darwin *pneumogastrischer Nerv* nannte) registriert Kummer und quälende Gefühle. Reagiert ein Mensch aufgebracht auf etwas, wird seine Kehle trocken, seine Stimme klingt sehr intensiv, sein Herz schlägt schneller, und seine Atmung wird schnell und flach.

das Leben zu bieten hat, völlig zu öffnen, und deshalb können sie ihre Mitglieder nicht von ihren Traumata befreien. Menschen mit guter allgemeiner Funktionsfähigkeit können individuelle Unterschiede akzeptieren und das Menschsein anderer anerkennen.

In den letzten beiden Jahrzehnten hat sich die Auffassung durchgesetzt, dass Erwachsenen und Kindern, die zu ängstlich oder zu verschlossen sind, um bei anderen Menschen Trost und Geborgenheit zu finden, eine Beziehung zu einem Tier helfen kann. Hunde und Pferde und sogar Delfine sind weniger komplizierte Gefährten als Menschen, können Menschen aber zu dem dringend erforderlichen Gefühl der eigenen Sicherheit verhelfen. Insbesondere Hunde und Pferde werden mittlerweile häufig bei der Behandlung von Gruppen von Traumatisierten eingesetzt.[10]

Drei Ebenen der Sicherheit

Nach einem Trauma erleben Menschen die Welt mit einem veränderten Nervensystem, dessen Wahrnehmung von Gefahr und Sicherheit nicht mehr so ist wie vorher. Porges hat den Begriff *Neurozeption* geprägt, der die Fähigkeit bezeichnet, Gefahr und Sicherheit in der Umgebung einzuschätzen. Wenn wir Menschen mit einer defekten Neurozeption zu helfen versuchen, besteht die größte Schwierigkeit darin, Möglichkeiten zu finden, ihre Physiologie in den ursprünglichen Zustand zurückzuversetzen, damit die Überlebensmechanismen ihr nicht mehr entgegenwirken können. Dies bedeutet, dass man Traumatisierten helfen muss, angemessen auf Gefahr zu reagieren; noch wichtiger ist allerdings, dass ihre Fähigkeit, Sicherheit, Entspannung und echte Reziprozität zu erleben, wiederhergestellt wird.

Ich habe sechs Patienten, die Flugzeugabstürze überlebt hatten, ausführlich befragt und behandelt. Zwei berichteten, sie hätten während des Unfalls das Bewusstsein verloren; sie seien zwar körperlich nicht verletzt worden, aber psychisch zusammengebrochen. Zwei waren in Panik verfallen und noch lange nach Beginn ihrer Behandlung bei mir in einem sehr aufgebrachten Zustand verblieben. Zwei waren ruhig und handlungsfähig geblieben und hatten geholfen, andere Passagiere aus dem brennenden Wrack zu retten. Ich habe ein ähnliches Spektrum unterschiedlicher Reaktionen bei Patienten, die vergewaltigt worden waren, einen Autounfall überlebt hatten oder gefoltert worden waren, vorgefunden. Im vorigen Kapitel wurden die völlig unterschiedlichen Reaktionsweisen von Stan und Ute bei der Reinszenierung ihres gemeinsam erlebten Autounfalls auf dem Highway beschrieben. Wie lässt sich diese Vielfalt der Reaktionen erklären? Reaktionen fokussierter Aktivität, des Zusammenbruchs und rasender, verzweifelter Aktivität?

Stephen Porges gibt mit seiner Theorie eine Antwort auf diese Frage: Das autonome Nervensystem kann drei grundlegende physiologische Zustände initiieren. Der Sicherheitsgrad einer Situation ist entscheidend dafür, welche der drei Reaktionsweisen zu einem bestimmten Zeitpunkt aktiviert wird. Wenn wir uns bedroht fühlen, wenden wir uns instinktiv zunächst der ersten Reaktionsebene zu: der des *sozialen Engagements*. Wir bemühen uns um Hilfe und Unterstützung und suchen Trost bei den Menschen in unserer Umgebung. Kommt uns jedoch niemand zu Hilfe oder sind wir in unmittelbarer Gefahr, schaltet unser Organismus auf eine primitivere Art der Überlebenssicherung um: auf *Kampf oder Flucht*. Wir kämpfen dann gegen den Angreifer oder fliehen an einen sicheren Ort. Schlägt auch dieser Versuch fehl – weil wir es nicht schaffen zu fliehen, weil wir festgehalten werden oder eingesperrt sind –, versucht der Organismus, sich zu retten, indem er »abschaltet« und so wenig Energie wie möglich verbraucht. Wir befinden uns dann in einem Zustand der *Erstarrung* oder des *Kollabierens*.

Hier kommt der verzweigte Vagusnerv ins Spiel, und ich werde nun kurz seine anatomische Beschaffenheit beschreiben, weil sie für die Art, wie Menschen mit Traumata umgehen, von zentraler Bedeutung ist. Das *System soziales Engagement* basiert auf Nerven, die von den Steuerungszentren im Hirnstamm ausgehen, primär vom Vagus, der auch als zehnter Kranialnerv bezeichnet wird – in Verbindung mit den benachbarten Nerven, welche die Muskeln des Gesichts, Rachens, Mittelohrs und Kehlkopfs aktivieren. Gibt der *ven-*

tral-vagale Komplex (VVK) den Ton an, lächeln wir, sobald andere uns anlächeln, wir nicken, wenn wir zustimmen, und wir runzeln die Stirn, wenn Freunde uns von ihren Missgeschicken erzählen. Ist der VVK aktiv, übermittelt er auch Signale an Herz und Lunge, um den Herzschlag zu verlangsamen und den Atem tiefer werden zu lassen. Wir fühlen uns dann ruhig und entspannt, zentriert oder angenehm erregt.

Jede Gefahr für unsere Sicherheit oder unsere sozialen Beziehungen führt zu Veränderungen in den vom VVK innervierten Bereichen unseres Körpers. Passiert etwas Belastendes, signalisieren wir durch unseren Gesichtsausdruck und den Ton unserer Stimme automatisch unsere Aufgebrachtheit – Veränderungen, die andere Menschen dazu bringen sollen, uns zu helfen.[11] Reagiert niemand auf den Hilferuf, wird das Bedrohungsgefühl stärker, und das ältere limbische System wird aktiv. Das SNS übernimmt das Kommando und mobilisiert Muskeln, Herz und Lunge für Kampf oder Flucht.[12] Wir sprechen dann schneller und lauter, und unser Herz pumpt schneller. Ist ein Hund im Raum, läuft er unruhig umher und knurrt, weil er die Aktivierung unserer Schweißdrüsen riecht.

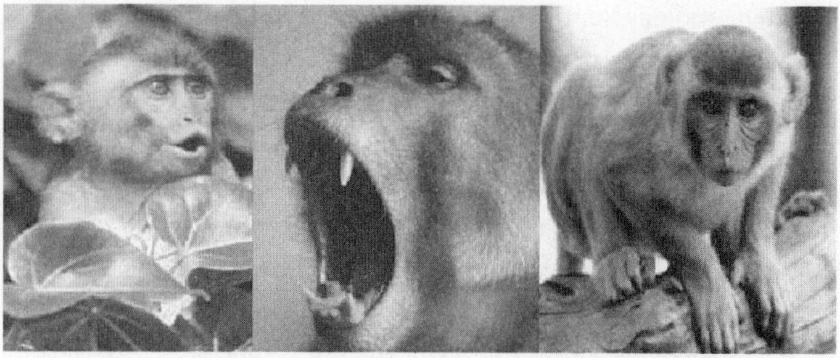

Mit freundl. Genehmigung von Ned Kalin, MD

Drei Arten der Reaktion auf Bedrohung

1. System soziales Engagement: Ein beunruhigter Affe signalisiert Gefahr und ruft nach Hilfe. VVK.
2. Kampf oder Flucht: Das Tier zeigt seine Zähne, und sein Gesicht bringt Wut und Entsetzen zum Ausdruck. SNS.
3. Erstarren/Zusammenbruch: Der Körper signalisiert eine Niederlage und zieht sich zurück. DVK.

Gibt es keinen Ausweg, und wir können nichts tun, um das Unvermeidliche abzuwenden, aktivieren wir unser drittes und letztes Notfallsystem: den dorsal-vagalen Komplex (DVK). Dieses System wirkt bis unterhalb des Zwerchfells in Magen, Nieren und Darm hinein und reduziert die Stoffwechselaktivität im gesamten Körper drastisch. Die Herzfrequenz sinkt stark (wir haben das Gefühl, dass uns »das Herz in die Hose fällt«), wir können nicht atmen, und unser Verdauungstrakt stellt seine Tätigkeit ein oder entleert sich (die Angst bringt unsere Verdauung dann auf Hochtouren). An diesem Punkt »schalten wir ab« – wir kollabieren und erstarren.

Kampf oder Flucht im Gegensatz zum Erstarren

Wie Stans und Utes Gehirn-Scans zeigen, kann ein Trauma nicht nur in Form von Kampf oder Flucht, sondern auch in Form von Abschalten und mangelndem Engagement in der Gegenwart zum Ausdruck kommen. Bei den genannten Reaktionsweisen spielen verschiedene Arten von Gehirnaktivität eine Rolle: das Kampf-oder-Flucht-System des Säugetierhirns, das schützend wirkt und uns davon abhält, abzuschalten, und das Reptilienhirn, das die Erstarrungsreaktion hervorruft. Den Unterschied zwischen diesen beiden Systemen kann man in jeder großen Tierhandlung beobachten. Junge Katzen, Hunde, Mäuse und Wüstenmäuse spielen ständig, und wenn sie müde sind, kuscheln sie sich aneinander. Schlangen und Echsen hingegen liegen reglos in einer Ecke ihres Käfigs und reagieren nicht auf die Umgebung.[13] Diese Art des Erstarrens, die vom Reptilienhirn ausgeht, ist für viele chronisch traumatisierte Menschen typisch. Dem Säugetierhirn hingegen entsprechen Panik und Wut, die kürzlich Traumatisierte verängstigt und beängstigend wirken lassen.

Wie sich die Kampf-/Fluchtreaktion anfühlt, ist wohl fast jedem bekannt: Eine plötzlich auftauchende Gefahr löst einen starken Impuls aus, sich zu bewegen und zum Angriff überzugehen. Durch die Gefahr wird unser System soziales Engagement abgeschaltet, unsere Reaktion auf die menschliche Stimme wird verringert, und unsere

Empfindlichkeit gegenüber bedrohlich wirkenden Geräuschen wird verstärkt. Doch für viele Menschen sind Panik und Wut erstrebenswerter als deren Gegenteil: sich zu verschließen und damit für die Welt wie tot zu sein. Die Kampf-/Fluchtreaktion mobilisiert ihre Energie. Deshalb fühlen sich so viele missbrauchte, misshandelte und anderweitig traumatisierte Menschen erst angesichts von Gefahr völlig lebendig, wohingegen sie in komplexeren, aber objektiv ungefährlichen Situationen – wie Geburtstagspartys und Festessen der Familie – in einen Zustand der Gefühlstaubheit verfallen.

Wenn es durch Kampf oder Flucht nicht gelingt, eine Gefahr zu neutralisieren, aktivieren wir unsere letzte Zuflucht – das Reptilienhirn, unser ultimatives Notfallsystem. Dieses wird in der Regel aktiv, wenn wir physisch bewegungsunfähig sind, beispielsweise weil uns ein Angreifer festhält oder weil sich ein Kind einer Bezugsperson nicht durch Flucht entziehen kann. Zusammenbruch und Rückzug obliegen dem DVK, einem entwicklungsgeschichtlich alten Teil des PNS, der Verdauungssymptome wie Durchfall und Übelkeit hervorrufen kann. Außerdem wird in diesem Zustand der Herzschlag verlangsamt, und die Atmung wird flacher. Sobald dieses System die Kontrolle übernimmt, spielen andere Menschen und sogar wir selbst keine Rolle mehr. Das Gewahrsein wird abgeschaltet, und möglicherweise registrieren wir nicht einmal mehr körperlichen Schmerz.

Wie wir Menschen werden

Der von Porges entwickelten Großtheorie zufolge entwickelte sich der VVK bei den Säugetieren zur Förderung eines immer komplexer werdenden Soziallebens. Alle Säugetiere, einschließlich des Menschen, tun sich zusammen, um sich zu paaren, ihre Jungen zu ernähren, sich gegen gemeinsame Feinde zu verteidigen und die Jagd und andere Formen der Nahrungssuche zu koordinieren. Je effizienter der VVK die Aktivität des SNS und PNS synchronisiert, umso besser wird die Physiologie des betreffenden Menschen auf die der übrigen Mitglieder der betreffenden sozialen Gruppe abgestimmt.

Wenn man den VVK in diesem Lichte betrachtet, wird klar, wie Menschen ihren Kindern natürlicherweise helfen, eine Selbstregulation zu entwickeln. Neugeborene sind nicht besonders sozial; sie schlafen meist und werden wach, wenn sie Hunger haben oder nass sind. Nachdem sie Nahrung zu sich genommen haben, schauen sie vielleicht eine Weile um sich, quengeln ein wenig oder starren vor sich hin, doch meist schlafen sie bald wieder ein. Sie orientieren sich an ihrem eigenen inneren Rhythmus. Zu Beginn ihres Lebens sind sie ziemlich stark den Gezeiten ihres SNS und PNS ausgeliefert, und was in ihrem Leben geschieht, steuert größtenteils ihr Reptilienhirn.

Doch indem wir Babys anlächeln und mit ihnen kuscheln, fördern wir die Entwicklung der Synchronizität im entstehenden VVK. Interaktionen helfen, den emotionalen Erregungszustand unseres Babys mit seiner Umgebung in Einklang zu bringen. Der VVK beeinflusst das Saugen, das Schlucken, den Gesichtsausdruck und die Produktion von Geräuschen durch den Kehlkopf. Werden diese Funktionen bei einem Säugling stimuliert, rufen sie Gefühle der Freude und Sicherheit hervor, was die Entstehung einer Grundlage für alle zukünftigen sozialen Verhaltensweisen begünstigt.[14] Mein Freund Ed Tronick hat mir vor langer Zeit erklärt, dass das Gehirn ein »kulturelles Organ« ist – und dass das Erleben das Gehirn formt.

Uns mithilfe des VVK mit anderen Mitgliedern unserer Spezies in Einklang zu versetzen ist für uns alle sehr wichtig. Was als Spiel von Mutter und Kind im Zustand des Einklangs beginnt, findet in der Rhythmik eines guten Basketballspiels, der Synchronizität des Tangotanzens und der Harmonie des Choralgesangs oder des Spielens von Jazz oder Kammermusik seine Fortsetzung – dies alles sind Aktivitäten, die ein tiefes Gefühl der Freude und Verbundenheit fördern.

Von einem Trauma können wir sprechen, wenn dieses System versagt: wenn Sie um Ihr Leben betteln und der Angreifer dies ignoriert; wenn Sie als Kind entsetzt sind, im Bett liegen und Ihre Mutter schreien hören, die von ihrem Freund verprügelt wird; wenn Sie einen Freund unter einer Metallkonstruktion gefangen sehen, die Sie nicht anheben können, weil Sie dazu nicht genug Kraft haben; wenn Sie den Priester, der Sie missbrauchen will, wegstoßen wollen, aber fürchten, dann bestraft zu werden. Erstarren ist der Ursprung der meisten Traumata. Tritt dies ein, übernimmt meist der DVK die Führung: Ihr Herz schlägt dann langsamer, Ihre Atmung wird flach, und Sie verlieren den Kontakt zu sich selbst und Ihrer Umgebung. Sie dissoziieren, fallen in Ohnmacht und erleben einen Zusammenbruch.

Verteidigen oder entspannen?

Stephen Porges half mir zu erkennen, dass es für Säugetiere normal ist, ständig ein wenig auf der Hut zu sein. Doch wenn wir uns einem anderen Menschen emotional nahe fühlen wollen, müssen wir unser Defensivsystem zeitweise abschalten. Wenn wir spielen, uns paaren und unsere Jungen ernähren können wollen, muss unser Gehirn seine natürliche Wachsamkeit außer Funktion setzen.

Viele Traumatisierte sind aufgrund ihrer Hypervigilanz nicht in der Lage, die normalen Freuden, die uns das Leben zu bieten hat, zu genießen, wohingegen andere zu gefühlstaub sind, um neue Erlebnisse aufnehmen zu können – oder um gegenüber Anzeichen für reale Gefahren wachsam sein zu können. Wenn die Rauchmelder unseres Gehirns nicht richtig funktionieren, laufen wir nicht um unser Leben, wenn wir eigentlich zu fliehen versuchen müssten, und wir setzen uns nicht zur Wehr, wenn es notwendig wäre. Die bahnbrechende Studie über schädliche Erlebnisse in der Kindheit (ACE – *Adverse Childhood Experiences*), mit der ich mich in Kapitel 9 eingehender auseinandersetzen werde, hat gezeigt, dass Frauen, die in ihrer Kindheit Missbrauch, Misshandlungen oder Vernachlässigung erlebt hatten, mit siebenfach erhöhter Wahrscheinlichkeit im Erwachsenenalter vergewaltigt wurden. Bei Frauen, die als Kinder Gewalttätigkeit ihren Müttern gegenüber mit angesehen hatten, bestand eine deutlich erhöhte Wahrscheinlichkeit, dass sie später selbst Opfer häuslicher Gewalt wurden.[15]

Viele Menschen fühlen sich sicher, solange sie ihre sozialen Kontakte auf oberflächliche Gespräche beschränken können, wohingegen körperlicher Kontakt bei ihnen sehr starke Reaktionen auslösen kann.

Porges hat erklärt, dass die Fähigkeit zu jeder Form von tiefer Intimität – enge Umarmungen, Schlafen im gleichen Bett mit einem Partner und Sex – voraussetzt, dass man in der Lage ist, den Zustand der Immobilität zuzulassen, ohne sich zu fürchten.[16] Traumatisierte haben besonders große Schwierigkeiten zu unterscheiden, wann sie wirklich sicher sind und wann sie wegen einer sich ankündigenden Gefahr ihre Abwehrsysteme aktivieren müssen. Dies können sie nur, wenn sie Situationen erleben, die ihr Gefühl körperlicher Sicherheit wiederherstellen – ein Thema, mit dem wir uns in den folgenden Kapiteln immer wieder beschäftigen werden.

Neue Ansätze der Traumabehandlung

Wenn uns klar ist, dass traumatisierte Kinder und Erwachsene im Kampf-/Fluchtmodus oder im Zustand chronischer Erstarrung verharren, wie können wir ihnen dann helfen, diese Defensivreaktionen, die einmal ihr Überleben gesichert haben, zu überwinden?

Einige Therapeuten, die mit Traumatisierten arbeiten, wissen intuitiv, wie sie dies erreichen können. Steve Gross hat im *Trauma Center* ein Spielprogramm geleitet. Er ging oft mit einem Strandball in leuchtenden Farben durch die Klinik, und sobald er im Warteraum wütende oder erstarrte Kinder sah, warf er ihnen ein breites Lächeln zu. Die Kinder reagierten darauf nur selten. Etwas später kam er zu ihnen zurück und ließ in ihrer Nähe seinen Ball fallen, woraufhin ein Kind ihn meist halbherzig zurückwarf. Allmählich erweiterte Steve diesen Kontakt zu einem Geben-und-nehmen-Spiel, und sobald er das geschafft hatte, dauerte es meist nicht lange, bis sich auf beiden Gesichtern – seinem eigenen und dem des Kindes – ein Lächeln zeigte.

Auf diese Weise schuf Steve aus einfachen, rhythmischen Bewegungen im Zustand der Einstimmung einen kleinen sicheren Ort, an dem das System soziales Engagement allmählich wieder seine Funktion erfüllen konnte. Ebenso können stark Traumatisierte davon profitieren, wenn sie vor einer Gruppensitzung mithelfen, Stühle in einer bestimmten Anordnung aufzustellen, oder wenn sie mit anderen zusammen einen bestimmten Rhythmus auf den Sitzflächen ihrer Stühle klopfen, als wenn sie auf den Stühlen sitzen und über die Misserfolge, die sie erlebt haben, sprechen.

Eins ist in jedem Fall klar: Wenn man jemanden anbrüllt, der ohnehin schon die Kontrolle verloren hat, so kann das nur die Dysregulation verstärken. So wie Ihr Hund sich duckt und mit dem Schwanz wedelt, wenn Sie ihn mit hoher Stimme ansprechen, reagieren auch wir Menschen auf ungehaltene stimmliche Äußerungen mit Angst, Wut oder Abschalten, wohingegen ein ansprechend freundlicher stimmlicher Ausdruck uns dazu animiert, uns zu öffnen und zu entspannen. Wir können es einfach nicht verhindern, dass wir auf solche Indikatoren für Sicherheit oder Gefahr reagieren.

Bedauerlicherweise ignorieren unser Erziehungssystem und viele Methoden, die angeblich der Traumabehandlung dienen, das System emotionales Engagement und sprechen stattdessen die kognitiven Fähigkeiten an. Trotz der gut dokumentierten Auswirkungen von Wut, Furcht und Angst auf die Denkfähigkeit ignorieren viele Behandlungsprogramme immer noch, dass das Sicherheitssystem des Gehirns in die Arbeit einbezogen werden muss, bevor man versucht, neue Denkweisen zu fördern. Aus den Stundenplänen von Schulen sollte man in keinem Fall den Chor, die Körpererziehung, die Pausen und alles, was mit Bewegung und Spiel verbunden ist und Freude weckt, entfernen. Wenn Kinder trotzig, defensiv, wie betäubt oder wütend sind, ist es auch wichtig, sich zu vergegenwärtigen, dass solch »schlechtes Benehmen« Handlungsmuster aufgreift, die angesichts starker Bedrohungen entwickelt wurden und die uns in der gegenwärtigen Situation als sehr ärgerlich oder abstoßend erscheinen mögen.

Die Arbeit von Stephen Porges hatte tief reichende Auswirkungen auf die Art, wie ich zusammen mit meinen Kollegen vom *Trauma Center* die Behandlung missbrauchter oder misshandelter Kinder und traumatisierter Erwachsener organisiert habe. Wir hätten zwar wahrscheinlich ohnehin irgendwann ein therapeutisches Yoga-Programm für Frauen entwickelt, da Yoga sich als so nützlich erwiesen hatte bei unseren Bemühungen, sie zu beruhigen und sie wieder mit ihrem dissoziierten Körper in Kontakt zu bringen. Und wir hätten wahrscheinlich auch irgendwann in den Schulen problematischer Viertel von Boston mit einem Theaterprogramm experimentiert, ein Karateprogramm für Vergewaltigte mit Namen *Impact Model Mugging* entwickelt und Spieltechniken und Methoden der Körperarbeit wie Sensorische Stimulation erprobt, die mittlerweile auf der ganzen Welt bei der Behandlung Traumatisierter benutzt werden. (All dies und vieles andere mehr wird in Teil V dieses Buches ausführlich erläutert.)

Doch die Polyvagal-Theorie hat uns zu verstehen und zu erklären geholfen, *warum* diese so unterschiedlichen und unkonventionellen Techniken so gut wirken. Sie ermöglichte uns, bewusster *Top-down*-Ansätze (zur Aktivierung des sozialen Engagements) mit *Bottom-up*-Methoden (für den Abbau körperlicher Anspannung) zu kombinieren. Aufgrund des Einflusses der Polyvagal-Theorie wurden wir aufgeschlossener für den Wert anderer uralter, nicht pharmakologischer Behandlungsansätze, die man außerhalb der westlichen Medizin seit Langem nutzt, beginnend mit Atemübungen (Pranayama) und Gesang (Mantra-Rezitation) über Kampfkünste wie Qigong bis hin zum Trommeln, zum Gruppengesang und zum Tanz. Bei all diesen Praktiken spielen interpersonale Rhythmen, Gewahrsein der eigenen somatischen Reaktionen und Kommunikation mithilfe von Stimme und Mimik eine Rolle, die alle uns Menschen helfen, den Kampf-/Fluchtzustand zu verlassen, unsere Gefahrenwahrnehmung zu reorganisieren und unsere Fähigkeit zu einem für uns erfreulichen Leben in Beziehungen zu verbessern.

Der Körper vergisst nicht.[17] Wird die Erinnerung an ein Trauma im Körper in Form herzzerreißender und qualvoller Emotionen, Autoimmunkrankheiten und muskulo-skelettaler Probleme encodiert und ist andererseits die Kommunikation zwischen Geist, Gehirn und Körper der Königsweg zur Emotionsregulation, so müssen wir die Voraussetzungen unseres therapeutischen Handelns radikal überdenken und verändern.

6 | VERLUST DES KÖRPERS, VERLUST DES SELBST

> Ich möchte Sie … bitten, lieber Herr, Geduld zu haben gegen alles Ungelöste in Ihrem Herzen und zu versuchen, die Fragen selbst liebzuhaben … Leben Sie jetzt die Fragen. Vielleicht leben Sie dann allmählich, ohne es zu merken, eines fernen Tages in die Antwort hinein.
>
> RAINER MARIA RILKE, *Briefe an einen jungen Dichter*

Sherry kam mit hängenden Schultern in meinen Behandlungsraum. Ihr Kinn berührte fast die Brust. Wir hatten noch kein Wort miteinander gesprochen, als ihr Körper mir schon mitgeteilt hatte, dass sie Angst vor jeder Konfrontation mit der Welt hatte. Auch fiel mir auf, dass ihre langen Ärmel den Schorf an ihren Unterarmen nur teilweise verdeckten. Nachdem sie Platz genommen hatte, erzählte sie mir mit hoher, monotoner Stimme, sie könne sich nicht davon abbringen, die Haut an ihren Armen und ihrer Brust so lange zu kratzen, bis sie blute.

Soweit Sherry sich zurückerinnern konnte, hatte ihre Mutter ein Pflegeheim betrieben. In ihrem Haus hatten sich oft bis zu fünfzehn merkwürdige, verhaltensauffällige, verängstigte und furchterregende Kinder aufgehalten, die ebenso schnell wieder verschwanden, wie sie aufgetaucht waren. Sherry hatte sich als Kind ständig um diese jeweils nur kurz anwesenden Kinder kümmern müssen, und sie hatte immer unter dem Gefühl gelitten, für sie selbst und ihre Bedürfnisse sei kein Raum vorhanden. Sie erklärte: »Ich weiß, dass ich unerwünscht war. Ich kann mich zwar nicht mehr daran erinnern, wann mir das aufgegangen ist, aber ich habe über vieles nachgedacht, was meine Mutter zu mir gesagt hat, und es gab immer Anzeichen dafür, dass sie mich nicht mochte. Beispielsweise sagte sie zu mir Dinge wie: ›Weißt du, ich glaube, du gehörst gar nicht in diese Familie. Ich vermute, dass man uns das falsche Baby mitgegeben hat.‹ So etwas sagte sie mit einem Lächeln auf dem Gesicht. Natürlich ist mir klar, dass Menschen oft so tun, als sei etwas ein Scherz, obwohl ihnen das, was sie sagen, völlig ernst ist.«

Im Laufe der Jahre hatte unser Forschungsteam immer wieder festgestellt, dass emotionale Misshandlungen und Vernachlässigung ebenso verheerend wirken können wie körperliche Misshandlungen und sexueller Missbrauch.[1] Sherry erwies sich als lebendes Beispiel für diese Erkenntnisse: Nicht gesehen und anerkannt zu werden und sich nirgendwo sicher fühlen zu können ist in jedem Alter eine sehr üble Erfahrung, aber auf Kinder, die noch versuchen, ihren Platz in der Welt zu finden, wirkt es besonders destruktiv.

Sherry hatte ihren College-Abschluss geschafft. Ihre Arbeit in einem kirchlichen Rahmen machte ihr wenig Freude. Sie lebte nur mit ihren Katzen zusammen und hatte keine engen Freunde. Nach ihren Erfahrungen mit Männern gefragt, berichtete sie, sie habe nur einmal eine »Beziehung« zu einem Mann gehabt, der sie während eines Urlaubs in der College-Zeit in Florida gekidnappt habe. Er hatte sie fünf Tage lang gefangen gehalten und sie in dieser Zeit mehrmals vergewaltigt. Sie hatte während ihrer Gefangenschaft die meiste Zeit über entsetzt und erstarrt zusammengerollt dagelegen, bis ihr klar geworden war, dass sie zu fliehen versuchen könnte. Das tat sie dann auch, indem sie einfach das Haus verließ, als ihr Peiniger auf der Toilette war. Als sie daraufhin ihre Mutter angerufen und gebeten hatte, die Kosten für ein R-Gespräch zu übernehmen, hatte diese es abgelehnt, ihr zu helfen. Schließlich war es Sherry gelungen, mit Unterstützung eines Hilfszentrums für Opfer häuslicher Gewalt nach Hause zu kommen.

Sherry berichtete, sie habe begonnen, ihre Haut zu zerkratzen, weil sie sich dann weniger empfindungslos gefühlt habe. Die physische Empfindung des Schmerzes bewirkte, dass sie sich lebendiger fühlte; andererseits schämte sie sich deswegen aber auch zutiefst – ihr war klar, dass sie eine Art Abhängigkeit von diesen selbstschädigenden Aktivitäten entwickelt hatte, konnte aber trotzdem nicht damit aufhören. Bevor sie sich an mich wandte, hatte sie schon mit einigen anderen Psychotherapeuten und Psychiatern gesprochen, und immer wieder hatten diese sie nach »suizidalem Verhalten« gefragt. Ein Psychiater hatte sie gegen ihren Willen stationär behandeln lassen, nachdem sie ihm nicht hatte versprechen wollen, sich nie mehr zu kratzen. Allerdings sind Patienten wie Sherry, die sich Schnitt- oder Kratzverletzungen zufügen, nur selten suizidal; sie versuchen vielmehr nur, auf die einzige ihnen bekannte Art dafür zu sorgen, dass sie sich besser fühlen.

Dies zu verstehen fällt vielen Menschen schwer. Ich erwähnte schon im vorigen Kapitel, dass die häufigste Reaktion auf belastende Erlebnisse darin besteht, dass wir bei Menschen, die wir mögen und denen wir vertrauen, Hilfe und Ermutigung suchen. Manchmal versuchen wir auch, uns zu beruhigen, indem wir uns einer körperlichen Aktivität wie Fahrradfahren oder einem Training in einem Fitnessstudio widmen. Diese Möglichkeiten, unsere Gefühle zu beeinflussen, erlernen wir, sobald uns jemand etwas zu essen gibt, wenn wir hungrig sind, uns Kleidung gibt, wenn uns kalt ist, oder unseren Körper beruhigend wiegt, wenn wir verletzt sind oder Angst haben.

Doch wenn niemand Sie jemals liebevoll angeschaut oder freundlich angelächelt hat und Ihnen noch nie jemand zu Hilfe geeilt ist (sondern Sie stattdessen nur Dinge zu hören bekommen haben wie: »Hör endlich auf zu heulen, sonst sorge ich dafür, dass du wirklich einen Grund zum Heulen hast!«), sind Sie gezwungen, andere Möglichkeiten, für sich selbst zu sorgen, zu finden. Wahrscheinlich experimentieren Sie dann mit allem Möglichen – mit Drogen, Alkohol, übermäßigem Essen oder Selbstverletzungen –, was Ihnen irgendeine Art von Linderung in Aussicht stellt.

Obwohl Sherry pflichtbewusst zu jedem unserer Sitzungstermine erschien und meine Fragen sehr aufrichtig beantwortete, hatte ich nicht das Gefühl, dass zwischen uns jene wichtige Verbindung entstand, die erforderlich ist, damit eine Therapie ihre Funktion erfüllen kann. Weil mir auffiel, dass sie sehr starr und verspannt war, empfahl ich ihr, Liz, eine Massagetherapeutin, aufzusuchen, mit der ich schon mehrfach zusammengearbeitet hatte. Bei der ersten Behandlung bat Liz Sherry, sich auf den Massagetisch zu legen. Dann begab sie sich zum Fußende des Tisches und hielt sanft Sherrys Füße. Als Sherry so mit geschlossenen Augen dalag, schrie sie plötzlich in Panik auf: »Wo sind Sie?« Irgendwie hatte sie den Kontakt zu Liz verloren, obwohl diese ihre Füße hielt.

Sherry war eine der ersten Patientinnen, bei denen mir jene extreme Störung des Kontakts zum eigenen Körper auffiel, die bei so vielen Menschen besteht, die schwere Traumata und extreme Vernachlässigung erlebt haben. Mir wurde klar, dass meine Ausbildung mit ihrem Schwerpunkt auf Verstehen und Einsicht die Bedeutung des lebenden, atmenden Körpers, der Grundlage unserer Existenz, weitgehend ignoriert hatte. Sherry wusste, dass das Aufkratzen ihrer Haut ein destruktiver Akt war und dass diese Aktivität mit der Vernachlässigung durch ihre Mutter zusammenhing; aber dass ihr die Ursache ihres selbstschädigenden Impulses klar war, erleichterte ihr nicht, diese Neigung zu überwinden.

Den eigenen Körper verlieren

Nachdem mir dieser Zusammenhang aufgegangen war, merkte ich zu meinem Erstaunen, dass viele meiner Patienten mir berichteten, sie könnten ganze Bereiche ihres Körpers nicht spüren. Manchmal bat ich die Betreffenden, die Augen zu schließen und mir zu sagen, was ich ihnen in ihre ausgestreckte Hand gelegt hätte. Ganz gleich, ob es sich dabei um Autoschlüssel, eine kleine Münze oder einen Dosenöffner handelte, sie sahen sich oft nicht in der Lage, auch nur zu raten, was sie in Händen hielten, weil ihre sensorische Wahrnehmung völlig versagte.

Ich sprach mit meinem Freund Alexander McFarlane in Australien über dieses Phänomen, das auch er beobachtet hatte. Er hatte sich in seinem Forschungslabor in Adelaide mit der Frage beschäftigt, woher wir, ohne hinzuschauen, wissen können, dass wir einen Autoschlüssel in der Hand halten. Ein Objekt auf unserer Handfläche zu erkennen erfordert, dass wir seine Form, sein Gewicht, seine Temperatur, seine Oberflächenstruktur und seine Lage identifizieren. Diese unterschiedlichen sensorischen Erlebnisse werden in verschiedene Bereiche des Gehirns übermittelt und müssen dann zu einer einzigen

Wahrnehmung zusammengefasst werden. McFarlane stellte fest, dass Menschen mit einer PTBS oft Schwierigkeiten haben, diese Integration ihrer verschiedenartigen Sinneseindrücke zu bewerkstelligen.[2]

Wenn unsere Sinne unscharf werden, fühlen wir uns nicht mehr völlig lebendig. In einem Aufsatz mit dem Titel »Was ist eine Emotion?« (1884)[3] berichtete William James, der Gründervater der amerikanischen Psychologie, über einen verblüffenden Fall von »sensorischer Unempfindlichkeit« bei einer Frau, die er befragte. Sie sagte zu ihm: »Ich habe … keine menschlichen Empfindungen. [Ich bin] umgeben von allem, was das Leben glücklich und angenehm machen kann, und doch kann ich keine Freude empfinden oder auch nur irgendetwas spüren … Jeder meiner Sinne, jeder Teil von mir ist, als wäre er von mir getrennt und als könnte er mir kein Gefühl welcher Art auch immer zumuten. Dieses Unvermögen scheint mit einer Empfindung der Leere im vorderen Bereich meines Kopfes zusammenzuhängen, und sie scheint auf der Verringerung der Empfindungsfähigkeit der gesamten Oberfläche meines Körpers zu beruhen, denn es ist für mich so, als ob ich die Objekte, die ich berühre, nie wirklich erreiche. All dies wäre nicht erwähnenswert, wenn es nicht so entsetzliche Folgen hätte. Es ist mir nämlich völlig unmöglich, irgendetwas zu fühlen oder mich an etwas zu erfreuen, obwohl ich das Bedürfnis und den Wunsch nach solchen Empfindungen verspüre. Dies macht mein Leben zu einer unvorstellbaren Folter.«

Diese Reaktion auf ein Trauma warf eine wichtige Frage auf: Wie können Traumatisierte lernen, gewöhnliche Sinneswahrnehmungen so zu integrieren, dass für sie ein Leben mit dem natürlichen Fluss der Gefühle wieder möglich wird und sie sich in ihrem Körper wieder sicher und als ein Ganzes fühlen können?

Woran erkennen wir, dass wir leben?

Die frühesten Neuroimaging-Untersuchungen an Traumatisierten ähnelten denjenigen, die in Kapitel 3 beschrieben wurden. In ihnen sollte geklärt werden, wie Probanden auf bestimmte Reize reagierten, die sie an ihr traumatisches Erlebnis erinnerten. Im Jahre 2004 stellte meine Kollegin Ruth Lanius, die das Gehirn von Stan und Ute Lawrence gescannt hatte, eine neue Frage: Was geschieht im Gehirn von Traumatisierten, wenn sie *nicht* an das denken, was sie in der Vergangenheit erlebt haben? Mit ihren Untersuchungen über das müßige Gehirn, das *»default state network«* (DSN), begann ein völlig neues Kapitel im Bemühen um die Klärung der Frage, wie Traumata sich auf das Selbstgewahrsein und speziell auf die sensorische Selbstwahrnehmung auswirken.[4]

Dr. Lanius stellte eine Gruppe von sechzehn »normalen« Kanadiern zusammen, die sie bat, sich in einen Gehirnscanner zu legen und an nichts Spezielles zu denken. Das ist für niemanden besonders leicht, denn solange wir wach sind, ist unser Gehirn ständig mit etwas beschäftigt; doch sie forderte die Probanden auf, ihre Aufmerksamkeit auf die Atmung zu richten und ihren Geist so weit wie möglich zu leeren. Dieses Experiment wiederholte sie anschließend mit achtzehn Probanden, die in ihrer Kindheit schwerwiegende und chronische Missbrauchs-/Misshandlungserlebnisse gehabt hatten.

Was tut unser Gehirn, wenn wir nicht über etwas Bestimmtes nachdenken? Wie wir inzwischen wissen, richten wir unsere Aufmerksamkeit dann auf uns selbst: Im *default state* werden die Gehirnbereiche aktiviert, die an der Erzeugung eines »Selbst«-Empfindens beteiligt sind.

Als Ruth sich die Scans der »normalen« Probanden anschaute, stellte sie fest, dass bei ihnen genau die DSN-Regionen aktiviert waren, über die Forscher schon früher berichtet hatten. Ich nenne diesen Bereich als Ganzes den »Irokesenschnitt« des Selbstgewahrseins, weil es sich um Strukturen in der Mitte des Gehirns handelt, die unmittelbar über unseren Augen ansetzend über den Schädel zur Rückseite des Kopfes verlaufen. Alle diese an der Schädelmittellinie liegenden Strukturen spielen bei der Entstehung unseres Selbstempfindens eine Rolle. Der größte auf den Scans aufleuchtende Bereich an der Rückseite des Gehirns ist das posteriore Cingulum, das uns eine physische Empfindung dessen, wer wir sind, vermittelt – dies ist sozusagen unser inneres GPS. Der Bereich ist eng mit dem medialen Präfrontalkortex (MPFK) verbunden, dem »Wachturm«, von dem in Kapitel 4 die Rede war. (Diese Verbindung ist auf dem Scan nicht zu erkennen, weil das fMRT sie nicht messen kann.) Außerdem ist er mit Gehirnbereichen verbunden, die aus dem übrigen Körper stammende Empfindungen registrieren: mit der Insel, die Botschaften aus den inneren Organen in die für Emotionen zuständigen Gehirnzentren übermittelt; mit den Parietallappen, die sensorische Informationen integrieren; und mit dem anterioren Cingulum, das Emotionen und

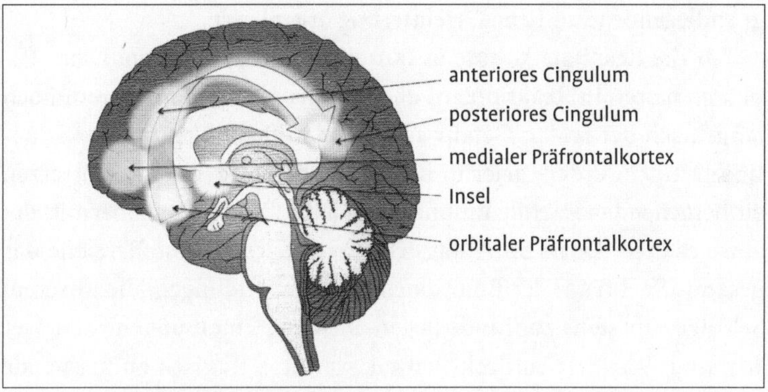

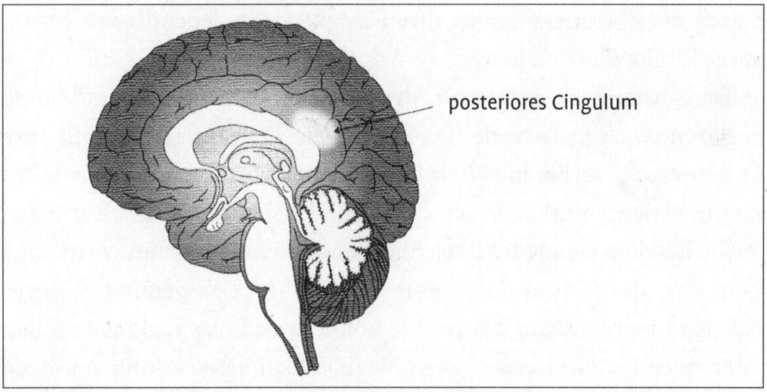

Lokalisieren des Selbst. Der »Irokesenschnitt« des Selbstgewahrseins besteht, beginnend von der Vorderseite des Gehirns (links), aus dem orbitalen und medialen Präfrontalkortex, dem anterioren und posterioren Cingulum und der Insel. Bei Menschen, die schwere chronische Traumata erlebt haben, ist die Aktivität in diesen Bereichen stark eingeschränkt, was es erschwert, innere Zustände zu registrieren und die persönliche Bedeutung eintreffender Informationen richtig einzuschätzen.

Denken koordiniert. Alle diese Bereiche tragen zur Entstehung von Bewusstsein bei.

Der Kontrast zwischen den Scans »normaler« Probanden und derjenigen, die in früher Kindheit traumatisiert wurden, war erstaunlich. Bei Letzteren war in den für das Selbstempfinden wichtigen Gehirnbereichen fast keine Aktivierung festzustellen: Der MPFK, das anteriore Cingulum, der parietale Kortex und die Insel leuchteten auf den Aufnahmen überhaupt nicht auf; der einzige Bereich, der eine leichte Aktivierung erkennen ließ, war das posteriore Cingulum, das die grundlegende räumliche Orientierung organisiert.

Für die Resultate konnte es nur eine Erklärung geben: Diese Patienten hatten in Reaktion auf das Trauma selbst und in ihrem noch lange nach der realen Gefahr anhaltenden Bemühen, mit der Situation fertigzuwerden, gelernt, die Gehirnbereiche, die mit Entsetzen einhergehende viszerale Empfindungen und Emotionen übermitteln, abzuschalten. Doch im Alltagsleben registrieren diese Bereiche das gesamte Spektrum der Emotionen und Empfindungen, die unserem Selbstgewahrseins zugrunde liegen, unserem Empfinden dessen, wer wir sind. Was wir entdeckt hatten, war eine tragisch zu nennende Adaptation: Um entsetzliche Empfindungen abblocken zu können, hatten die Betroffenen auch ihre Fähigkeit, sich lebendig zu fühlen, ausgeschaltet.

Der Ausfall der Aktivierung des medialen Präfrontalkortex konnte erklären, warum so viele Traumatisierte ihr Sinngefühl und ihre Orientierung verlieren. Mich hatte immer wieder verblüfft, wie oft meine Patienten mich wegen der alltäglichsten Dinge um Rat baten und wie selten sie meine Ratschläge dann befolgten. Nun wurde mir klar, dass der Grund dafür eine Störung ihrer Beziehung zu ihrer eigenen inneren Realität war. Wie konnten sie Entscheidungen fällen oder einen Plan umsetzen, wenn sie nicht definieren konnten, was sie wollten, oder genauer, was die Empfindungen in ihrem Körper, die Grundlage aller Emotionen, ihnen mitzuteilen versuchten.

Opfern chronischer Traumatisierung in der Kindheit mangelt es manchmal so sehr an Selbstgewahrsein, dass die Betreffenden sich nicht einmal selbst im Spiegel erkennen. Gehirnscans belegen, dass dies nicht die Folge bloßer Unaufmerksamkeit ist: Die für die Fähigkeit, sich selbst zu erkennen, zuständigen Strukturen sind manchmal zusammen mit denjenigen, die für das Selbsterleben zuständig sind, abgeschaltet.

Als Ruth Lanius mir ihre Studie vorstellte, fiel mir ein Satz ein, den ich im Rahmen meiner klassischen Highschool-Erziehung kennengelernt hatte. Als der Mathematiker Archimedes seinen Schülern die Hebelwirkung erklärte, soll er gesagt haben: »Gib mir einen Punkt, wo ich sicher stehen kann, und ich bewege die Erde.« Und ein großer Körpertherapeut des 20. Jahrhunderts, Moshé Feldenkrais, hat gesagt: »Man kann nicht tun, was man will, bis man weiß, was man tut.« Was dieses Zitat impliziert, liegt auf der Hand: Um sich präsent zu fühlen, muss man wissen, wo man ist, und sich darüber im Klaren sein, was um einen her geschieht. Versagt das für das Selbstempfinden zuständige System, müssen wir nach Möglichkeiten suchen, es zu reaktivieren.

Das für das Selbstempfinden zuständige System

Es war faszinierend zu beobachten, wie sehr Sherry von der Massagetherapie profitierte. Sie fühlte sich entspannter und abenteuerlustiger in ihrem Alltagsleben und war auch mir gegenüber offener und entspannter. Sie arbeitete in ihrer Therapie sehr engagiert mit und war generell sehr neugierig, wenn es um ihr Verhalten, ihre Gedanken und ihre Gefühle ging. Sie hörte auf, ihre Haut zu zerkratzen, und als der Sommer kam, setzte sie sich häufig auf die Treppe, die zum Eingang ihrer Wohnung führte, und plauderte mit Nachbarn. Sie schloss sich sogar einem Kirchenchor an, was für sie ein wunderbares Erlebnis der Synchronie einer Gruppe war.

Ungefähr zu dieser Zeit lernte ich Antonio Damasio in einem kleinen Thinktank kennen, den Daniel Schacter, der Leiter der Psychologieabteilung der *Harvard University,* organisiert hatte. In einer Reihe brillanter wissenschaftlicher Artikel und Bücher hatte Damasio die Beziehung zwischen Körperzuständen, Emotionen und Überleben erklärt. Als Neurologe, der Hunderte von Menschen mit verschiedenen Formen von Hirnschädigungen behandelt hatte, war er vom Bewusstsein fasziniert, und er begeisterte sich für die Identifizierung der Gehirnbereiche, die uns ermöglichen zu wissen, was wir fühlen. Ziel seiner gesamten Arbeit ist herauszufinden, was uns ermöglicht, uns selbst zu erleben. *Ich fühle, also bin ich (The feeling of what happens)* ist nach meiner Auffassung Damasios wichtigstes Buch, und es zu lesen war für mich eine Offenbarung.[5] Damasio verweist darin zunächst auf die tiefe Kluft zwischen unserem Selbstempfinden und den sensorischen Empfindungen unseres Körpers. Er erklärt in einem geradezu poetischen Stil: »Manchmal benutzen wir unseren Geist nicht, um Tatsachen zu entdecken, sondern um sie zu verstecken. […] Eines der Dinge, die der Schirm mit gutem Erfolg verhüllt, ist der Körper, unser eigener Körper, womit ich all das meine, was sich in seinem Inneren befindet. Wie ein Schleier, der über die Haut geworfen wird, um dem Schamgefühl Rechnung zu tragen, aber nicht zu gründlich, so entzieht der Schirm dem Geist den Zugriff auf die inneren Zustände des Körpers, die alltäglichen Lebensabläufe.«[6]

Er beschreibt weiter, wie dieser »Schirm« unseren Interessen gerecht werden kann, indem er uns ermöglicht, uns um dringende Probleme in der äußeren Welt zu kümmern. Doch das hat seinen Preis: »Wir sind dadurch nicht mehr in der Lage, den Ursprung und die Beschaffenheit dessen zu fühlen, was wir Selbst nennen.«[7] Auf dem vor mehr als einem Jahrhundert entstandenen Werk von William James aufbauend, vertritt Damasio die Auffassung, dass das Zentrum unseres Selbstgewahrseins in den physischen Empfindungen zu suchen ist, die uns über die inneren Zustände unseres Körpers informieren:

> [Die ursprünglichen Gefühle] sorgen für die direkte Erfahrung des eigenen lebendigen Körpers, wortlos, schnörkellos und mit nichts anderem als der puren Existenz verknüpft. In diesen ursprünglichen Gefühlen spiegelt sich der augenblickliche Zustand des Körpers in verschiedenen Dimensionen wider, beispielsweise auf der Skala, die von der Lust bis zum Schmerz reicht; ihren Ursprung

> haben sie nicht in der Großhirnrinde, sondern auf der Ebene des Hirnstamms. Alle Gefühle von Emotionen sind komplexe Variationen der ursprünglichen Gefühle.[8]

Unsere Sinnesempfindungen nehmen schon vor unserer Geburt Gestalt an. Im Mutterschoß spüren wir auf unserer Haut das Fruchtwasser, wir hören schwach die Geräusche fließenden Blutes und der Aktivität des Verdauungstrakts, und wir werden durch die Bewegungen unserer Mutter hin und her bewegt. Nach der Geburt definieren physische Empfindungen unsere Beziehung zu uns selbst und unserer Umgebung. Wir fangen dann an, unsere Nassheit, unser Hunger, unsere Sättigung und unsere Müdigkeit zu *sein*. Eine Kakofonie unverständlicher Geräusche und Bilder bedrängt unser noch völlig unerfahrenes Nervensystem. Sogar noch nachdem wir ein Bewusstsein entwickelt und eine Sprache erlernt haben, liefern uns unsere physischen Sinneswahrnehmungen ein wichtiges Feedback über unseren Zustand in jedem Augenblick. Sie weisen uns auf Veränderungen im Inneren unseres Körpers sowie in der Muskulatur des Gesichts, des Rumpfes und der Gliedmaßen hin, die Schmerz und Behagen signalisieren, sowie auf drängende Empfindungen, wie sie durch Hunger und sexuelle Erregung hervorgerufen werden. Was in unserer Umgebung geschieht, beeinflusst auch unsere körperlichen Empfindungen. Wenn wir jemanden wiedererkennen, wenn wir bestimmte Geräusche oder Klänge hören – ein Musikstück oder eine Sirene – und wenn wir eine Temperaturveränderung spüren, so wirkt sich all dies auf den Fokus unserer Aufmerksamkeit aus und beeinflusst, ohne dass uns dies bewusst wird, unsere anschließenden Gedanken und Handlungen.

Wie wir gesehen haben, hat das Gehirn die Aufgabe, ständig zu überwachen und zu beurteilen, was in uns und in unserer Umgebung vor sich geht. Diese Einschätzungen werden durch chemische Botenstoffe in den Blutkreislauf und durch elektrische Botschaften in die Nervenzellen übermittelt, was subtile oder auch dramatische Veränderungen im gesamten Körper und im Gehirn zur Folge haben kann. Diese Veränderungen treten gewöhnlich ohne bewussten Input und ohne Beteiligung des bewussten Gewahrseins ein: Die subkortikalen Regionen des Gehirns regulieren verblüffend effizient die Atmung, die Herzfrequenz, Verdauung und Hormonproduktion und das Immunsystem. Allerdings können diese Systeme durch eine anhaltende Bedrohung oder wenn wir auch nur glauben, in Gefahr zu sein, überlastet werden. Dies ist der Ursprung vieler körperlicher Probleme, die Forscher bei Traumatisierten vorgefunden haben.

Unser Bewusstsein spielt aber auch bei der Aufrechterhaltung einer inneren Balance eine wichtige Rolle. Wenn wir die Sicherheit unseres Körpers gewährleisten wollen, müssen wir unsere physischen Empfindungen registrieren und ihnen gemäß handeln. Merken wir, dass uns kalt ist, zwingt uns das, uns wärmere Kleidung anzuziehen; verspüren wir Hunger oder fühlen uns benommen, erkennen wir, dass unser Blutzuckerspiegel niedrig ist, und dies treibt uns dazu, etwas zu essen; wenn unsere volle Blase drückt, suchen wir die Toilette auf. Damasio weist darauf hin, dass alle Strukturen des Gehirns, die Hintergrundempfindungen registrieren, in der Nähe von Bereichen liegen, die organisatorische Funktionen erfüllen, etwa die Steuerung der Atmung, des Appetits, der Ausscheidung und des Schlaf-wach-Zyklus: »Die Konsequenzen von Emotion und Aufmerksamkeit stehen nämlich in engem Zusammenhang mit der fundamentalen Aufgabe, das Leben im Organismus zu regulieren, während es andererseits nicht möglich ist, das Leben zu regulieren und das homöostatische Gleichgewicht aufrechtzuerhalten, ohne dass Daten über den aktuellen Zustand des Körpers im engeren Sinn vorliegen.«[9] Damasio nennt diese Bereiche im Gehirn das »Proto-Selbst«, weil sie das »wortlose Wissen« kreieren, das unserem bewussten Selbstempfinden zugrunde liegt.

Das Selbst in Gefahr

Im Jahre 2000 veröffentlichten Damasio und Kollegen in der angesehensten naturwissenschaftlichen Zeitschrift *Science* einen Aufsatz, in dem berichtet wird, dass das Wiedererleben einer starken negativen

Emotion signifikante Veränderungen in Gehirnbereichen verursacht, die Nervensignale von den Muskeln, den inneren Organen und der Haut empfangen – also in Bereichen, die für die Regulierung der grundlegenden Körperfunktionen besonders wichtig sind. Die Gehirnscans des Teams zeigten, dass das Erinnern eines emotionalen Ereignisses das Wiedererleben der viszeralen Empfindungen während des ursächlichen Erlebnisses zur Folge hat. Jede Art von Emotion erzeugte ein bestimmtes Muster, das sich von allen anderen deutlich unterschied. Beispielsweise war ein bestimmter Teil des Hirnstamms »aktiv bei Traurigkeit und Wut, aber nicht bei Glücksgefühlen oder Furcht«.[10] Obwohl sich alle diese Gehirnregionen unterhalb des limbischen Systems befinden, das traditionell als Ursprung der Emotionen bezeichnet wird, dokumentieren wir ihre Beteiligung jedes Mal, wenn wir eine der allgemein bekannten Redensarten benutzen, die starke Emotionen mit dem Körper in Verbindung bringen: »Du machst mich krank!« – »Das ist mir unter die Haut gegangen.« – »Da ist mir die Luft weggeblieben.« – »Mir ist das Herz in die Hose gerutscht.« – »Wenn ich ihn sehe, sträuben sich mir die Haare.«

Das elementare Selbstsystem im Hirnstamm und im limbischen System wird stark aktiviert, wenn Menschen mit der Gefahr der Vernichtung ihrer Existenz konfrontiert werden – wodurch ein überwältigendes Gefühl der Furcht und des Schreckens entsteht, verbunden mit einem Zustand starker physiologischer Erregung. Wenn Menschen ein Trauma wieder erleben, begreifen sie nicht, was vor sich geht. Sie sind dann in einer Situation gefangen, in der es für sie um Leben und Tod geht, in einem Zustand lähmender Furcht oder blinder Wut. Ihr Geist und Körper sind permanent stark erregt, als befänden sie sich in unmittelbarer Gefahr. Sie erschrecken beim leisesten Geräusch, und schon die geringsten Irritationen rufen bei ihnen starke Frustration hervor. Sie leiden ständig unter Schlafstörungen und empfinden die Nahrungsaufnahme häufig nicht mehr als angenehmes sinnliches Erlebnis. Und dieser Zustand kann bei ihnen verzweifelte Versuche hervorrufen, Gefühle dieser Art durch Erstarren oder Dissoziation zu unterbinden.[11]

Wie könnte es Menschen gelingen, ihr Leben wieder in die eigenen Hände zu nehmen, wenn ihr tierisches Gehirn im Kampf ums Überleben gefangen ist? Wenn Vorgänge tief in unserem Tierhirn darüber entscheiden, wie wir uns fühlen, und wenn unsere Körperempfindungen durch subkortikale (unterbewusste) Gehirnstrukturen vermittelt werden – in welchem Maße können wir unser Leben dann überhaupt beeinflussen?

Agency: Das Leben in die eigenen Hände nehmen

Agency (Handlungsfähigkeit) ist der Fachbegriff für das Gefühl, das eigene Leben selbst steuern zu können: dafür, dass wir wissen, wo wir stehen, dass wir auf unser Erleben zumindest einen gewissen Einfluss haben und dass unsere Lebensumstände sich nicht völlig unserem Einfluss entziehen. Die Veteranen, die im VA-Zentrum mit ihren Fäusten eine Trockenbauwand durchschlagen hatten, hatten auf diese Weise versucht, ihre Handlungsfähigkeit unter Beweis zu stellen – zu zeigen, dass sie etwas bewirken konnten. Aber sie hatten danach noch stärker als vorher das Gefühl gehabt, keinen Einfluss zu haben; und viele dieser früher einmal so selbstsicheren Männer waren in einem Teufelskreis des ständigen Wechsels zwischen hektischer Aktivität und Erstarren gefangen.

Handlungsfähigkeit setzt voraus, was Wissenschafter Interozeption nennen: das Gewahrsein unserer subtilen sensorischen, körperbasierten Gefühle. Je umfassender dieses Gewahrsein ist, umso mehr Einfluss haben wir auf unser Leben. Zu wissen, *was* wir fühlen, ist der erste Schritt, wenn wir herausfinden wollen, *warum* wir uns so und nicht anders fühlen. Wenn wir uns der unablässigen Veränderungen in uns selbst und in der Außenwelt bewusst sind, können wir uns mobilisieren, um mit ihnen zurechtzukommen. Doch das können wir nicht, wenn unser Wachturm, der MPFK, nicht zu beobachten lernt, was in uns vorgeht. Deshalb ist die Achtsamkeitsübung, die den MPFK stärkt, ein wichtiger Bestandteil jeder Traumatherapie.[12]

Der wunderbare Film *Die Reise der Pinguine* ließ mich an einige meiner Patienten denken. Pinguine sind stoisch und liebenswert, und es ist ein geradezu tragischer Aspekt ihres Lebens, dass sie seit unvordenklicher Zeit vom Meer aus unter unvorstellbaren Mühen mehrere Kilometer ins Land watscheln, um ihre Brutplätze zu erreichen, dabei viele kostbare Eier verlieren und sich anschließend, fast verhungernd, wieder zum Meer schleppen. Hätten Pinguine unsere Frontallappen, würden sie ihre kleinen Schwimmflossen benutzen, um sich Iglus zu bauen, sie hätten eine bessere Arbeitsteilung entwickelt und würden ihre Nahrungsvorräte anders organisieren. Viele meiner Patienten haben durch ungeheuren Mut und große Beharrlichkeit zwar ihre Traumata überlebt, sind aber danach immer wieder in ähnliche Schwierigkeiten geraten. Das Trauma hat ihren inneren Kompass ausgeschaltet und ihnen die Fähigkeit geraubt, sich vorzustellen, dass sie etwas Besseres schaffen müssen.

Die Neurowissenschaft des Selbstempfindens und der Handlungsfähigkeit bestätigt den Wert somatischer Therapien wie der von Peter Levine[13] und Pat Ogden[14] entwickelten. Auf diese und andere sensumotorische Behandlungsansätze werde ich in Teil V dieses Buches ausführlicher eingehen. Grundsätzlich verfolgen sie alle drei Zielsetzungen:

- Sie sollen die durch das traumatische Erlebnis blockierten und erstarrten sensorischen Informationen wieder nutzbar machen.
- Sie sollen den Patienten helfen, sich mit den durch das innere Erlebnis freigesetzten Energien vertraut zu machen.
- Sie sollen die selbsterhaltenden körperlichen Aktivitäten zum Abschluss bringen, die vereitelt wurden, als die Betroffenen in eine für sie ausweglose Situation gerieten oder aufgrund von Entsetzen erstarrten.

Unsere Bauchgefühle signalisieren uns, was ungefährlich ist und unser Leben erhält und was bedrohlich ist, selbst wenn wir nicht erklären können, warum wir dieses Gefühl haben. Unser Sensorium übermittelt uns ständig subtile Botschaften über die Bedürfnisse unseres Organismus. Bauchgefühle können uns außerdem einzuschätzen helfen, was in unserer Umgebung vor sich geht. Sie warnen uns, wenn jemand, der uns näher kommt, unheimlich wirkt, aber sie übermitteln uns auch, dass ein Raum mit einem Fenster nach Westen mit einem Ausblick auf Taglilien uns in einen heiteren Zustand versetzt. Wenn Sie eine gute Verbindung zu Ihren inneren Empfindungen haben – wenn Sie darauf vertrauen können, dass diese Ihnen zutreffende Informationen übermitteln –, haben Sie das Gefühl, Einfluss auf Ihren Körper, Ihre Gefühle und sich selbst zu haben.

Traumatisierte hingegen fühlen sich in ihrem Körper chronisch unwohl: Ihre Vergangenheit begleitet sie in Form nagenden Unbehagens. Ihr Körper wird permanent mit viszeralen Warnsignalen bombardiert, und weil sie sich bemühen, diese Vorgänge unter Kontrolle zu behalten, werden sie oft sehr versiert darin, ihre Bauchgefühle zu ignorieren und sich den Vorgängen in ihrem Inneren gegenüber taub zu stellen. Sie lernen, sich vor sich selbst zu verstecken.

Je hartnäckiger Menschen versuchen, innere Warnzeichen zu überspielen oder zu ignorieren, umso wahrscheinlicher ist, dass diese die Führung übernehmen und die Betroffenen fassungslos, verwirrt und beschämt hinterlassen. Menschen, die nicht mit Behagen registrieren können, was in ihnen vor sich geht, reagieren oft auf jede sensorische Veränderung, indem sie diese entweder »ausschalten« oder indem sie in Panik verfallen – sie entwickeln Angst vor der Angst.

Mittlerweile ist bekannt, dass Paniksymptome hauptsächlich dadurch aufrechterhalten werden, dass die Betroffenen Furcht vor den mit Panikattacken verbundenen Körperempfindungen entwickeln. Auch wenn die Attacke durch etwas ausgelöst wird, dessen Irrationalität den Betroffenen bewusst ist, bewirkt ihre Furcht vor den damit einhergehenden Empfindungen, dass ihr Körper in eine heftige Notfallreaktion verfällt. Der Ausdruck »starr vor Angst« erfasst genau, wie sich Entsetzen und das Erleben eines Traumas anfühlen. Dies ist die viszerale Grundlage solcher Zustände. Furcht entsteht durch eine primitive Art der Reaktion auf eine Gefahr, wenn es aus irgendeinem Grunde unmöglich ist zu fliehen. Das Leben der Betroffenen bleibt so lange im Banne der Furcht, bis sich ihr viszerales Erleben verändert.

Der Preis für das Ignorieren oder Verzerren der Botschaften des Körpers ist die Unfähigkeit herauszufinden, was wirklich gefährlich oder schädlich ist und – ein ebenso großes Handicap – was ungefährlich und förderlich ist. Ohne diese Informationen müssen wir damit vorliebnehmen, unseren Zustand nur mithilfe äußerer Mittel regulieren zu können – durch Medikamente, Drogen wie Alkohol, ständiges Bemühen um Bestätigung oder durch zwanghafte Bereitschaft, die Wünsche anderer Menschen zu erfüllen.

Viele meiner Patienten reagieren auf Stress nicht, indem sie diesen als solchen erkennen und bezeichnen, sondern indem sie Migränekopfschmerzen oder Asthmaanfälle bekommen.[15] Sandy, eine Gemeindeschwester mittleren Alters, sagte mir, sie sei als Kind ständig verängstigt und einsam gewesen und von ihren Eltern, beide Alkoholiker, nicht wahrgenommen worden. Sie hatte damit fertigzuwerden versucht, indem sie sich gegenüber jedem, von dem sie sich abhängig fühlte (und das galt auch für mich, ihren Therapeuten), besonders ehrerbietig verhielt. Machte ihr Mann eine unsensible Bemerkung, bekam sie einen Asthmaanfall. Dass sie keine Luft bekam, merkte sie in der Regel erst, wenn es zu spät war, um einen Inhalator zu benutzen, sodass sie schleunigst in eine Notaufnahme gebracht werden musste.

Die Unterdrückung unserer inneren Hilferufe hält die Stresshormone nicht davon ab, unseren Körper zu mobilisieren. Sandy hatte zwar gelernt, ihre Beziehungsprobleme zu ignorieren und körperliche Signale für Belastungszustände abzublocken, aber diese meldeten sich dann in Form von Symptomen, die sie zwangen, ihnen Aufmerksamkeit zu schenken. Ihre Therapie konzentrierte sich darauf, die Verbindung zwischen ihren körperlichen Empfindungen und ihren Emotionen zu identifizieren, und ich empfahl ihr außerdem, sich für einen Kurs in Kickboxen anzumelden. Während der drei Jahre, in denen sie bei mir in Behandlung war, brauchte sie kein einziges Mal in die Notaufnahme gebracht zu werden.

Somatische Symptome ohne eindeutige körperliche Ursache kommen bei traumatisierten Kindern und Erwachsenen recht häufig vor. Sie können sich in Form chronischer Schmerzen im Hals- und Nackenbereich äußern oder als Fibromyalgie, Migräne, Verdauungsstörung, Reizdarm, chronische Erschöpfung und Asthma zum Ausdruck kommen.[16] Unter traumatisierten Kindern ist die Zahl der Asthmatiker fünfzigmal so hoch wie unter nichttraumatisierten.[17] Untersuchungen haben ergeben, dass viele Kinder und Erwachsene, die schwere Asthmaanfälle bekommen, vor diesen Anfällen gar nichts von ihren Atemproblemen wussten.

Alexithymie: Keine Worte für Gefühle

Ich hatte eine verwitwete Tante, die ein schreckliches Trauma erlebt hatte. Sie kam häufig zu Besuch in unsere Familie und wurde für unsere Kinder zu einer Art »Ehrengroßmutter«. Wenn sie uns besuchte, wurde immer viel getan und gearbeitet – Vorhänge wurden genäht, Küchenregale umorganisiert und Kinderkleidung hergestellt –, nur geredet wurde wenig. Sie war stets bemüht, es allen recht zu machen, doch es war schwer herauszufinden, was *ihr* Freude machte. Nachdem einige Tage mit dem Austausch von Höflichkeiten vergangen waren, kam das Gespräch mit ihr meist völlig zum Erliegen, und ich musste mir große Mühe geben, um zu verhindern, dass die langen Schweigepausen allzu peinlich wurden. Am letzten Tag ihrer Besuche fuhr ich sie zum Flughafen, wo sie mich zum Abschied etwas steif umarmte, während ihr Tränen über das Gesicht strömten. Ohne jede Spur von Selbstironie klagte sie dann, der kalte Wind auf dem *Logan International Airport* treibe ihr das Wasser in die Augen. Ihr Körper verspürte eine Traurigkeit, die ihr Geist nicht zu erkennen vermochte – sie verließ unsere junge Familie, ihre nächsten noch lebenden Verwandten.

Psychiater bezeichnen dieses Phänomen als *Alexithymie* – das griechische Wort dafür, dass Menschen ihre Gefühle nicht in Worte fassen können. Viele traumatisierte Kinder und Erwachsene können nicht beschreiben, was sie fühlen, weil sie nicht wissen, was ihre physischen Empfindungen bedeuten. Sie mögen so aussehen, als ob sie wütend wären, leugnen dies aber; sie mögen entsetzt wirken, sagen aber, alles sei in Ordnung. Weil sie nicht unterscheiden können, was in ihrem Körper vor sich geht, haben sie keinen Kontakt zu ihren Bedürfnissen. Deshalb fällt es ihnen schwer, adäquat mit ihren Bedürfnissen umzugehen, ganz gleich, ob es darum geht, zum richtigen Zeitpunkt die richtige Menge zu essen, oder darum, den notwendigen Schlaf zu bekommen.

Wie meine Tante nutzen Alexithymiker die »Sprache des Handelns« statt der »Sprache der Emotionen«. Auf die Frage »Wie würden Sie sich fühlen, wenn Sie einen Lastwagen mit 130 km/h auf sich zukommen sähen?« würden die meisten Menschen antworten: »Ich wäre entsetzt« oder »Ich würde vor Angst erstarren«. Ein Alexithymiker hingegen würde in solch einem Fall antworten: »Wie ich mich fühlen würde? Ich weiß nicht … Ich würde mich in Sicherheit bringen.«[18] Alexithymiker neigen dazu, Emotionen als körperliche Probleme zu registrieren statt als Signale, die sie darauf hinweisen, dass sie ihre Aufmerksamkeit auf etwas richten müssen. Statt sich wütend oder traurig zu fühlen, empfinden sie Muskelschmerzen, Verdauungsprobleme oder andere Symptome ohne feststellbare Ursache. Etwa drei Viertel der Patienten mit *Anorexia nervosa* und über die Hälfte aller Bulimiker werden durch ihre Emotionen in Verwirrung gebracht, und es fällt ihnen sehr schwer, diese zu beschreiben.[19] Als Forscher einmal Alexithymikern Bilder von Gesichtern zeigten, die Wut oder Verzweiflung ausdrückten, vermochten die Probanden nicht zu sagen, was die abgebildeten Personen empfanden.[20]

Einer der Ersten, die mir etwas über Alexithymie beibrachten, war der Psychiater Henry Krystal. Er hat mit über tausend Holocaust-Überlebenden gearbeitet und sich in diesem Rahmen bemüht, schwere psychische Traumata zu verstehen.[21] Krystal, der selbst in einem KZ gewesen war, fiel auf, dass viele seiner Patienten beruflich erfolgreich waren, wohingegen ihre intimen Beziehungen freudlos und distanziert waren. Die Unterdrückung ihrer Gefühle hatte ihnen ermöglicht, in ihrem Beruf erfolgreich zu sein, aber dies hatte für sie einen Preis gehabt. Sie hatten gelernt, ihre ehemals überwältigenden Emotionen »abzuschalten«, doch die Folge war, dass sie nicht mehr erkennen konnten, was sie empfanden. Nur wenige von ihnen waren überhaupt an einer Therapie interessiert.

Paul Frewen führte an der *University of Western Ontario* Gehirnscans an PTBS-Kranken durch, die unter Alexithymie litten. Einer der Teilnehmer dieser Untersuchungen sagte zu ihm: »Ich weiß nicht, was ich fühle. Es ist, als wären mein Kopf und mein Körper nicht miteinander verbunden. Ich lebe in einem Tunnel, einem Nebel; und ganz egal, was passiert, ich reagiere immer gleich darauf – nämlich gefühllos, also praktisch gar nicht. Ob ich ein Schaumbad nehme, mir eine Verbrennung zuziehe oder vergewaltigt werde, für mich ist es immer das gleiche Gefühl. Mein Gehirn fühlt nicht.« Frewen und seine Kollegin Ruth Lanius stellten fest, dass die Aktivität in den für das Selbstempfinden zuständigen Gehirnbereichen um so schwächer war, je weniger Kontakt die Untersuchten zu ihren Gefühlen hatten.[22]

Weil Traumatisierte oft nicht spüren, was in ihrem Körper vor sich geht, sind sie zu nuancierten Reaktionen auf Frustration häufig nicht in der Lage. Deshalb reagieren sie auf Stress entweder, indem sie »abtreten« oder indem sie übertrieben wütend werden. Und völlig unabhängig davon, wie sie reagieren, sind sie oft nicht in der Lage zu sagen, was sie in Rage gebracht hat. Der mangelnde Kontakt zu ihrem Körper trägt zu ihrem wohlbekannten Mangel an Selbstschutz und zu der hohen Zahl von Reviktimisierungen in dieser Gruppe bei[23] sowie zu den großen Schwierigkeiten mit dem Empfinden von Freude und Sinnlichkeit sowie zur Störung ihres Sinngefühls.

Die Situation von Alexithymikern kann sich nur bessern, wenn sie lernen, die Verbindung zwischen ihren physischen Empfindungen und ihren Emotionen zu erkennen, so wie Farbblinde zur farbigen Welt nur in Kontakt treten können, indem sie lernen, Grauschattierungen zu unterscheiden. Wie meine Tante und Henry Krystals Patienten sträuben sie sich jedoch gewöhnlich, sich damit zu beschäftigen: Die meisten scheinen sich unbewusst für die Auffassung entschieden zu haben, es sei für sie besser, weiter Ärzte aufzusuchen, die ihnen nicht helfen können, und Krankheiten zu behandeln, die nicht heilen, als sich der schmerzhaften Konfrontation mit den Dämonen ihrer Vergangenheit zu stellen.

Depersonalisation

Einen Schritt weiter abwärts auf dem Weg in die Selbstvergessenheit liegt die Depersonalisation – der Verlust des Selbstempfindens. Utes Gehirnscan, mit dem wir uns in Kapitel 4 beschäftigt haben, ist ein anschauliches Beispiel für Depersonalisation. Im Laufe traumatischer Erlebnisse tritt das Phänomen Depersonalisation häufig auf. Als ich einmal spätabends in einem Park in der Nähe meines Hauses überfallen wurde, sah ich mich von oben mit einer kleinen Kopfwunde im Schnee liegen, umringt von drei Messer schwingenden Teenagern. Ich dissoziierte den Schmerz, der von den Stichwunden an meinen Händen ausging, und empfand nicht die geringste Angst, während ich mit den Jugendlichen ruhig darüber verhandelte, dass sie mir meine geleerte Geldbörse zurückgeben sollten.

Dass bei mir keine PTBS entstand, lag meiner Meinung nach teilweise daran, dass ich sehr neugierig darauf war, etwas zu erleben, womit ich mich bei anderen Menschen so intensiv befasst hatte, und teilweise daran, dass ich irrigerweise glaubte, ich könnte eine Zeichnung von den Tätern anfertigen und diese der Polizei geben. Obwohl sie natürlich nie gefasst wurden, muss meine Rachefantasie mir das befriedigende Gefühl gegeben haben, etwas Sinnvolles tun zu können.

Traumatisierte können sich in der Regel weniger glücklich schätzen, und sie fühlen sich von ihrem Körper getrennt. Eine besonders gute Beschreibung der Depersonalisation stammt von dem deutschen Psychoanalytiker Paul Schilder, der im Jahre 1922[24] in Berlin schrieb: »Den Depersonalisierten erscheint die Welt fremd, eigentümlich, unheimlich, wie traumhaft. Die Gegenstände erscheinen manchmal sonderbar verkleinert, manchmal flach. Klänge kommen aus der Ferne … Das Gefühlsleben zeigt gleichfalls schwere Störungen. Die Patienten klagen, sie könnten weder Lust noch Unlust empfinden, … ihre Klagen gipfeln darin, sie seien sich selbst fremd geworden.«

Ich war fasziniert, als ich erfuhr, dass eine Gruppe von Neurowissenschaftlern an der Universität Genf[25] ähnliche Erlebnisse des Austretens aus dem eigenen Körper hatte hervorrufen können, indem sie eine bestimmte Region im Gehirn, den *temporoparietalen Übergang*, mit einem leichten elektrischen Strom stimuliert hatten. Eine Probandin hatte infolge dieser Behandlung das Gefühl gehabt, sie hinge unter der Decke und schaue auf ihren eigenen Körper hinab; bei einer anderen Untersuchungsteilnehmerin stellte sich das unheimliche Gefühl ein, jemand stehe hinter ihr. Diese Untersuchung hat etwas bestätigt, was uns immer wieder Patienten berichten: dass sich das Selbst vom Körper lösen und eine eigenständige Phantomexistenz entwickeln kann. Auch Lanius und Frewen sowie eine Gruppe von Forschern an der Universität Groningen in den Niederlanden[26] haben bei Menschen Gehirnscans durchgeführt, die ihr Entsetzen dissoziiert hatten. Die Forscher stellten bei diesen Untersuchungen fest, dass die Furchtzentren im Gehirn schlicht abschalten, wenn sie sich an das auslösende Ereignis erinnern.

Mit dem eigenen Körper Freundschaft schließen

Traumatisierte können erst genesen, wenn sie sich mit den Empfindungen in ihrem Körper vertraut gemacht und mit ihnen Freundschaft geschlossen haben. Wütende Menschen leben in einem wütenden Körper. Der Körper von Menschen, die als Kinder missbraucht oder misshandelt wurden, ist angespannt und defensiv, bis die Betreffenden eine Möglichkeit finden, sich zu entspannen und sich wieder sicher zu fühlen. Menschen können sich erst verändern, wenn sie ihrer Empfindungen und der Interaktion ihres Körpers mit seiner Umgebung gewahr sind. Körperliches Selbstgewahrsein ist der erste Schritt auf dem Weg zur Befreiung von der Tyrannei der Vergangenheit.

Wie können Menschen sich die innere Welt ihrer Empfindungen und Emotionen erschließen? Im Rahmen meiner therapeutischen Arbeit versuche ich meinen Patienten zunächst zu helfen, die Empfindungen in ihrem Körper zu registrieren, und dann, diese zu beschreiben – damit meine ich nicht Emotionen wie Wut, Angst oder Furcht, sondern die physischen Empfindungen, die den Emotionen zugrunde liegen: Druck, Wärme, Muskelanspannung, Kribbeln, das Gefühl, einzusinken, hohl zu sein usw. Außerdem versuche ich herauszufinden, welche Empfindungen für bestimmte Patienten mit Entspannung oder Freude verbunden sind. Ich helfe ihnen, ihrer Atmung sowie ihrer Gesten und Bewegungen gewahr zu werden. Ich fordere sie auf, die subtilen Veränderungen in ihrem Körper zu registrieren, beispielsweise Angespanntheit im Brustbereich oder ein nagendes Gefühl im Bauch, wenn sie über negative Ereignisse sprechen, von denen sie behaupten, diese machten ihnen nichts aus.

Empfindungen zum ersten Mal zu bemerken kann sehr belastend sein und Flashbacks hervorrufen, auf die Betroffene manchmal reagieren, indem sie sich »einigeln« oder sich in eine andere Defensivhaltung versetzen. Dies sind somatische Reinszenierungen eines unverarbeiteten Traumas, und mit hoher Wahrscheinlichkeit handelt es sich um Haltungen der Betroffenen zum Zeitpunkt des Traumas. In solchen Fällen können Patienten von Vorstellungsbildern und physischen Empfindungen überflutet werden, und der Therapeut muss die Fluten der Empfindungen und Emotionen eindämmen können, um zu verhindern, dass infolge des erneuten Kontakts mit dem früher Erlebten eine Retraumatisierung stattfindet. (Lehrer, Pflegepersonal und Polizisten sind oft sehr erfahren in der Beruhigung bei Schreckensreaktionen, weil sie fast täglich auf Menschen treffen, die außer sich und infolge schrecklicher und schmerzhafter Erlebnisse völlig desorganisiert sind.)

Doch nur zu oft werden solchen Patienten Psychopharmaka wie Abilify, Zyprexa und Seroquel verschrieben, statt dass man ihnen beibringt, mit solchen unangenehmen körperlichen Reaktionen umzugehen. Natürlich betäuben chemische Mittel die Empfindungen nur und tragen nicht zu ihrer Auflösung oder zur Verwandlung der toxischen Stoffe in Verbündete bei.

Die natürlichste Art, auf die Menschen sich beruhigen können, besteht darin, sich an einem anderen Menschen festzuhalten. Doch Patienten, die körperlich misshandelt oder sexuell missbraucht worden sind, befinden sich diesbezüglich in einem Dilemma: Sie sehnen sich verzweifelt nach Berührung, schrecken aber gleichzeitig vor jedem

Körperkontakt zurück. Ihr Geist muss wieder in die Lage versetzt werden, körperliche Empfindungen zu spüren, und ihr Körper muss wieder lernen, die angenehme Wirkung von Berührungen zuzulassen und zu genießen. Menschen, denen es an emotionalem Gewahrsein mangelt, können durch entsprechende Übung lernen, ihre körperlichen Empfindungen mit psychischen Ereignissen in Verbindung zu bringen. Und nachdem ihnen dies gelungen ist, können sie allmählich die Verbindung zu sich selbst wiederherstellen.[27]

Kontakt zu uns selbst und anderen herstellen

Zum Schluss dieses Kapitels werde ich noch eine letzte Studie vorstellen, aus der hervorgeht, welchen Preis Menschen zahlen, wenn sie ihren Körper bzw. den Kontakt zu ihm verlieren. Nachdem Ruth Lanius und ihre Gruppe das Gehirn im untätigen Zustand gescannt hatten, konzentrierten sich die Forscher auf eine andere Frage aus dem Alltagsleben: Was passiert bei chronisch Traumatisierten, wenn sie zu anderen Menschen in Blickkontakt treten?

Viele Patienten, die mich aufsuchen, sind nicht in der Lage, Blickkontakt herzustellen. Ich erkenne sofort, wie schlecht es ihnen geht, wenn ich merke, wie schwer es ihnen fällt, meinem Blick zu begegnen. In solchen Fällen stellt sich gewöhnlich heraus, dass sie sich als ekelhaft empfinden und es nicht ertragen können, dass ich sehe, wie abscheulich (aus ihrer Sicht) sie sind. Mir war nie der Gedanke gekommen, dass sich solche starken Schamgefühle in einer abnormen Aktivierung des Gehirns spiegeln könnten. Ruth Lanius wies auch bei dieser Untersuchung nach, dass Geist und Gehirn sich nicht voneinander trennen lassen – was in einem von beiden geschieht, wird im anderen registriert.

Ruth kaufte sich ein teures Gerät, das einem Probanden, der in einem Gehirnscanner liegt, in einem Video eine Figur vorführt. (Im konkreten Fall ähnelte die Gestalt einem freundlichen Richard Gere.) Diese Figur konnte sich dem Probanden entweder frontal nähern (wobei sie ihn direkt anschaute) oder in einem Winkel von 45 Grad mit abgewandtem Blick. Dies ermöglichte, die Wirkung von direktem Blickkontakt auf die Gehirnaktivierung mit derjenigen eines abgewandten Blicks zu vergleichen.[28]

Der auffälligste Unterschied zwischen normalen Probanden und chronisch traumatisierten bestand in der Aktivierung des Präfrontalkortex in Reaktion auf direkten Blickkontakt. Der PFK hilft uns normalerweise, eine Person, die auf uns zukommt, einzuschätzen, und mithilfe unserer Spiegelneuronen können wir dann die Intentionen des Betreffenden erkennen. Da jedoch bei Probanden mit einer PTBS kein Teil des Frontallappens aktiviert wurde, waren diese offenbar nicht in der Lage, an der fremden Person irgendwelche Auffälligkeiten zu erkennen. Sie reagierten auf die Begegnung lediglich mit einer starken Aktivierung tief in den für Emotionen zuständigen Arealen ihres Gehirns, den primitiven Bereichen, die unter dem Namen *zentrales Höhlengrau* (*Substantia grisea centralis*) bekannt sind und die Erschrecken, Hypervigilanz, Niederkauern und andere dem Selbstschutz dienende Verhaltensweisen initiieren. Bei den traumatisierten Probanden war keine Aktivierung in irgendeinem der für soziales Engagement wichtigen Gehirnbereiche zu erkennen. Wenn jemand sie anschaute, wechselten sie stereotyp in den überlebenssichernden Verhaltensmodus.

Wie wirkt sich dies auf die Fähigkeit solcher Menschen, Freunde zu finden und mit anderen Menschen zurechtzukommen, aus? Und was bedeutet es für ihre Therapie? Können Patienten mit einer PTBS einem Therapeuten ihre tiefsten Ängste anvertrauen? Um eine wirklich tiefe Beziehung aufbauen zu können, muss man andere Menschen als eigenständige Wesen erleben können, die spezielle Motive und eigene Intentionen haben. Man muss einerseits eine eigene Position vertreten können, aber andererseits auch (an)erkennen, dass andere Menschen eigene Ziele verfolgen. Ein Trauma kann all dies als unklar und grau erscheinen lassen.

TEIL III | DER GEIST VON KINDERN

7 | AUF EINER WELLENLÄNGE SEIN
Bindung und Einstimmung

> Die Wurzeln der Resilienz … sind in dem Gefühl zu suchen, von Geist und Herz eines liebevollen, eingestimmten und selbstbeherrschten Anderen verstanden zu werden und darin geborgen zu sein.
>
> DIANA FOSHA

Die Children's Clinic des *Massachusetts Mental Health Center* war gefüllt mit gestörten und äußerst störenden Kindern. Diese wilden Geschöpfe konnten keinen Augenblick still sitzen und schlugen und bissen ständig andere Kinder und manchmal sogar das Personal der Klinik. Sie kamen plötzlich zu jemandem gerannt und klammerten sich an ihm fest, und im nächsten Augenblick liefen sie in einem Zustand des Schreckens wieder davon. Einige masturbierten zwanghaft; andere schlugen Gegenstände, Haustiere und sich selbst. Sie hungerten einerseits nach Zuneigung und waren andererseits wütend und widerspenstig. Insbesondere die Mädchen konnten auf eine geradezu schmerzhafte Weise gefügig sein. Ganz gleich, ob sich diese Kinder trotzig oder klettenhaft verhielten, sie waren offenbar alle nicht in der Lage, ihre Umgebung zu erkunden oder zu spielen, wie Kinder ihres Alters es eigentlich zu tun pflegen. Einige hatten kaum ein Selbstempfinden entwickelt — sie erkannten sich nicht einmal selbst in einem Spiegel.

Damals wusste ich ziemlich wenig über Kinder, einmal abgesehen von dem, was mir meine beiden eigenen Kinder im Vorschulalter beibrachten. Doch ich hatte das Glück, meine Kollegin Nina Fish-Murray kennenzulernen, die nicht nur fünf eigene Kinder großzog, sondern auch bei Jean Piaget in Genf studiert hatte. Piaget hatte seine Theorien über die kindliche Entwicklung aufgrund von sehr genauen direkten Beobachtungen von Kindern entwickelt, wobei er mit seinen eigenen Kindern begonnen hatte. Nina hatte diesen Geist in das damals gerade entstehende *Trauma Center* am MMHC mitgebracht.

Nina war mit dem ehemaligen Leiter der Abteilung für Psychologie der *Harvard University*, Henry Murray, verheiratet, einem der Pioniere der Persönlichkeitstheorie, und sie ermutigte sehr engagiert alle jüngeren Fakultätsmitglieder, die ihre Interessen mit ihr teilten. Sie war fasziniert von meinen Geschichten über Kriegsveteranen, weil diese sie an die gestörten Kinder erinnerten, mit denen sie in Schulen in Boston arbeitete. Ninas privilegierte Position und ihr persönlicher Charme erschlossen uns den Zugang zu der Kinderklinik, an der sie arbeitete, eine Institution, die von Kinderpsychiatern geleitet wurde, die sich für Traumata kaum interessierten.

Henry Murray war unter anderem deshalb berühmt geworden, weil er den *Thematischen Apperzeptionstest* (TAT) entwickelt hatte. Dies ist ein projektiver Test, bei dem man mithilfe eines Satzes Karten herauszufinden versucht, wie die innere Realität von Menschen ihre Sicht der Welt prägt. Im Gegensatz zu den Rorschach-Karten, die wir bei der Arbeit mit den Veteranen benutzten, sind auf den TAT-Karten realistische, aber mehrdeutige und etwas beunruhigende Szenen zu sehen: ein Mann und eine Frau, die einander nicht anschauen und trübe in die Weite blicken, ein Junge mit einer zerbrochenen Geige. Die zu Testenden werden aufgefordert, über das, was auf den Fotos vor sich geht, Geschichten zu erzählen – was vor der abgebildeten Situation geschehen ist und was als Nächstes geschehen wird. In den meisten Fällen lassen die Deutungen schnell erkennen, was die Getesteten im Augenblick besonders beschäftigt.

Nina und ich beschlossen, eine Serie von Testkarten speziell für Kinder zusammenzustellen; sie sollten auf Bildern basieren, die wir aus im Wartezimmer der Klinik ausliegenden Magazinen ausschnitten. In unserer ersten Studie verglichen wir die Reaktionen von zwölf sechs- bis elfjährigen Patienten aus der Kinderklinik mit denjenigen einer Gruppe von Kindern aus einer Schule in der Nähe, die der Gruppe aus der Klinik hinsichtlich ihres Alters, ihrer Ethnizität, ihrer

Intelligenz und der Familienkonstellation weitgehend entsprach.[1] Was die Patienten von den Schulkindern unterschied, waren die Traumata, die sie in ihren Familien erlitten hatten. Unter ihnen befand sich ein Junge, der von seiner Mutter wiederholt verprügelt worden war und sehr mitgenommen aussah; ein Mädchen, das von seinem Vater im Alter von vier Jahren sexuell belästigt worden war; zwei Jungen, die an einen Stuhl gefesselt und ausgepeitscht worden waren; und ein Mädchen, das im Alter von fünf Jahren hatte mit ansehen müssen, wie seine Mutter (eine Prostituierte) vergewaltigt, zerstückelt, verbrannt und in den Kofferraum eines Autos gelegt worden war. Der Zuhälter der Mutter wurde zudem verdächtigt, die Tochter sexuell missbraucht zu haben.

Die Kinder unserer Kontrollgruppe aus der Schule lebten in großer Armut und stammten aus einer heruntergekommenen Gegend Bostons, wo sie regelmäßig Zeugen entsetzlicher Gewalttätigkeit wurden. Während der Zeit, in der die Untersuchung durchgeführt wurde, übergoss ein Junge aus dieser Schule einen Klassenkameraden mit Benzin und zündete es an. Ein anderer Junge geriet auf dem Weg zur Schule zusammen mit seinem Vater und einem Freund in einen Schusswechsel. Er wurde in der Leiste getroffen, und sein Freund wurde getötet. Würden die Reaktionen dieser Schüler auf die Testkarten angesichts einer so starken Präsenz von Gewalttätigkeit in ihrem Umfeld sich von den Reaktionen der stationär behandelten Kinder merklich unterscheiden?

Eine der Testkarten zeigte eine Familienszene: Zwei lächelnde Kinder schauten zu, wie ihr Vater ein Auto reparierte. Alle Kinder, die sich dieses Foto anschauten, erklärten, dass der Mann, der halb unter dem Auto lag, in Gefahr sei. Allerdings erzählten die Kinder aus der Kontrollgruppe Geschichten mit positivem Ausgang – das Auto wurde repariert, und der Vater fuhr mit seinen Kindern beispielsweise zu McDonald's –, wohingegen sich die traumatisierten Kinder ziemlich grauenhafte Geschichten ausdachten. Ein Mädchen sagte, das kleine Mädchen auf dem Bild werde im nächsten Moment mit seinem Hammer den Schädel des Vaters zertrümmern. Und ein neunjähriger Junge, der schwer misshandelt worden war, erzählte sehr detailreich, der Junge auf dem Bild habe den Wagenheber umgestoßen, und infolgedessen habe das Auto den Körper seines Vaters zerfetzt, und sein Blut sei in der ganzen Garage verspritzt worden.

Während unsere Patienten diese Geschichten erzählten, wurden sie in einen stark erregten und desorganisierten Zustand versetzt. Wir mussten danach eine ziemlich lange Pause einlegen, welche die Teilnehmer am Wasserspender verbrachten oder für Spaziergänge nutzten, bevor wir ihnen die nächste Karte zeigen konnten. Es ist kaum verwunderlich, dass bei den meisten von ihnen ADHS diagnostiziert worden war und dass fast alle Ritalin einnahmen – wobei anzumerken ist, dass das Mittel ihre Erregung in dieser Situation nicht beizulegen vermochte.

Ähnlich reagierten die missbrauchten/misshandelten Kinder auf ein allem Anschein nach harmloses Bild von der Silhouette einer schwangeren Frau, die vor einem Fenster stand. Als wir dieses Bild dem siebenjährigen Mädchen zeigten, das im Alter von vier Jahren sexuell missbraucht worden war, sprach es über Penisse und Vaginen

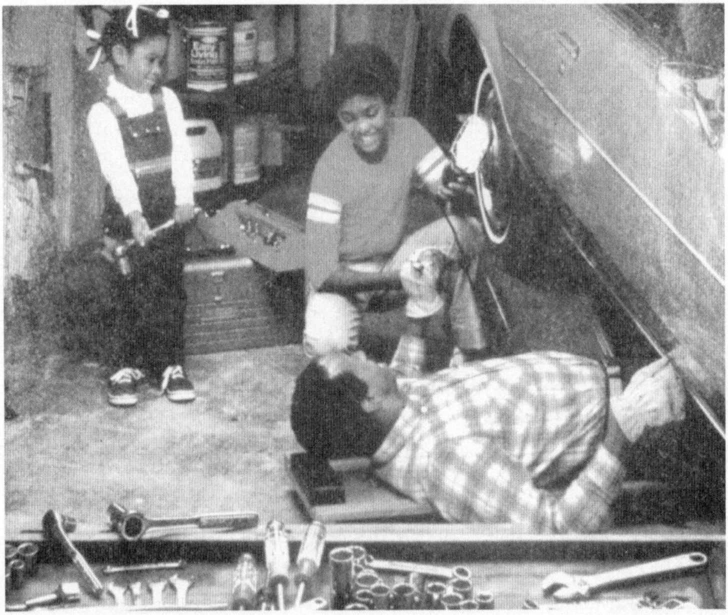

und stellte Nina wiederholt Fragen wie: »Wie viele Männer hast du gebumst?« Wie einige andere sexuell missbrauchte Mädchen, die an der Studie teilnahmen, regte auch dieses Kind sich beim Anblick des Bildes so auf, dass wir die Arbeit unterbrechen mussten. Ein siebenjähriges Mädchen aus der Kontrollgruppe erfasste die schwermütige Atmosphäre des Bildes: Seine Geschichte handelte von einer verwitweten Frau, die traurig aus dem Fenster schaute, weil sie ihren Mann vermisste. Doch schließlich fand die Frau einen liebevollen Mann, der ihrem Kind ein guter Vater war.

Die Reaktionen auf die Karten zeigten in allen Fällen, dass die Kinder, die nicht missbraucht/misshandelt worden waren, noch Vertrauen zur essenziellen Gutartigkeit des Universums hatten; sie konnten sich vorstellen, wie man sich aus üblen Situationen befreien konnte. Sie fühlten sich in ihren Ursprungsfamilien geschützt und sicher und zumindest von einem Elternteil geliebt, und das schien sich auf ihre Bereitschaft, sich in der Schule zu engagieren und etwas zu lernen, entscheidend auszuwirken.

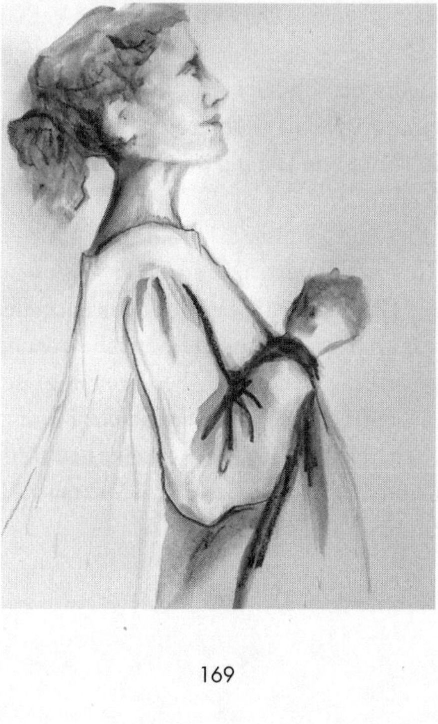

Hingegen waren die Reaktionen der Kinder aus der Klinik beunruhigend. Selbst die harmlosesten Bilder riefen bei ihnen starke Gefühle der Gefährdung, Aggression, sexuelle Erregung und Entsetzen hervor. Wir hatten die Fotos für die Kinder nicht nach dem Kriterium ausgewählt, ob sie irgendeine verborgene Bedeutung enthielten, die sich sensiblen Menschen erschließen würde; es handelte sich vielmehr um ganz normale Bilder aus dem Alltagsleben. So, wie die Kinder aus der Klinik sich verhielten, konnten wir nur schließen, dass für sie die ganze Welt voller Trigger war. Da sie sich in Reaktion auf relativ harmlose Situationen nur katastrophale Resultate vorstellen konnten, war für sie jedes Bild auf einer Leinwand oder auf einer Plakatwand ein Vorbote einer Katastrophe. In diesem Lichte betrachtet war das bizarre Verhalten der Kinder aus der Kinderklinik durchaus verständlich.[2]

Zu meiner Verblüffung wurden die entsetzlichen Erlebnisse der Kinder und die Wirkung dieser Traumata auf ihre Gefühle, ihr Denken und ihre Selbstregulationsfähigkeit während der Mitarbeiterkonferenzen der Klinik so gut wie nie erwähnt. Ihre Krankenakten waren gefüllt mit diagnostischen Etiketten wie »Verhaltensstörung«, »oppositionelles Trotzverhalten« – wenn es sich um besonders wütende oder rebellische Kinder handelte – oder »bipolare Störung«. Fast immer wurde ADHS als »Komorbidität« genannt. Verdeckte dieses veritable Gewitter von Diagnosen das alldem zugrunde liegende Trauma?

Angesichts dieser Ergebnisse sahen wir uns mit zwei großen Herausforderungen konfrontiert. Die eine war, dass wir herausfinden mussten, ob der Grund für die Resilienz der normalen Kinder ihre andere Weltsicht war und, in tiefere Bereiche vorstoßend, wie ein Kind seine persönliche Landkarte (Beschreibung) der Welt entwickelt. Die zweite, ebenso wichtige Frage lautete: Kann man Geist und Gehirn brutal behandelter Kinder helfen, eine neue innere Landkarte zu entwickeln, und ihnen so ein Gefühl des Vertrauens in die Zukunft vermitteln?

Männer ohne Mütter

Der Anstoß zur wissenschaftlichen Erforschung der wichtigen Beziehung zwischen kleinen Kindern und ihren Müttern ging von Engländern der britischen Oberschicht aus, die als kleine Jungen aus ihren Familien gerissen und in Internatsschulen geschickt worden waren, wo sie ausschließlich in Gesellschaft von Menschen ihres Geschlechts erzogen wurden. Als ich das erste Mal die berühmte *Tavistock Clinic* in London besuchte, fiel mir dort eine Sammlung von Schwarzweißfotografien dieser großen Psychiater des 20. Jahrhunderts auf, die im Treppenhaus entlang der Haupttreppe des Gebäudes aufgereiht waren: John Bowlby, Wilfred Bion, Harry Guntrip, Ronald Fairbairn und Donald Winnicott. Sie alle hatten jeweils auf ihre spezielle Weise erforscht, wie unsere frühen Erlebnisse zu Prototypen für unsere sämtlichen späteren Beziehungen zu anderen Menschen werden und wie durch unseren Austausch mit unseren Bezugspersonen in jedem einzelnen Augenblick unser persönliches Selbstempfinden entsteht.

Wissenschaftler untersuchen in der Regel das, was sie am meisten verwirrt, und deshalb werden sie oft zu Experten für Themen, die andere Menschen für Binsenweisheiten halten. (Die Bindungsforscherin Beatrice Beebe hat einmal gesagt: »Der größte Teil der Forschung ist Ich-Forschung.«) Diese Männer, die es sich zur Aufgabe machten, die Rolle von Müttern im Leben ihrer Kinder wissenschaftlich zu erforschen, waren selbst in einem sehr verletzlichen Alter, irgendwann zwischen dem sechsten und zehnten Lebensjahr, in eine Schule fern von ihrem Elternhaus geschickt worden, lange bevor sie wirklich reif waren, der Welt allein entgegenzutreten. Bowlby selbst hat mir erzählt, George Orwell sei wahrscheinlich durch eigene Erlebnisse in einer Internatsschule dazu inspiriert worden, seinen Roman *1984* zu schreiben, in dem er brillant darstellte, wie man Menschen dazu bringen kann, alles, was ihnen lieb und teuer ist – einschließlich ihres Selbstempfindens –, zu opfern, um von einem anderen Menschen, der für sie eine Autorität darstellt, geliebt und gebilligt zu werden.

Da Bowlby eng mit den Murrays befreundet war, konnte ich anlässlich jedes seiner Besuche an der *Harvard University* mit ihm über seine

Arbeit sprechen. Er war in eine aristokratische Familie hineingeboren worden (sein Vater war der Chirurg der Königsfamilie), und er erhielt in den Tempeln des britischen Establishments eine Ausbildung in Psychologie, Medizin und Psychoanalyse. Nach seinem Studium in Cambridge arbeitete er mit straffälligen Jugendlichen im Londoner East-End, einer Gegend mit hoher Kriminalität, in der es ganz generell ziemlich rau zuging und die durch deutsche Angriffe während des Zweiten Weltkriegs größtenteils zerstört wurde. Während und nach seinem Militärdienst beobachtete Bowlby die Auswirkungen der Evakuierungen im Krieg und der kriegsbedingten Trennung kleiner Kinder von ihren Familien. Auch befasste er sich mit den Auswirkungen von Krankenhausaufenthalten und wies nach, dass sogar kurze Trennungen (damals durften Eltern noch nicht über Nacht bei ihren Kindern in einer Klinik bleiben) das Leiden von Kindern verstärkte. Ende der 1940er-Jahre war Bowlby unter britischen Psychoanalytikern zur *Persona non grata* geworden, weil er auf dem Standpunkt beharrte, das gestörte Verhalten von Kindern sei eine Reaktion auf reale Erlebnisse – nämlich auf Vernachlässigung, Gewalttätigkeit und Trennung –, also kein Produkt kindlicher sexueller Fantasien. Unverdrossen widmete er sein ganzes weiteres Leben der Entwicklung der später so genannten Bindungstheorie.[3]

Eine sichere Basis

Bei unserem Eintritt in die Welt schreien wir, um uns bemerkbar zu machen. Daraufhin kümmert sich sofort jemand um uns, badet uns, wickelt uns, gibt uns etwas zu essen, und, was das Beste ist, unsere Mutter legt uns auf ihren Bauch oder an ihre Brust, und wir erleben einen wonnevollen Kontakt von Haut zu Haut. Wir Menschen sind zutiefst soziale Wesen; unser Lebensziel ist, unseren Platz in der menschlichen Gemeinschaft zu finden. Ein Ausspruch des berühmten französischen Psychiaters Pierre Janet ist mir besonders ans Herz gewachsen: »Jedes Leben ist ein aus allen verfügbaren Mitteln geschaffenes Kunstwerk.«

Während wir erwachsen werden, lernen wir allmählich, sowohl physisch als auch emotional für uns selbst zu sorgen. Doch unsere erste Lektion in Selbstfürsorge erhalten wir durch die Art, auf die andere *für uns* sorgen. Ob es uns gelingt, die Kunst der Selbstregulation zu meistern, hängt größtenteils davon ab, wie harmonisch unsere frühen Interaktionen mit unseren engsten Bezugspersonen waren. Kinder, die darauf vertrauen konnten, dass ihre Eltern ihnen Trost und Geborgenheit gaben und sie stärkten, haben ihr ganzes Leben lang einen wichtigen Vorteil – eine Art Puffer gegen das Schlimmste, womit das Schicksal sie konfrontieren kann.

John Bowlby erkannte, dass Kinder von Gesichtern und Stimmen bezaubert sind und dass sie äußerst sensibel auf Gesichtsausdruck, Körperhaltung, Stimmcharakter, physiologische Veränderungen, Bewegungsgeschwindigkeiten und einsetzende Aktivität reagieren. Diese angeborene Fähigkeit hielt er für ein Resultat der Evolution, das für das Überleben dieser hilflosen Wesen sehr wichtig war. Kinder sind auch von Natur aus darauf programmiert, einen bestimmten Erwachsenen (oder höchstens einige wenige) auszuwählen, mit dem zusammen sie ihr natürliches Kommunikationssystem entwickeln. Dadurch entsteht eine primäre Bindungsbeziehung. Je offener dieser Erwachsene auf das Kind eingeht, umso tiefer wird die Bindung zwischen beiden und umso wahrscheinlicher entwickelt das Kind gesunde Reaktionen auf die Menschen in seiner Umgebung.

Bowlby besuchte in London oft den Regent's Park und beobachtete dort systematisch die Interaktionen zwischen Kindern und ihren Müttern. Während die Mütter ruhig auf Parkbänken saßen und strickten oder in einer Zeitung lasen, entfernten sich die Kinder von ihnen, um die Umgebung zu erkunden, schauten aber hin und wieder hinter sich, um sich zu vergewissern, ob ihre Mami sie noch beobachtete. Wenn eine Nachbarin bei der Mutter stehen blieb und deren Aufmerksamkeit durch den neuesten Klatsch abgelenkt wurde, lief das betreffende Kind sofort zurück zu ihr und blieb in ihrer Nähe stehen, um sicher sein zu können, dass die Mutter ihm weiterhin Aufmerksamkeit schenkte. Wenn Babys und Kleinkinder merken, dass ihre Mütter mit ihrer Aufmerksamkeit anderswo sind, werden sie nervös. Und wenn die Mütter außer Sicht sind, fangen sie manchmal an zu weinen oder werden sogar untröstlich; taucht die Mutter wieder auf, beruhigen sie sich in der Regel und wenden sich wieder ihrem Spiel zu.

Bowlby sah die Bindung als sichere Basis, von der aus sich ein Kind in die Welt hinauswagt. Im Laufe der folgenden fünf Jahrzehnte haben wissenschaftliche Untersuchungen bestätigt, dass die Existenz eines sicheren Hafens bei Kindern die Selbständigkeit fördert und bei ihnen Gefühle der Sympathie und Hilfsbereitschaft gegenüber leidenden anderen weckt. Durch das vertraute Geben und Nehmen in einer Bindungsbeziehung lernen Kinder, dass andere Menschen Gefühle und Gedanken haben, die ihren eigenen einerseits ähneln und sich andererseits von diesen unterscheiden. Sie entwickeln also Verständnis für ihre Umgebung und die Menschen darin sowie Selbstgewahrsein, Empathie, Impulskontrolle und Eigenmotivation, die es ihnen ermöglichen, ihren persönlichen Beitrag als Mitglieder des umfassenderen soziokulturellen Ganzen zu leisten. Diese Qualitäten fehlten den Kindern in unserer Klinik leider völlig.

Der Tanz der Einstimmung

Kinder entwickeln eine Bindung zu ihrer primären Bezugsperson. Ob diese Bindung sicher oder unsicher ist, wirkt sich auf das ganze Leben des Kindes sehr stark aus. Eine sichere Bindung entsteht, wenn die Bezugsperson auf emotionale Einstimmung achtet. Diese beginnt auf den subtilsten Ebenen der Interaktion und vermittelt dem Baby das Gefühl, in seinen Bedürfnissen wahrgenommen und verstanden zu werden. Der in Edinburgh beheimatete Bindungsforscher Colwyn Trevarthen schreibt: »Das Gehirn koordiniert die rhythmischen Körperbewegungen und sorgt dafür, dass sie im Einklang mit den Gehirnen anderer Menschen agieren. Kinder lernen Wohlklang schon vor ihrer Geburt kennen, wenn sie ihre Mutter sprechen hören.«[4]

In Kapitel 4 habe ich auf die Entdeckung der Spiegelneuronen hingewiesen, der Verbindung von Gehirn zu Gehirn, die uns empathiefähig macht. Spiegelneuronen erfüllen direkt nach der Geburt ihre Funktion. Wenn der Forscher Andrew Meltzoff an der *University of Oregon* seine Lippen spitzte oder seine Zunge herausstreckte, spiegelten sechs Stunden alte Babys diese Verhaltensweisen prompt.[5] (Neugeborene können ihre Augen nur auf Objekte fokussieren, die 20–30 Zentimeter von ihrem Gesicht entfernt sind – also nur bis zu der Person, die sie hält, sehen.) Nachahmung ist unsere wichtigste soziale Fertigkeit. Sie sorgt dafür, dass wir automatisch das Verhalten unserer Eltern, Lehrer und Altersgenossen aufgreifen und spiegeln.

Die meisten Eltern treten mit ihren Babys so spontan in Kontakt, dass ihnen gar nicht klar ist, wie der Zustand der Eingestimmtheit entsteht. Eine Einladung eines Freundes, des Bindungsforschers Ed Tronick, ermöglichte mir, diesen Prozess genauer zu beobachten. Im *Laboratory of Human Development* der *Harvard University* sah ich durch einen Einwegspiegel, wie eine Mutter mit ihrem zwei Monate alten Sohn spielte, der in einem Kindersitz saß und das Gesicht seiner Mutter zuwandte.

Sie »unterhielten sich« mit Koselauten und genossen den Austausch offensichtlich – bis die Mutter sich vorbeugte, um das Baby zu hätscheln, und dieses in seiner Begeisterung an ihrem Haar zog. Für die Mutter kam das so überraschend, dass sie vor Schmerz aufschrie, die Hand des Kindes wegstieß und in einem Anflug von Wut ihr Gesicht verzog. Das Baby ließ ihr Haar sofort los, und beide zogen sich physisch voneinander zurück. Die Quelle der Freude war für sie zu einer Quelle des Leids geworden. Das offensichtlich erschrockene Baby bedeckte sein Gesicht mit den Händen, um den Ausdruck der Wut seiner Mutter nicht zu sehen. Als der Mutter klar wurde, dass ihr Baby sich erschrocken hatte, fokussierte sie sich wieder auf das Kind und produzierte beruhigende Laute, um die Beziehung zu ihrem Kind wieder ins Lot zu bringen. Das Baby hielt zwar immer noch die Hände vors Gesicht, aber offenbar sehnte es sich schon bald wieder nach der Verbindung zu seiner Mutter. Deshalb spähte es durch seine Finger, um festzustellen, ob »die Luft rein« war, während seine Mutter mit besorgtem Gesicht vorsichtig wieder physischen Kontakt zu ihm aufnahm. Als sie anfing, den Bauch des Kindes zu kitzeln, ließ es die

Arme sinken und fing an zu kichern. Die Harmonie zwischen Mutter und Kind war wiederhergestellt. Sie waren wieder aufeinander eingestimmt. Diese ganze Sequenz eines anfänglich freudigen Austauschs, der plötzlichen Unterbrechung dieser Verbindung, ihrer Wiederherstellung und des erneuten freudigen Austauschs dauerte nicht viel länger als zwölf Sekunden.

Tronick und andere Forscher haben inzwischen nachgewiesen, dass Babys und ihre primären Bezugspersonen im Zustand des Einklangs auf der emotionalen Ebene auch körperlich im Einklang sind.[6] Babys können ihren emotionalen Zustand noch nicht selbst regulieren, ganz zu schweigen von der Herzfrequenz, den Hormonspiegeln und der Aktivität des Nervensystems, die alle in einer Verbindung zu den Emotionen stehen. Befindet sich ein Kind mit seiner primären Bezugsperson in Einklang, spiegelt sich sein Gefühl der Freude und Verbundenheit in seinem regelmäßigen, ruhigen Herzschlag, seiner gleichförmigen Atmung und einem niedrigen Stresshormonspiegel. Sein Körper ist ebenso ruhig wie sein emotionaler Zustand. Wird diese »Musik« unterbrochen – was im Laufe eines normalen Tages häufig passiert –, verändern sich auch alle diese physiologischen Faktoren. Die Wiederherstellung emotionaler Ausgeglichenheit kann man an der Normalisierung der physiologischen Parameter erkennen.

Wir beruhigen Neugeborene, doch ihre Eltern beginnen schon bald nach der Geburt damit, den Kindern beizubringen, wie sie mit einer stärkeren Erregung fertigwerden können – eine Aufgabe, die häufig die Väter übernehmen. (Ich habe den Psychologen John Gottman einmal sagen hören: »Mütter streicheln und Väter stupsen.« *(»Mothers stroke, and fathers poke.«)* Die Fähigkeit, mit Erregungszuständen umzugehen, brauchen wir Menschen in unserem ganzen Leben, und Eltern helfen ihren Babys, dies zu schaffen, bevor die Kinder es selbst gelernt haben. Wenn ein Baby wegen eines nagenden Gefühls im Bauch zu weinen anfängt, ist prompt die Brust oder die Flasche da. Bekommt das Kind Angst, wird es von jemandem gehalten und durch Wiegen beruhigt. Ist seine Windel voll, kommt jemand und macht es sauber und trocken. Eine Verbindung zwischen starken Emotionen und Sicherheit, Behagen und Meisterung herzustellen ist die Grundlage der Fähigkeit zur Selbstregulation, Selbstberuhigung und Selbstnährung, eine Thematik, auf die ich in diesem Buch immer wieder zurückkommen werde.

Durch eine sichere Bindung in Kombination mit Kompetenzentwicklung entsteht eine *innere Kontrollüberzeugung*, und dass dies geschieht, ist die entscheidende Voraussetzung für die Fähigkeit, im gesamten weiteren Leben Probleme adäquat zu bewältigen.[7] Sicher gebundene Kinder lernen, was ihnen ein gutes Gefühl vermittelt; sie entdecken, weswegen sie (und andere Menschen) sich schlecht fühlen, und sie entwickeln das Gefühl, durch eigene Aktivität beeinflussen zu können, wie sie sich fühlen und wie andere auf sie reagieren. Sicher gebundene Kinder lernen Situationen, auf die sie Einfluss haben, von solchen, in denen sie Hilfe benötigen, zu unterscheiden. Sie lernen, bei Konfrontation mit einer schwierigen Situation aktiv Einfluss zu nehmen. Hingegen lernen Kinder, die Missbrauch, Misshandlungen oder Vernachlässigung erlebt haben, dass ihr Schrecken, ihre Bitten und ihr Weinen von ihren primären Bezugspersonen ignoriert werden. Nichts, was sie tun können, vermag die schlechte Behandlung, die sie erleben, zu stoppen oder ihnen Aufmerksamkeit und Hilfe zu verschaffen. So werden sie praktisch dazu konditioniert, bei Herausforderungen, mit denen sie später im Leben konfrontiert werden, aufzugeben.

Real werden

Bowlbys Zeitgenosse Donald Winnicott, ein Kinderarzt und Psychoanalytiker, ist der Begründer der modernen Auseinandersetzung mit dem Phänomen der Einstimmung. Den Anfang seiner minutiösen Auseinandersetzung mit dem Verhalten von Müttern und ihren Kindern bildete die Beobachtung dessen, wie Mütter ihre Babys halten. Er kam zu der Auffassung, dass diese physischen Interaktionen die Grundlage für das Selbstempfinden eines Babys schaffen – und damit auch für ein lebenslanges Identitätsempfinden. Der Art, wie eine Mutter ihr Kind hält, liegt »die Fähigkeit, den Körper als den Ort, wo die Psyche lebt, zu empfinden«,[8] zugrunde. Diese viszerale und kinästhetische Empfindung der Beschaffenheit unseres Körpers bildet das Fundament für das, was wir als »real« erleben.[9]

Winnicott glaubte, dass die meisten Mütter hinreichend in der Lage seien, im Umgang mit ihren Babys einen Zustand der Einstimmung zu erreichen. – Nach seiner Auffassung erfordert es kein besonderes Talent, das zu sein, was er eine »normale, hingebungsvolle Mutter«[10] nannte. Allerdings kann es schweren Schaden anrichten, wenn Mütter nicht in der Lage sind, die physische Realität ihres Babys zu erfassen und adäquat darauf einzugehen. Vermag die Mutter nicht adäquat auf die Impulse und Bedürfnisse ihres Babys zu reagieren, lernt das Baby zu werden, wie seine Mutter ihr Baby gern hätte. Weil das Kind seine eigenen Empfindungen ignorieren und versuchen muss, sich an die Bedürfnisse seiner primären Bezugsperson anzupassen, gewinnt es den Eindruck, dass daran, wie es ist, »irgendetwas nicht in Ordnung ist«. Bei Kindern, die das Gefühl physischen Einklangs mit ihrer primären Bezugsperson nicht ausreichend erlebt haben, besteht die Gefahr, dass sie das direkte Feedback ihres Körpers, der sie Freude und Sinn erleben lässt und ihnen eine Orientierung gibt, völlig abschalten.

In den Jahren, die vergangen sind, seit Bowlby und Winnicott ihre Ideen entwickelten, haben Bindungsforscher auf der ganzen Welt gezeigt, dass die meisten Kinder sicher gebunden sind. Wenn sie erwachsen werden, hilft ihnen die Tatsache, dass sie verlässliche und einfühlsame Fürsorge erlebt haben, ihre Furcht und Angst zu bezwingen. Gelingt es ihnen auf diese Weise, das Einwirken eines überwältigenden Ereignisses, eines Traumas, das ihr Selbstregulationssystem funktionsunfähig macht, zu verhindern, können sie ihr ganzes Leben lang einen grundlegenden Zustand emotionaler Sicherheit aufrechterhalten. Eine sichere Bindung ist auch eine gute Voraussetzung für den Aufbau von Beziehungen. Sie spüren, was andere fühlen, und lernen schon früh, ein Spiel von der Realität zu unterscheiden, und außerdem entwickeln sie einen guten »Riecher« für Situationen, in denen »etwas faul« ist, sowie für gefährliche Menschen. Sicher gebundene Kinder sind in der Regel angenehme Spielkameraden, und dies ermöglicht ihnen viele selbstbestätigende Erlebnisse mit Gleichaltrigen. Wenn sie gelernt haben, sich mit anderen Menschen in Einklang zu bringen, können sie subtile Veränderungen des Ausdrucks von Stimmen und Gesichtern besser erkennen und ihr Verhalten dementsprechend anpassen. Sie lernen, mit anderen ein bestimmtes Verständnis der Welt zu teilen, und werden wahrscheinlich zu geschätzten Mitgliedern der Gemeinschaft, in der sie leben.

Diese positive Entwicklungsperspektive kann durch Missbrauch, Misshandlung oder Vernachlässigung ins Negative gewendet werden. Missbrauchte/misshandelte Kinder registrieren Veränderungen des stimmlichen und mimischen Ausdrucks oft sehr genau, neigen aber dazu, diese als Gefahren wahrzunehmen, statt sie als Signale aufzufassen, die ihnen helfen, mit anderen Menschen in Einklang zu bleiben. Dr. Seth Pollak von der *University of Wisconsin* führte einer Gruppe normaler achtjähriger Kinder eine Serie von Gesichtern vor und verglich deren Reaktionen auf die Fotos mit denjenigen einer Gruppe missbrauchter oder misshandelter Kinder gleichen Alters. Diese zweite Gruppe registrierte die geringsten Anzeichen von Wut und Ärger auf den Gesichtern.[11]

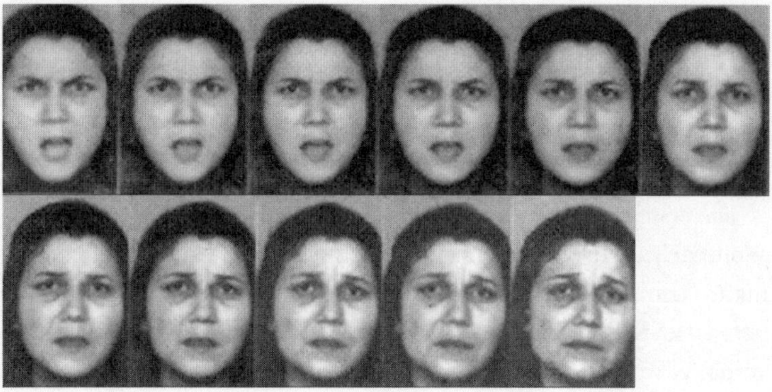

Dies ist einer der Gründe dafür, dass missbrauchte oder misshandelte Kinder so leicht defensiv reagieren oder Angst bekommen. Stellen Sie sich vor, Sie gehen auf dem Korridor einer Schule durch ein

Meer von Gesichtern und wollen herausfinden, wer Sie angreifen könnte. Kinder, die auf die Aggression Gleichaltriger überreagieren, die Bedürfnisse anderer Kinder nicht erkennen und sich schnell verschließen oder leicht die Kontrolle über ihre Impulse verlieren, werden von Mitschülern gemieden und nicht zum Spielen oder zu Übernachtungsbesuchen eingeladen. Manchmal lernen sie mit der Zeit, ihre Furcht zu verbergen, indem sie sich als besonders »harte Jungs« aufspielen. Oder sie verbringen zunehmend Zeit allein vor dem Fernsehen oder mit Computerspielen, wodurch sie hinsichtlich ihrer interpersonalen Fertigkeiten und der Fähigkeit zu emotionaler Selbstregulation noch größere Schwierigkeiten bekommen.

Das Bedürfnis nach Bindungserlebnissen lässt nie nach. Die meisten Menschen können es nicht ertragen, länger ohne andere Menschen auskommen zu müssen. Diejenigen, die keine Möglichkeit haben, in ihrem beruflichen Umfeld, mit Freunden oder in ihrer Familie Gebundenheit zu erleben, suchen diese oft auf andere Weise, beispielsweise in Form von Krankheiten, Gerichtsprozessen oder Familienfehden. Alles ist dem unerträglichen Gefühl der eigenen Bedeutungslosigkeit und der Entfremdung vorzuziehen.

Vor einigen Jahren wurde ich am 24. Dezember in das Gefängnis von *Suffolk County* gerufen, um dort einen vierzehnjährigen Jungen zu untersuchen. Jack war inhaftiert worden, weil er in das Haus von Nachbarn, die gerade in Urlaub waren, eingebrochen war. Als die Polizei ihn im Wohnzimmer des Hauses fand, heulte die Alarmanlage.

Die erste Frage, die ich Jack stellte, war, was er glaube, wer ihn zu Weihnachten im Gefängnis besuchen würde. Er antwortete: »Niemand. Um mich kümmert sich doch sowieso nie jemand.« Wie sich herausstellte, war er schon etliche Male bei Einbrüchen erwischt und verhaftet worden. Er kannte die Polizisten, und sie kannten ihn. Mit deutlichem Vergnügen erzählte er, als die Polizisten ihn im Wohnzimmer des Nachbarhauses entdeckt hätten, hätten sie gebrüllt: »Ach du Sch…, schon wieder Jack, dieses kleine A…!« Jemand hatte ihn erkannt; jemand kannte seinen Namen. Ein wenig später gestand Jack: »Wissen Sie, deshalb ist die Sache doch nur der Mühe wert.«

Kinder würden fast alles tun, wenn es für sie wichtig ist, sich gesehen und verbunden zu fühlen.

Mit den Eltern, die man hat, leben

Kinder haben einen biologischen Instinkt, der sie eine Bindung suchen lässt – sie haben gar keine andere Wahl, als dies zu tun. Ob ihre Eltern oder Betreuer liebevoll und fürsorglich oder distanziert und unsensibel sind und sie zurückweisen oder gar misshandeln oder missbrauchen, sie entwickeln in jedem Fall eine Methode, mit ihrer Situation fertigzuwerden, wobei sie von dem Bemühen angetrieben werden, dafür zu sorgen, dass ihre Bedürfnisse zumindest zum Teil erfüllt werden.

Wir verfügen heute über zuverlässige Möglichkeiten, diese Bewältigungs- oder Coping-Stile zu erschließen und zu identifizieren, und dass wir dies können, ist größtenteils der Arbeit zweier amerikanischer Wissenschaftlerinnen zu verdanken, Mary Ainsworth und Mary Main, die mit Kollegen über viele Jahre Tausende von Stunden lang Mutter-Kind-Paare beobachtet haben. Auf der Grundlage dieser Studien entwickelte Ainsworth ein Forschungswerkzeug, das sie den »Fremde Situation«-Test nannte und das sehr genau untersucht, wie Babys auf eine zeitweilige Trennung von ihrer Mutter reagieren. Bowlby hatte beobachtet, dass sicher gebundene Kinder Kummer empfinden, wenn ihre Mutter sie verlässt, dass sie sich freuen, wenn die Mutter zurückkehrt, und dass sie sich nach einer kurzen Phase der Wiederherstellung ihrer Selbstsicherheit wieder beruhigen und dann mit ihrem Spiel fortfahren.

Bei unsicher gebundenen Kindern jedoch ist das Bild komplexer. Wenn die primäre Bezugsperson unzugänglich ist oder sich ablehnend verhält, lernen Kinder, mit ihrer Angst auf zwei Arten umzugehen. Den Forschern fiel auf, dass einige dieser Kinder ihren Müttern gegenüber ständig aufgebracht waren und sich fordernd verhielten, während andere eher passiv und verschlossen wirkten. In beiden Gruppen beruhigte der wiederhergestellte Kontakt zur Mutter die

Kinder nicht – sie kehrten nicht zufrieden zu ihrem Spiel zurück, wie sicher gebundene Kinder es zu tun pflegen.

Kinder mit einer bestimmten Art von Bindungsmuster, »vermeidende Bindung« genannt, wirken, als könnte nichts sie beunruhigen – sie weinen nicht, wenn ihre Mutter sie verlässt, und sie reagieren auch nicht, wenn sie wieder zu ihnen zurückkommt. Das bedeutet jedoch nicht, dass das, was geschieht, sie nicht berührt. Vielmehr zeigt ihre chronisch erhöhte Herzfrequenz, dass sie sich ständig in einem Zustand starker Erregung befinden. Meine Kollegen und ich nennen dieses Muster *»dealing but not feeling«* (»sich mit etwas beschäftigen, aber dabei nichts empfinden«).[12] Die meisten Mütter vermeidend gebundener Kinder scheinen ihre Kinder nicht gern zu berühren. Es fällt ihnen schwer, die Babys zu liebkosen und zu halten, und sie nutzen ihren Gesichtsausdruck und ihre Stimme nicht, um einen für sie selbst und das Kind angenehmen Austausch zu initiieren.

Im Falle eines anderen Musters mit Namen »ängstliche oder ambivalente Bindung« versuchen die Kinder ständig, die Aufmerksamkeit auf sich zu ziehen, indem sie sich anklammern, schreien oder brüllen. Für dieses Muster gibt es den Merkspruch *»feeling but not dealing«* (»etwas empfinden, aber sich nicht damit beschäftigen«).[13] Kinder dieser Art scheinen der Überzeugung zu sein, dass niemand sie beachten wird, wenn sie sich nicht lautstark bemerkbar machen. Wenn sie nicht wissen, wo ihre Mutter ist, werden sie sehr aufgebracht, doch wenn die Mutter zurückkehrt, beruhigt sie das kaum. Und obwohl sie die Anwesenheit ihrer Mutter nicht zu genießen scheinen, bleiben sie passiv oder wütend auf diese fokussiert, sogar selbst in Situationen, in denen andere Kinder eher spielen würden.[14]

Bindungsforscher nehmen an, dass die drei »organisierten« Bindungsstrategien (die der sicheren, der vermeidenden und der ängstlich-ambivalenten Bindung) deshalb »funktionieren«, weil die Kinder in diesen Fällen von ihren primären Bezugspersonen die bestmögliche Art der Zuwendung erhalten. Und wenn Kinder ein konsistentes Muster elterlicher Betreuung erleben – selbst wenn für dieses emotionale Distanziertheit und Gefühllosigkeit charakteristisch sind –, können sie sich an das Muster anpassen und so die Beziehung aufrechterhalten. Natürlich heißt das nicht, dass solche Beziehungen keine Probleme hervorrufen: Bindungsmuster bleiben oft im Erwachsenenalter weiter bestehen. Ängstliche Kleinkinder wachsen zu ängstlichen Erwachsenen heran, und vermeidende Kleinkinder haben als Erwachsene wahrscheinlich weder Kontakt zu ihren eigenen Gefühlen noch zu den Gefühlen anderer Menschen. (Das kommt dann häufig in Ansichten wie der folgenden zum Ausdruck: »Gegen eine anständige Tracht Prügel ist nichts zu sagen. Ich habe auch Prügel bekommen, und dem habe ich meinen heutigen Erfolg zu verdanken.«) In der Schule tyrannisieren vermeidend gebundene Kinder andere Kinder häufig, wohingegen ängstlich gebundene Kinder zu den Opfern Ersterer werden.[15] Doch die Entwicklung eines Menschen ist kein linear verlaufender Prozess, und Resultate wie die genannten können durch viele Erlebnisse verändert werden.

Es gibt aber auch eine Gruppe, die weniger stabil angepasst ist, und aus ihr stammen die meisten Kinder, die wir behandeln, und auch ein großer Teil der Erwachsenen, die in psychiatrischen Kliniken behandelt werden. Vor etwa 20 Jahren identifizierten Mary Main und ihre Kollegen von der *University of California* in Berkeley eine Gruppe von Kindern (circa 15 Prozent aller von ihnen untersuchten), die nicht in der Lage zu sein schienen herauszufinden, wie sie mit ihren primären Bezugspersonen am besten umgingen. Wie sich herausstellte, bestand das entscheidende Problem darin, dass die Bezugspersonen selbst bei den Kindern Schmerz oder sogar Entsetzen hervorriefen.[16]

Kinder in solch einer Situation haben niemanden, an den sie sich wenden können, und sehen sich mit einem unlösbaren Dilemma konfrontiert: Einerseits brauchen sie ihre Mütter, um überleben zu können, und andererseits rufen diese bei den Kindern Furcht hervor.[17] Sie »können sich weder annähern (was den ›Strategien‹ der sicheren und der ambivalenten Bindung entspräche) noch ihre Aufmerksamkeit umorientieren (die ›Strategie‹ des Vermeidens) noch fliehen«.[18] Wenn man solche Kinder in einem Kindergarten oder in einem Labor für Bindungsstudien beobachtet, sieht man, dass sie ihre Eltern, wenn diese den Raum betreten, kurz anschauen und dann rasch den Blick abwenden. Weil sie sich nicht entscheiden können, ob sie die Nähe ihrer Eltern suchen oder diese meiden wollen, bewegen sie stereotyp Hände und Knie, wirken wie in Trance, erstarren mit erhobenen Armen oder stehen auf, um die Eltern zu begrüßen, und lassen sich gleich anschließend auf den Boden fallen. Weil sie nicht wissen, bei wem sie in Sicherheit sind und zu wem sie gehören, sind sie völlig Fremden gegenüber manchmal sehr herzlich, schenken aber andererseits niemandem wirklich Vertrauen. Main nennt dieses Bindungsmuster »desorganisierte Bindung«. Man kann es auch als »Furcht ohne jede Aussicht auf eine Auflösung« *(»fright without solution«)*[19] charakterisieren.

Wie ein desorganisierter innerer Zustand entsteht

Pflichtbewusste Eltern reagieren oft sehr beunruhigt, wenn sie die Bindungsforschung entdecken. Sie sorgen sich dann, dass ihre gelegentliche Ungeduld oder ihr manchmal mangelnder Einklang mit ihren Kindern deren dauerhafte Schädigung zur Folge haben könnte. Im realen Leben sind gelegentliche Missverständnisse, ungeschickte Reaktionen und Kommunikationspannen unvermeidbar. Weil Mütter und Väter Signale übersehen oder einfach mit anderen Dingen beschäftigt sind, bleibt es den Kindern vielfach selbst überlassen herauszufinden, wie sie sich beruhigen können. Solange dies nicht überhandnimmt, ist es unproblematisch. Kinder müssen lernen, mit Frustration und Enttäuschung fertigzuwerden. Wenn ihre primären Bezugspersonen »hinreichend gut« für sie sorgen, lernen sie, dass Brüche in ihrer Beziehung zu ihren Eltern geheilt werden können. Entscheidend ist dabei, ob sie sich auf das Gefühl verlassen können, dass sie bei ihren Eltern oder anderen Betreuern »viszeral sicher« sind.[20]

In einer Studie über die Bindungsmuster von mehr als 2000 Kindern aus »normalen« Mittelklassefamilien wurde – jeweils gerundet – bei 62 Prozent der Teilnehmer eine sichere Bindung vorgefunden, bei 15 Prozent eine vermeidende Bindung, bei 9 Prozent eine ängstliche (auch ambivalent genannte) Bindung und bei 15 Prozent eine desorganisierte Bindung.[21] Interessanterweise ging aus dieser großen Studie hervor, dass das Geschlecht der Kinder und ihr Temperament so gut wie keinen Einfluss auf den Bindungsstil haben; beispielsweise entwickeln Kinder mit einem »schwierigen« Temperament nicht häufiger als andere eine desorganisierte Bindung. Bei Kindern aus schlechter gestellten sozioökonomischen Gruppen, deren Eltern aufgrund von ökonomischer und familiärer Instabilität oft besonders gestresst sind, kommt eine desorganisierte Bindung häufiger vor.[22]

Kinder, die sich in der frühen Kindheit nicht sicher fühlen, haben später Schwierigkeiten, ihre Stimmungen und emotionalen Reaktionen zu regulieren. Wenn desorganisiert gebundene Kinder das Vorschulalter erreichen, sind sie oft entweder aggressiv oder teilnahmslos, und im Laufe der Zeit entstehen bei ihnen viele psychische Probleme.[23] Außerdem lassen sie mehr physiologische Anzeichen für Stress erkennen, beispielsweise in Form eines Anstiegs der Herzfrequenz und von Veränderungen der Herzratenvariabilität (HRV)[24], und ihr Immunsystem ist nur eingeschränkt funktionsfähig.[25] Normalisiert sich diese biologische Dysregulation automatisch wieder, wenn das Kind erwachsen wird oder in eine sichere Umgebung wechselt? Soweit wir bis heute wissen, ist das nicht der Fall.

Missbrauch und Misshandlungen durch die eigenen Eltern sind nicht die einzigen Ursachen für desorganisierte Bindungen: Auch Eltern, die stark mit eigenen Traumata beschäftigt sind, beispielsweise weil sie häusliche Gewalt oder eine Vergewaltigung erlebt haben oder weil ihr Partner oder sogar ein eigenes Kind kürzlich gestorben ist, können emotional zu instabil sein und sich zu widersprüchlich verhalten, als dass sie ihren Kindern die notwendige Geborgenheit und ausreichenden Schutz bieten könnten.[26]–[27] Zwar benötigen grundsätzlich alle Eltern so viel Hilfe wie möglich, um ihre Kinder adäquat aufziehen zu können, doch muss insbesondere traumatisierten Eltern geholfen werden, sich in die Bedürfnisse ihrer Kinder einzufühlen.

Primären Bezugspersonen ist oft nicht klar, dass ihr Umgang mit ihrem Kind nicht dem entspricht, was das Kind tatsächlich braucht. Ich erinnere mich noch sehr gut an eine Videoaufnahme, die mir Beatrice Beebe vorführte.[28] Sie zeigte eine junge Mutter, die mit ihrem drei Monate alten Kind spielte. Alles verlief völlig normal, bis sich das Baby plötzlich zurückzog, indem es seinen Kopf abwendete und so signalisierte, dass es eine Verschnaufpause brauchte. Doch die Mutter verstand dieses Signal nicht und intensivierte ihre Bemühungen, die Aufmerksamkeit des Kindes zu gewinnen, indem sie ihr Gesicht näher an das des Kindes heranbrachte und lauter mit ihm sprach. Als der kleine Junge sich daraufhin noch stärker zurückzog, intensivierte die Mutter ihre Bemühungen erneut und machte sich noch hektischer an dem Kind zu schaffen. Schließlich fing der Junge an zu schreien, woraufhin die Mutter ihn absetzte und sich niedergeschlagen entfernte. Ganz offensichtlich fühlte sie sich schrecklich, obwohl nichts weiter geschehen war, als dass sie die entscheidenden Signale des Kindes nicht erkannt hatte. Man kann sich leicht vorstellen, wie die mangelnde Einstimmung, die dieses Kind erlebt, sofern sie sich häufiger wiederholt, allmählich zu einer chronischen Störung seiner Beziehung zu seiner Mutter führen kann. (Wer schon einmal ein zu Koliken neigendes oder hyperaktives Kind aufgezogen hat, weiß, wie schnell Stress eskaliert, wenn alle Bemühungen um eine Verbesserung der aktuellen Situation scheitern.) Gelingt es einer Mutter wiederholt nicht, ihr Baby zu beruhigen und eine für beide Seiten erfreuliche Interaktion zu initiieren, gelangt die Mutter wahrscheinlich irgendwann zu der Überzeugung, sie habe ganz einfach ein »schwieriges« Kind, das ihr das Gefühl vermittle, als Mutter eine Versagerin zu sein, und deshalb stellt sie ihre Bemühungen, das Kind zu beruhigen, völlig ein.

In der Praxis ist es oft schwer, die durch eine desorganisierte Bindung entstehenden Probleme von auf Traumata beruhenden zu unterscheiden, weil beide Ursachen in vielen Fällen miteinander verflochten sind. Meine Kollegin Rachel Yehuda hat die Stärke von PTBS-Erkrankungen bei erwachsenen New Yorkern, die überfallen oder vergewaltigt worden waren, untersucht.[29] In der Untergruppe der Probanden, deren Mütter den Holocaust überlebt hatten und die unter PTBS litten, lag die Zahl derer, bei denen nach den traumatischen Erlebnissen schwere psychische Probleme aufgetreten waren, deutlich höher. Die plausibelste Erklärung hierfür ist, dass sie aufgrund ihrer Erziehung und der Situation, in der sie aufgewachsen waren, physiologisch weniger resilient waren und dass es ihnen deshalb schwerer fiel, nach den Gewalttaten, die sie erlebt hatten, die innere Balance wiederzufinden. Eine ähnliche Verletzlichkeit stellte Yehuda bei Kindern von schwangeren Frauen fest, die an jenem schrecklichen 11. September im Jahre 2001 im World Trade Center gewesen waren.[30]

Auch die Reaktionen von Kindern auf schmerzhafte Ereignisse werden großenteils dadurch determiniert, wie ruhig oder wie gestresst ihre Eltern sind. Mein ehemaliger Student Glenn Saxe, der mittlerweile Leiter des *Department of Child and Adolescent Psychiatry* an der *New York University* ist, wies nach, dass man bei Kindern, die wegen schwerer Verbrennungen stationär behandelt wurden, die Wahrscheinlichkeit einer PTBS-Erkrankung anhand dessen voraussagen konnte, wie sicher sie sich im Umgang mit ihren Müttern fühlten.[31] Die Sicherheit ihrer Bindungsbeziehung zu ihren Müttern ließ Aussagen über die Morphinmenge zu, die erforderlich war, um ihren Schmerz zu neutralisieren – je sicherer die Bindung der Kinder, umso weniger Morphin war erforderlich.

Ein anderer Kollege, Claude Chemtob, der das *Family Trauma Research Program* am medizinischen Zentrum der NYU in Langone leitet, untersuchte 112 Kinder aus New York City, die Zeugen der Terrorangriffe vom 11. September geworden waren.[32] Wenn bei ihren Müttern in der Follow-up-Sitzung eine PTBS oder Depression diagnostiziert wurde, bestanden bei den Kindern mit erhöhter Wahrscheinlichkeit starke emotionale Probleme, und die Wahrscheinlichkeit, dass sie hyperaggressiv auf das Erlebte reagierten, war elffach höher. Kinder, deren Vater an PTBS erkrankt war, litten zwar ebenfalls unter starken emotionalen Problemen, aber dieser Effekt wirkte, wie Chemtob feststellte, indirekt und wurde vonseiten der Mutter übermittelt. (Mit einem aufbrausenden, verschlossenen oder verängstigten Ehemann zusammenzuleben erlegt der Partnerin in der Regel eine schwere psychische Last auf, was eine Depression einschließen kann.)

Wenn Menschen sich nicht sicher fühlen, ist es für sie schwer, zwischen Sicherheit und Gefahr zu unterscheiden. Wenn Menschen sich ständig wie betäubt fühlen, vermitteln potenziell gefährliche Situationen ihnen manchmal das Gefühl, lebendig zu sein. Und wenn Menschen davon überzeugt sind, dass sie schrecklich sein müssen (denn weshalb sonst hätten ihre Eltern sie so schlecht behandelt?), entwickeln sie auch die Erwartung, dass andere Menschen sie schrecklich behandeln werden. Wahrscheinlich – so mögen sie denken – haben sie gar nichts anderes verdient, und außerdem können sie es sowieso nicht verhindern. Wenn desorganisiert gebundene Menschen sich so wahrnehmen, werden sie mit ziemlicher Sicherheit durch spätere Erlebnisse traumatisiert.[33]

Die langfristigen Auswirkungen einer desorganisierten Bindung

Anfang der 1980er-Jahre fing meine Kollegin Karlen Lyons-Ruth, eine an der *Harvard University* arbeitende Bindungsforscherin, an, Blickinteraktionen zwischen Müttern und ihren Babys im Alter von sechs, zwölf und achtzehn Monaten auf Video aufzuzeichnen. Sie wiederholte die Aufnahmen, als die Kinder fünf Jahre alt waren, und später noch einmal, als sie sieben oder acht Jahre alt waren.[34] Alle Teilnehmer dieser Untersuchung stammten aus Hochrisikofamilien: Hundert Prozent erfüllten die Armutskriterien der amerikanischen Bundesregierung, und fast die Hälfte der Mütter erzog ihre Kinder ohne Partner.

Desorganisierte Bindungen waren an zwei unterschiedlichen Kriterien zu erkennen: Eine Gruppe von Müttern war offenbar zu stark mit eigenen Problemen beschäftigt, als dass sie sich ausreichend um ihre Kinder kümmern konnten. Diese Mütter wirkten oft zudringlich und feindselig; sie verhielten sich den Kindern gegenüber entweder zurückweisend oder so, als erwarteten sie, dass diese auf *ihre* Bedürfnisse eingingen. Eine zweite Gruppe von Müttern wirkte hilflos und ängstlich. Auf den ersten Blick erschienen sie oft nett oder fragil, aber sie wussten nicht, wie sie in ihrer Beziehung zu ihrem

Kind die Rolle der Erwachsenen spielen sollten, und schienen von diesem zu erwarten, dass es ihnen Trost und Geborgenheit vermittelte. Sie versäumten, ihr Kind nach einer Trennung zu begrüßen, und sie merkten nicht, wann es dem Kind nicht gut ging. Die Mütter taten diese Dinge wohl nicht absichtlich, wussten aber einfach nicht, wie sie es anstellen sollten, sich mit ihren Kindern zusammen in einen Zustand des Einklangs zu versetzen, und deshalb gelang es ihnen nicht, ihnen Trost und Geborgenheit zu vermitteln und sie zu beruhigen. Die feindseligen/zudringlichen Mütter hingegen waren entweder selbst in ihrer Kindheit körperlich misshandelt worden und/oder hatten häusliche Gewalt erlebt, wohingegen die zurückgezogenen/abhängigen Mütter eher sexuell missbraucht worden waren oder einen Elternteil verloren (aber keine körperlichen Misshandlungen erlebt) hatten.[35]

Ich habe mich immer gefragt, was Eltern dazu bringt, ihre Kinder schlecht zu behandeln. Schließlich steht das Aufziehen von Nachfahren im Mittelpunkt unserer Suche nach einem Sinn und einem Leben, das zu führen uns als lohnend erscheint. Was könnte Eltern dazu treiben, ihre Kinder absichtlich zu verletzen oder sie zu vernachlässigen? Karlens Untersuchung lieferte mir eine Antwort auf diese Frage: Auf ihren Videos sah ich, wie Kinder ihren fehleingestimmten Müttern gegenüber immer untröstlicher, missmutiger oder aufsässiger wurden. Gleichzeitig wirkten die Mütter in ihren Interaktionen immer frustrierter, niedergeschlagener und hilfloser. Sobald eine Mutter ihr Kind nicht mehr als Partner in einer auf Eingestimmtheit basierenden Beziehung sieht, sondern als frustrierend, wütend machend und ihr völlig fremd, sind alle Voraussetzungen für eine schlechte Behandlung des Kindes gegeben.

Ungefähr 18 Jahre später, als diese Kinder etwa 20 Jahre alt waren, führte Lyons-Ruth eine Follow-up-Studie durch, um festzustellen, wie sie inzwischen im Leben zurechtkamen. Die Babys, deren emotionale Kommunikationsmuster im Kontakt mit ihren Müttern im Alter von 18 Monaten schwer gestört gewesen waren, waren nun junge Erwachsene mit einem instabilen Selbstempfinden, mit selbstschädigender Impulsivität (unter anderem in Form von exzessivem Kaufzwang, promiskuitivem Sexualverhalten, Drogenmissbrauch, rücksichtslosem Autofahren und Esssucht), unverhältnismäßig starken Wutgefühlen und wiederholtem suizidalem Verhalten.

Karlen und ihre Kollegen hatten erwartet, dass das feindselige/zudringliche Verhalten der Mütter der zuverlässigste Prädiktor für mentale Instabilität bei den erwachsen gewordenen Kindern sein werde; doch sie entdeckten etwas anderes. Die tiefreichendste und dauerhafteste Wirkung hatte der emotionale Rückzug. Emotionale Distanziertheit und Rollenumkehr waren bei diesen Probanden mit aggressivem Verhalten sich selbst und anderen jungen Erwachsenen gegenüber verbunden.

Dissoziation: Wissen und Nichtwissen

Lyons-Ruth interessierte sich ganz besonders für das Phänomen der Dissoziation, das seinen Ausdruck darin findet, dass die Betroffenen sich verloren, überwältigt, verlassen, nicht mit der Welt verbunden, ungeliebt, leer, hilflos, gefangen und niedergedrückt fühlen. Die Forscher entdeckten einen »auffälligen und unerwarteten« Zusammenhang zwischen mütterlicher Distanziertheit und Fehleingestimmtheit in den ersten beiden Lebensjahren und dissoziativen Symptomen in der frühen Kindheit. Lyons-Ruth gelangte zu dem Schluss, dass Babys, die von ihren Müttern nicht wirklich gesehen und gekannt werden, »Gefahr laufen, als Jugendliche selbst nicht in der Lage zu sein, andere Menschen zu sehen und zu (er)kennen«.[36]

Babys, die in einer sicheren Bindungsbeziehung aufwachsen, lernen, nicht nur ihre Frustration und ihr Leid zu kommunizieren, sondern auch ihre entstehende Individualität – ihre Interessen, Vorlieben und Ziele. Kinder (und Erwachsene), die eine sympathische Reaktion erleben, werden dadurch vor extrem starken angstbasierten Erregungszuständen geschützt. Doch wenn die wichtigsten Bezugspersonen die Bedürfnisse eines kleinen Kindes ignorieren oder ihm verübeln, dass es überhaupt existiert, lernt es, Zurückweisung und Rückzug kommen zu sehen, und versucht dann, mit dem, was ihm unvermeidlich bevorsteht, so gut wie möglich fertigzuwerden, indem es die Feindseligkeit oder Vernachlässigung der Mutter weitgehend ausblendet und so tut, als spiele sie keine Rolle. Der Körper des Kindes jedoch verbleibt in solch einem Fall wahrscheinlich in einem Zustand hoher Wachsamkeit, jederzeit bereit, Schläge, Deprivation und Verlassenwerden abzuwehren. Dissoziation bedeutet, gleichzeitig zu wissen und nicht zu wissen.[37]

Bowlby hat geschrieben: »Was man der Mutter (bzw. dem anderen) nicht mitteilen kann, kann man auch sich selbst nicht mitteilen.«[38] Wenn wir nicht ertragen können, was wir wissen oder wovon wir spüren, dass wir es fühlen, bleibt uns nur noch die Möglichkeit, es zu leugnen oder zu dissoziieren.[39] Die vielleicht verheerendste langfristige Auswirkung dieses Sichverschließens ist, dass man sich selbst innerlich als unwirklich empfindet, ein Zustand, den wir bei den Kindern in der Kinderklinik beobachtet hatten und den wir auch bei den Kindern und Erwachsenen, die uns im *Trauma Center* aufsuchen, immer wieder sehen. Wenn Menschen das Gefühl haben, sie selbst seien nicht real, spielt für sie nichts mehr eine Rolle, und dies ermöglicht ihnen, sich vor Gefahren zu schützen. Manchmal nehmen sie auch zu extremen Verhaltensweisen Zuflucht, um zumindest nur *irgendetwas* zu spüren – und sei es, indem sie sich mit einer Rasierklinge Schnittverletzungen zufügen oder sich auf einen Faustkampf mit Fremden einlassen.

Karlens Untersuchung zeigte, dass Menschen früh zu dissoziieren lernen: Spätere Missbrauchserlebnisse und andere Traumata riefen bei den betroffenen jungen Erwachsenen keine dissoziativen Symptome hervor.[40] Missbrauch/Misshandlung und Traumata verursachten bei ihnen zwar viele andere Probleme, aber keine chronische Dissoziation und keine Autoaggression. Die entscheidende Ursache für die Probleme früh traumatisierter Patienten war, dass sie nicht wussten, was sie tun konnten, um sich sicher zu fühlen. Mangel an Sicherheit in der frühen Fürsorgebeziehung hatte eine Beeinträchtigung des inneren Wirklichkeitsempfindens zur Folge, weiterhin exzessives Anklammern sowie selbstschädigendes Verhalten: Hingegen erwiesen sich Armut, die schwierige Situation Alleinerziehender sowie Indizien für eine psychische Störung bei der Mutter nicht als zuverlässige Prädiktoren für dissoziative Tendenzen.

Damit soll nicht impliziert werden, dass die schlechte Behandlung kleiner Kinder keine Rolle spiele,[41] sondern es geht darum, dass die Qualität der frühen elterlichen Fürsorge unabhängig vom Vorliegen anderer Traumata[42] von besonderer Bedeutung ist, wenn man die Entstehung psychischer Probleme verhindern will. Deshalb sollte sich eine Behandlung niemals nur auf die spezifischen Folgen traumatischer Ereignisse beziehen, sondern sie muss auch berücksichtigen, dass die Betroffenen von ihren Eltern nicht gespiegelt wurden, nicht mit ihnen im Einklang waren und von ihnen nicht zuverlässig betreut wurden. Diese Mängel elterlicher Fürsorge führen bei den betroffenen Kindern zu Dissoziation und zum Verlust der Selbstregulationsfähigkeit.

Wiederherstellen der Synchronie

Durch unsere frühen Bindungsmuster entstehen jene inneren Landkarten, die unsere Beziehungen im ganzen Leben beschreiben, und zwar nicht nur hinsichtlich der Erwartungen, die wir an andere Menschen richten, sondern auch hinsichtlich unserer mehr oder minder ausgeprägten Fähigkeit, in ihrer Gegenwart Geborgenheit und Freude zu empfinden. Ich bezweifle, dass der Dichter E. E. Cummings seine freudigen Zeilen »Ich mag meinen Körper, wenn er mit deinem Körper ist … Muskeln besser und Nerven mehr«* geschrieben hätte, wenn seine frühesten Erlebnisse erstarrte Gesichter und feindselige Blicke gewesen wären.[43] Unsere Beziehungsbeschreibungen sind implizit, dem emotionalen Gehirn eingeprägt, und lassen sich nicht ohne Weiteres revidieren, indem wir verstehen, wie sie entstanden sind. Wenn Ihnen klar wird, dass Ihre Angst vor Intimität mit der Post-partum-Depression Ihrer Mutter oder mit Ihren eigenen Missbrauchserlebnissen in der Kindheit zusammenhängt, so ermöglicht

* E. E. Cummings, *Erotische Gedichte.* Beck, textura, übers. Lars Vollert, 2011, S. 58f.

Ihnen diese Erkenntnis allein wahrscheinlich nicht, selbst glückliche und vertrauensvolle Beziehungen aufzubauen.

Die Erkenntnis kann Ihnen allerdings helfen, andere Möglichkeiten, in Beziehungen Verbundenheit zu erleben, zu erforschen – sowohl um Ihrer selbst willen als auch, um zu verhindern, dass Sie Ihre eigene unsichere Bindung an Ihre Kinder weitergeben. In Teil V dieses Buches stelle ich verschiedene Heilmethoden vor, die mangelnde Einstimmung durch das Üben rhythmischen Verhaltens und von Reziprozität heilen.[44] Um mit uns selbst und anderen im Einklang sein zu können, müssen wir unsere physischen Sinne – den Lichtsinn, den Gehörsinn, das Tastempfinden und das Gleichgewichtsgefühl – integrieren. Geschieht dies nicht schon im Babyalter und in der frühen Kindheit, besteht die Gefahr, dass wir später beim Bemühen um sensorische Integration Probleme haben (die keineswegs nur durch Traumata und Vernachlässigung entstehen können).

Im Einklang zu sein bedeutet, mittels verbindender Geräusche und Bewegungen zu resonieren, die in die täglichen sensorischen Rhythmen des Kochens und Saubermachens, Zubettgehens und Aufwachens eingebettet sind. Im Einklang zu sein kann auch bedeuten, dass wir komische Grimassen oder Umarmungen austauschen, im richtigen Moment Begeisterung oder Missbilligung zum Ausdruck bringen, Bälle werfen oder gemeinsam singen. Im *Trauma Center* haben wir Programme entwickelt, die Eltern zu lernen helfen, wie sie eine Verbindung zu ihren Kindern aufbauen und den Zustand der Einstimmung erreichen können. Meine Patienten haben mir auch über viele weitere Möglichkeiten berichtet, den Zustand der Eingestimmtheit zu erreichen, ob durch gemeinsames Singen von Chorälen, durch Gesellschaftstanz, die Mitgliedschaft in einem Basketball-Team, das Musizieren in einer Jazzband oder einem Kammermusikensemble. Alle diese Aktivitäten fördern Eingestimmtheit und ermöglichen das gemeinsame Erleben von Freude.

8 | IN BEZIEHUNGEN GEFANGEN
Was Missbrauch, Misshandlung und Vernachlässigung kosten

> Die »Nachtmeerfahrt« ist die Reise zu Anteilen in uns, die abgetrennt sind, verleugnet, unbekannt, ungewollt, verstoßen und verbannt in die diversen unterirdischen Welten unseres Bewusstseins … Das Ziel der Reise ist es, uns mit uns selbst wieder zu vereinen. Diese Heimkehr kann überraschend schmerzhaft sein, ja sogar brutal. Um sie in Angriff zu nehmen, müssen wir zuallererst bereit sein, *nichts mehr wegzuschließen.*
>
> Stephen Cope, *Yoga – Die Suche nach dem wahren Selbst.* Arbor, Freiburg i. Br. 2013, S. 227.

Marilyn war eine große, sportlich wirkende Frau Mitte dreißig und arbeitete in einer Nachbarstadt als OP-Schwester. Sie berichtete, sie habe vor ein paar Monaten angefangen, in ihrem Sportklub mit einem Feuerwehrmann aus Boston, Michael, Tennis zu spielen. Sie halte sich von Männern normalerweise fern, aber in Michaels Gegenwart habe sie sich nach einer Weile so wohlgefühlt, dass sie nach dem Sport mit ihm einige Male Pizza essen gegangen sei. Bei diesen Gelegenheiten hätten sie über Tennis, Filme und ihre Neffen und Nichten gesprochen – also nicht über besonders persönliche Dinge. Michael hatte sich in ihrer Gesellschaft offensichtlich wohlgefühlt, doch sie war zu ihm auf Distanz geblieben, weil sie der Meinung war, dass er sie noch gar nicht richtig kenne.

Eines Samstagabends im August nach dem Tennis und einem anschließenden Pizzeriabesuch hatte sie ihn in ihre Wohnung eingeladen. Sie berichtete, sobald sie mit Michael allein gewesen sei, habe sie sich »angespannt und irreal« gefühlt. Sie erinnerte sich noch, dass sie ihn gebeten hatte, nichts zu überstürzen, wusste aber kaum noch, was danach geschehen war. Nach ein paar Gläsern Wein und nachdem sie sich gemeinsam eine Folge der Fernsehserie *Law & Order* angeschaut hatten, waren sie offenbar auf ihrem Bett liegend eingeschlafen. Gegen zwei Uhr morgens hatte Michael sich im Schlaf umgedreht. Als Marilyn eine Berührung seines Körpers an ihrem gespürt hatte, war sie explodiert – sie hatte ihn mit Fäusten geschlagen, gekratzt und gebissen und geschrien: »Du Mistkerl! Du Mistkerl!« Michael, der erschrocken aufgewacht war, hatte seine Siebensachen zusammengerafft und das Weite gesucht. Nachdem er die Wohnung verlassen hatte, hatte Marilyn noch Stunden auf ihrem Bett gesessen, völlig fassungslos über das, was geschehen war. Sie hatte sich zutiefst gedemütigt gefühlt und sich wegen dem, was sie getan hatte, gehasst. Nach diesem Erlebnis kam sie zu mir, weil sie wegen ihrer Angst vor Männern und ihrer unerklärlichen Wutanfälle Hilfe suchte.

Meine Arbeit mit Veteranen hatte mich darauf vorbereitet, mir schreckliche Geschichten wie die von Marilyn anzuhören, ohne gleich das Problem lösen zu wollen. Eine Therapie beginnt oft mit einem unerklärlichen Verhalten: Eine Frau greift mitten in der Nacht einen Freund an; jemand erschrickt zu Tode, wenn jemand anders ihm in die Augen schaut; jemand sieht plötzlich Blut an seinem ganzen Körper, nachdem er sich mit einem Stück Glas geschnitten hat; oder jemand erbricht sich absichtlich nach jeder Mahlzeit. Es kostet viel Zeit und erfordert Geduld zuzulassen, dass sich offenbart, was hinter solchen Symptomen steckt.

Entsetzen und Taubheitsempfindungen

Marilyn erzählte, Michael sei der erste Mann gewesen, den sie nach mehr als fünf Jahren zu sich nach Hause eingeladen habe; aber dies sei nicht die erste Situation gewesen, in der sie die Kontrolle verloren habe, wenn ein Mann über Nacht bei ihr geblieben sei. Sie wiederholte, sie fühle sich immer sehr angespannt und wie benebelt, wenn sie mit einem Mann allein sei, und sie habe sich auch schon in anderen Situationen in ihrer Wohnung in einer Ecke kauernd wiedergefunden, ohne sich genau daran erinnern zu können, was geschehen sei.

Marilyn erklärte auch, sie habe das Gefühl, sie führe nur dem äußeren Anschein nach ein normales Leben. Wenn sie nicht im Sportklub Tennis spiele oder im OP-Saal arbeite, fühle sie sich meist wie betäubt. Einige Jahre vorher hatte sie herausgefunden, dass sie ihre Taubheitsempfindungen lindern konnte, indem sie sich mit einer Rasierklinge die Haut aufritzte; doch nach einer Weile hatte sie Angst bekommen, als sie gemerkt hatte, dass sie sich immer tiefer und immer häufiger solche Schnittverletzungen zufügte, um Linderung zu spüren. Auch mit Alkohol hatte sie es versucht, aber das hatte sie an ihren Vater und seine destruktiven Trinkgewohnheiten erinnert, und daraufhin hatte sie wegen des Trinkens Selbstekel empfunden. Deshalb spielte sie nun fanatisch Tennis, so oft sie konnte. Dies gab ihr das Gefühl, lebendig zu sein.

Als ich Marilyn nach ihrer Vergangenheit fragte, erklärte sie, sie »müsse wohl« eine glückliche Kindheit gehabt haben, könne sich aber an die Zeit, bevor sie zwölf Jahre alt geworden sei, nur sehr schlecht erinnern. Sie sei als Jugendliche ziemlich furchtsam gewesen, bis sie

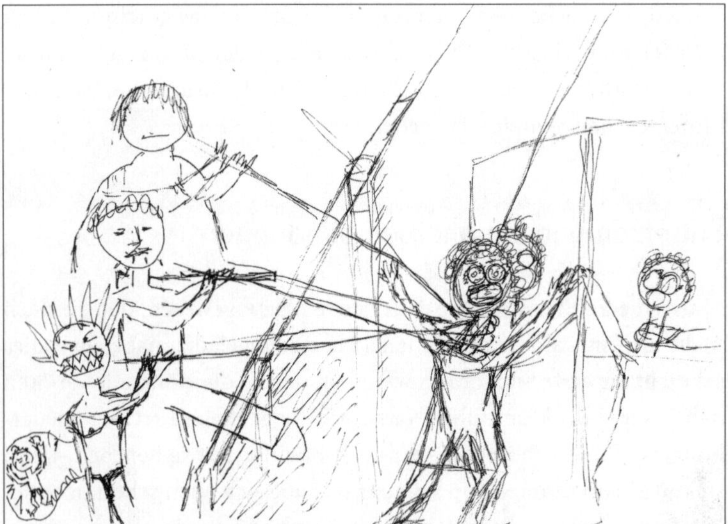

im Alter von sechzehn Jahren eine gewalttätige Auseinandersetzung mit ihrem alkoholkranken Vater gehabt habe und im Anschluss daran von zu Hause weggelaufen sei. Danach hatte sie ohne jede Hilfe ihrer Eltern einen Abschluss am Community College geschafft und sich anschließend zur Krankenschwester ausbilden lassen. Sie schämte sich, weil sie in dieser Zeit ziemlich promiskuitiv gelebt hatte, und dies erklärte sie damit, dass sie »immer bei den falschen Leuten Liebe gesucht« habe.

Wie ich es bei neuen Patienten oft tue, bat ich auch Marilyn, ein Porträt ihrer Ursprungsfamilie zu zeichnen. Nachdem ich dieses Bild (siehe die obige Abbildung) gesehen hatte, entschied ich mich dafür, bei der Arbeit mit ihr sehr vorsichtig vorzugehen. Marilyn hatte offensichtlich schreckliche Dinge erlebt, war aber nicht in der Lage, selbst zu erkennen, was ihre eigene Zeichnung offenbarte. Sie hatte ein wildes und entsetztes Kind gezeichnet, das in einer Art Käfig gefangen war und nicht nur von drei albtraumhaften Gestalten (von denen eine keine Augen hatte), sondern auch von einem riesigen, in den Raum hineinragenden eregierten Penis bedroht wurde. Und trotzdem hatte diese Frau erklärt, sie »müsse wohl« eine glückliche Kindheit gehabt haben.

Der Dichter W. H. Auden schreibt:

Truth, like love and sleep, resents	Wahrheit widersetzt sich wie Liebe und Schlaf
Approaches that are too intense.[1]	zu intensiven Annäherungsversuchen.

Ich nenne dies »Audens Gesetz«, und im Einklang mit ihm bemühte ich mich ganz bewusst, Marilyn nicht zu drängen, mir zu berichten, woran sie sich noch erinnerte. Ich habe nämlich die Erfahrung gemacht, dass es für meine Arbeit nicht wichtig ist, jedes Detail der Traumatisierung von Patienten zu kennen. Entscheidend ist, dass die Patienten selbst zu ertragen lernen, dass sie fühlen, was sie fühlen, und dass sie wissen, was sie wissen. Dieses Ziel zu erreichen kann Wochen oder Jahre in Anspruch nehmen. Ich beschloss, Marilyn zunächst vorzuschlagen, sich einer bereits bestehenden Therapiegruppe anzuschließen, in der sie zunächst Unterstützung finden und akzeptiert werden würde, bevor sie sich mit den Ursachen ihres Misstrauens sowie ihrer Scham und Wut auseinandersetzte.

Wie ich erwartet hatte, wirkte Marilyn, als sie zum ersten Treffen der Gruppe kam, ziemlich verängstigt, ähnlich wie das Mädchen auf dem Familienbild, das sie gezeichnet hatte; sie verhielt sich in der Gruppe sehr zurückhaltend und nahm zu niemandem Kontakt auf. Ich hatte diese spezielle Gruppe für sie ausgewählt, weil deren Mitglieder sich gegenüber neuen Mitgliedern, die zu verängstigt waren, um selbst zu reden zu beginnen, immer als hilfsbereit erwiesen hatten. Die Gruppenteilnehmer wussten aus eigener Erfahrung, dass es seine Zeit braucht, bis Menschen bereit sind, ihre Geheimnisse zu offenbaren. Doch diesmal überraschte mich das Verhalten der Gruppe, denn die Mitglieder stellten Marilyn ziemlich zudringliche Fragen über ihr Liebesleben; natürlich musste ich dabei an ihre Zeichnung des von allen Seiten angegriffenen kleinen Mädchens denken. Es war fast, als hätte Marilyn die Gruppe unabsichtlich dazu gebracht, eine Reinszenierung ihrer traumatischen Erlebnisse zu initiieren. Ich intervenierte, um ihr zu helfen klarzustellen, worüber sie reden wollte und worüber nicht. Daraufhin lebte sie sich allmählich in die Gruppe ein.

Drei Monate später erzählte Marilyn in der Gruppe, sie sei zwischen der U-Bahn-Station und meiner Praxis einige Male auf dem Gehweg gestolpert und gefallen. Sie fürchtete, ihre Sehfähigkeit verschlechtere sich. Auch beim Tennis hatte sie in letzter Zeit häufiger die Bälle nicht getroffen. Wieder musste ich an ihre Zeichnung und das wilde Kind mit den riesigen, Entsetzen spiegelnden Augen denken. War dies eine Art »Konversionsreaktion«, der Ausdruck eines Konflikts durch Einschränkung der Funktionsfähigkeit eines Körperteils? Viele Soldaten beider Weltkriege hatten unter Lähmungen gelitten, die sich nicht auf physische Verletzungen zurückführen ließen, und ich hatte auch in Mexiko und Indien Fälle von »hysterischer Blindheit« gesehen.

Doch als Arzt wollte ich es nicht ohne gründlichere Untersuchung bei dem Schluss bewenden lassen, all dies spiele sich in Marilyns Kopf ab. Ich überwies sie an Kollegen in einer Augenklinik und bat diese, sie sehr sorgfältig zu untersuchen. Einige Wochen später erhielt ich die Untersuchungsergebnisse. Marilyn hatte *Lupus erythematosus* der Retina, eine Autoimmunkrankheit, die allmählich die Sehfähigkeit zerstört. Sie musste sofort behandelt werden. Ich war erschüttert. Marilyn war die dritte Patientin mit vermuteter Inzestvorgeschichte innerhalb eines Jahres, bei der eine Autoimmunkrankheit diagnostiziert worden war, also eine Krankheit, bei der sich der Körper selbst angreift.

Nachdem ich dafür gesorgt hatte, dass Marilyn die erforderliche medizinische Behandlung erhielt, konsultierte ich zwei Kollegen vom *Massachusetts General Hospital*, die Psychiater Scott Wilson und Richard Kradin, die dort ein Labor für Immunologie leiteten. Ich erzählte ihnen Marilyns Geschichte, zeigte ihnen das Familienporträt, das sie gezeichnet hatte, und bat sie, an einer Studie mitzuarbeiten. Sie stellten mir daraufhin großzügig ihre Zeit zur Verfügung und übernahmen die Kosten einer umfassenden Untersuchung des Immunsystems. Wir wählten zwölf Frauen mit einer Inzestvorgeschichte aus, die nie medikamentös behandelt worden waren, und zwölf Frauen, die nie traumatisiert worden waren und auch keine Medikamente einnahmen – wobei es sich als erstaunlich schwierig erwies, sie zu finden. (Marilyn nahm an dieser Studie nicht teil, weil wir unsere Patienten generell nicht an unseren Forschungsprojekten teilnehmen lassen.)

Nach Abschluss der Studie und nach Analyse ihrer Ergebnisse berichtete Rich, bei der Gruppe der Inzest-Überlebenden seien im Gegensatz zu der Situation bei der nicht traumatisierten Vergleichsgruppe Anomalien hinsichtlich der CD45 RA-to-RO-Ratio aufgefallen. Die CD45-Zellen sind die »Gedächtniszellen« des Immunsystems. Einige von diesen, RA-Zellen genannt, die durch frühere Kontakte mit Giftstoffen aktiviert wurden, reagieren schnell auf Gefahren aus der Umgebung, mit denen sie schon Erfahrungen gemacht haben. Die RO-Zellen hingegen werden für neu auftauchende Probleme in Reserve gehalten; sie werden aktiviert, wenn der Körper mit einer Gefahr fertigwerden muss, mit der er noch nie in Kontakt war. Das Verhältnis zwischen RA- und RO-Zellen gibt Aufschluss darüber, wie viele Zellen bereits bekannte Giftstoffe erkennen und wie viele noch keine solche Spezifikation entwickelt haben, sodass sie für die Abwehr neu auftauchender Probleme genutzt werden können. Bei Patientinnen mit Inzesterfahrung ist der Anteil der gegen bekannte Giftstoffe sofort aktivierbaren RA-Zellen größer als normalerweise. Das Immunsystem dieser Menschen reagiert auf Gefahren hypersensibel und neigt deshalb dazu, sich zu verteidigen, obwohl dies gar nicht erforderlich ist und auch wenn es dazu die Zellen des eigenen Körpers angreifen muss.

Unsere Studie zeigte, dass die Physis Inzestüberlebender Schwierigkeiten hat, gefährliche und sichere Situationen zu unterscheiden. Demnach besteht der Einfluss traumatischer Erlebnisse nicht nur in der verzerrten Wahrnehmung von außen eintreffender Informationen, sondern der betreffende Organismus hat außerdem auch selbst Probleme zu erkennen, ob es Grund dafür gibt, sich sicher zu fühlen. Die Vergangenheit bringt nicht nur den Geist von Traumatisierten dazu, harmlose Situationen falsch zu deuten (so wie Marilyn, als sie Michael angriff, weil er sie im Schlaf zufällig berührt hatte), sondern sie beeinflusst auch das Sicherheitsempfinden ihres eigenen Körpers.[2]

Eine fragmentarische Landkarte der Welt

Wie lernen Menschen, was ungefährlich und was gefährlich ist, was innen und was außen ist, was sie von sich fernhalten sollten und was sie gefahrlos an sich heranlassen können? Wenn wir uns über die Auswirkungen von Missbrauch, Misshandlungen und Vernachlässigung auf Kinder klar werden wollen, hören wir uns am besten an, was Menschen wie Marilyn uns zu sagen haben. Als ich sie besser kennenlernte, wurde mir klar, dass sie ihre ganz spezielle Weltsicht entwickelt hatte.

Als Kinder treten wir unseren Weg ins Leben vom Zentrum unseres eigenen Universums aus an und deuten alles, was geschieht, aus der Perspektive unseres Ich. Wenn unsere Eltern oder Großeltern uns immer wieder sagen, wir seien die niedlichsten und großartigsten

Wesen auf der ganzen Welt, hinterfragen wir ihr Urteil nicht, sondern glauben, wir seien genau das, was sie über uns sagen. Und tief im Innern hegen wir dann auch weiterhin das Gefühl, wir seien grundsätzlich absolut liebenswert, völlig unabhängig davon, was wir sonst noch über uns herausfinden. Behandelt uns dann später, wenn wir erwachsen sind, beim Sex jemand schlecht, sind wir schockiert. Was wir dann erleben, fühlt sich nicht richtig an: Wir sind nicht damit vertraut; es ist nicht wie zu Hause. Aber wenn wir als Kinder missbraucht, misshandelt oder ignoriert worden oder in einer Familie aufgewachsen sind, in der Sexualität als ekelhaft hingestellt wurde, beinhaltet unsere innere Landkarte eine andere Botschaft. Verachtung und Demütigung sind dann kennzeichnend für unser Selbstempfinden, und wahrscheinlich denken wir: »Er weiß, was mit mir los ist«, und deshalb protestieren wir nicht, wenn wir schlecht behandelt werden.

Marilyns Vergangenheit wirkte sich auf ihre Sicht jeder Beziehung aus. Sie war überzeugt, dass Männern die Gefühle anderer Menschen völlig gleichgültig seien und dass sie alles bekämen, was sie wollten. Aber Frauen verdienten nach ihrer Auffassung auch nicht, dass man ihnen vertraute. Sie waren zu schwach, um ihre eigene Position zu vertreten, und sie verkauften ihren Körper, um Männer dazu zu bringen, für sie zu sorgen. War man in Schwierigkeiten, krümmten sie keinen Finger, um einem zu helfen. Diese Sicht der Welt kam in Marilyns Umgang mit Arbeitskollegen zum Ausdruck: Sie misstraute den Motiven aller, die nett zu ihr waren, und sie monierte selbst die geringsten Verstöße gegen Vorschriften. Sich selbst sah sie als einen Menschen, der alle in seiner Umgebung in Schwierigkeiten brachte.

Als ich mit Patienten wie Marilyn noch nicht viel Erfahrung hatte, versuchte ich, ihre Denkweise zu hinterfragen und ihnen zu helfen, eine flexiblere und positivere Sicht der Welt zu entwickeln. Eines Tages belehrte mich eine Frau mit Namen Kathy eines Besseren. Eine Gruppenteilnehmerin war zu spät zu einer Gruppensitzung gekommen, weil ihr Auto auf dem Weg stehen geblieben war. Daraufhin hatte Kathy sofort die Schuld an dem Problem auf sich genommen: »Ich habe vorige Woche gesehen, wie klapprig dein Auto war; ich hätte dir anbieten sollen, dich mitzunehmen.« Ihre Selbstkritik eskalierte, und wenige Minuten später übernahm sie sogar die Verantwortung für den sexuellen Missbrauch, den sie erlebt hatte: »Ich habe es mir selbst zuzuschreiben. Ich war damals sieben Jahre alt, und ich habe meinen Papi geliebt. Ich wollte, dass er mich auch lieb hat, und ich habe getan, was er von mir wollte. Es ist einzig und allein meine Schuld.« Als ich eingriff, um sie zu beruhigen, indem ich sagte: »Nun hören Sie mal, Sie waren doch damals ein kleines Mädchen. Es wäre Aufgabe Ihres Vaters gewesen, im Kontakt mit Ihnen angemessene Grenzen zu wahren«, erwiderte Kathy: »Ach wissen Sie, Bessel, mir ist ja klar, dass es für Sie wichtig ist, ein guter Therapeut zu sein. Und wenn Sie so dämliche Bemerkungen wie diese gerade machen, bedanke ich mich gewöhnlich geflissentlich bei Ihnen. Schließlich bin ich eine Inzestüberlebende – ich bin dazu erzogen worden, die Bedürfnisse unsicherer erwachsener Männer zu erfüllen. Aber nach zwei Jahren dieser Arbeit habe ich genug Vertrauen zu Ihnen, um Ihnen sagen zu können, dass ich mich nach solchen Bemerkungen von Ihnen entsetzlich fühle. Ja, es ist wahr; ich gebe mir instinktiv selbst die Schuld an allem Üblen, was den Menschen in meiner Umgebung zustößt. Ich weiß auch, dass das irrational ist, und ich fühle mich ziemlich blöde, weil ich dieses Gefühl habe, aber so ist es nun einmal. Aber wenn Sie versuchen, mich dazu zu bringen, vernünftiger zu denken, fühle ich mich nur noch einsamer und isolierter – und das bestätigt mein Gefühl, dass niemand auf der Welt jemals verstehen wird, wie es ist, so wie ich zu sein.«

Ich dankte ihr aufrichtig für ihr Feedback, und seither habe ich mich bemüht, meinen Patienten nicht mehr zu sagen, sie sollten sich nicht so fühlen, wie sie sich nun einmal fühlen. Von Kathy lernte ich, dass meine Verantwortung noch wesentlich tiefer reicht: Ich muss meinen Patienten helfen, ihre innere Landkarte der Welt zu rekonstruieren.

Wie im vorigen Kapitel erläutert, haben Bindungsforscher gezeigt, dass unsere frühesten primären Bezugspersonen uns nicht nur ernähren und kleiden und uns trösten, wenn wir aufgebracht sind, sondern dass sie auch beeinflussen, wie unser schnell wachsendes Gehirn die Wirklichkeit wahrnimmt. Unsere Interaktionen mit unseren Betreuern vermitteln uns, was ungefährlich und was gefährlich ist: auf wen wir uns verlassen können und wer uns enttäuschen wird; was wir tun müssen, damit unsere Bedürfnisse erfüllt werden. Diese Informationen sind in Kette und Schuss der Schaltkreise unseres Gehirns enthalten, und sie bilden die Grundlage für unsere Gedanken über uns selbst und die Welt. Diese inneren Landkarten erweisen sich als über die Zeit erstaunlich stabil.

Trotzdem können unsere Landkarten durch neue Erfahrungen verändert werden. Eine tiefe Liebesbeziehung, insbesondere in der Adoleszenz, wenn das Gehirn erneut eine Periode exponentieller Veränderung durchläuft, kann uns zweifellos transformieren. Das Gleiche gilt für die Geburt eines eigenen Kindes, denn unsere Babys lehren uns oft zu lieben. Erwachsene, die als Kinder missbraucht, misshandelt oder vernachlässigt wurden, können die Schönheit intimen Kontakts und gegenseitigen Vertrauens immer noch erlernen, und ein tiefes spirituelles Erlebnis kann ihnen das große Ganze des Universums erschließen. Andererseits können Landkarten, die in einer weitgehend problemlosen Kindheit entstanden sind, durch eine Vergewaltigung oder einen Überfall im Erwachsenenalter so stark verzerrt werden, dass alle Wege in das Entsetzen und die Verzweiflung führen. Solche Reaktionen sind nicht »vernünftig« und lassen sich deshalb auch nicht einzig und allein durch das Umdeuten irrationaler Überzeugungen verändern. Unsere inneren Beschreibungen der Welt werden im emotionalen Gehirn encodiert, und um sie zu verändern, muss der betreffende Teil des zentralen Nervensystems neu organisiert werden, ein Thema, mit dem sich der fünfte Teil dieses Buches beschäftigt, in dem es um Behandlungsmöglichkeiten geht.

Trotzdem kann es nützlich sein, zunächst zu lernen, irrationale Gedanken und Verhaltensweisen zu erkennen. Menschen wie Marilyn entdecken oft, dass ihre Annahmen nicht denjenigen ihrer Freunde entsprechen. Wenn sie Glück haben, bringen ihre Freunde und Kollegen verbal statt in Taten zum Ausdruck, dass ihr Misstrauen und Selbsthass die Zusammenarbeit mit ihnen erschweren. Aber das geschieht nur selten, und was Marilyn in dieser Hinsicht erlebte, ist typisch: Nachdem sie Michael angegriffen hatte, hatte er absolut kein Interesse mehr daran gehabt zu klären, was passiert war, und sie verlor nicht nur ihre Freundschaft zu ihm, sondern auch ihren bevorzugten Tennispartner. Wenn kluge und mutige Menschen wie Marilyn, die trotz wiederholter Niederlagen ihre Neugier und Entschlossenheit bewahren, so etwas erleben, motiviert sie dies oft dazu, sich um Hilfe zu bemühen.

Grundsätzlich kann das rationale Gehirn das emotionale Gehirn außer Funktion setzen, sofern wir nicht zu Geiseln unserer Ängste werden. (Beispielsweise verwandelt sich Ihre Angst, von der Polizei aus dem fließenden Verkehr herausgewunken zu werden, augenblicklich in Dankbarkeit, wenn Sie ein Polizist vor einem Unfall auf der Strecke warnt.) Doch sobald wir uns gefangen, wütend oder zurückgewiesen fühlen, sind wir für die Reaktivierung alter Landkarten und für die Orientierung an ihnen anfällig. Veränderung beginnt, wenn wir lernen, uns unser emotionales Gehirn zu erschließen. Dazu müssen wir lernen, die herzzerreißenden und steinerweichenden Empfindungen, die mit Kummer und Demütigungen verbunden sind, zu beobachten und zu ertragen. Erst wenn wir ertragen können, was in uns vor sich geht, können wir anfangen, uns mit den Emotionen anzufreunden, die unsere inneren Landkarten in ihrem verzerrten Zustand aufrechterhalten, statt dass wir versuchen, sie zu vernichten.

Lernen, sich zu erinnern

Ungefähr nach einem Jahr bat eine andere Frau aus Marilyns Gruppe um Erlaubnis, zu berichten, was sie im Alter von dreizehn Jahren erlebt hatte. Mary arbeitete als Justizvollzugsbeamtin und hatte eine sadomasochistische Beziehung zu einer anderen Frau. Sie wollte der Gruppe über ihre Situation berichten, weil sie hoffte, dies werde die Gruppenmitglieder ihren extremen Reaktionen gegenüber toleranter stimmen – wenn sie sich beispielsweise auf die geringste Provokation hin verschloss oder aus der Haut fuhr.

Mary hatte sichtlich Mühe, in Worte zu fassen, dass sie mit dreizehn Jahren eines Abends von ihrem älteren Bruder und einigen seiner Freunde vergewaltigt worden war. Die Vergewaltigung hatte eine Schwangerschaft zur Folge gehabt, die ihre Mutter durch eine Abtreibung auf dem Küchentisch beendet hatte. Die Gruppe nahm Marys Offenbarung sehr verständnisvoll auf und tröstete sie, während sie schluchzte. Die Empathie der Gruppenmitglieder bewegte mich sehr. Sie trösteten Mary auf eine Weise, die sie selbst sich anlässlich der Konfrontation mit ihren eigenen Traumata gewünscht haben mussten.

Als die Sitzung sich ihrem Ende näherte, bat Marilyn, fünf Minuten überziehen zu dürfen, weil sie über das während der Sitzung Erlebte sprechen wollte. Die Gruppe war damit einverstanden, und Marilyn erzählte: »Nachdem ich diese Geschichte gehört habe, frage ich mich, ob ich auch sexuell missbraucht worden bin.« Mir fiel die Kinnlade herab. Aufgrund ihres Familienporträts hatte ich immer angenommen, dass ihr dies irgendwie klar sein müsste. Sie hatte auf Michael wie ein typisches Inzestopfer reagiert, und sie verhielt sich immer wieder so, als sei die Welt ganz generell ein entsetzlicher Ort.

Doch obwohl sie ein Mädchen gezeichnet hatte, das offensichtlich sexuell belästigt wurde, hatte sie – oder zumindest ihr kognitives, verbales Selbst – nicht die geringste Ahnung, was wirklich mit ihr geschehen war. Ihr Immunsystem, ihre Muskeln und ihr Furchtsystem hatten allesamt festgehalten, was sie erlebt hatte, doch ihrem Bewusstsein fehlte eine Geschichte, mit deren Hilfe sie das Erlebte hätte mitteilen können. Sie reinszenierte ihr Trauma in ihrem Leben, doch konnte sie sich dabei nicht auf eine Erzählung beziehen. In Kapitel 12 werden wir sehen, dass sich traumatische Erinnerungen auf komplexe Weise von normalen Erinnerungen unterscheiden und dass darin viele Schichten des Geistes und des Gehirns involviert sind.

Aufgrund der Wirkung von Marys Bericht auf sie und aufgrund der Albträume, die sie im Anschluss daran hatte, entschloss sich Marilyn zu einer Einzeltherapie bei mir, in der sie sich mit ihrer Vergangenheit auseinandersetzte. Zuerst erlebte sie Wellen von starkem, frei flottierendem Entsetzen. Sie unterbrach die Behandlung einige Wochen, konnte dann aber nicht mehr schlafen und ihrer Arbeit nicht mehr nachgehen. Deshalb setzte sie die Einzeltherapiesitzungen fort.

Später erzählte sie: »Mein einziges Kriterium für die Gefährlichkeit einer Situation ist das Gefühl ›Das hier wird mich töten, wenn ich nicht mache, dass ich wegkomme‹.«

Ich brachte Marilyn Beruhigungstechniken bei, beispielsweise die Konzentration auf tiefes Atmen – ein und aus, ein und aus, sechs Atemzüge pro Minute – und gleichzeitig zu verfolgen, wie sich der Atem in ihrem Körper anfühlte. Dies in Verbindung mit dem Klopfen auf bestimmte Akupressurpunkte half der Patientin, sich von der Situation nicht überwältigen zu lassen. Außerdem arbeiteten wir an der Achtsamkeit: Sie lernte, ihren Geist lebendig zu erhalten und gleichzeitig ihrem Körper zu ermöglichen, die Gefühle zu spüren, die zu fürchten sie gelernt hatte. Auf diese Weise erschloss sie sich allmählich die Möglichkeit, im Geiste vom Geschehen zurückzutreten und zu beobachten, was sie erlebte, statt sich sofort von ihren Gefühlen fesseln zu lassen. Sie hatte vorher mithilfe von Alkohol und Körpertraining versucht, diese Gefühle zu dämpfen oder völlig zu eliminieren. Doch nun fühlte sie sich so sicher, dass sie in der Lage war, sich daran zu erinnern, was sie als kleines Mädchen erlebt hatte. Als sie die Kontrolle über ihre physischen Empfindungen zurückerlangt hatte, konnte sie auch den Unterschied zwischen Vergangenheit und Gegenwart immer besser erkennen: Wenn nun das Bein eines anderen Menschen ihren Körper berührte, konnte sie sich vergegenwärtigen, dass es das Bein ihres netten Tennispartners war, den sie in ihre Wohnung eingeladen hatte. Die Berührung durch dieses Bein bedeutete nicht, dass jemand versuchte, sie zu belästigen. Still zu sein ermöglichte ihr zu erkennen – und zwar vollständig, physisch zu erkennen –, dass sie eine 34 Jahre alte Frau und kein kleines Mädchen war.

Als es Marilyn schließlich gelang, mit ihren traumatischen Erinnerungen in Kontakt zu treten, manifestierten diese sich in Form von Flashbacks der Tapete im Schlafzimmer ihrer Kindheit. Ihr wurde bewusst, dass sie sich auf die Tapete konzentriert hatte, wenn ihr Vater sie im Alter von acht Jahren vergewaltigte. Weil seine sexuellen Attacken sie so sehr verängstigt hatten, hatte sie die Erinnerungen an diese Vorfälle aus ihrem Gedächtnisspeicher entfernt. Schließlich musste sie mit dem Mann, der sie vergewaltigt hatte, ihrem Vater, weiter zusammenleben. Marilyn erinnerte sich, dass sie ihre Mutter um Schutz gebeten hatte; doch bei dem Versuch, ihr Gesicht im Rock der Mutter zu vergraben, hatte sie nur eine sehr schlaffe Umarmung gespürt. Manchmal hatte die Mutter einfach geschwiegen; in anderen Fällen hatte sie geweint oder geschimpft, weil sie »Papa so wütend mache«. Das verängstigte Kind hatte also niemanden gefunden, der sie geschützt hätte, der ihr Stärke oder Schutz geboten hätte.

Roland Summit schreibt in seiner klassischen Studie *The Child Sexual Abuse Accomodation Syndrome*: »Initiierung [des Missbrauchs], Einschüchterung, Stigmatisierung, Isolation, Hilflosigkeit und Selbstbeschuldigung basieren allesamt auf einer entsetzlichen Realität des sexuellen Missbrauchs von Kindern. Alle Bemühungen des Kindes, sein Geheimnis mitzuteilen, stoßen auf eine Verschwörung des Schweigens und des Unglaubens und werden durch sie vereitelt. ›Mach dir wegen solcher Dinge keine Sorgen; so etwas könnte in unserer Familie niemals passieren.‹ – ›Wie kannst du so etwas Entsetzliches auch nur denken!‹ – ›Ich will nie mehr hören, dass du so etwas sagst!‹ Die meisten Kinder fragen nie und erzählen nie von solchen Dingen.«[3]

Obwohl ich mich dieser Arbeit nun schon seit 40 Jahren widme, höre ich mich immer noch regelmäßig sagen: »Das ist ja unglaublich!«, wenn mir Patienten von ihrer Kindheit erzählen. Oft können sie das, was sie sagen, ebenso wenig glauben wie ich – wie *konnten* ihre Eltern ihrem eigenen Kind solche Folter und solches Entsetzen zumuten? Ein Teil von ihnen beharrt weiter darauf, sie müssten sich dies ausgedacht haben oder sie übertrieben, was sie tatsächlich erlebt hätten. Alle schämen sich des Erlebten und geben sich selbst die Schuld daran – in einem gewissen Sinne glauben sie fest daran, ihnen seien so schreckliche Dinge angetan worden, weil sie so schreckliche Menschen seien.

Marilyn fing nun an zu untersuchen, wie das machtlose Kind gelernt hatte, sich zu verschließen und zu akzeptieren, was von ihm verlangt worden war: Sie hatte sich zu diesem Zweck selbst verschwinden lassen. Sobald sie die Schritte ihres Vaters auf dem Flur vor ihrem Zimmer gehört hatte, hatte sie »ihren Kopf in die Wolken« gesteckt. Eine andere Patientin, die Ähnliches erlebt hatte, hatte diesen Vorgang in einer Zeichnung dargestellt. Sobald ihr Vater sie berührte, »ließ sie sich verschwinden«; sie schwebte dann zur Zimmerdecke empor und schaute auf ein anderes kleines Mädchen in ihrem Bett hinab.[4] Und sie war froh, dass nicht sie selbst dort lag, sondern ein anderes Mädchen missbraucht wurde.

Das Bild von diesem durch einen undurchdringbaren Nebel von seinem Körper getrennten Kopf öffnete mir die Augen für das Erlebnis der Dissoziation, das Inzestopfer so häufig haben. Marilyn selbst wurde später klar, dass sie auch als Erwachsene in sexuellen Situationen weiter zur Decke emporgeschwebt war. Als sie sexuell aktiver gewesen war, hatten ihr manchmal Partner gesagt, sie sei im Bett wunderbar gewesen – sie hätten Marilyn kaum wiedererkannt, und sie habe sogar anders als sonst geredet. Gewöhnlich hatte sie sich nicht daran erinnern können, was geschehen war, doch manchmal war sie auf derartige Äußerungen hin wütend und aggressiv geworden. Weil sie sich über die sexuelle Seite ihrer Existenz absolut nicht im Klaren war, hatte sie sexuelle Kontakte allmählich völlig aufgegeben – bis sie Michael kennengelernt hatte.

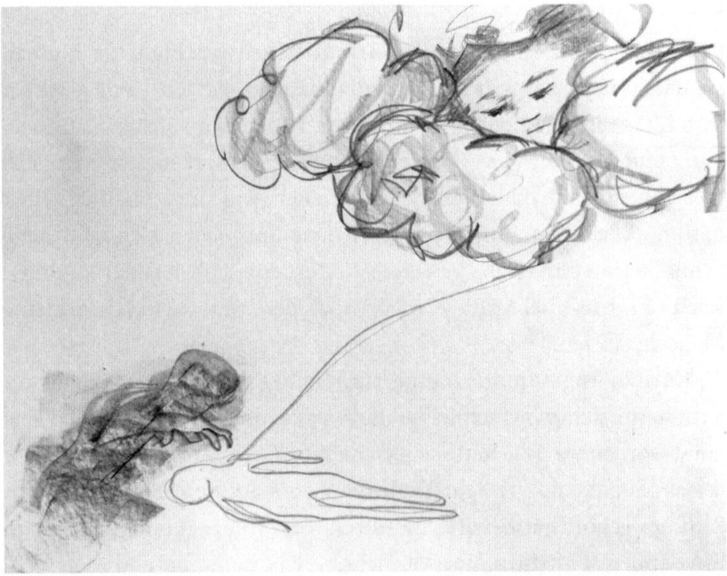

Hass auf das eigene Zuhause

Kinder können sich ihre Eltern nicht aussuchen, und sie können auch noch nicht verstehen, dass ihre Eltern vielleicht einfach zu depressiv, zu wütend oder zu wenig präsent sind, um für sie da sein zu können, oder dass das Verhalten der Eltern gar nichts mit ihren Kindern zu tun hat. Kinder können sich selbst nur so organisieren, dass in der Familie, in die sie nun einmal hineingeboren sind, ihr Überleben gesichert ist. Im Gegensatz zu Erwachsenen haben sie keine anderen Autoritäten, an die sie sich wenden könnten, wenn sie Hilfe benötigen – für sie sind allein ihre Eltern maßgeblich. Sie können sich keine Wohnung mieten, noch können sie zu jemand anderem ziehen: Ihr Überleben hängt ganz und gar von ihren primären Bezugspersonen ab.

Kinder spüren – selbst wenn sie nicht explizit bedroht werden –, dass sie bestraft würden, wenn sie mit Lehrern darüber sprächen, dass sie geschlagen oder sexuell missbraucht werden. Deshalb konzentrieren sie ihre Energie ganz darauf, *nicht* darüber nachzudenken, was geschehen ist, und die Relikte von Entsetzen und Panik in ihrem Körper nicht zu spüren. Weil sie das Wissen um das, was sie erlebt haben, nicht ertragen können, verstehen sie auch nicht, dass ihre Wut, ihre ungreifbare starke Angst oder ihre Neigung zu Zusammenbrüchen etwas mit jenem Erlebnis zu tun haben. Sie reden nicht; sie handeln und versuchen, mit ihren Gefühlen zurechtzukommen, indem sie ungehalten, verschlossen, fügsam oder aufsässig werden.

Kinder werden auch dazu programmiert, sich ihren Betreuern gegenüber grundsätzlich loyal zu verhalten, selbst wenn diese sie schlecht behandeln. Extreme Angst verstärkt das Bedürfnis nach einer sicheren Bindung, auch wenn die Quelle des Trostes gleichzeitig die Quelle der Angst ist. Ich habe noch nie ein Kind im Alter von unter zehn Jahren, das zu Hause gefoltert wurde (worauf Knochenbrüche und Brandwunden hinweisen), kennengelernt, das, vor die Wahl gestellt, nicht bei seiner Familie geblieben wäre, statt zu einer Pflegefamilie zu ziehen. Natürlich haben nicht nur Kinder die Neigung, an einem Menschen festzuhalten, der sie schlecht behandelt hat. Manche Geiseln haben für ihre Peiniger eine Kaution bezahlt, den Wunsch geäußert, sie zu heiraten, oder eine sexuelle Beziehung zu ihnen unterhalten. Und Opfer häuslicher Gewalt decken häufig die Täter. Von Richtern höre ich immer wieder, dass sie sich vorgeführt fühlen, wenn sie versuchen, Opfer häuslicher Gewalt zu schützen, indem sie Kontaktverbote verfügen, und später feststellen müssen, dass viele der Geschützten ihren Partnern insgeheim erlauben, zu ihnen zurückzukehren.

Marilyn brauchte lange, bis sie bereit war, über den erlebten Missbrauch zu sprechen: Sie war noch nicht bereit, ihrer Ursprungsfamilie die Loyalität aufzukündigen – tief im Innern hatte sie das Gefühl, sie brauche ihre Familie immer noch, um sich vor ihren Ängsten zu schützen. Der Preis für diese Loyalität sind unerträgliche Gefühle der Einsamkeit, Verzweiflung und unvermeidliche Wut angesichts der eigenen Hilflosigkeit. Wenn Wut kein Ziel findet, wendet sie sich gegen diejenigen, die sie empfinden, und bahnt sich ihren Weg zum Ausdruck in Form von Depression, Selbsthass und selbstschädigenden Handlungen. Eine meiner Patientinnen hat einmal zu mir gesagt: »Es ist, als würde man sein eigenes Zuhause hassen, die eigene Küche samt allen Töpfen und Pfannen, das eigene Bett, die Stühle, Tische und Teppiche.« In solchen Fällen empfinden die Betroffenen nichts als sicher – am allerwenigsten den eigenen Körper.

Zu vertrauen zu lernen ist sehr schwer. Eine andere Patientin, eine Lehrerin, die von ihrem Großvater vergewaltigt worden war, als sie noch keine sechs Jahre alt gewesen war, schickte mir folgende E-Mail: »Nach unserer Therapiesitzung fing ich im Auto auf dem Weg nach Hause an, über die Gefahr nachzudenken, die für mich damit verbunden ist, mich Ihnen zu öffnen, und als ich dann auf die Route 124 einbiegen wollte, merkte ich, dass ich gegen die Regel, keine Bindung zu entwickeln, verstoßen hatte, nämlich Ihnen und meinen Schülern gegenüber.«

In unserer nächsten gemeinsamen Sitzung berichtete sie, sie sei auch im College von ihrem Labor-Instrukteur vergewaltigt worden. Ich fragte sie, ob sie damals Hilfe gesucht und den Täter angezeigt hätte. Sie antwortete: »Ich konnte mich nicht dazu aufraffen, über die

Straße zur Klinik zu gehen. Ich stand einfach nur da. Ich hatte tief innen das Gefühl, ich würde mich dadurch nur noch mehr verletzen. Und das hätte auch tatsächlich so sein können. Natürlich musste ich vor meinen Eltern – und auch vor allen anderen – verbergen, was passiert war.«

Nachdem ich ihr gesagt hatte, ich machte mir wegen allem, was in ihr vor sich gehe, Sorgen, schrieb sie mir in einer weiteren Mail: »Ich versuche, mir immer wieder klarzumachen, dass ich nichts getan habe, weshalb ich es verdient hätte, so behandelt zu werden. Ich glaube nicht, dass mich schon jemals vorher jemand so angeschaut und gesagt hat, er mache sich meinetwegen Sorgen, und ich halte daran fest wie an einem Schatz: an der Vorstellung, dass ich es wert bin, dass jemand, den ich respektiere und der versteht, wie schwer ich im Augenblick zu kämpfen habe, sich meinetwegen Sorgen macht.«

Um zu wissen, wer wir sind – um eine Identität zu haben –, müssen wir uns darüber im Klaren sein (oder zumindest das Gefühl haben, es zu sein), was »real« ist und was es war. Wir müssen beobachten, was wir in unserer Umgebung sehen, und es korrekt bezeichnen; und wir müssen unseren Erinnerungen vertrauen und sie von unseren Vorstellungsbildern unterscheiden können. Die Fähigkeit zu diesen Unterscheidungen zu verlieren ist ein Zeichen für das, was der Psychoanalytiker William Niederland »Seelenmord« genannt hat. Das Gewahrsein auszuschalten und das Leugnen zu kultivieren ist oft zur Sicherung des Überlebens erforderlich; doch der Preis, den wir dafür zahlen, ist, dass wir nicht mehr genau wissen, wer wir sind, was wir fühlen und worauf und wem wir vertrauen können.[5]

Das Trauma wiederholen

Eine Erinnerung an das in der Kindheit erlebte Trauma kam Marilyn in einem Traum, in dem sie das Gefühl hatte, erstickt zu werden und nicht atmen zu können. Ein weißes Geschirrhandtuch war um ihre Hände geschlungen, und dann wurde sie mit einem Handtuch, das ihren Hals umgab, emporgehoben, sodass sie mit ihren Füßen nicht mehr den Boden berühren konnte. Als sie beim Erwachen aus dem Traum in Panik war, war sie sicher, dass sie sterben würde. Ihr Traum erinnerte mich an die Albträume, von denen mir Veteranen berichtet hatten: Sie hatten in Träumen die genauen, unveränderten Gesichter und Körperteile gesehen, mit denen sie in erlebten Kampfsituationen konfrontiert worden waren. Diese Träume waren für sie so entsetzlich, dass sie danach versucht hatten, nachts gar nicht mehr zu schlafen; stattdessen hatten sie nur tagsüber Nickerchen gemacht, weil diese für sie nicht mit nächtlichen Überfällen assoziiert waren und sie sich deshalb einigermaßen sicher dabei fühlten.

In dieser Phase der Therapie wurde Marilyn wiederholt von Bildern und Empfindungen überflutet, die mit ihrem Erstickungstraum zusammenhingen. Sie erinnerte sich daran, wie sie als Vierjährige mit geschwollenen Augen, schmerzendem Hals und blutender Nase in der Küche gesessen hatte, während ihr Vater und ihr Bruder sie ausgelacht und als dummes Mädchen bezeichnet hatten. Eines Tages berichtete Marilyn: »Gestern Abend beim Zähneputzen hatte ich plötzlich das Gefühl, wie ein Fisch, den man aus dem Wasser gezogen hat, hin und her zu zappeln. Ich habe meinen Körper heftig hin und her geworfen und dabei nach Luft geschnappt. Beim Zähneputzen habe ich geschluchzt und gewürgt. Als ich das Hin-und-her-Werfen spürte, überkam mich ein Gefühl der Panik. Ich musste alle verfügbare Kraft aufbieten, um nicht ›Neineineineineineinein!‹ zu brüllen, während ich am Waschbecken stand.« Anschließend legte sie sich zum Schlafen ins Bett, wachte aber im Laufe der Nacht alle zwei Stunden auf, als gäbe es in ihr einen Wecker, der auf diese Zeitspanne eingestellt wäre.

Ein Trauma wird nicht wie eine Erzählung mit einem regulären Anfang, einer Mitte und einem Ende abgespeichert. Ich werde in den Kapiteln 11 und 12 ausführlich erklären, dass Erinnerungen zunächst so wieder auftauchen, wie es bei Marilyn der Fall war: als Flashbacks, die Bruchstücke des Erlebten, isolierte Bilder, Geräusche und Körperempfindungen enthalten, zunächst ohne einen anderen Kontext als Furcht und Panik. Marilyn war es als Kind nicht möglich gewesen, das Unsägliche auszudrücken, und selbst wenn sie dies gekonnt hätte,

hätte das an ihrer Situation nichts geändert, denn niemand hatte ihr zugehört.

Wie so viele in der Kindheit missbrauchte oder misshandelte Menschen war Marilyn ein lebendes Beispiel für die Macht der Lebenskraft, für den Willen, zu leben und selbst über das eigene Leben zu bestimmen – für die Energie, die der zerstörerischen Wirkung des Traumas entgegengesetzt ist. Allmählich wurde mir klar, dass ich meine Bemühungen um die Heilung von Traumata auf die Dauer nur ertragen konnte, wenn ich Ehrfurcht vor jenem Überlebenswillen entwickelte, der es meinen Patientinnen ermöglicht hatte, zuerst den Missbrauch und später die dunklen Nächte der Seele zu ertragen, die sie auf ihrem Weg zur Genesung unvermeidlich erlebten.

9 | WAS HAT LIEBE MIT ALLDEM ZU TUN?

Initiierung, Einschüchterung, Stigmatisierung, Isolation, Hilflosigkeit und Selbstbeschuldigung basieren allesamt auf einer entsetzlichen Realität des sexuellen Missbrauchs von Kindern … »Mach dir wegen solcher Dinge keine Sorgen; so etwas könnte in unserer Familie niemals passieren.« – »Wie kannst du so etwas Entsetzliches auch nur denken!« – »Ich will nie mehr hören, dass du so etwas sagst!« Die meisten Kinder fragen nie und erzählen nie von solchen Dingen.

ROLAND SUMMIT,
The Child Sexual Abuse Accomodation Syndrome

Wie denken wir über Menschen wie Marilyn, Mary und Kathy, und was können wir tun, um ihnen zu helfen? Die Art, wie wir ihre Probleme definieren, also unsere Diagnose, entscheidet darüber, wie wir uns um sie kümmern. Solchen Patientinnen werden im Laufe ihrer psychiatrischen Behandlung oft fünf oder sechs völlig verschiedene Diagnosen gestellt. Konzentrieren sich die behandelnden Ärzte auf Stimmungsumschwünge, definieren sie das Problem als bipolare Störung und verschreiben Lithium oder Valproat. Lassen sie sich von der Verzweiflung der Patientinnen beeindrucken, wird von einer Major-Depression gesprochen, und man verschreibt Antidepressiva. Fällt den Ärzten Rastlosigkeit und Mangel an Aufmerksamkeit besonders auf, wird wahrscheinlich ADHS diagnostiziert und Ritalin oder ein anderes Stimulans verschrieben. Und falls das Klinikpersonal sich über das Vorliegen einer Traumavorgeschichte informiert hat und die betreffende Patientin die dafür erforderlichen Informationen tatsächlich preisgibt, kann die Diagnose auch PTBS lauten. Keine dieser Diagnosen ist völlig abwegig, aber keine beschreibt andererseits wirklich erhellend, wer die betreffenden Patienten sind und worunter sie leiden.

Die Psychiatrie als Spezialgebiet der Medizin versucht, eine psychische Krankheit so präzise wie beispielsweise Bauchspeicheldrüsenkrebs oder eine Streptokokkeninfektion der Lunge zu definieren. Doch weil Geist, Gehirn und Bindungssystem des Menschen so komplex sind, ist uns eine solche Präzisierung im Hinblick auf psychische Probleme bislang nicht einmal annähernd gelungen. Zu verstehen, was mit Menschen »nicht in Ordnung« ist, hängt momentan eher von der Geisteshaltung des behandelnden Arztes ab (sowie davon, wofür die Krankenversicherung des Patienten zu zahlen bereit ist) als von verifizierbaren objektiven Tatsachen.

Der erste ernsthafte Versuch, ein systematisches Handbuch psychiatrischer Diagnosen zu publizieren, fand im Jahre 1980 statt, als die dritte Ausgabe des *Diagnostic and Statistical Manual of Mental Disorders* (DSM-III) erschien, das offizielle Kompendium aller von der *American Psychiatric Association* (APA) anerkannten psychischen Krankheiten. Die Präambel des DSM-III weist ausdrücklich und warnend darauf hin, dass die Kategorien in diesem Buch für forensische Zwecke und für die Nutzung zur Klärung von Versicherungsfragen nicht präzise genug seien. Trotzdem ist das DSM im Laufe der Zeit zu einem ungeheuer machtvollen Instrument geworden: Versicherungen fordern eine Diagnose nach dem DSM, wenn sie Kosten erstatten sollen. Bis vor Kurzem wurden Forschungsgelder ausschließlich auf Basis von DSM-Kategorien vergeben, und diese Kategorien werden auch bei der Organisation von Ausbildungsprogrammen zugrunde gelegt. Auch in der Populärkultur haben sich die DSM-Kategorien schnell herumgesprochen. Beispielsweise weiß die Öffentlichkeit, dass Tony Soprano Panikattacken und Depressionen hat und dass Carrie Mathison aus der Serie *Homeland* unter einer bipolaren Störung leidet. Produktion und Vertrieb des DSM sind zu einem regelrechten Wirtschaftsunternehmen geworden, das der APA Einnahmen in Höhe von 100 Millionen Dollar beschert hat.[1] Fraglich ist, ob dieses Buch und das darin beschriebene Kategoriensystem den Patienten, um deren Wohl es ja eigentlich geht, echte Verbesserungen gebracht hat.

Eine psychiatrische Diagnose hat schwerwiegende Folgen: Sie zieht eine bestimmte Behandlung nach sich, und eine falsche Behandlung kann katastrophale Auswirkungen haben. Außerdem begleitet ein diagnostisches Etikett die Diagnostizierten oft ihr ganzes Leben und hat starken Einfluss auf ihre Selbstsicht. Viele Patienten, die ich kennengelernt habe, sagten, sie »seien« bipolar oder »hätten« eine Borderline-Störung oder PTBS, als seien sie dazu verurteilt, wie der Graf von Monte Christo den Rest ihres Lebens in einem unterirdischen Kerker zu verbringen.

Keine der genannten Diagnosen trägt den ungewöhnlichen Fähigkeiten Rechnung, die viele unserer Patienten entwickeln, oder den kreativen Energien, die sie aufgeboten haben, um überleben zu können. Nur zu oft sind Diagnosen nichts weiter als eine Ansammlung von Symptomen, und das hat zur Folge, dass Patientinnen wie Marilyn, Kathy und Mary wahrscheinlich als durchgedrehte Frauen angesehen werden, die »zurechtgestutzt« gehören.

Eine lexikalische Definition des Begriffs Diagnose lautet: »a. der Akt oder Prozess des Identifizierens oder Feststellens der Art oder Ursache einer Krankheit oder Verletzung mittels Evaluation der Vorgeschichte des Patienten, einer Untersuchung und der Berücksichtigung vorliegender Labordaten; b. die Meinung, die sich jemand aufgrund einer solchen Evaluation bildet«.[2] In diesem und im nächsten Kapitel werde ich mich mit der Diskrepanz zwischen offiziellen Diagnosen und dem, worunter unsere Patienten tatsächlich leiden, auseinandersetzen und erläutern, wie ich zusammen mit Kollegen versucht habe, die heute gängige Diagnose von Patienten, die chronische Traumata erlebt haben, zu verändern.

Was tut man bei einer Trauma-Anamnese?

Im Jahre 1985 begann ich eine Zusammenarbeit mit der Psychiaterin Judith Herman, die zu diesem Zeitpunkt gerade ihr erstes Buch, *Father-Daughter Incest* veröffentlicht hatte. Wir arbeiteten beide im *Cambridge Hospital* (einem Lehrkrankenhaus der *Harvard Univer-*

sity), und da uns interessierte, wie sich Traumata auf das Leben unserer Patienten ausgewirkt hatten, machten wir es uns zur Gewohnheit, unsere Notizen miteinander zu vergleichen. Uns verblüffte, wie viele unserer Patienten, bei denen man eine Borderline-Persönlichkeitsstörung (BPS) diagnostiziert hatte, uns Horrorgeschichten über ihre Kindheit erzählten. Charakteristisch für eine BPS sind das Festhalten an extrem instabilen Beziehungen, starke Stimmungsschwankungen und selbstschädigende Verhaltensweisen wie Selbstverletzungen und wiederholte Suizidversuche. Um herauszufinden, ob zwischen Kindheitstraumata und BPS tatsächlich eine Beziehung bestand, planten wir eine formelle wissenschaftliche Studie und beantragten dafür bei den *National Institutes of Health* eine Finanzierung. Doch der Antrag wurde abgelehnt.

Wir beschlossen daraufhin, die Studie selbst zu finanzieren; einen Verbündeten fanden wir in Chris Perry, dem Leiter der Forschungsabteilung des *Cambridge Hospital*, der von den NIMH ein Stipendium für die Erforschung der BPS und verwandter Diagnosen, der sogenannten Persönlichkeitsstörungen, erhalten hatte, für die er Probanden unter den Patienten des *Cambridge Hospital* rekrutierte. Chris hatte Unmengen wertvoller Ergebnisse zu dieser Thematik gesammelt, sich aber nie mit Missbrauch, Misshandlungen und Vernachlässigung in der Kindheit beschäftigt. Obwohl er aus seiner Skepsis unserem Vorhaben gegenüber nie ein Geheimnis machte, half er uns sehr großzügig und ermöglichte uns Interviews mit 55 Patienten der ambulanten Abteilung des Krankenhauses; außerdem erklärte er sich bereit, unsere Erkenntnisse mit dem Inhalt einer großen Datenbank, die er schon zusammengestellt hatte, zu vergleichen.

Die erste Frage, mit der wir uns beschäftigen mussten, lautete: »Was tut man bei einer Trauma-Anamnese?« Natürlich kann man Patienten schlicht und einfach fragen: »Sind Sie als Kind sexuell belästigt worden?« Oder: »Hat Ihr Vater Sie geschlagen?« Aber wie viele Probanden würden wohl einem völlig fremden Menschen so viel Vertrauen entgegenbringen, dass sie ihm so intime Fragen beantworten würden? Da uns klar war, dass sich Menschen ihrer traumatischen Erlebnisse im Allgemeinen schämen, entwickelten wir das *Traumatic*

Antecedents Questionnaire (TAQ).[3] Das Interview begann mit einigen sehr einfachen Fragen: »Wo leben Sie, und mit wem leben Sie zusammen?« – »Wer bezahlt die Rechnungen, und wer kocht und erledigt Reinigungsarbeiten?« Dann folgten allmählich immer persönlichere Fragen: »Auf wen verlassen Sie sich in Ihrem Alltagsleben?« Beispielsweise konkret: »Wenn Sie krank sind, wer kauft dann ein oder bringt Sie zum Arzt?« – »Mit wem reden Sie, wenn Sie innerlich aufgebracht sind?« Einige Patienten gaben auf diese Fragen recht überraschende Antworten wie: »mein Hund« oder »mein Therapeut« oder »niemand«.

Dann stellten wir ähnliche Fragen über die Kindheit: »Wer lebte im Haushalt Ihrer Familie? Wie oft sind Sie mit Ihrer Familie umgezogen? Wer war Ihre primäre Bezugsperson?« Viele Patienten berichteten über häufige Umzüge, die sie gezwungen hatten, mitten im Schuljahr die Schule zu wechseln. Einige hatten primäre Bezugspersonen, die eine Haftstrafe verbüßten, sich zur stationären Behandlung in einem psychiatrischen Krankenhaus befanden oder zum Militärdienst einberufen worden waren. Andere waren von Pflegefamilie zu Pflegefamilie weitergereicht worden oder hatten nacheinander bei verschiedenen Verwandten gelebt.

Im nächsten Abschnitt des Fragebogens ging es um Beziehungen in der Kindheit: »Wer in Ihrer Familie hat sich Ihnen gegenüber liebevoll verhalten?« – »Wer hat Sie wie einen besonderen Menschen behandelt?« Darauf folgte eine sehr wichtige Frage, die meines Wissens bis zu diesem Zeitpunkt noch nie im Rahmen einer wissenschaftlichen Studie gestellt worden war: »Gab es in Ihrer Kindheit und Jugend in Ihrer Umgebung jemanden, in dessen Gegenwart Sie sich sicher fühlten?« Einer von vier Interviewten konnte sich an keinen einzigen Menschen erinnern, bei dem er sich als Kind sicher gefühlt hatte. In solchen Fällen hakten wir auf unseren Fragebögen die Option »niemand« ab und sagten nichts dazu, waren aber ziemlich sprachlos. Stellen Sie sich einmal vor, Sie hätten als Kind niemanden, bei dem Sie sich sicher fühlten, sodass Sie ohne jeden Schutz und ohne von jemandem gesehen zu werden Ihren Weg in die Welt finden müssten.

Es folgten die Fragen: »Wer hat bei Ihnen zu Hause die Regeln festgelegt und Disziplin durchgesetzt?« – »Wie wurden in Ihrer Familie die Kinder erzogen – durch Reden, Schelte, Prügel, Schläge oder Einsperren?« – »Wie sind Ihre Eltern mit Meinungsverschiedenheiten umgegangen?« Wenn wir diesen Punkt erreicht hatten, hatten sich die Schleusen meist geöffnet, und viele Patienten gaben freiwillig detailliert Auskunft über die Situation, in der sie aufgewachsen waren. Eine Frau hatte mit angesehen, wie ihre kleine Schwester vergewaltigt worden war; eine andere berichtete, sie habe mit acht Jahren ihre ersten sexuellen Erfahrungen gemacht – mit ihrem Großvater. Männer und Frauen erzählten, sie hätten nachts wach gelegen und gehört, wie Möbel umgeworfen worden seien und wie ihre Eltern sich angebrüllt hätten; ein junger Mann war in die Küche gekommen und hatte seine Mutter in einer Blutlache liegen sehen. Andere berichteten, sie seien von der Grundschule nicht abgeholt worden oder hätten zu Hause niemanden vorgefunden und die Nacht dort allein verbracht. Eine Frau, die ihren Lebensunterhalt als Köchin verdiente, hatte gelernt, für ihre Familie zu kochen, nachdem ihre Mutter in einem Drogenprozess zu einer Gefängnisstrafe verurteilt worden war. Eine andere war neun Jahre alt gewesen, als sie in das Lenkrad eines Autos gegriffen hatte, um es zu stabilisieren, weil ihre betrunkene Mutter in der Rushhour auf einem vierspurigen Highway in Schlangenlinien gefahren war.

Unsere Probanden hatten nicht davonlaufen oder fliehen, sich an niemanden wenden und sich nirgendwo verbergen können. Trotzdem hatten sie mit ihrer schrecklichen Situation und ihrer Verzweiflung irgendwie fertigwerden müssen. Wahrscheinlich waren sie am nächsten Morgen zur Schule gegangen und hatten so getan, als sei alles in bester Ordnung. Judy und mir wurde klar, dass die Probleme der BPS-Gruppe – Dissoziation, verzweifeltes Anklammern an jeden, der ihnen Hilfe anbot – wahrscheinlich zunächst Versuche gewesen waren, mit überwältigenden Emotionen und unvermeidbarer Brutalität fertigzuwerden.

Nach unseren Interviews setzte ich mich mit Judy zusammen, um die Antworten der Patienten zu encodieren – sie in Zahlen zu übersetzen, die ein Computer analysieren konnte. Chris Perry verglich diese Daten mit den ausführlichen Informationen über die betreffenden Patienten, die auf dem Zentralrechner der *Harvard University* gespeichert waren. Dann bat er uns an einem Samstagmorgen im April in sein Büro. Wir fanden dort einen riesigen Stapel Computerausdrucke vor, auf den Chris einen Cartoon von Gary Larson gelegt hatte, in dem eine Gruppe von Delfinforschern ratlos vor »diesen merkwürdigen ›ha blah es span yol‹-Geräuschen« stand. Die Daten hatten ihn davon überzeugt, dass man die BPS nur verstehen konnte, wenn man sich mit der Sprache des Traumas und des Missbrauchs auskannte.

Wie wir später im *American Journal of Psychiatry* berichteten, hatten 81 Prozent der Patienten, bei denen im *Cambridge Hospital* eine BPS diagnostiziert worden war, über schwerwiegende Missbrauchs-, Misshandlungs- oder Vernachlässigungserlebnisse in der Kindheit berichtet, wobei die traumatisierende Erfahrung in den meisten Fällen vor Erreichen des Alters von sieben Jahren stattgefunden hatte.[4] Diese Entdeckung war insofern besonders wichtig, als sie darauf hindeutete, dass die Wirkung des Missbrauchs zumindest teilweise vom Alter, in dem er beginnt, abhängt. Spätere Untersuchungen von Martin Teicher im *McLean Hospital* zeigten, dass verschiedene Formen von Missbrauch/Misshandlung in verschiedenen Entwicklungsphasen unterschiedlich auf bestimmte Gehirnbereiche wirken.[5] Obwohl inzwischen zahlreiche Studien unsere Erkenntnisse repliziert haben,[6] werden mir nach wie vor regelmäßig wissenschaftliche Aufsätze zur Begutachtung vorgelegt, in denen Dinge zu lesen sind wie: »Es gibt die Hypothese, dass Borderline-Patienten in ihrer Kindheit Traumata erlebt haben.« Wann wird eine Hypothese zu einer wissenschaftlich anerkannten Tatsache?

Unsere Untersuchung stützte eindeutig John Bowlbys Schlussfolgerungen.

> Wenn Kinder ständig wütend sind oder sich schuldig fühlen oder sich permanent fürchten, verlassen zu werden, haben sie diese Gefühle aus triftigen Gründen entwickelt, nämlich weil sie ihren Erlebnissen entsprachen. Fürchten sich Kinder beispielsweise davor,

> verlassen zu werden, so ist das keine Reaktion, die gegen ihre intrinsischen homizidalen Tendenzen gerichtet ist; wahrscheinlicher ist, dass sie tatsächlich physisch oder psychisch verlassen worden sind oder dass man ihnen wiederholt angedroht hat, sie zu verlassen. Wenn Kinder ständig in Rage sind, ist dies eine Folge von Zurückweisung oder brutaler Behandlung. Leiden sie unter starken inneren Konflikten wegen ihrer Wutgefühle, ist ihnen wahrscheinlich deren Ausdruck verboten worden oder dieser war oder ist für sie gefährlich.

Schon Bowlby war aufgefallen, dass Kinder, die einschneidende Erlebnisse ableugnen müssen, dadurch große Probleme bekommen, unter anderem »chronische[s] Misstrauen, mangelnde[s] Neugierverhalten und Zweifel […] an der eigenen Wahrnehmung bis zu Unwirklichkeitsgefühlen«.[7] Wir werden sehen, dass dies wichtige Implikationen für eine Behandlung hat.

Unsere Untersuchung mit BPS-Patienten erweiterte unsere Erkenntnisse über die Auswirkungen bestimmter entsetzlicher Ereignisse, den Fokus der PTBS-Diagnose, hinaus auf die langfristigen Folgen brutaler Behandlung und Vernachlässigung in Beziehungen zu Eltern und anderen Betreuern. Zudem warf diese neue Sichtweise auch noch eine andere wichtige Frage auf: Welche Therapien können Menschen helfen, die in ihrer Kindheit Missbrauch und Misshandlungen erlebt haben, insbesondere bei chronisch suizidgefährdeten und zu Selbstverletzungen neigenden Patienten?

Selbstschädigung

Während meiner Ausbildung wurde ich einmal drei Nächte in Folge gegen 3.00 Uhr morgens aus dem Bett geholt, um eine Frau zu nähen, die ihren Hals mit scharfen Gegenständen aufgeschlitzt hatte. Sie erklärte mir triumphierend, wenn sie sich Schnittwunden zufüge, fühle sie sich viel besser. Seither habe ich mich immer wieder gefragt, warum das so ist. Warum spielen einige Menschen drei Sätze Tennis, wenn sie aufgebracht sind, oder trinken einen Martini, und andere schlitzen sich mit Rasierklingen die Arme auf? Aus unserer Studie ging hervor, dass sexueller Missbrauch und körperliche Misshandlungen in der Kindheit mit hoher Wahrscheinlichkeit zu wiederholten Suizidversuchen und Selbstverletzungen in Form von Schnitten führen.[8] Ich fragte mich, ob die Suizid-Grübeleien der Patientin begonnen hatten, als sie noch sehr jung gewesen war, und ob sie Trost darin gefunden hatte, sich ihre Flucht aus der Situation auszumalen, in der Hoffnung, sie werde sterben, wenn sie sich etwas antue. Sind Selbstschädigungen ein verzweifelter Versuch, einen gewissen Einfluss auf das eigene Leben zurückzugewinnen?

Chris Perrys Datenbank enthielt Informationen darüber, wie es den Patienten, die in der Ambulanz des Krankenhauses behandelt worden waren, in der Folgezeit ergangen war, wobei auch Berichte über Suizidalität und selbstschädigendes Verhalten einbezogen worden waren. Nach dreijähriger Therapie hatte sich der Zustand von annähernd zwei Dritteln der Patienten deutlich gebessert. Nun stellte sich die Frage, welche Patienten von der Therapie profitiert hatten und welche sich auch danach suizidal und selbstschädigend verhalten hatten. Ein Vergleich des laufenden Verhaltens mit den Resultaten unserer TAQ-Interviews lieferte die Antwort. Die Patienten, die sich weiter selbstschädigend verhielten, hatten uns gesagt, sie erinnerten sich nicht, sich als Kinder in Gegenwart eines anderen Menschen jemals sicher gefühlt zu haben: Sie hatten berichtet, sie seien verlassen worden, von einem Ort zum anderen gependelt und generell weitgehend sich selbst überlassen geblieben.

Daraus schloss ich, dass Menschen, die sich daran erinnern konnten, dass sie sich vor langer Zeit einmal in Gegenwart einer anderen Person sicher gefühlt hatten, die Spuren jener früheren Zuneigung im Erwachsenenalter in einer eingestimmten Beziehung reaktivieren können, unabhängig davon, ob eine solche Beziehung im Alltagsleben oder in einer Therapie entsteht. Bei denjenigen jedoch, die sich nicht daran erinnern konnten, dass sie sich in ihrer Kindheit jemals geliebt und sicher gefühlt hatten, haben sich im Gehirn die Rezeptoren, die auf menschliche Güte ansprechen, möglicherweise gar nicht erst entwickelt.[9] Wie können solche Menschen nun lernen, sich selbst zu beruhigen und sich in ihrem Körper geerdet zu fühlen? Weil auch dies wichtige Implikationen für eine Therapie hat, werde ich auf diese Frage in Teil V in Zusammenhang mit der Traumabehandlung zurückkommen.

Die Macht der Diagnose

Unsere Studie bestätigte auch die Existenz einer traumatisierten Population, die sich von Kriegsveteranen und Unfallopfern, für die man die PTBS-Diagnose entwickelt hatte, deutlich unterschied. Menschen wie Marilyn und Kathy sowie die von Judy und mir untersuchten Patienten und die Kinder in der ambulanten Praxis des MMHC, über die ich in Kapitel 7 berichtete, können sich an ihre Traumata nicht immer erinnern (was eines der Kriterien für die Diagnose PTBS ist) oder sind zumindest nicht ständig mit konkreten Erinnerungen an ihre traumatischen Erlebnisse beschäftigt, sondern verhalten sich weiter so, als wären sie immer noch in Gefahr. Sie fallen vom einen Extrem ins andere, haben Schwierigkeiten, sich auf eine bestimmte Aufgabe zu konzentrieren, und greifen sich selbst und andere Menschen ständig an. In gewisser Hinsicht überschneiden sich ihre Probleme mit denjenigen von Veteranen, aber sie unterscheiden sich andererseits auch insofern von diesen, als ihr Kindheitstrauma bei ihnen die Entwicklung jener mentalen Fähigkeiten verhindert hat, über die erwachsene Soldaten vor der Entstehung ihrer Traumata bereits verfügten.

Nachdem uns dies klar geworden war, machte sich eine Gruppe von uns[10] auf den Weg zu Robert Spitzer, der nach der Publikation des DSM-III dabei war, eine revidierte Ausgabe dieses Handbuchs vorzubereiten. Nachdem er sich genau angehört hatte, was wir ihm berichteten, sagte er, Kliniker, die ihre Zeit damit verbrächten, eine bestimmte Art von Patienten zu behandeln, verfügten wahrscheinlich über große Sachkenntnis bezüglich dessen, was diese Menschen plage. Er schlug uns vor, eine Studie, einen sogenannten Feldversuch, durchzuführen, um die Probleme unterschiedlich Traumatisierter miteinander zu vergleichen.[11] Spitzer übertrug mir die Verantwortung für dieses Projekt. Zunächst entwickelten wir eine Beurteilungsskala, die alle in der wissenschaftlichen Literatur erwähnten Traumasymptome umfasste; und dann interviewten wir an fünf Orten in den USA insgesamt 525 erwachsene Patienten, um festzustellen, ob bei verschiedenen Populationen unterschiedliche Konstellationen von Problemen auftraten. Unsere Untersuchungsteilnehmer ließen sich drei Gruppen zuordnen: der Gruppe derjenigen, die in ihrer Kindheit von ihren Betreuern körperlich misshandelt oder sexuell missbraucht worden waren, Opfer aktueller häuslicher Gewalt und Menschen, die vor Kurzem eine Naturkatastrophe miterlebt hatten.

Zwischen diesen drei Gruppen gab es deutlich erkennbare Unterschiede, insbesondere bei denen, die Extrempositionen auf dem Spektrum besetzten: Opfer von Kindesmissbrauch und Erwachsene, die eine Naturkatastrophe überlebt hatten. Erwachsene, die als Kinder missbraucht oder misshandelt worden waren, hatten oft Konzentrationsschwierigkeiten, klagten, sie befänden sich ständig am Rande ihrer Belastbarkeit, und quollen förmlich über vor Selbstekel. Ihnen fiel es sehr schwer, in intimen Beziehungen mit ihrem Partner zu verhandeln, und sie pendelten oft zwischen wahllosen, hochriskanten und unbefriedigenden sexuellen Beziehungen und völliger sexueller Enthaltsamkeit. Zudem hatten sie große Erinnerungslücken, neigten zu selbstschädigendem Verhalten und hatten viele gesundheitliche Probleme. Diese Symptome waren bei Überlebenden von Naturkatastrophen relativ selten.

Für jede der wichtigeren Diagnosen im DSM wurde eine Arbeitsgruppe gebildet, die damit beauftragt wurde, Änderungen für die Neuausgabe des Handbuchs vorzuschlagen. Ich präsentierte unserer PTBS-Arbeitsgruppe für das DSM-IV die Ergebnisse unseres Feldversuchs, und wir beschlossen daraufhin mit 19 zu 2 Stimmen, eine neue Traumadiagnose für die Opfer interpersonaler Traumata zu entwickeln: »*Disorders of Extreme Stress, Not Otherwise Specified*« (DESNOS) oder kurz »*Complex* PTBS«.[12]–[13] Dann sahen wir der Publikation des DSM-IV im Mai 1994 erwartungsvoll entgegen. Doch zu unserer Überraschung war die Diagnose, die unsere Arbeitsgruppe mit überwältigender Mehrheit gebilligt hatte, im Endprodukt nicht zu finden, und niemand hatte es für nötig gehalten, uns darüber vorab in Kenntnis zu setzen.

Diese tragische Exklusion hatte zur Folge, dass eine große Zahl von Patienten weiterhin nicht akkurat diagnostiziert werden konnte und dass Kliniker und Forscher nicht in der Lage waren, auf wissenschaftlicher Grundlage geeignete Behandlungen für sie zu entwickeln. Man kann für ein Problem, das gar nicht existiert, keine Behandlung entwickeln. Wegen des Fehlens einer solchen Diagnose sehen sich Therapeuten heute mit einem ernsten Dilemma konfrontiert: Wie sollen sie Menschen behandeln, die mit dem Fallout von Missbrauch, Misshandlungen, Verrat und Verlassenwerden kämpfen, wenn sie gezwungen sind, bei ihnen eine Depression, eine Panikstörung, eine bipolare Störung oder eine Borderline-Persönlichkeitsstörung zu diagnostizieren, Diagnosen, die alle nicht adäquat erfassen, womit diese Menschen tatsächlich fertigzuwerden versuchen?

Die Folgen von Missbrauch, Misshandlung und Vernachlässigung durch die nächsten Bezugspersonen sind viel verbreiteter und komplexer als die Nachwirkungen von Hurrikanen oder Kfz-Unfällen. Doch diejenigen, die die Struktur unseres Diagnosesystems festgelegt haben, haben sich entschieden, die ihnen vorliegenden Belege für die Existenz und Relevanz komplexer Traumata nicht anzuerkennen. Bis heute, zwanzig Jahre und vier weitere Revisionen später, ignoriert das DSM und das gesamte auf ihm basierende System immer noch die Situation der Opfer von Misshandlungen, Missbrauch und Vernachlässigung im Kindesalter – so wie vor der Einführung der Diagnose PTBS im Jahre 1980 die Notlage der Veteranen ignoriert wurde.

Die verborgene Epidemie

Wie wird ein neugeborenes Baby mit all seinen Verheißungen und seinen unendlichen Möglichkeiten zu einem dreißigjährigen obdachlosen Alkoholiker? Der Internist Vincent Felitti fand die Antwort auf diese Frage rein zufällig.

Im Jahre 1985 war Felitti Leiter des *Department of Preventive Medicine* des Gesundheitsdienstleisters *Kaiser Permanente* in San Diego, zu jener Zeit der weltweit größte Anbieter medizinischer Versorgungsprogramme. Felitti leitete auch eine Klinik für Adipositas, in der eine Technik mit Namen »*supplemented absolute fasting*« benutzt wurde, um erhebliche Gewichtsreduktionen ohne chirurgische Eingriffe zu erzielen. Eines Tages kam eine 28-jährige Schwesternhelferin in sein Büro. Felitti glaubte ihr, dass Fettleibigkeit ihr vorrangiges Problem sei, wie sie sagte, und nahm sie in das Behandlungsprogramm auf. Im Laufe der nächsten 51 Wochen sank ihr Gewicht von 185 kg auf 60 kg.

Doch als Felitti sie ein paar Monate später wiedersah, hatte sie mehr zugenommen, als er in einer so kurzen Zeitspanne für biologisch möglich gehalten hätte. Was war passiert? Ihr neuer schlanker Körper hatte einen Arbeitskollegen angezogen, der mit ihr zu flirten anfing und ihr Sex vorschlug. Daraufhin ging sie nach Hause und stopfte sich den ganzen Tag über und auch nachts mit Essen voll. Als Felitti herauszufinden versuchte, wie diese extreme Reaktion zu erklären war, erzählte sie eine lange Geschichte über Inzest mit ihrem Großvater.

Dies war erst der zweite Fall von Inzest, mit dem Felitti in seiner 23-jährigen medizinischen Praxis konfrontiert worden war; aber schon zehn Tage später hörte er eine ähnliche Geschichte. Als er der Sache mit seinem Team intensiver nachging, stellte er entsetzt fest, dass die meisten ihrer krankhaft übergewichtigen Patienten als Kinder sexuell missbraucht worden waren. Durch die Nachforschungen kamen auch noch viele andere familiäre Probleme ans Licht.

Im Jahre 1990 präsentierte Felitti in Atlanta anlässlich einer Konferenz der *North American Association for the Study of Obesity* die Ergebnisse der ersten 286 Patienteninterviews seines Teams. Die schroff ablehnende Reaktion einiger Experten auf diese Präsentation verblüffte ihn: Man fragte ihn, warum er solchen Patienten glaube. Ob ihm nicht klar sei, dass sie jede denkbare Erklärung für ihr Scheitern im Leben anführen würden? Doch ein Epidemiologe der *Centers for Disease Control and Prevention* (CDC) ermutigte Felitti, mit einer

Stichprobe, die einen Bevölkerungsquerschnitt repräsentiere, eine wesentlich umfangreichere Studie durchzuführen, und er lud ihn zu einer Konferenz mit einer kleinen Forschergruppe im Rahmen der CDC ein. Das Ergebnis dieses Austauschs war eine monumentale Untersuchung schädlicher Kindheitserlebnisse (*Adverse Childhood Experiences* – heute als ACE-Studie bekannt), die in Zusammenarbeit der CDC mit *Kaiser Permanente* realisiert wurde, wobei Robert Anda, MD, und Vincent Felitti, MD, das Projekt gemeinsam leiteten.

Über 50 000 Patienten von *Kaiser Permanente* traten jährlich mit dem *Department of Preventive Medicine* in Kontakt, um eine Generaluntersuchung durchführen zu lassen, und bei diesem Anlass füllten sie einen umfassenden medizinischen Fragebogen aus. Felitti und Anda arbeiteten über ein Jahr lang an der Entwicklung von zehn neuen Fragen,[14] die sehr sorgfältig verschiedene Kategorien von schädlichen Kindheitserlebnissen definierten, darunter körperliche Misshandlungen, sexueller Missbrauch, körperliche und emotionale Vernachlässigung und dysfunktionale Familienstrukturen, beispielsweise weil die Eltern geschieden, psychisch krank oder substanzabhängig waren oder eine Gefängnisstrafe verbüßten. Anschließend baten die Forscher 25 000 nacheinander vorsprechende Patienten, ob sie bereit seien, Informationen über ihre Kindheit preiszugeben; 17 421 erklärten sich dazu bereit. Ihre Reaktionen wurden dann mit den detaillierten medizinischen Daten verglichen, die *Kaiser Permanente* von allen betreuten Versicherten zur Verfügung hatte.

Die ACE-Studie ergab, dass traumatische Erlebnisse in der Kindheit und Jugend wesentlich häufiger vorkommen, als man bis zu diesem Zeitpunkt angenommen hatte. Die Respondenten der Studie waren überwiegend weiß, Angehörige der Mittelklasse, mittleren Alters, gut ausgebildet und finanziell so abgesichert, dass sie sich eine gute Krankenversicherung leisten konnten; und doch berichtete nur ein Drittel von ihnen *nicht* über schädliche Kindheitserlebnisse.

- Einer von zehn Teilnehmern der Studie bejahte die Frage: »Hat ein Elternteil oder ein anderer Erwachsener im Haushalt Ihrer Familie Sie oft oder sehr oft beschimpft, beleidigt oder schlechtgemacht?«

- Über ein Viertel bejahten die Fragen »Hat ein Elternteil von Ihnen Sie oft oder sehr oft geschubst, gepackt, geschlagen oder einen Gegenstand nach Ihnen geworfen?« und »Hat ein Elternteil von Ihnen Sie oft oder sehr oft so heftig geschlagen, dass Sie Prellungen hatten oder verletzt waren?«. Demnach wurde wahrscheinlich mehr als ein Viertel der US-amerikanischen Bevölkerung in der Kindheit wiederholt körperlich misshandelt.
- Auf die Fragen »Hat jemals ein Erwachsener oder jemand, der mindestens fünf Jahre älter als Sie war, Sie dazu gebracht, seinen/ihren Körper mit dem Ziel sexueller Stimulation zu berühren?« und »Hat jemals ein Erwachsener oder eine Person, die mindestens fünf Jahre älter als Sie war, versucht, Sie zu oralem, analem oder vaginalem Sex zu nötigen?« antworteten 28 Prozent der befragten Frauen und 16 Prozent der Männer mit Ja.
- Einer von acht Teilnehmern der Studie bejahte die folgenden Fragen: »Haben Sie als Kind manchmal, oft oder sehr oft miterlebt, wie Ihre Mutter geschubst, gepackt oder geschlagen oder ein Gegenstand nach ihr geworfen wurde?« – »Haben Sie als Kind manchmal, oft oder sehr oft miterlebt, wie Ihre Mutter getreten, gebissen, mit einer Faust oder einem harten Gegenstand geschlagen wurde?«[15]

Da jede Ja-Antwort mit einem Punkt bewertet wurde, konnte der ACE-Wert zwischen null und zehn liegen. Beispielsweise erreichte jemand, der häufig verbale Misshandlungen erlebt hatte, dessen Mutter Alkoholikerin gewesen war und dessen Eltern sich hatten scheiden lassen, einen ACE-Wert von drei Punkten. Von den zwei Dritteln der Respondenten, die über schädliche Kindheitserlebnisse berichteten, erreichten 87 Prozent einen Punktwert von zwei oder mehr Punkten. Und einer von sechs Befragten hatte einen ACE-Wert von vier oder höher.

Kurz gesagt, hatten Felitti und sein Team festgestellt, dass schädliche Kindheitserlebnisse verschiedener Art in einer Beziehung zueinander standen, aber meist separat untersucht wurden. Es kommt eher selten vor, dass Menschen in einer Familie aufwachsen, in der ein Bruder eine Haftstrafe abbüßt, aber alles andere in bester Ordnung ist. Sie leben gewöhnlich auch nicht in Familien, in denen zwar ihre Mutter regelmäßig geschlagen wird, aber sonst alles vorbildlich ist. Missbrauch und Misshandlungen sind nie das einzige Problem in einer Familie. Und durch jedes zusätzliche schädliche Kindheitserlebnis werden die späteren negativen Auswirkungen größer.

Felitti und sein Team stellten fest, dass die Auswirkungen von Kindheitstraumata zuerst in der Schule zutage treten. Über die Hälfte der Befragten mit einem ACE-Wert von vier oder mehr Punkten berichtete über Lern- oder Verhaltensprobleme, wohingegen es in der Gruppe derjenigen mit einem ACE-Wert von null Punkten nur drei Prozent waren. Als die Kinder älter wurden, war kein »Auswachsen« der Wirkungen der frühen Erlebnisse festzustellen. Felitti kommentiert: »Traumatische Erlebnisse geraten im Laufe der Zeit oft in Vergessenheit und werden unter Scham, Heimlichkeit und sozialen Tabus verborgen.« Aber die Studie zeigte auch, dass die Nachwirkungen der Traumata im ganzen weiteren Leben der Patienten eine Rolle spielten. Beispielsweise standen hohe ACE-Werte in einer Korrelation zu häufigem Fernbleiben von der Arbeit, finanziellen Problemen und einem generell niedrigeren Einkommen.

Hinsichtlich des persönlichen Leidens förderte die Studie erschreckende Fakten zutage. Mit der Höhe der ACE-Werte stieg auch die Zahl der chronischen Depressionen im Erwachsenenalter dramatisch. Bei Befragten mit einem ACE-Wert von vier oder mehr Punkten lag die Häufigkeit von Depressionen weiblicher Teilnehmer bei 66 Prozent und männlicher Teilnehmer bei 35 Prozent, wohingegen Depressionen bei einem ACE-Wert von null Punkten in 12 Prozent der Fälle vorkamen. Auch die Wahrscheinlichkeit der Einnahme von Antidepressiva und verschreibungspflichtigen Schmerzmitteln stieg proportional zur Höhe des ACE-Punktwerts. Felitti hat darauf hingewiesen, dass wir heute möglicherweise Dinge behandeln, die Patienten vor fünfzig Jahren erlebt haben – wobei der Kostenaufwand mit der Zeitspanne, die seit der Verursachung vergangen ist, steigt. Antidepressiva und Schmerzmittel machen einen beträchtlichen Anteil unserer rapide steigenden nationalen Gesundheitsausgaben aus.[16] (Bemerkenswert ist, dass nach vorliegenden Untersuchungen Depressive, die in ihrer Kindheit weder Missbrauch noch Misshandlungen noch Vernachlässigung erlebt haben, deutlich besser auf Antidepressiva ansprechen als jene, die schädliche Kindheitserlebnisse dieser Art hatten.[17])

Selbst eingestandene Suizidversuche nehmen mit steigenden ACE-Werten exponentiell zu. Vom ACE-Wert null bis zum Wert von sechs Punkten steigt die Wahrscheinlichkeit von Suizidversuchen um fünftausend Prozent. Je isolierter und ungeschützter ein Mensch sich fühlt, umso eher erscheint ihm der Tod als einzig möglicher Ausweg. Wenn entdeckt wird, dass ein Umweltfaktor für einen dreißigprozentigen Anstieg der Gefahr, an bestimmten Krebsarten zu erkranken, verantwortlich ist, steht das auf der ersten Seite der Zeitungen, aber wenn die hier referierten, wesentlich dramatischeren Zahlen in den Fachzeitschriften publiziert werden, wird das in der Öffentlichkeit völlig übersehen.

Im Rahmen ihrer medizinischen Untersuchung vor Beginn der Studie wurden die Teilnehmer gefragt: »Haben Sie sich schon jemals für einen Alkoholiker gehalten?« Diejenigen, bei denen später ein ACE-Wert von vier festgestellt wurde, waren siebenmal häufiger Alkoholiker als Erwachsene mit einem ACE-Wert von null Punkten. Auch der Gebrauch von Injektionsdrogen stieg parallel zum ACE-Wert exponentiell: Bei Teilnehmern mit einem ACE-Wert von sechs oder mehr Punkten war die Wahrscheinlichkeit intravenösen Drogenkonsums um 4600 Prozent höher als bei denjenigen mit einem ACE-Wert von null Punkten.

Frauen, die an der Studie teilnahmen, wurden gefragt, ob sie im Erwachsenenalter Vergewaltigungen erlebt hätten. Bei denjenigen mit einem ACE-Wert von null Punkten lag das Vorkommen von Vergewaltigungen bei 5 Prozent; unter den weiblichen Teilnehmern mit einem ACE-Wert von vier und mehr Punkten hatten 33 Prozent als Erwachsene Vergewaltigungen erlebt. Warum werden missbrauchte oder vernachlässigte Mädchen später im Leben mit so stark erhöhter Wahrscheinlichkeit vergewaltigt? Die Antwort auf diese Frage hat Implikationen, die weit über das Problem der Vergewaltigungen hinausreichen. Beispielsweise geht aus zahlreichen Studien hervor, dass bei Mädchen, die in ihrer Familie Zeuginnen häuslicher Gewalt wurden, eine stark erhöhte Gefahr besteht, dass sie später selbst Beziehungen zu gewalttätigen Partnern eingehen, wohingegen bei Jungen, die Zeugen häuslicher Gewalt werden, die Gefahr, dass sie später ihre eigenen Partnerinnen misshandeln, siebenfach erhöht ist.[18] Über 12 Prozent der Studienteilnehmer hatten miterlebt, dass ihre Mütter geschlagen worden waren.

Die Liste riskanter Verhaltensweisen, die aufgrund der Höhe des ACE-Wertes vorausgesagt werden können, umfasst Rauchen, Fettleibigkeit, unbeabsichtigte Schwangerschaften, sexuelle Promiskuität und die Infektion mit Geschlechtskrankheiten. Außerdem traten die generell am häufigsten vorkommenden Krankheiten bei Teilnehmern mit hohen ACE-Werten erstaunlich oft auf: Diejenigen mit einem Wert von sechs Punkten oder mehr erkrankten mit 15 Prozent höherer Wahrscheinlichkeit an einer der in den USA zehn häufigsten Todesursachen – wozu chronisch-obstruktive Lungenerkrankung (COPD), ischämische Herzerkrankung und Lebererkrankungen zählen – als diejenigen mit einem ACE-Wert von null Punkten. Außerdem erkrankten die dieser Gruppe angehörenden Teilnehmer doppelt so häufig an Krebs und viermal so häufig an Emphysemen. Wenn der Körper ständig unter Stress steht, verlangt das seinen Preis.

Wenn Probleme in Wahrheit Lösungen sind

Zwölf Jahre nachdem Felitti die Frau behandelt hatte, deren dramatisches Abnehmen und blitzschnelles anschließendes Zunehmen ihn zu seiner Forschungsarbeit veranlasst hatte, traf er diese Frau wieder. Sie berichtete, sie habe sich einer Adipositas-Operation unterzogen, aber als sie daraufhin 43 kg abgenommen habe, sei sie suizidal geworden. Fünf stationäre psychiatrische Behandlungen und drei Serien von Elektroschocks waren erforderlich gewesen, um ihre Suizidalität unter Kontrolle zu bringen. Felitti weist darauf hin, dass Fettleibigkeit, die allgemein als großes und weitverbreitetes Gesundheitsproblem angesehen wird, für viele Betroffene in Wahrheit eine persönliche

Lösung sein könnte. Man bedenke, was dies impliziert: Wenn Sie die Lösung, die jemand für sich persönlich gefunden hat, für ein Problem halten, das beseitigt werden muss, schlägt nicht nur die entsprechende Behandlung mit hoher Wahrscheinlichkeit fehl, wie es oft bei Programmen zur Behandlung von Substanzabhängigkeiten zu beobachten ist, sondern es können außerdem weitere Probleme auftreten.

Eine vergewaltigte Frau erklärte Felitti: »Übergewicht zu haben bedeutet, dass ich nicht beachtet werde, und genau das ist wichtig für mich.«[19] Stark erhöhtes Gewicht kann auch Männern als Schutz dienen. Felitti erinnert sich an zwei Mitarbeiter eines staatlichen Gefängnisses, die an seinem Programm für Fettleibige teilgenommen hatten. Sie hatten das Gewicht, das sie zunächst verloren hatten, prompt wieder zugelegt, weil sie sich wesentlich sicherer fühlten, wenn sie die schwersten Kerle im Zellenblock waren. Ein anderer Patient hatte Fettleibigkeit entwickelt, nachdem sich seine Eltern hatten scheiden lassen und er zu seinem gewalttätigen und alkoholsüchtigen Großvater gezogen war. Er erklärte: »Es war nicht so, dass ich aß, weil ich hungrig war. Zu essen war für mich einfach eine Situation, in der ich mich sicher fühlte. Seit meiner Zeit in der Vorschule bin ich immer wieder verprügelt worden. Als ich dicker geworden war, passierte das nicht mehr.«

Die Forschergruppe der ACE-Studie kam zu folgendem Schluss: »Obwohl Adaptationen [wie Rauchen, Alkoholkonsum, Drogenkonsum und Fettleibigkeit] allgemein als gesundheitsschädigend angesehen werden, ist es erstaunlich schwer, sie aufzugeben. Hingegen wird wenig darüber nachgedacht, dass viele langfristige Gesundheitsrisiken für die Betroffenen kurzfristig auch positive Auswirkungen haben können. Wir hören von Patienten immer wieder von den Vorteilen solcher ›Gesundheitsrisiken‹. Die Idee, dass das Problem eine Lösung ist, wirkt zwar verständlicherweise auf viele zunächst irritierend, doch sie steht ganz sicher in Einklang mit der Tatsache, dass gegensätzliche Kräfte in biologischen Systemen häufig koexistieren … Was man sieht, der Vorstellungsgrund, ist oft nichts weiter als der Marker für das eigentliche Problem, das im Zeitkontinuum verborgen liegt, verdeckt unter Scham, Heimlichkeit und manchmal Amnesie des Patienten – und häufig durch das Unbehagen des Klinikers gehindert, zum Ausdruck zu gelangen.«

Misshandlung und Missbrauch von Kindern: das größte Gesundheitsproblem unserer Nation

Als ich Robert Anda das erste Mal die Resultate der ACE-Studie vorstellen hörte, konnte er seine Tränen nicht zurückhalten. Im Rahmen seiner Arbeit bei den CDC hatte er vorher in mehreren anderen wichtigen Risikobereichen gearbeitet, unter anderem in denjenigen der Tabakforschung und der kardiovaskulären Gesundheit. Doch als er die Resultate der ACE-Studie auf seinem Computerbildschirm sah, wurde ihm klar, dass er es nun mit dem schwerwiegendsten und kostspieligsten Gesundheitsproblem der USA überhaupt zu tun hatte: mit dem Missbrauch und der Misshandlung von Kindern. Er berechnete, dass die Gesamtkosten, die dieses Problem verursachte, diejenigen von Krebserkrankungen und Herzkrankheiten deutlich übertrafen und dass die Beseitigung von Problemen dieser Art in den USA die Zahl der Depressionen um mehr als die Hälfte, die des Alkoholismus um zwei Drittel und die der Suizide, des intravenösen Drogenkonsums und der häuslichen Gewalt sogar um drei Viertel verringern würde.[20] Außerdem hätte dies dramatische Auswirkungen auf die Arbeitsleistung und würde die Verhängung von Gefängnisstrafen stark verringern.

Der Bericht über Rauchen und Gesundheit des *Surgeon General*, der im Jahre 1964 veröffentlicht wurde, entfesselte eine jahrzehntelange juristische und medizinische Kampagne, die das Alltagsleben und die längerfristigen gesundheitlichen Perspektiven von Millionen von Menschen veränderte. Die Zahl der amerikanischen Raucher sank von 42 Prozent der Erwachsenen im Jahre 1965 auf 19 Prozent im Jahre 2010, und man schätzt, dass dadurch zwischen 1975 und 2000 fast 800 000 Todesfälle wegen Lungenkrebs verhindert wurden.[21]

Die ACE-Studie jedoch hatte keine solche Wirkung. Follow-up-Studien und Aufsätze darüber werden nach wie vor auf der ganzen

Welt publiziert, doch die Alltagsrealität von Kindern wie Marilyn und der Kinder in den ambulanten Kliniken und den stationären Behandlungszentren im ganzen Land hat sich praktisch nicht verändert. Nur erhalten sie heute hohe Dosen psychotroper Wirkstoffe, die sie zwar fügsamer machen, aber gleichzeitig auch ihre Fähigkeit einschränken, Freude und Neugier zu empfinden, sich emotional und intellektuell weiterzuentwickeln und als vollwertige Mitglieder der Gesellschaft ihren ganz individuellen Beitrag zum Allgemeinwohl zu leisten.

10 DAS ENTWICKLUNGSBEZOGENE TRAUMA
Eine verborgene Epidemie

Die Vorstellung, dass schädliche Erlebnisse in der frühen Kindheit zu erheblichen Entwicklungsstörungen führen können, entspringt eher der klinischen Intuition, als dass es eine durch die Forschung überprüfte Tatsache ist.

Aus dem ablehnenden Bescheid der American Psychiatric Association vom Mai 2011 bezüglich der Aufnahme der Diagnose »Entwicklungsbezogene Traumafolgestörung« in das DSM

Untersuchungen über die Auswirkungen früher dysfunktionaler Behandlung von Kindern erzählen eine andere Geschichte: Frühe schlechte Behandlung wirkt sich negativ auf die Entwicklung des Gehirns aus, mit dauerhaft negativen Folgen. Unser Gehirn wird durch frühe Erlebnisse geformt. Schlechte Behandlung wirkt wie ein Meißel, der das Gehirn so formt, dass es mit seinen Blessuren fertigwerden kann, allerdings um den Preis tiefer und dauerhafter Verletzungen. Über Missbrauch und Misshandlungen in der Kindheit kann man nicht »hinwegkommen«. Wir müssen dieses Übel als gegeben anerkennen und uns mit ihm konfrontieren, wenn wir am ungebremsten Kreislauf der Gewalt in diesem Land etwas ändern wollen.

Martin Teicher, MD, PhD, *Scientific American*

Es gibt Hunderttausende von Kindern wie diejenigen, deren Situation ich im Folgenden beschreiben werde, und sie binden enorme Ressourcen, oft ohne spürbare positive Auswirkungen. Irgendwann füllen sie unsere Gefängnisse und Krankenhäuser oder werden zu Empfängern staatlicher Hilfeleistungen. Die Öffentlichkeit kennt sie meist nur in

Form von Statistiken. Zehntausende von Lehrern, Bewährungshelfern, Sozialarbeitern, Richtern, Psychiatern und Psychologen verbringen ihre Zeit mit Bemühungen, ihnen zu helfen, und die Steuerzahler kommen für all dies auf.

Anthony war erst zweieinhalb Jahre alt, als er von einem Kinderbetreuungszentrum in unser *Trauma Center* überwiesen wurde, weil seine Betreuer wegen seines ständigen Beißens und Schubsens, seiner Weigerung, einen Mittagsschlaf zu machen, und seines störrischen Weinens, Kopfschlagens und Schaukelns nicht mehr weiter wussten. Er fühlte sich bei keinem Betreuer wohl und pendelte zwischen äußerster Niedergeschlagenheit und wütendem Trotz.

Als er mit seiner Mutter das erste Mal zu uns kam, klammerte er sich ängstlich an sie und verbarg sein Gesicht, und sie sagte immer wieder: »Sei doch nicht so ein Baby!« Wenn irgendwo auf dem Flur eine Tür zugeschlagen wurde, erschrak er jedes Mal und vergrub sich noch tiefer im Schoß seiner Mutter. Stieß sie ihn daraufhin von sich, setzte er sich in eine Ecke und schlug seinen Kopf gegen die Wand. Das kommentierte die Mutter: »Das macht er nur, um mich zu nerven.« Als wir sie nach ihrer eigenen Lebensgeschichte fragten, berichtete sie, ihre Eltern hätten sie im Stich gelassen, und sie sei dann bei verschiedenen Verwandten aufgewachsen, die sie geschlagen, ignoriert und im Alter von dreizehn Jahren sexuell missbraucht hätten. Ein betrunkener Freund hatte sie geschwängert und sie verlassen, als sie ihm dies gesagt hatte. Sie erklärte, Anthony sei ein Tunichtgut wie sein Vater. Sie hatte später auch einige gewalttätige Auseinandersetzungen mit Freunden gehabt, war sich aber sicher, dass Anthony dies nicht gehört habe, weil es zu spät abends geschehen sei.

Wäre Anthony in eine psychiatrische Klinik aufgenommen worden, hätte man bei ihm wahrscheinlich eine ganz Reihe psychischer Störungen diagnostiziert: Depression, oppositionelles Trotzverhalten, Angst, reaktive Bindungsstörung, ADHS und PTBS. Aber keine dieser Diagnosen hätte geklärt, welches Problem Anthony tatsächlich hatte: dass er sich zu Tode ängstigte, um sein Leben kämpfte und nicht darauf vertraute, dass seine Mutter ihm helfen könnte.

Dann war da noch Maria, eine fünfzehnjährige Latina, eines der mehr als eine halbe Million Kinder in den Vereinigten Staaten, die in Pflegefamilien und residentiellen Betreuungsprogrammen aufwachsen. Maria war fettleibig und aggressiv. Sie war sexuell missbraucht und körperlich und emotional misshandelt worden und hatte seit ihrem achten Lebensjahr im Laufe der Zeit in mehr als zwanzig Pflegeverhältnissen und Pflegeeinrichtungen gelebt. In der umfangreichen Krankenakte, die mit ihr bei uns eintraf, wurde sie als still, rachsüchtig, impulsiv, leichtsinnig und zu selbstschädigendem Verhalten neigend beschrieben, und ihr wurden extreme Stimmungsumschwünge und ein explosives Temperament bescheinigt. Sie selbst bezeichnete sich als »Müll, wertlos, zurückgewiesen«.

Nach mehreren Suizidversuchen wurde Maria in einem unserer stationären Behandlungszentren untergebracht. Anfangs war sie dort sehr still und zurückgezogen, aber sie wurde gewalttätig, wenn Menschen ihr zu nahe kamen. Nachdem sich einige Behandlungsversuche als unwirksam erwiesen hatten, wurde sie in ein Programm für Therapie mit Pferden aufgenommen, wo sie jeden Tag ihr Pferd striegelte und einfache Dressuren erlernte. Zwei Jahre später sprach ich mit Maria anlässlich ihres Highschool-Abschlusses. Sie hatte mit einem vierjährigen Collegestudium begonnen. Auf meine Frage, was ihr am meisten geholfen habe, antwortete sie: »Das Pferd, für das ich gesorgt habe.« Sie habe sich in Gegenwart ihres Pferdes zum ersten Mal sicher gefühlt; das Tier sei jeden Tag für sie da gewesen, habe geduldig auf sie gewartet und sich allem Anschein nach gefreut, wenn sie gekommen sei. Sie hatte erstmals eine viszerale Verbindung zu einem anderen Lebewesen empfunden und mit ihm wie mit einem Freund geredet. Nach einer Weile hatte sie dann auch mit den anderen Kindern in diesem Programm und mit dem Betreuer geredet.

Virginia war ein dreizehnjähriges weißes Mädchen. Man hatte sie von ihrer biologischen Mutter, die drogenabhängig war, entfernt. Nach dem Tod ihrer ersten Adoptivmutter war sie von Pflegefamilie zu Pflegefamilie gewandert, bis sie schließlich erneut adoptiert worden war. Virginia verhielt sich gegenüber Männern, denen sie begegnete, generell verführerisch, und sie berichtete über sexuellen Missbrauch und körperliche Misshandlungen verschiedener Babysitter und Pflegeeltern. In unser stationäres Behandlungsprogramm kam sie nach dreizehn vorangegangenen stationären Behandlungen wegen Suizidversuchen. Die Mitarbeiter der Einrichtung beschrieben sie als isoliert, kontrollbesessen, aufbrausend, sexualisiert, zudringlich, rachsüchtig und narzisstisch. Sie selbst bezeichnete sich als widerwärtig und erklärte, sie wünsche sich, tot zu sein. In ihrer Krankenakte waren die Diagnosen bipolare Störung, Störung der Impulskontrolle, reaktive Bindungsstörung, Aufmerksamkeitsdefizitstörung (ADS), hyperaktiver Subtyp, Störung des Sozialverhaltens mit oppositionellem, aufsässigem Verhalten sowie Substanzmissbrauchstörung genannt. Doch wer *war* Virginia wirklich? Wie konnten wir ihr helfen, ein Leben zu führen, das ihr selbst als lebenswert erschiene?[1]

Wir können nur dann hoffen, die Probleme solcher Kinder zu lösen, wenn wir korrekt erfassen, was in ihnen vor sich geht, und wenn wir mehr tun, als neue Medikamente zu entwickeln, die nichts weiter bewirken, als ihren Zustand unter Kontrolle zu halten, und wenn wir nicht nur versuchen, »das« Gen zu finden, das für ihre »Störung« verantwortlich ist. Es mag schwierig sein, solchen Menschen zu helfen, ein produktives Leben zu führen, doch ließen sich dadurch Hunderte von Millionen Dollar Steuergelder einsparen. Am Anfang dieses Prozesses steht in jedem Fall eine Bestandsaufnahme der Fakten.

Schlechte Gene?

Bei so gewaltigen Problemen und so deutlichen Mängeln der elterlichen Fürsorge ist natürlich die Versuchung groß, die Probleme »schlechten Genen« zuzuschreiben. Weil neue Techniken immer zur Entstehung neuer Forschungsrichtungen führen, machte sich die psychiatrische Forschung, nachdem genetische Untersuchungen möglich geworden waren, daran, die genetischen Ursachen psychischer Krankheiten zu erforschen. Eine genetische Komponente zu identifizieren schien insbesondere im Falle der Schizophrenie wichtig zu sein, einer (bei einem Prozent der Gesamtbevölkerung) ziemlich weitverbreiteten schweren und verwirrenden Form psychischer Krankheit, die zudem in bestimmten Familien eindeutig gehäuft vorkommt. Doch ist es trotz dreißigjähriger Forschungsarbeit bei einem Aufwand von vielen Millionen Dollar an Forschungsgeldern nicht gelungen, konsistente genetische Muster für Schizophrenie zu finden – was im Übrigen auch für andere psychische Krankheiten gilt.[2] Einige meiner Kollegen haben sich auch sehr bemüht, genetische Faktoren zu entdecken, die Menschen prädisponieren, an traumatischem Stress zu erkranken.[3] Diese Bemühungen sind noch nicht abgeschlossen, aber bisher deutet noch nichts darauf hin, dass es irgendwann zuverlässige Antworten auf die Fragen nach der genetischen Verursachung von PTBS geben wird.[4]

Dem aktuellen Forschungsstand gemäß können wir uns zumindest von der simplen Vorstellung, wenn man ein bestimmtes Gen »habe«, müsse man mit einem bestimmten Resultat rechnen, getrost verabschieden. Mittlerweile ist nämlich klar, dass viele Gene zusammen ein bestimmtes Resultat produzieren. Wichtiger noch ist, dass Gene nicht unverändert bleiben. Durch Lebensereignisse können biochemische Botschaften aktiviert werden, die bestimmte Gene ein- oder ausschalten, indem sie an die Außenseite des Gens bestimmte Methylgruppen heften, einen Cluster aus Kohlenstoff- und Sauerstoffatomen (ein DNA-Methylierung genannter Prozess), was das betreffende Gen für Botschaften des Körpers mehr oder weniger empfänglich macht. Lebensereignisse können zwar das Verhalten eines Gens verändern, jedoch nicht dessen Grundstruktur. Aber auch Methylierungsmuster können an die Nachkommen weitergegeben werden – dieses Phänomen wird Epigenetik genannt. Obwohl es hier um die tiefsten Strukturen des menschlichen Organismus geht, zeigt sich auch darin die Verkörperung des Schreckens.

Eines der am häufigsten erwähnten Experimente im Bereich der Epigenetik wurde von Michael Meaney, einem Forscher der *McGill University*, mit neugeborenen Ratten und ihren Müttern durchgeführt.[5] Er entdeckte, dass die Art, wie eine Rattenmutter ihre Jungen in den ersten zwölf Stunden nach deren Geburt leckt und putzt, dauerhaft die chemische Reaktion des Gehirns auf Stress beeinflusst – und die Konfiguration von über tausend Genen verändert. Rattenjunge, die von ihren Müttern intensiv geleckt werden, sind unerschrockener und produzieren unter Stress geringere Mengen Stresshormone als Ratten mit weniger aufmerksamen Müttern. Außerdem erholen sich Erstere von solchen Belastungen schneller – und diese Gelassenheit bewahren sie in ihrem ganzen Leben. In ihrem Hippocampus, einem für Lernen und Gedächtnis wichtigen Gehirnzentrum, entstehen dickere Verbindungen, und sie erzielen im Finden eines Weges durch ein Labyrinth, einer für Nagetiere wichtigen Fertigkeit, bessere Resultate.

Wir haben gerade erst angefangen zu erforschen, inwieweit belastende Erlebnisse auch bei Menschen die Genexpression beeinflussen. Bei Kindern, deren Mütter in der Schwangerschaft während eines längeren Eissturms in Quebec in einem ungeheizten Haus festsaßen, wurden, verglichen mit den Kindern von Müttern, deren Haus innerhalb eines Tages wieder beheizbar war, starke epigenetische Veränderungen festgestellt.[6] McGill-Forscher Moshe Szyf verglich die epigenetischen Profile Hunderter Kinder in Großbritannien, die den beiden Extrempunkten der Skala sozialer Privilegierung zuzuordnen waren, und maß die Auswirkungen von Missbrauch und Misshandlungen bei Kindern beider Gruppen. Unterschiede hinsichtlich der gesellschaftlichen Klassenzugehörigkeit korrelierten mit deutlich unterschiedlichen epigenetischen Profilen, doch bei den missbrauchten oder misshandelten Kindern beider Gruppen waren bestimmte Modifikationen an 73 Genen identisch. Szyf erklärte: »Zu tief reichenden Veränderungen unseres Körpers kann es nicht nur durch chemische Stoffe und Toxine kommen, sondern auch durch die Art, wie zwischen der sozialen Welt und der ›fest vernetzten‹ Welt Kommunikation stattfindet.«[7–8]

Affen beantworten alte Fragen der Nature-Nurture-Debatte

Eine der klarsten Beschreibungen dessen, wie die Qualität elterlicher Fürsorge und die Umgebung die Genexpression beeinflussen, stammt von Stephen Suomi, dem Leiter des *Laboratory of Comparative Etho-*

logy der *National Institutes of Health.*[9] Seit über vierzig Jahren beschäftigt sich Suomi mit der Transmission der Persönlichkeit von Rhesusaffen über Generationen hinweg, deren Gene zu 95 Prozent mit den menschlichen identisch sind – ein Wert, der nur von Schimpansen und Bonobos übertroffen wird. Wie Menschen leben auch Rhesusaffen in großen sozialen Gruppen mit komplexen Allianzen und Statusbeziehungen, in denen nur Mitglieder, die ihr Verhalten mit den Erfordernissen der eigenen sozialen Gruppe in Einklang bringen können, überleben und gedeihen.

Auch hinsichtlich ihrer Bindungsmuster gleichen Rhesusaffen Menschen. Ihre Kinder sind auf engen physischen Kontakt zu ihren Müttern angewiesen, und so wie Bowlby es bei Menschen beobachtete, entwickeln auch sie sich, indem sie ihre Umgebung erforschen und jedes Mal zu ihren Müttern zurückkehren, wenn sie sich erschrecken oder die Orientierung verloren haben. Sobald sie unabhängiger werden, ist das Spiel mit Gleichaltrigen die für sie wichtigste Art zu lernen, mit dem Leben zurechtzukommen.

Suomi identifizierte unter Rhesusaffen zwei Persönlichkeitstypen, die immer wieder in Schwierigkeiten gerieten: verkrampfte, ängstliche Affen, die sogar in Situationen Angst bekamen, sich zurückzogen oder depressiv wurden, in denen andere Affen spielten und ihre Umgebung erforschten, und hochaggressive »Mönche«, die so viele Probleme produzierten, dass sie von ihren Artgenossen oft gemieden, verprügelt oder sogar getötet wurden. Affen mit diesen beiden Charakteristiken unterschieden sich in ihren biologischen Grundlagen von ihren Altersgenossen. Abweichungen bezüglich der Basis des Arousals, der Stresshormonspiegel und des Gehirnstoffwechsels (z. B. beim Serotonin) können schon in den ersten Wochen des Lebens festgestellt werden, und weder diese biologischen Charakteristika noch das Verhalten der beiden genannten Gruppen verändern sich mit zunehmender Reife. Suomi identifizierte ein großes Spektrum genetisch gesteuerter Verhaltensweisen. Beispielsweise konsumieren die »überspannten« Affen (die sowohl aufgrund ihres Verhaltens als auch ihres hohen Kortisolspiegels im Alter von sechs Monaten so klassifiziert wurden) in Experimentalsituationen mehr Alkohol als andere Affen, wenn sie das Alter von vier Jahren erreichen. Zwar konsumieren auch die genetisch aggressiven Affen mehr Alkohol, und zwar so viel, dass sie den Zustand der Bewusstlosigkeit erreichen, aber die »überspannten« Affen scheinen eher mit dem Ziel, sich zu beruhigen, zu trinken.

Doch auch die soziale Umgebung trägt stark zur Ausprägung des Verhaltens und der biologischen Grundlagen bei. Die »verspannten«, ängstlichen weiblichen Affen haben Schwierigkeiten, mit anderen Tieren zu spielen, es mangelt ihnen beim Gebären an sozialer Unterstützung, und es besteht erhöhte Gefahr, dass sie ihre Erstgeborenen vernachlässigen oder misshandeln. Gehören diese weiblichen Tiere jedoch einer stabilen sozialen Gruppe an, werden sie oft gewissenhafte Mütter, die sorgsam über ihre Jungen wachen. Unter gewissen Umständen kann es dringend notwendigen Schutz bieten, als Mutter ängstlich zu sein. Aggressive Affenmütter hingegen verschaffen ihrem Nachwuchs keine sozialen Vorteile: Sie bestrafen ihre Jungen oft durch Schlagen, Treten und Beißen. Überleben die Jungen diese Behandlung, hindern ihre Mütter sie gewöhnlich, mit Altersgenossen Freundschaft zu schließen.

Im realen Leben lässt sich schwer sagen, ob das aggressive oder verspannte Verhalten von Menschen das Resultat der genetischen Anlagen ihrer Eltern ist oder ob die Betreffenden von ihrer Mutter früh schlecht behandelt wurden – oder ob beides der Fall ist. In einem Labor hingegen kann man neugeborene Affen mit ungünstigen genetischen Anlagen von ihren biologischen Müttern trennen und sie bei unterstützenden Müttern oder in Spielgruppen mit Gleichaltrigen aufwachsen lassen.

Junge Affen, die direkt nach ihrer Geburt von ihren Müttern getrennt werden und dann ausschließlich unter Gleichaltrigen leben, entwickeln eine starke Bindung zu diesen. Sie klammern sich regelrecht an ihre Altersgenossen und lösen sich nicht ausreichend von der Gruppe, um sich auf gesunde, entwicklungsfördernde Weise der Exploration und dem Spiel widmen zu können. Wenn sie spielen – was sie eher selten tun – fehlt ihrem Spiel die für normale Affen typische Komplexität und Fantasie. Werden diese Affen erwachsen, reagieren sie auf Situationen, die ihnen neu sind, verängstigt, und es fehlt ihnen an Neugier. Unabhängig von ihrer genetischen Prädisposition reagieren unter Gleichaltrigen aufgewachsene Affen übermäßig stark auf geringe Stressfaktoren: Ihr Kortisolspiegel steigt in Reaktion auf laute Geräusche wesentlich stärker als der von Affen, die von ihren Müttern aufgezogen wurden. Ihr Serotoninstoffwechsel ist noch abnormer als bei Affen mit genetischer Prädisposition zur Aggressivität, die aber von ihren Müttern aufgezogen wurden. Dies führt zu dem Schluss, dass jedenfalls bei Affen frühe Erlebnisse mindestens ebenso stark wie die genetische Prädisposition auf die biologischen Grundlagen einwirken.

Bei Affen und Menschen existieren die gleichen beiden Varianten des Serotonin-Gens (kurze und lange Serotonin-Transporter-Allele genannt). Wenn die kurze Variante bei Menschen vorkommt, wird sie mit Impulsivität, Aggression, Sensationslüsternheit, Suizidalität und schweren Depressionen in Verbindung gebracht. Suomi hat gezeigt, dass zumindest bei Affen sich die Umgebung darauf auswirkt, wie diese Gene das Verhalten beeinflussen. Affen mit der kurzen Version des Gens, die von einer Mutter aufgezogen wurden, die ihre Aufgabe zuverlässig erfüllte, verhielten sich normal und wiesen hinsichtlich ihres Serotoninstoffwechsels kein Defizit auf. Hingegen wurden Affen mit diesem Gen, die in einer Gruppe Gleichaltriger aufwuchsen, zu aggressiven Gefahrensuchern.[10] Alec Roy, ein neuseeländischer Forscher, hat herausgefunden, dass Menschen mit dem kurzen Allel häufiger unter Depressionen litten als diejenigen mit der langen Version des Gens, dass dies aber nur dann zutraf, wenn die Betreffenden außerdem in ihrer Kindheit missbraucht, misshandelt oder vernachlässigt worden waren. Welchen Schluss wir daraus ziehen müssen, ist klar: Bei Kindern, die das Glück haben, mit einer auf sie eingestimmten und sorgsamen Mutter oder primären Bezugsperson aufzuwachsen, entsteht dieses genetisch bedingte Problem nicht.[11]

Suomis Arbeit bestätigt alles, was unsere Kollegen im Zuge ihrer Studien über die menschliche Bindung gelernt und was unsere eigenen klinischen Untersuchungen ergeben haben: Sichere frühe Beziehungen schützen Kinder vor lebenslangen Problemen. Und Eltern mit eigenen genetisch bedingten Schwächen können diesen Schutz an die nächste Generation weitergeben, wenn sie in ihrem Bemühen adäquat unterstützt werden.

Das National Child Traumatic Stress Network

Für fast jede körperliche Krankheit, vom Krebs bis zur Netzhautentzündung, gibt es eine Interessengruppe, die sich für ihre Erforschung und Behandlung einsetzt. Doch bis zur Gründung des *National Child Traumatic Stress Network* im Jahre 2001 als Folge eines entsprechenden Bundesgesetzes gab es keine übergeordnete Organisation, die sich der Erforschung und Behandlung von Traumata bei Kindern widmete.

Im Jahre 1998 rief mich Adam Cummings von der *Nathan Cummings Foundation* an und teilte mir mit, die Stiftung interessiere sich für die Erforschung der Wirkung von Traumata auf das Lernen. Ich sagte ihm, zu dieser Thematik seien zwar einige sehr gute Untersuchungen durchgeführt worden,[12] aber es gebe kein Forum, das die bereits vorliegenden Erkenntnisse in der Praxis nutzen könne. Die mentale, biologische oder moralische Entwicklung traumatisierter Kinder werde in der Jugendhilfe Tätigen und Kinderärzten ebenso wenig systematisch nahegebracht, wie diese Erkenntnisse in Fachschulen für Psychologie oder Sozialarbeit vermittelt würden.

Wir waren uns einig, dass wir uns um dieses Problem kümmern müssten. Ungefähr acht Monate später riefen wir Repräsentanten des *U. S. Department of Health and Human Services*, des *U. S. Department of Justice*, Senator Ted Kennedys Berater für Gesundheitsfragen und eine Gruppe von Kollegen, die sich auf Kindheitstraumata spezialisiert hatten, zu einem Thinktank zusammen. Wir alle kannten die grundlegenden Fakten über die Wirkung von Traumata auf Geist und Gehirn in der Entwicklungszeit, und uns allen war klar, dass sich die Wirkung von Kindheitstraumata sehr stark von der Wirkung von traumatischem Stress unterscheidet, den voll entwickelte Erwachsene erleben. Die Gruppe war sich einig, dass wir, um das Problem der

Kindheitstraumata fest im Bewusstsein der Öffentlichkeit zu verankern, eine landesweite Organisation gründen müssten, die sowohl die wissenschaftliche Erforschung von Kindheitstraumata als auch die entsprechende Information und Weiterbildung von Lehrern, Richtern, Priestern, Pflegeeltern, Ärzten, Bewährungshelfern, Krankenpflegern sowie Psychiatern und Psychologen hinsichtlich dieser Thematik vorantreiben müsste – sich also an alle wenden müsste, die beruflich mit missbrauchten, misshandelten und traumatisierten Kindern zu tun haben.

Ein Mitglied unserer Gruppe, Bill Harris, der Experte für Kinder betreffende Gesetze war, machte sich zusammen mit Senator Kennedys Mitarbeitern daran, unsere Ideen in Form eines Gesetzes zu realisieren. Das Gesetz, das zur Gründung des *National Child Traumatic Stress Network* (NCTSN) führte, wurde vom Senat mit überwältigender parteiübergreifender Mehrheit verabschiedet, und das Network, das zunächst Einrichtungen an 17 Standorten einbezog, hat sich seit 2001 zu einer Organisation entwickelt, der landesweit 150 Institutionen angehören. Das NCTSN wird von Zentren an der *Duke University* und der UCLA koordiniert und schließt Universitäten, Krankenhäuser, Stammesvertretungen, Drogenrehabilitationsprogramme, psychiatrische Kliniken und Graduiertenschulen ein. Alle diese Institutionen arbeiten mit lokalen Schulsystemen, Krankenhäusern, Sozialämtern, Obdachlosenunterkünften, Programmen für jugendliche Straftäter und Frauenhäusern zusammen, und die Gesamtzahl der mit dem Netzwerk verbundenen Partner liegt bei 8 300.

Sobald der NCTSN seine Aufgaben wahrnahm, verfügten wir über Möglichkeiten, überall in den USA ein klareres Profil traumatisierter Kinder zu entwickeln. Mein Kollege Joseph Spinazzola vom *Trauma Center* führte eine Untersuchung durch, in der die Akten von fast zweitausend Kindern und Jugendlichen aus Institutionen verschiedenster Art, die dem Netzwerk angehörten, ausgewertet wurden.[13] Schon bald bestätigte sich, was wir vermutet hatten: Die meisten dieser Kinder stammten aus extrem dysfunktionalen Familien. Über die Hälfte war emotional misshandelt worden und/oder hatte eine primäre Bezugsperson, die selbst zu gestört war, um die Bedürfnisse des

Kindes erfüllen zu können. Fast 50 Prozent der in der Auswertung Berücksichtigten waren zeitweise von ihren wichtigsten Bezugspersonen getrennt gewesen, weil diese eine Gefängnisstrafe absaßen, stationär behandelt wurden oder ihren Militärdienst ableisteten, weshalb die Kinder von Fremden, Pflegeeltern oder entfernten Verwandten betreut wurden. Etwa die Hälfte der Untersuchungsteilnehmer waren Zeugen häuslicher Gewalt geworden, und ein Viertel hatte außerdem selbst sexuellen Missbrauch und/oder körperliche Misshandlungen erlebt. Die Kinder und Jugendlichen, deren Daten in der Studie ausgewertet wurden, waren somit Spiegelbilder jener der Mittelklasse angehörigen *Kaiser-Permanente*-Patienten mittleren Alters mit hohen ACE-Werten, die Vincent Felitti in der Studie über schädliche Kindheitserlebnisse (*Adverse Childhood Experiences* – ACE) untersucht hatte.

Die Macht der Diagnose

In den 1970er-Jahren fehlte die Möglichkeit, die vielfältigen Symptome Hunderttausender heimkehrender Vietnamveteranen zu klassifizieren. In den ersten Kapiteln dieses Buches wurde beschrieben, dass die Kliniker durch diesen Umstand gezwungen wurden, bei der Behandlung ihrer Patienten zu improvisieren. Sie konnten nicht systematisch untersuchen, welche Behandlungsansätze wirklich von Nutzen waren. Die Aufnahme der Diagnose *Posttraumatische Belastungsstörung* (PTBS) in das DSM-III im Jahre 1980 hatte intensive wissenschaftliche Studien zur Folge und führte zur Entwicklung von Behandlungsmethoden, die sich nicht nur bei der Arbeit für Veteranen bewährten, sondern auch den Opfern vieler anderer traumatischer Vorfälle wie Vergewaltigungen, Überfällen und Auto- und Motorradunfällen halfen.[14] Ein Beispiel für die weitreichenden Auswirkungen der Existenz einer spezifischen Diagnose ist die Tatsache, dass das *Department of Defense* in der Zeit von 2007 bis 2010 über 2.7 Milliarden für die Behandlung von PTBS bei Kriegsveteranen und für die Erforschung ihrer Probleme aufwendete, wohingegen im Fiskaljahr

2009 schon allein das *Department of Veterans Affairs* 24,5 Millionen Dollar für hausinterne PTBS-Forschung aufwendete.

Die im DSM präsentierte Definition der PTBS ist ziemlich simpel: Ein Mensch erlebt ein entsetzliches Ereignis, das mit »dem Tod oder der Androhung des Todes, einer schweren Verletzung oder einer anderen Bedrohung der körperlichen Unversehrtheit der eigenen Person oder eines anderen Menschen« einhergeht, was bei den Betroffenen »intensive Angst, Hilflosigkeit oder Entsetzen« auslöst. Einem solchen Erlebnis können vielfältige Auswirkungen folgen: intrusives Wiedererleben des Ereignisses (Flashbacks, schlechte Träume, das Gefühl, das Geschehene wiederhole sich), anhaltendes und lähmendes Vermeiden (von mit dem Trauma assoziierten Menschen, Orten, Gedanken oder Gefühlen, manchmal in Verbindung mit einer Amnesie, die wichtige Teile des Traumas betrifft) und verstärktes Arousal (Schlaflosigkeit, Hypervigilanz oder gesteigerte Reizbarkeit). Diese Beschreibung suggeriert einen klaren Handlungsverlauf: Ein Mensch wird plötzlich und unerwartet von einem entsetzlichen Ereignis getroffen und ist danach nie mehr derjenige, der er vorher war. Das Trauma mag vorüber sein, aber es wird in wiederkehrenden Erinnerungen und einem durch das Erlebnis grundsätzlich veränderten Nervensystem unablässig wiederholt.

Wie wichtig war diese Definition für die Kinder, die wir behandelten? Nach einem einmaligen traumatischen Ereignis – etwa einem Hundebiss, einem Unfall oder dem Miterleben einer Schießerei in einer Schule – können Kinder tatsächlich grundlegende PTBS-Symptome entwickeln, die denjenigen von Erwachsenen ähneln, auch wenn sie in einer für sie sicheren und sie unterstützenden Familie leben. Weil wir die PTBS-Diagnose haben, können wir die grundlegenden PTBS-Symptome heute sehr effektiv behandeln.

Bei Kindern, die in ihren Familien Missbrauch, Misshandlungen und Vernachlässigung erlebt haben und deshalb in Kliniken, Schulen, Krankenhäuser und Polizeistationen kommen, sind die traumatischen Wurzeln ihres Verhaltens weniger deutlich zu erkennen, vor allem deshalb, weil sie nur selten darüber sprechen, dass sie geschlagen, im Stich gelassen oder missbraucht worden sind, auch wenn man sie danach fragt. 82 Prozent der traumatisierten Kinder, die bei dem NCTSN angehörenden Institutionen vorsprechen, erfüllen nicht die diagnostischen Kriterien für eine PTBS.[15] Weil sie oft verschlossen, misstrauisch oder aggressiv sind, stellt man ihnen eine jener pseudowissenschaftlichen Diagnosen wie »Störung mit oppositionellem Trotzverhalten«, was im Grunde bedeutet: »Weil dieses Kind mich nun einmal nicht ausstehen kann, würde es niemals etwas tun, was ich von ihm fordere.« Oder: »Disruptive Affektregulationsstörung« [aus dem neuen DSM-V: *Dysruptive Mood Dysregulation Disorder*], was nichts anderes heißt, als dass dieses Kind Wutanfälle bekommt. Und weil solche Kinder so viele Probleme haben, sammeln sich in ihren Krankenakten im Laufe der Zeit die verschiedensten Diagnosen. Bevor sie zwanzig Jahre alt sind, hat man vielen von ihnen schon vier, fünf, sechs oder noch mehr dieser zwar eindrucksvoll klingenden, aber letztlich nichtssagenden Etiketten verpasst. Falls sie überhaupt irgendwie behandelt werden, dann nach der Methode, die gerade als »letzter Schrei« propagiert wird: mit bestimmten neuen Medikamenten, mit Verhaltensmodifikation oder mit einer Expositionstherapie. Diese erfüllen nur selten ihren Zweck und vergrößern oft sogar den schon angerichteten Schaden noch.

Als die Zahl der Kinder, die von Einrichtungen des NCTSN behandelt wurden, immer größer wurde, wurde klar, dass wir eine Diagnose brauchten, die der Realität des Erlebens dieser Kinder gerecht wurde. Wir stellten zu diesem Zweck zunächst eine Datenbank mit Informationen über fast 20 000 Kinder zusammen, die im Rahmen des Netzwerks an verschiedenen Orten in Behandlung (gewesen) waren, und sammelten alle wissenschaftlichen Artikel über Missbrauch, Misshandlung und Vernachlässigung von Kindern. Diese Literatur wurde gesichtet, und aus ihr wurden 130 besonders wichtige Untersuchungen ausgewählt, die über insgesamt mehr als 100 000 Kinder und Jugendliche weltweit berichteten. Im Anschluss daran kam eine zentrale Arbeitsgruppe von zwölf Klinikern und Forschern, die sich auf Kindheitstraumata spezialisiert hatten,[16] vier Jahre lang zweimal jährlich zusammen, um einen Vorschlag für eine adäquate Diagnose zu entwickeln, den wir »Entwicklungsbezogene Traumafolgestörung« *(Developmental Trauma Disorder)* zu nennen beschlossen.[17]

Bei der Sichtung unserer Ergebnisse entdeckten wir ein konsistentes Profil: (1) Stets war Dysregulation im Spiel, (2) es lagen Probleme vor, die die Aufmerksamkeit und Konzentration betrafen, und (3) die Betroffenen hatten Schwierigkeiten, mit sich selbst und anderen Menschen zurechtzukommen. Die Stimmungen und Gefühle dieser Kinder schlugen rasch von einem Extrem ins andere um – von Wutanfällen und Panik zu Entrücktheit, Ausdruckslosigkeit und Dissoziation. Wenn sie sich in einem aufgebrachten Zustand befanden (was meist der Fall war), konnten sie sich weder beruhigen noch beschreiben, was sie fühlten.

Wenn ein biologisches System ständig Stresshormone ausschüttet, um mit realen oder vorgestellten Gefahren fertigzuwerden, entstehen physische Probleme: Schlafstörungen, Kopfschmerzen, unerklärliche Schmerzen und Hypersensibilität gegenüber Berührungen oder Geräuschen. Menschen, die sehr aufgebracht sind oder völlig verschlossen, sind nicht in der Lage, ihre Aufmerksamkeit zu fokussieren und sich zu konzentrieren. Um ihre Anspannung zu verringern, entwickeln sie Aktivitäten wie chronische Masturbation, Wiegebewegungen des Körpers oder selbstschädigende Verhaltensweisen (sie beißen sich selbst, fügen sich Schnittverletzungen oder Brandwunden zu, schlagen sich, reißen sich Haare aus oder kratzen sich, bis die Haut blutet). Außerdem können durch längeren Stress die Sprachverarbeitung und die Feinmotorik beeinträchtigt werden. Weil die Betreffenden ihre gesamte Energie darauf verwenden, die Kontrolle zu behalten, fällt es ihnen oft schwer, sich auf Dinge zu konzentrieren, die für ihr Überleben nicht unmittelbar wichtig sind, etwa auf Schularbeiten, und aufgrund ihrer ständig stark erhöhten Erregung lassen sie sich leicht ablenken.

Weil sie oft ignoriert oder verlassen wurden, bleiben sie in einer anklammernden und bedürftigen Haltung, sogar gegenüber denjenigen, die sie misshandelt oder missbraucht haben. Weil sie immer wieder geschlagen, sexuell belästigt oder in anderer Hinsicht schlecht behandelt worden sind, können sie nicht anders, als sich als unzulänglich und wertlos zu sehen. Zu ihrem Selbstekel, ihrem Unzulänglichkeits- und Wertlosigkeitsgefühl sind sie auf authentische Weise gelangt. War es wirklich überraschend, dass sie niemandem vertrauten? Schließlich machte die Kombination von tiefem Selbstekel und Überreaktionen auf die geringsten Frustrationen es ihnen sehr schwer, Freundschaften zu schließen.

Wir veröffentlichten die ersten Artikel über unsere Forschungsergebnisse, entwickelten eine validierte Messskala[18] und sammelten Daten von ca. 350 Kindern und ihren Eltern bzw. Pflegeeltern, um zu belegen, dass die Diagnose »Entwicklungsbezogene Traumafolgestörung« das gesamte Spektrum dessen, was mit diesen Kindern nicht stimmte, erfasste. Dies gab uns die Möglichkeit, die Probleme der Kinder mit *einer* Diagnose zu erfassen, also nicht wie vorher viele verschiedene Etiketten zu benötigen, und wir konnten den Ursprung ihrer Schwierigkeiten eindeutig in einem Zusammenwirken traumatischer Erlebnisse und gestörter Bindungsbeziehungen lokalisieren.

Im Februar 2009 reichten wir unseren Antrag auf Einführung der neuen Diagnose »Entwicklungsbezogene Traumafolgestörung« bei der *American Psychiatric Association* (APA) ein und fügten ihm einen Brief folgenden Inhalts bei:

> Kindern, die sich im Kontext permanenter Gefahr, schlechter Behandlung und dysfunktionaler elterlicher Betreuung entwickeln, ist mit dem heutigen Diagnosesystem schlecht gedient, weil es einer Verbesserung der Verhaltenskontrolle Priorität einräumt, ohne den Gegebenheiten interpersonaler Traumata gerecht zu werden. Untersuchungen über die Folgen von Kindheitstraumata im Kontext von Missbrauch, Misshandlungen oder Vernachlässigung durch die primären Bezugspersonen deuten immer wieder auf chronische und schwerwiegende Probleme hinsichtlich der Emotionsregulierung, der Impulskontrolle, der Aufmerksamkeit und Kognition, dissoziativer Tendenzen, interpersonaler Beziehungen sowie der Schemata hin, welche die Kinder selbst und ihre Beziehungen betreffen. Weil eine einfühlsame traumaspezifische Diagnose fehlt, werden bei solchen Kindern zurzeit durchschnittlich

drei bis acht komorbide Störungen diagnostiziert. Doch die Praxis, traumatisierten Kindern zahlreiche komorbide Diagnosen zu stellen, hat schwerwiegende Konsequenzen: Sie widerspricht dem Prinzip der Sparsamkeit der Argumente, beeinträchtigt die ätiologische Klarheit und läuft Gefahr, die Behandlung und die Auswahl der Interventionen auf einen Teilaspekt der Psychopathologie des Kindes zu beschränken, statt einen umfassenden Behandlungsansatz zu fördern.

Kurz nachdem wir unseren Antrag eingereicht hatten, hielt ich in Washington D. C. auf einer Konferenz der Mental Health Commissioner aus dem ganzen Land einen Vortrag über die entwicklungsbezogene Traumafolgestörung. Die Gastgeber boten uns an, unsere Initiative mit einem Brief an die APA zu unterstützen. In diesem Brief wurde darauf hingewiesen, dass die *National Association of State Mental Health Program Directors* jährlich 6,1 Millionen Menschen bei einem Budget von 29,5 Milliarden Dollar versorgt. Der Brief endete: »Wir empfehlen der APA dringend, die ›Entwicklungsbezogene Traumafolgestörung‹ ihrer Liste priorisierter Bereiche hinzuzufügen, um ihren Verlauf und ihre klinischen Folgen klären und besser beschreiben zu lassen und um zu unterstreichen, dass ein starkes Bedürfnis besteht, die Problematik von Entwicklungstraumata in die Beurteilung von Patienten einzubeziehen.«

Ich war recht zuversichtlich, dass dieser Brief die APA dazu bewegen würde, unseren Antrag ernst zu nehmen. Doch einige Monate später informierte uns Matthew Friedman, der geschäftsführende Leiter des *National Center for PTSD* und Vorsitzende des für unser Anliegen zuständigen DSM-Subkomitees, dass die »Entwicklungsbezogene Traumafolgestörung« wahrscheinlich nicht in das DSM-5 aufgenommen werde. Innerhalb des Subkomitees sei man zu der Auffassung gelangt, zum Füllen einer bisher »übersehenen diagnostischen Nische« sei keine neue Diagnose erforderlich. Eine Million Kinder, die Jahr für Jahr in den Vereinigten Staaten missbraucht, misshandelt und vernachlässigt werden, sollten eine »diagnostische Nische« sein?

In Friedmans Brief hieß es weiter: »Die Vorstellung, dass schädliche Erlebnisse in der frühen Kindheit zu erheblichen Entwicklungsstörungen führen können, entspringt eher der klinischen Intuition, als dass es eine durch die Forschung überprüfte Tatsache ist. Diese Auffassung wird zwar immer wieder vertreten, sie ist aber nicht durch prospektive Studien belegt.« Natürlich hatten wir unserem Antrag die Resultate mehrerer prospektiver Studien beigefügt. Mit zweien davon werden wir uns im Folgenden beschäftigen.

Wie Beziehungen die menschliche Entwicklung beeinflussen

Seit 1975 und fast dreißig Jahre lang hat Alan Sroufe mit Kollegen im Rahmen der *Minnesota Longitudinal Study of Risk and Adaptation* das Leben von 180 Kindern und ihren Familien verfolgt.[19] Als die Arbeit im Rahmen dieser Studie begann, fand eine intensive Debatte über den Einfluss von Vererbung und Erziehung *(nature/nurture)* sowie von Temperament und Umgebung auf die menschliche Entwicklung statt – Fragen, die mithilfe der Studie beantwortet werden sollten. Traumata waren damals noch kein in der Öffentlichkeit diskutiertes Thema, und Missbrauch, Misshandlung und Vernachlässigung von Kindern standen nicht im Mittelpunkt der Studie – zumindest am Anfang nicht, denn letztlich erwiesen sich diese Faktoren als wichtigste Prädiktoren für die Funktionsfähigkeit der Untersuchten im Erwachsenenalter.

In Zusammenarbeit mit lokalen medizinischen und sozialen Institutionen wählten die Forscher für ihre Studie (weiße) Schwangere, die so arm waren, dass sie Anspruch auf staatliche Unterstützung hatten, die aber aus recht unterschiedlichen Situationen kamen und die bei der Betreuung ihrer Kinder auf Unterstützung unterschiedlicher Art und unterschiedlichen Umfangs zurückgreifen konnten. Die Studie begann drei Monate vor der Geburt der Kinder und verfolgte ihre Entwicklung und ihr Leben dreißig Jahre lang, wobei alle wichtigen Aspekte der Funktionsfähigkeit und alle signifikanten Lebensumstände dokumentiert und, soweit relevant, gemessen wurden. Sie beschäftigte sich mit verschiedenen grundsätzlichen Fragen: Wie lernen Kinder, aufmerksam zu sein und gleichzeitig ihren Erregungszustand zu regulieren (d. h., extreme Hochgefühle und Niedergeschlagenheit zu vermeiden), und wie kontrollieren sie ihre Impulse? Welche Arten von Unterstützung brauchen sie und wann?

Nach ausgiebigen Interviews und Tests mit den werdenden Müttern begann die eigentliche Studie auf der Entbindungsstation, wo die Forscher die Neugeborenen beobachteten und die Kinderschwestern, die sie betreuten, interviewten. Sieben und zehn Tage nach der Geburt besuchten die Forscher die Mütter zu Hause. Bevor die Kinder in die erste Schulklasse kamen, wurden sie und ihre Eltern insgesamt fünfzehn Mal sorgfältig untersucht. Danach wurden die Kinder bis zum Erreichen des Alters von 28 Jahren in regelmäßigen Abständen interviewt und getestet, und auch ihre Mütter und Lehrer wurden regelmäßig befragt.

Sroufe und seine Kollegen stellten eine enge Verknüpfung zwischen der Qualität der elterlichen Fürsorge und biologischen Faktoren fest. Es ist faszinierend, dass die Resultate der Minnesota-Studie bestätigen, was Stephen Suomi in seinem Primaten-Labor herausgefunden hatte, es allerdings auch wesentlich komplexer darstellen. Die Studie zeigte, dass nichts unabänderlich ist. Weder die Persönlichkeit der Mutter noch neurologische Anomalien zum Zeitpunkt der Geburt noch der IQ und auch nicht das Temperament – einschließlich des Aktivitätsniveaus und der Reaktivität hinsichtlich Stress – gaben zuverlässig Aufschluss darüber, ob ein Kind in der Adoleszenz schwerwiegende Verhaltensprobleme entwickeln würde.[20] Entscheidend war die Art der Eltern-Kind-Beziehung: wie Eltern sich im Kontakt mit ihren Kindern fühlten und wie sie mit ihnen interagierten. Wie bei Suomis Affen resultierten aus der Kombination verletzlicher Babys und unflexibler Eltern mit absoluter Sicherheit anklammernde und verspannte Kinder. Unsensibles, aggressives und zudringliches Verhalten der Eltern zu der Zeit, zu der die Kinder sechs Monate alt waren, führte zielsicher zu Hyperaktivität und Aufmerksamkeitsproblemen im Vorschulalter und darüber hinaus.[21]

Indem Sroufe und Kollegen die vielen Facetten der kindlichen Entwicklung beleuchteten – insbesondere die Beziehungen zu den primären Bezugspersonen, zu Lehrern und zu Gleichaltrigen –, stellten sie fest, dass Betreuer nicht nur das Erregungsniveau in Grenzen halten, sondern den Kindern auch helfen, die Fähigkeit zur Selbstregulation ihrer Erregungszustände zu entwickeln. Kinder, die ständig in Zustände starker Erregung und der Desorganisation getrieben wurden, schaften es nicht, ihre inhibitorischen und exzitatorischen Gehirnsysteme adäquat einzustimmen, und sie wuchsen in der Erwartung auf, sie würden die Kontrolle verlieren, wenn sie in starke Erregung versetzt würden. Von dieser sehr verletzlichen Population litt in der späten Adoleszenz die Hälfte unter diagnostizierbaren psychischen Problemen. Man konnte deutliche Muster erkennen: Kinder, die von ihren primären Bezugspersonen zuverlässig betreut wurden, entwickelten eine gute Regulationsfähigkeit, wohingegen eine unzuverlässige Betreuung dazu führte, dass die Kinder sich physiologisch ständig in einem erhöhten Erregungszustand befanden. Kinder unzuverlässiger Eltern bemühten sich oft lautstark, die Aufmerksamkeit auf sich zu ziehen, und sie waren bei den geringsten Herausforderungen schnell sehr frustriert. Aufgrund ihrer anhaltenden starken Erregung waren sie ständig verängstigt. Ihr unablässiges Bemühen um Bestätigung hinderte sie daran, zu spielen und ihre Umgebung zu erforschen, weshalb sie in einem Zustand permanenter Nervosität und wenig unternehmungslustig aufwuchsen.

Frühe elterliche Vernachlässigung und wenig verständnisvolle Behandlung der Kinder führten zu Verhaltensproblemen in der Schule, Schwierigkeiten im Umgang mit Gleichaltrigen und Mangel an Empathie dem Leid anderer gegenüber.[22] So entstand ein Teufelskreis: Aufgrund der ständig starken Erregung in Verbindung mit mangelnder elterlicher Unterstützung wurden sie unberechenbar, trotzig und aggressiv. Andauernd störende und aggressive Kinder sind nicht besonders beliebt und provozieren durch ihr Verhalten weitere Zurückweisungen und Bestrafung, nicht nur durch ihre primären Bezugspersonen, sondern auch durch ihre Lehrer und Altersgenossen.[23]

Sroufe fand auch eine Menge über Resilienz heraus: über die Fähigkeit, widrige Situationen unbeschadet durchzustehen. Als der bei Weitem wichtigste Prädiktor dafür, wie gut Menschen mit den unvermeidlichen Enttäuschungen zurechtkommen, die das Leben mit sich bringt, erwies sich die Stärke der Sicherheit, die diese Kinder in den ersten beiden Lebensjahren im Kontakt mit ihren primären Bezugspersonen erlebt hatten. Sroufe teilte mir informell mit, er nehme an, Resilienz im Erwachsenenalter lasse sich aufgrund dessen voraussagen, als wie liebenswert Mütter ihre Kinder im Alter von zwei Jahren einschätzten.[24]

Die langfristigen Auswirkungen von Inzest

Im Jahre 1986 initiierten Frank Putnam und Penelope Trickett, seine Kollegin am *National Institute of Mental Health*, die erste Longitudinalstudie über die Wirkung von sexuellem Missbrauch auf die Entwicklung von Frauen.[25] Bis zur Veröffentlichung der Resultate dieser Studie basierten unsere Kenntnisse von den Auswirkungen von Inzest ausschließlich auf den Berichten von Kindern, die sich kürzlich über ihre Inzesterlebnisse geäußert hatten, sowie auf Berichten Erwachsener, die Jahre oder sogar Jahrzehnte nach den realen Inzesterlebnissen rekonstruierten, wie sich diese auf ihr Leben ausgewirkt hatten. Keine Studie hatte jemals vorher Mädchen in ihrer Entwicklungszeit begleitet, um zu untersuchen, wie sich Erlebnisse sexuellen Missbrauchs auf die schulischen Leistungen, die Beziehungen zu Gleichaltrigen, das Selbstkonzept und das spätere Dating-Verhalten auswirkten. Putnam und Trickett verfolgten auch Veränderungen des Stresshormonspiegels ihrer Probandinnen, weiterhin solche der Fortpflanzungshormone, der Immunfunktion und anderer physiologischer Parameter. Des Weiteren untersuchten sie Schutzfaktoren wie Intelligenz und Unterstützung der Familie und Gleichaltriger.

Die Forscher wählten sorgfältig 84 Mädchen aus einer vom *District of Columbia Department of Social Services* vorgeschlagenen Gruppe aus, die erklärt hatten, sie seien von einem Mitglied ihrer eigenen Familie sexuell missbraucht worden. Diesen wurde eine Vergleichsgruppe von 84 Mädchen gleichen Alters, gleicher ethnischer und sozialer Situation zur Seite gestellt, die nicht missbraucht worden waren. Das Durchschnittsalter aller Probandinnen lag zu Beginn der Studie bei elf Jahren. In den folgenden zwanzig Jahren wurden diese beiden Gruppen insgesamt sechsmal gründlich evaluiert, in den ersten drei Jahren einmal jährlich und dann wieder im Alter von 18–19 und 25 Jahren. Ihre Mütter nahmen an der ersten Untersuchung teil, und die späteren Kinder der Mädchen wurden in die letzte Untersuchung einbezogen. Erstaunliche 96 Prozent der Mädchen, die mittlerweile erwachsene Frauen geworden waren, haben an der Studie von Anfang bis Ende teilgenommen.

Die Ergebnisse waren eindeutig: Verglichen mit Mädchen gleichen Alters und gleicher ethnischer und sozialer Situation litten die sexuell missbrauchten Teilnehmerinnen unter den verschiedensten stark negativen Effekten, darunter kognitiven Defiziten, Depressionen, dissoziativen Symptomen, Störungen der sexuellen Entwicklung, oft an Fettleibigkeit, und neigten häufig zu Selbstverletzungen. Sie brachen öfter die Highschool ab als die Mitglieder der Kontrollgruppe, litten häufiger unter schweren Krankheiten und nutzten intensiver ärztliche Dienstleistungen. Außerdem wurden bei ihnen Abnormitäten des Stresshormonspiegels beobachtet, die Pubertät hatte früher eingesetzt, und ihre Krankenakte enthielt ein Sammelsurium unterschiedlichster und scheinbar völlig zusammenhangloser Diagnosen.

Die Follow-up-Untersuchungen gaben Aufschluss über viele Details bezüglich der Wirkung von Missbrauch in der frühen Kindheit auf die menschliche Entwicklung. Beispielsweise wurden die Mädchen beider Gruppen anlässlich jeder Untersuchung aufgefordert, über das Schlimmste, was sie im vergangenen Jahr erlebt hatten, zu berichten. Während sie ihre Geschichten erzählten, beobachteten die Forscher beim Messen physiologischer Faktoren, wie sehr die Mädchen sich aufregten. Bei der ersten Untersuchung reagierten alle Mädchen bekümmert. Drei Jahre später zeigten diejenigen, die keinen sexuellen Missbrauch erlebt hatten, in Reaktion auf die gleiche Frage erneut Anzeichen von Bekümmerung, wohingegen die missbrauchten Mädchen völlig verschlossen waren und wie betäubt wirkten. Ihre biologischen Befunde entsprachen den sichtbaren Reaktionen:

Anlässlich der ersten Untersuchung kam es bei allen Mädchen zu einem Anstieg des Kortisolspiegels; drei Jahre später war der Kortisolspiegel der missbrauchten Mädchen während ihres Berichts über das belastendste Ereignis im vergangenen Jahr niedriger. Der Körper passt sich an ein chronisches Trauma allmählich an. Eine der Konsequenzen dieses Abstumpfens ist, dass Lehrer, Freunde und andere wahrscheinlich nicht merken, wenn ein traumatisiertes Mädchen aufgebracht ist; manchmal merken es nicht einmal die Mädchen selbst. Indem sie gefühlstaub werden, reagieren sie auf ihr Leid nicht mehr, wie es eigentlich angemessen wäre, beispielsweise indem sie sich aktiv vor dem Missbrauch schützen.

Putnams Studie gab auch Einblick in die langfristigen Auswirkungen von Inzest auf Freundschaften und die Partnerwahl. Vor Beginn der Pubertät haben Mädchen, die keinen Missbrauch erlebt haben, gewöhnlich mehrere Freundinnen sowie einen Freund, der als eine Art Spion fungiert und sie darüber informiert, was es mit diesen merkwürdigen Geschöpfen, die Jungen in ihren Augen sind, eigentlich auf sich hat. Nach Erreichen der Adoleszenz nehmen ihre Kontakte zu Jungen allmählich zu. Missbrauchte Mädchen hingegen haben vor der Pubertät nur selten enge Freunde, weder weibliche noch männliche, doch in der Adoleszenz erleben sie viele chaotische und oft traumatische Kontakte zu Jungen.

Mangel an Freunden in der Grundschule hat erhebliche Auswirkungen. Heute wissen wir, wie grausam Mädchen in der dritten, vierten und fünften Klasse sein können. Dies ist eine sehr komplizierte und harte Zeit, in der Freunde plötzlich zu Feinden werden und Allianzen sich unerwartet auflösen und durch Exklusion und Verrat abgelöst werden können. Allerdings gibt es auch einen positiven Aspekt: Wenn Mädchen das mittlere Schulalter erreichen, haben die meisten von ihnen begonnen, eine Reihe sozialer Fertigkeiten zu meistern, wozu auch zählt, dass sie sich darüber klar werden, was sie fühlen, dass sie in Beziehungen zu verhandeln lernen, dass sie vorgeben können, Menschen zu mögen, obwohl das nicht der Fall ist, und dergleichen mehr. Und die meisten haben sich ein zuverlässiges Unterstützungsnetzwerk von Mädchen aufgebaut, die bei Stress als ihr

Debriefing-Team fungieren. Während diese Mädchen allmählich die Welt des Sex und des Datings kennenlernen, geben die Beziehungen zu Freundinnen ihnen den Raum für Reflexion, Klatsch und Diskussionen über die Bedeutung all der neuen Dinge, die sie kennenlernen.

Bei den sexuell missbrauchten Mädchen verläuft die Entwicklung völlig anders. Sie haben keine Freunde und Freundinnen, weil sie niemandem vertrauen können; sie hassen sich, und ihre biologischen Systeme machen ihnen das Leben schwer, weil sie bei ihnen Überreaktionen hervorrufen oder sie gefühlstaub werden lassen. An den normalen neidgetriebenen Inklusions-/Exklusionsspielen, in denen die Mitspieler unter Stress cool bleiben müssen, können sie nicht teilnehmen. Andere Kinder wollen in der Regel nichts mit ihnen zu tun haben – diesen sind sie einfach zu »schräg«.

Aber das ist nur der Anfang der Schwierigkeiten. Missbrauchte und isolierte Mädchen mit einer Inzestvorgeschichte reifen sexuell eineinhalb Jahre früher als nicht missbrauchte Altersgenossinnen. Sexueller Missbrauch beschleunigt ihre biologische Uhr und die Produktion von Sexualhormonen. Schon früh in der Pubertät haben missbrauchte Mädchen einen drei- bis fünffach höheren Testosteron- und Androstenedionspiegel – Hormone, die das sexuelle Verlangen aktivieren – als die Mädchen in der Kontrollgruppe.

Die Resultate der Studie von Putnam und Trickett sind noch nicht vollständig publiziert, aber was davon schon bekannt ist, ist für Kliniker, die sexuell missbrauchte Mädchen behandeln, von unschätzbarem praktischem Wert. Am *Trauma Center* beispielsweise berichtete eine unserer Therapeutinnen an einem Montagmorgen, eine Patientin namens Ayesha sei im Laufe des vergangenen Wochenendes erneut vergewaltigt worden. Sie war um fünf Uhr nachmittags am Samstag aus der Wohnung ihrer Wohngruppe weggelaufen und hatte einen Ort in Boston aufgesucht, wo sich Drogensüchtige treffen. Dort hatte sie ein wenig Haschisch geraucht und andere Drogen konsumiert und war schließlich mit ein paar männlichen Jugendlichen in einem Auto weggefahren. Am Sonntag um fünf Uhr morgens hatten diese Ayesha gemeinsam vergewaltigt. Wie so viele Jugendliche, die zu uns kommen, kann Ayesha nicht artikulieren, was sie will oder braucht, und nicht durchdenken, wie sie sich schützen könnte. Sie lebt in einer von Handlungen geprägten Welt. Versuche, ihr Verhalten im Sinne von Opfer/Täter zu erklären, sind ebenso wenig von Nutzen, wie ihre Situation mithilfe von Diagnosen wie »Depression«, »oppositionelles Trotzverhalten«, »Störung der Impulskontrolle«, »bipolare Störung« oder irgendwelchen anderen Etiketten aus unseren Diagnosehandbüchern zu erfassen. Putnams Arbeit hat uns zu verstehen geholfen, wie Ayesha die Welt erlebt – warum sie uns nicht sagen kann, was in ihr selbst vor sich geht, warum sie so impulsiv ist, weshalb sie sich nicht selbst schützen kann und warum sie uns als beängstigend und zudringlich sieht, nicht als Menschen, die ihr helfen können.

Das DSM-5: Ein veritables Smørgåsbord der »Diagnosen«

Als im Mai 2013 das DSM-5 veröffentlicht wurde, enthielt es auf seinen 945 Seiten etwa dreihundert Störungen. Es bietet ein regelrechtes Smørgåsbord von Etiketten für Probleme, die mit schweren frühkindlichen Traumatisierungen verbunden sind, darunter auch einige neue wie »Disruptive Affektregulationsstörung«,[26] »Nichtsuizidale Selbstverletzung«, »Intermittierende explosible Störung«, »Disruptive Impulskontroll- und Sozialverhaltensstörung«.[27]

Vor Ende des 19. Jahrhunderts klassifizierten Ärzte Krankheiten anhand ihres äußeren Erscheinungsbildes, beispielsweise aufgrund von Fieber und Pusteln. Dies war keineswegs unvernünftig, denn sie hatten kaum eine andere Möglichkeit.[28] Dies änderte sich, als Wissenschaftler wie Louis Pasteur und Robert Koch entdeckten, dass viele Krankheiten durch für das bloße Auge unsichtbare Bakterien verursacht wurden. Aufgrund ihrer Bemühungen versuchte dann die Medizin, Möglichkeiten zu finden, diese Organismen zu entfernen, statt nur die durch die Krankheitserreger entstandenen äußeren Manifestationen und das Fieber zu behandeln. Mit dem DSM-5 kehrt die Psychiatrie deutlich zur medizinischen Praxis des 19. Jahrhunderts zurück.

Obwohl wir den Ursprung vieler Probleme, welche die Neuauflage beschreibt, kennen, skizzieren diese »Diagnosen« lediglich oberflächliche Erscheinungen und ignorieren deren Ursachen völlig.

Schon vor dem Erscheinen des DSM-5 publizierte das *American Journal of Psychiatry* die Resultate von Validitätstests für einige der neuen Diagnosen, und diese legen nahe, dass es dem DSM deutlich an dem fehlt, was in der Welt der Wissenschaft »Reliabilität« genannt wird – an der Fähigkeit, konsistente, replizierbare Resultate zu erzielen. Mit anderen Worten fehlt es dem DSM-5 an wissenschaftlicher Validität. Merkwürdigerweise hat dieser Mangel an Reliabilität und Validität die Herausgeber des DSM-5 nicht davon abgehalten, das Buch zum vorgesehenen Termin auf den Markt zu bringen, obwohl in Fachkreisen fast einhellig die Meinung herrscht, dass die Neuausgabe gegenüber der Vorgängerversion keinerlei Verbesserungen enthält.[29] Könnte die Tatsache, dass die APA mit dem DSM-IV hundert Millionen Dollar eingenommen hat und mit dem DSM-5 einen ähnlichen Betrag erwirtschaften möchte (weil alle im Bereich der Psychiatrie und Psychotherapie Tätigen sowie viele Anwälte und andere Freiberufler gezwungen sind, die Neuausgabe zu kaufen), der Grund für die Entwicklung dieses neuen Diagnosesystems gewesen sein?

Diagnostische Reliabilität ist kein abstraktes Thema: Wenn Ärzte sich nicht darüber einigen können, was ihren Patienten hilft, haben sie keine Möglichkeit, eine sachgerechte Behandlung durchzuführen. Wenn zwischen Diagnose und Heilung keine Beziehung besteht, wird aus einem falsch diagnostizierten Patienten zwangsläufig ein falsch behandelter Patient. Niemand würde sich am Blinddarm operieren lassen wollen, wenn er unter einem Nierenstein leidet. Und man würde kaum jemanden als »oppositionell« bezeichnen, wenn sein Verhalten in Wahrheit eine Konsequenz seines Bemühens ist, sich vor einer realen Gefahr zu schützen.

In einer Mitteilung vom Juni 2011 beklagte sich die *British Psychological Society* bei der APA darüber, dass die Ursachen psychischen Leidens im DSM-5 als »in den Individuen lokalisiert« bezeichnet werden, wobei die »kaum zu leugnende soziale Verursachung vieler Probleme dieser Art übersehen wird«.[30] Dieser Einwand ergänzte die Flut von Protesten amerikanischer Fachleute, unter denen sich die Leiter der *American Psychological Association* und der *American Counseling Association* befanden. Warum wird der Einfluss von Beziehungen und sozialen Bedingungen auf die psychische Situation von Menschen in der Neuauflage des DSM völlig übergangen?[31] Wenn man nur biologische Defizite und defekte Gene als Ursachen psychischer Probleme im Blick hat und Verlassenwerden, Missbrauch/Misshandlung und Deprivation ignoriert, verläuft man sich wahrscheinlich in ebenso vielen Sackgassen wie frühere Generationen, indem sie alle Probleme entsetzlichen Müttern anlasteten.

Die verblüffendste Ablehnung des neuen DSM-5 stammt vom *National Institute of Mental Health*, dem wichtigsten Finanzier psychiatrischer Forschung in den USA. Im April 2013, wenige Wochen vor der offiziellen Markteinführung des DSM-5, verkündete der NIMH-Direktor Thomas Insel, seine Behörde könne die »symptombasierten Diagnosen« des DSM nicht mehr unterstützen.[32] Stattdessen werde sich das Institut bei der Vergabe seiner Fördergelder nun an sogenannten *Research Domain Criteria* (RDoC) orientieren,[33] um eine Förderungsgrundlage für Studien zu schaffen, die sich mit den aktuellen Diagnosekriterien des DSM nicht vereinbaren ließen. Beispielsweise bezieht sich eine der NIMH-Domänen auf »Arousal-/Modulationssysteme (Arousal, zirkadianer Rhythmus, Schlaf und Wachheit)«, die bei vielen Patienten in mehr oder minder starkem Maße gestört sind.

Wie das DSM-5 versteht auch der RDoC-Rahmen psychische Krankheiten ausschließlich als das Gehirn betreffende Störungen. Demzufolge werden sich Forschungsstipendien in Zukunft auf die Erforschung von Gehirnschaltkreisen »und auf andere neurobiologische Maße« konzentrieren, die psychische Probleme verursachen. Insel sieht darin einen ersten Schritt hin zu einer Art von »Präzisionsmedizin, wie sie die Diagnose und Behandlung von Krebs transformiert hat«. Doch psychische Krankheiten sind mit Krebserkrankungen ganz und gar nicht zu vergleichen: Menschen sind soziale Wesen, und psychische Probleme beinhalten, dass jemand nicht in der Lage ist, mit anderen Menschen zurechtzukommen, sich in soziale Zusammenhänge einzufügen, dazuzugehören und sich ganz generell auf die Wellenlänge anderer Menschen einzustellen.

Alles an uns – Gehirn, Geist und Körper – ist auf Zusammenarbeit in sozialen Systemen angelegt. Dies ist unsere wirksamste Überlebensstrategie, der Schlüssel zum Erfolg unserer Spezies, und genau dies fällt bei den meisten Formen psychischen Leidens aus. Wie wir im zweiten Teil dieses Buches gesehen haben, sind die neuronalen Verbindungen zwischen Gehirn und Körper von größter Bedeutung für das Verständnis menschlichen Leidens; allerdings darf man dabei die Grundlagen unserer menschlichen Existenz nicht ignorieren: Beziehungen und Interaktionen, die unseren Geist und unser Gehirn formen, wenn wir noch jung sind, und die unserem ganzen Leben Substanz und einen Sinn geben.

Menschen, die missbraucht, misshandelt oder vernachlässigt worden sind oder in starkem Maße Deprivation erlebt haben, bleiben rätselhaft und weitgehend unbehandelt, es sei denn, wir beherzigen die Ermahnung von Alan Sroufe: »Um völlig zu verstehen, wie wir zu den Menschen werden, die wir sind – um die komplexe, schrittweise Entwicklung unserer Orientierungen, Fähigkeiten und Verhaltensweisen über die Zeit zu begreifen –, benötigen wir mehr als nur eine Liste von Zutaten, so wichtig jede einzelne von diesen auch sein mag. Vielmehr erfordert dies ein Verständnis des Entwicklungsprozesses und des permanenten Zusammenwirkens aller dieser Faktoren.«[34]

Psychotherapeuten und sozialpsychologische Helfer, also diejenigen, die sich an vorderster Front mit den Problemen auseinandersetzen müssen, meist unterbezahlte Sozialarbeiter und Therapeuten, scheinen sich unserer Auffassung anzuschließen. Kurz nachdem die APA es abgelehnt hatte, die entwicklungsbezogene Traumafolgestörung in das DSM aufzunehmen, überwiesen Tausende von Klinikern aus dem ganzen Land kleine Spenden an das *Trauma Center*, um uns zu ermöglichen, eine große wissenschaftliche Studie durchzuführen, einen Feldversuch zur weiteren Erforschung der entwicklungsbezogenen Traumafolgestörung. Diese Unterstützung hat uns ermöglicht, in den letzten Jahren mithilfe neu entwickelter Interviewwerkzeuge Hunderte von Kindern, Eltern, Pflegeeltern, Psychotherapeuten und psychologischen Sozialarbeitern an fünf verschiedenen Standorten des Netzwerks zu interviewen. Die ersten Resultate dieser Studie werden jetzt veröffentlicht, und weitere Publikationen werden nach der Drucklegung dieses Buches folgen.[35]

Was würde die Anerkennung der Diagnose »Entwicklungsbezogene Traumafolgestörung« verändern?

Eine Antwort auf diese Frage lautet, dass sich Forschung und Behandlung (ganz zu schweigen von der Förderung) dann auf die zentralen Prinzipien konzentrieren würden, die den vielgestaltigen Symptomen chronisch traumatisierter Kinder und Erwachsener zugrunde liegen: auf die allgegenwärtige biologische und emotionale Dysregulation, die völlig gescheiterte oder stark gestörte Bindung, auf Probleme hinsichtlich der Fähigkeit zu fokussieren und sich zu konzentrieren und auf das sehr beeinträchtigte Empfinden persönlicher Identität und eigener Kompetenz. Diese Themen spielen in fast allen diagnostischen Kategorien eine Rolle, aber wenn eine Behandlung ihnen nicht oberste Priorität einräumt, scheitert sie höchstwahrscheinlich. Die große Herausforderung, mit der wir uns konfrontiert sehen, besteht darin, die Neuroplastizität, die Flexibilität der Gehirnschaltkreise, zu nutzen, um Gehirn und Geist eines Menschen neu zu organisieren, nachdem sie vom Leben selbst so programmiert worden sind, dass die Betroffenen andere Menschen als Bedrohung und sich selbst als hilflos erleben.

Soziale Unterstützung ist eine biologische Notwendigkeit, keine Option, und diese Tatsache sollte das Rückgrat aller Prävention und Behandlung sein. Die tief reichenden Auswirkungen von Traumata und Deprivation auf die kindliche Entwicklung zu erkennen und anzuerkennen muss nicht automatisch dazu führen, dass man die Eltern beschuldigt. Wir können davon ausgehen, dass Eltern immer das Beste tun, das ihnen möglich ist. Doch alle Eltern brauchen bei der Betreuung ihrer Kinder Hilfe. Fast alle Industrieländer außer den USA erkennen dies an und unterstützen Familien deshalb in der einen oder anderen Form. James Heckman, der im Jahre 2000 den Nobelpreis für Ökonomie erhielt, hat gezeigt, dass sich qualitativ hochwertige Frühförderungsprogramme, die auch die Eltern einbeziehen und bei benachteiligten Kindern grundlegende Fertigkeiten fördern, aufgrund ihrer Resultate mehr als bezahlt machen.[36]

Anfang der 1970er-Jahre arbeitete der Psychologe David Olds in einem Tagesbetreuungszentrum, das viele Kinder im Vorschulalter besuchten, die aus Haushalten kamen, in denen Armut, häusliche Gewalt und Drogenkonsum Normalität waren. Weil ihm klar war, dass sich die familiäre Situation nicht verbessern ließe, wenn er sich ausschließlich auf die Probleme der Kinder in der Schule konzentrierte, entwickelte er ein Hausbesuchsprogramm, in dem erfahrene Pflegerinnen den Müttern halfen, für ihre Kinder eine sichere und anregende Umgebung zu schaffen. Im Laufe dieser Arbeit lernten sie auch, sich eine bessere Zukunft für sich selbst vorzustellen. Zwanzig Jahre später waren die Kinder dieser Mütter nicht nur gesünder, sondern sie waren auch seltener wegen Missbrauch, Misshandlungen oder Vernachlässigung aufgefallen als die Kinder einer ähnlichen Gruppe, deren Mütter nicht an dem Hausbesuchsprogramm teilgenommen hatten. Außerdem hatten deutlich mehr Kinder der erstgenannten Gruppe einen Schulabschluss geschafft, sie waren seltener zu Gefängnisstrafen verurteilt worden und arbeiteten in besser bezahlten Arbeitsverhältnissen. Ökonomen haben berechnet, dass jeder Dollar, der in qualitativ hochwertige Hausbesuche, Tagesbetreuung und Vorschulprogramme investiert wird, die Einsparung von sieben Dollar an Unterstützungsgeldern, Gesundheitskosten, Behandlungen wegen Substanzmissbrauch und Gefängnisaufenthalten ermöglicht, ganz zu schweigen von den höheren Steuereinnahmen aufgrund der Möglichkeit, besser bezahlte Arbeiten zu übernehmen.[37]

Wenn ich in Europa lehre, treten in den skandinavischen Ländern sowie in Großbritannien, Deutschland und den Niederlanden häufig Vertreter von Gesundheitsministerien an mich heran und bitten mich, sie einen Nachmittag lang über die neuesten wissenschaftlichen Erkenntnisse bezüglich der Behandlung traumatisierter Kinder und Jugendlicher und ihrer Familien zu informieren. Vielen meiner Kollegen ergeht es ähnlich. Die genannten Länder haben eine öffentliche Gesundheitsfürsorge, sie garantieren ihren Bürgern einen Mindestlohn, sie finanzieren beiden Eltern nach der Geburt eines Kindes eine Elternzeit, und alle arbeitenden Mütter kommen in den Genuss einer qualitativ hochwertigen Kinderbetreuung.

Könnte dieser Umgang mit Fragen der nationalen Gesundheit in einem Zusammenhang mit den Tatsachen stehen, dass die Zahl der Gefängnisstrafen in Norwegen bei 71 pro 100 000 Einwohnern, in den Niederlanden bei 81 pro 100 000 Einwohnern, in den USA hingegen bei 781 pro 100 000 Einwohnern liegt, dass die Zahl der Straftaten in den genannten europäischen Ländern deutlich niedriger ist als in den USA und die Kosten für die medizinische Versorgung bei der Hälfte des US-amerikanischen Werts liegen? 70 Prozent der Strafgefangenen in Kalifornien haben ihre Kindheit und Jugend in Pflegeeinrichtungen verbracht. Die Vereinigten Staaten wenden jährlich 84 Milliarden Dollar für die Unterbringung von Straftätern in Gefängnissen auf, pro Inhaftiertem 44 000 Dollar jährlich. Die nordeuropäischen Länder kommen mit einem Bruchteil dieses Budgets aus. Stattdessen helfen sie Eltern, ihre Kinder in einer sicheren und berechenbaren Umgebung aufzuziehen. Das deutlich höhere Niveau der schulischen Ausbildung und die wesentlich geringere Zahl der Verbrechen in diesen Ländern scheinen mir den Erfolg dieser Politik zu bestätigen.

TEIL IV | TRAUMASPUREN

11 | ENTHÜLLEN VON GEHEIMNISSEN
Das Problem der traumatischen Erinnerung

> Es ist seltsam, dass alle Erinnerungen, die kommen, zwei Eigenschaften haben. Sie sind immer voll Stille, das ist das Stärkste an ihnen, und selbst dann, wenn sie es nicht in dem Maße in Wahrheit waren, wirken sie so. Sie sind lautlose Erscheinungen, die zu mir sprechen mit Blicken und Gebärden, wortlos und schweigend – und ihr Schweigen ist das Erschütternde, das mich zwingt, meinen Ärmel anzufassen und mein Gewehr, um mich nicht vergehen zu lassen in dieser Auflösung und Lockung, in der mein Körper sich ausbreiten und sanft zerfließen möchte zu den stillen Mächten hinter den Dingen.
>
> ERICH MARIA REMARQUE, *Im Westen nichts Neues*

Im Frühjahr 2002 wurde ich gebeten, einen jungen Mann zu untersuchen, der behauptete, er sei von Paul Shanley, einem katholischen Priester, der in seiner Pfarrei in Newton, Massachusetts, tätig gewesen war, missbraucht worden. Der Mann war mittlerweile 25 Jahre alt, und er hatte das Missbrauchserlebnis offenbar vergessen, bis er hörte, dass gegen den Priester eine Untersuchung wegen der sexuellen Belästigung von Jungen eingeleitet worden war. Die Frage, die ich klären sollte, lautete: Waren die Erinnerungen dieses jungen Mannes glaubwürdig, obwohl er den Missbrauch nach dessen Beendigung offenbar mehr als ein Jahrzehnt lang »unterdrückt« hatte? Und würde ich dies vor Gericht bezeugen?

Ich werde nun aufgrund meiner Fallnotizen berichten, was der Mann, den ich Julian nennen werde, mir erzählte. (Obwohl sein Name in der Öffentlichkeit bekannt geworden ist, verwende ich hier ein Pseudonym, weil ich hoffe, dass es ihm inzwischen gelungen ist, seine Privatsphäre wiederherzustellen und einen gewissen Frieden zu finden.[1])

Julians Geschichte veranschaulicht die Komplexität von Traumaerinnerungen. Die Kontroversen in Zusammenhang mit dem Skandal um Father Shanley sind typisch für die leidenschaftliche Debatte, die um diese Thematik entbrannt ist, seit das ungewöhnliche Wesen traumatischer Erinnerungen in den letzten Jahrzehnten des 19. Jahrhunderts erstmals beschrieben wurde.

Überflutet von Empfindungen und Bildern

Am 11. Februar 2001 war Julian als Militärpolizist auf einer Luftwaffenbasis im Dienst. Als er wie jeden Tag mit seiner Freundin Rachel telefonierte, erwähnte diese, sie habe am Morgen im *Boston Globe* gelesen, ein Priester mit Namen Shanley stehe im Verdacht, Kinder sexuell belästigt zu haben. Ob Julian nicht einmal von einem Father Shanley gesprochen hätte, der in Newton Priester gewesen war? »Hat er dir jemals etwas angetan?« Julian erinnerte sich an Father Shanley in erster Linie als einen freundlichen Mann, der ihn nach der Scheidung seiner Eltern sehr unterstützt hatte. Im weiteren Verlauf des Gesprächs geriet er in Panik. Plötzlich sah er Shanleys Silhouette im Türrahmen vor sich, die Hände im Winkel von 45 Grad gebeugt, wie er ihm, Julian, beim Urinieren zugeschaut hatte. Von Emotionen überwältigt, sagte Julian zu Rachel: »Ich muss da auch hin.« Er rief seinen Vorgesetzten herbei, der in Begleitung des Hauptfeldwebels kam. Nach einem Gespräch mit beiden brachten sie ihn zum Militärseelsorger des Stützpunkts. Julian erinnerte sich, dass er zu diesem Priester gesagt hatte: »Wissen Sie, was in Boston los ist? Das, worum es dort geht, habe ich auch erlebt.« Als er sich dies aussprechen hörte, war er sich sicher, dass Shanley ihn sexuell belästigt hatte – aber er konnte sich nicht mehr an Details erinnern. Julian war es sehr peinlich, so emotional zu reagieren; er hatte sich immer als stark gezeigt und Dinge, die ihn beschäftigten, mit sich selbst ausgemacht.

In der folgenden Nacht hatte er vornübergebeugt auf der Bettkante gesessen und geglaubt, er verliere den Verstand, weil er fürchtete, man werde ihn einsperren. In den folgenden Wochen wurde sein Geist immer wieder von Bildern überspült, und er glaubte, er werde völlig zusammenbrechen. Er hatte sogar darüber nachgedacht, sich mit einem Messer in ein Bein zu stechen, um die Bilderflut, die ihn peinigte, durch Schmerz zu neutralisieren. Dann suchten ihn Panikattacken heim, begleitet von Krampfanfällen, die er »epileptische Anfälle« nannte. Er kratzte seinen Körper, bis er blutete. Und er fühlte sich ständig erhitzt, verschwitzt und aufgebracht. Zwischen den Panikattacken fühlte er sich »wie ein Zombie«; er beobachtete sich aus der Ferne, als ob das, was er erlebte, in Wahrheit einem anderen widerfuhr.

Im April wurde er aus dem Militärdienst entlassen, zehn Tage bevor er einen Anspruch auf eine Unterstützung gehabt hätte.

Als Julian fast ein Jahr danach mein Büro betrat, stand ein attraktiver, muskulöser junger Mann vor mir, der deprimiert und niedergeschlagen wirkte. Er sagte, er fühle sich schrecklich, weil er die Luftwaffe verlassen habe. Er habe dort Karriere machen wollen, und seine Beurteilungen seien ausgezeichnet gewesen. Die Herausforderungen dort und die Arbeit in einem Team hätten ihm gefallen, und er vermisse die starke Strukturierung des Lebens beim Militär.

Julian war in der näheren Umgebung von Boston als zweitältestes von fünf Kindern aufgewachsen. Sein Vater hatte die Familie verlassen, als Julian ungefähr sechs Jahre alt gewesen war, weil er das Zusammenleben mit Julians emotional labiler Mutter nicht mehr ertragen hatte. Julian und sein Vater kamen gut miteinander aus, nur machte er dem Vater manchmal Vorwürfe, weil dieser zu hart gearbeitet habe, um seine Familie zu ernähren, und weil er ihn seiner labilen Mutter ausgeliefert habe. Julians Eltern und Geschwister waren nie in psychiatrischer Behandlung gewesen und hatten nie Drogen konsumiert.

Julian war in der Highschool ein beliebter Sportler gewesen. Er hatte viele Freunde gehabt, sich aber trotzdem nicht besonders wohl in seiner Haut gefühlt, und seine schlechten schulischen Leistungen hatte er durch »Heldentaten« beim Trinken und auf Partys auszugleichen versucht. Er schämte sich, aus seiner Popularität und seinem guten Aussehen Nutzen gezogen zu haben, indem er mit möglichst vielen Mädchen Sex gehabt hatte. Er erwähnte sogar, er wolle einige anrufen, um sich bei ihnen zu entschuldigen, weil er sie schlecht behandelt hatte.

Er erinnerte sich, dass er seinen Körper immer gehasst hatte. In der Highschool-Zeit hatte er Steroide eingenommen, um sich »aufzupumpen«, und er hatte fast täglich Marihuana geraucht. Nach der Highschool war er nicht auf ein College gewechselt, sondern ein Jahr lang praktisch obdachlos gewesen, weil er es nicht mehr hatte ertragen können, bei seiner Mutter zu wohnen. Seine Verpflichtung zum Militärdienst war ein Versuch gewesen, sein Leben wieder in den Griff zu bekommen.

Julian hatte Father Shanley im Alter von sechs Jahren kennengelernt, als er in dessen Pfarrei an einem Katechismuskurs teilgenommen hatte. Er erinnerte sich an ein Gespräch mit ihm außerhalb des Unterrichts anlässlich einer Beichte. Shanley hatte nur selten eine Soutane getragen, und Julian konnte sich an seine dunkelblaue Cordhose erinnern. Sie waren bei solchen Anlässen in einen großen Raum gegangen, in dem zwei Stühle einander gegenüberstanden und wo sich außerdem eine Gebetsbank zum Knien befand. Die Stühle waren mit rotem Stoff bezogen gewesen, und die Kniebank hatte ein rotes Polster gehabt. Sie hatten Karten gespielt, ein Spiel, das sich unversehens in einen Strip-Poker verwandelt hatte. Dann erinnerte er sich, in jenem Raum vor einem Spiegel gestanden zu haben. Father Shanley hatte ihn aufgefordert, sich vorzubeugen, und dann habe der Priester ihm einen Finger in den Anus gesteckt. Julian glaubte nicht, dass Shanley ihn jemals mit seinem Penis penetriert hatte, doch habe er häufig einen Finger in seinen Anus gesteckt.

Abgesehen von diesen Episoden hatte Julian nur sehr unzusammenhängende und bruchstückhafte Erinnerungen. Er sah in Flashbacks Shanleys Gesicht und bestimmte Szenen: wie Shanley im Türrahmen der Toilette gestanden hatte; wie der Priester sich vor ihm niedergekniet und »ihn« mit seiner Zunge hin und her bewegt hatte.

Wie alt er zu diesem Zeitpunkt gewesen war, vermochte er nicht zu sagen. Er erinnerte sich, dass der Priester ihm beigebracht hatte, was man beim Oralsex machte, aber er wusste nicht, ob er dies auch tatsächlich getan hatte. Er erinnerte sich, dass er in der Kirche Zettel ausgelegt hatte und dass Father Shanley anschließend in einer Kirchenbank neben ihm gesessen, ihn mit einer Hand gestreichelt und mit der anderen Julians Hand an seinen eigenen Körper herangeführt hatte. Er erinnerte sich auch, dass Father Shanley, als er älter gewesen war, sehr dicht an ihm vorbeigegangen war und seinen Penis berührt hatte. Julian hatte das nicht gemocht, aber er hatte auch nicht gewusst, wie er es hätte verhindern können. Er sagte: »Schließlich war Father Shanley dort, wo ich wohnte, der Mensch, der Gott am nächsten stand.«

Außer diesen Erinnerungsbruchstücken waren Spuren von sexuellem Missbrauch aktiviert und reinszeniert worden. Beim Sex mit seiner Freundin hatte ihm manchmal plötzlich das Bild des Priesters vor Augen gestanden und hatte ihn aus dem sexuellen Erleben herausgerissen. Eine Woche vor unserem Gespräch hatte seine Freundin ihm einen Finger in den Mund gestoßen und scherzend gesagt: »Du kannst bestimmt gut einen blasen.« Julian war daraufhin aufgesprungen und hatte gebrüllt: »Wenn du so etwas noch einmal sagst, bringe ich dich um!« Dann hatten beide entsetzt geweint. Darauf folgte einer jener von Julian so genannten »epileptischen Anfälle«, bei denen er sich in einer Fötushaltung zusammenkrümmte und zitterte und wimmerte wie ein Baby. Als Julian mir dies erzählte, wirkte er sehr jung und verängstigt.

Julians Gefühle schwankten zwischen Mitleid mit dem alten Mann, der Father Shanley mittlerweile war, und dem Bedürfnis, »ihn irgendwohin in einen Raum zu bringen und zu töten«. Außerdem erklärte er wiederholt, er schäme sich sehr, und es falle ihm schwer, sich einzugestehen, dass er sich nicht habe schützen können. »Normalerweise wagt es niemand, sich mit mir anzulegen, und jetzt muss ich Ihnen das hier erzählen.« Sein Selbstbild war das eines großen und starken Mannes.

Wie können wir eine Geschichte wie die Julians verstehen: Auf jahrelanges scheinbares Vergessen folgen das Auftauchen bruchstückhafter verstörender innerer Bilder, dramatischer körperlicher Symptome und plötzlicher Reinszenierungen? Als Therapeut geht es mir bei der Behandlung von Menschen mit einer Traumavorgeschichte nicht in erster Linie darum herauszufinden, was genau diese Patienten erlebt haben, sondern ich versuche ihnen zu helfen, ihre Empfindungen, Emotionen und Reaktionen zu ertragen, ohne ständig unter ihnen zu leiden. Wenn das Thema Schuld zur Sprache kommt, geht es meist in erster Linie um Selbstbeschuldigungen, und die Patienten müssen lernen zu akzeptieren, dass sie das Trauma nicht selbst verschuldet haben, dass es nicht aufgrund eines Mangels von ihnen entstanden ist und dass kein Mensch das, was sie erlebt haben, jemals hätte verdient haben können.

Im Falle einer gerichtlichen Auseinandersetzung jedoch hat die Feststellung einer Schuld oberste Priorität, und damit wird die Frage der gerichtlichen Verwertbarkeit (bzw. Zulässigkeit) von Beweisen vorrangig. Vor meiner Arbeit mit Julian hatte ich zwölf Menschen untersucht, die als Kinder in einem katholischen Waisenhaus in Burlington, Vermont, sadistisch missbraucht worden waren. Sie hatten sich mehr als vier Jahrzehnte später (ebenso wie viele andere) über die Vorfälle geäußert, und obwohl vor der ersten Klage keiner von ihnen zu den übrigen in irgendeiner Form Kontakt gehabt hatte, waren ihre Erinnerungen an die Missbrauchserlebnisse einander erstaunlich ähnlich: Sie alle nannten die gleichen Namen und die speziellen Arten des Missbrauchs und der Misshandlung durch bestimmte Nonnen und Priester und beschrieben die gleichen Räume, die gleiche Möblierung und die gleichen Alltagssituationen, in denen die Vorfälle stattgefunden hatten. Die meisten Geschädigten hatten später eine von der Diözese vorgeschlagene außergerichtliche Einigung akzeptiert.

Bevor ein Fall vor Gericht kommt, findet ein sogenanntes *Daubert-Hearing* statt, in dem Standards für Expertenaussagen für die Jury festgelegt werden. In einem Fall im Jahre 1996 hatte ich das Bundesberufungsgericht in Boston davon überzeugt, dass Traumatisierte oft jede Erinnerung an ein traumatisches Ereignis verlieren und diese erst viel später bruchstückhaft wieder zurückgewinnen. So war es natürlich auch bei Julian. Meine Stellungnahme für seine Anwälte musste natürlich vertraulich bleiben, doch sie basierte auf jahrzehntelanger klinischer Erfahrung und Forschungsarbeit zum Thema traumatische Erinnerungen unter Berücksichtigung der Arbeit einiger großer Pioniere der modernen Psychiatrie.

Was normale von traumatischen Erinnerungen unterscheidet

Wir alle wissen, wie launisch das Gedächtnis ist; unsere Geschichten verändern sich ständig, weil sie revidiert und aktualisiert werden. Wenn ich mit meinen Brüdern und Schwestern über Ereignisse aus unserer gemeinsamen Kindheit rede, haben wir am Ende jedes Mal das Gefühl, in verschiedenen Familien aufgewachsen zu sein, weil so viele unserer Erinnerungen einfach nicht übereinstimmen. Solche autobiografischen Erinnerungen sind keine präzisen Spiegelungen der Realität, sondern Geschichten, die wir erzählen, um unsere persönliche Sicht dessen, was wir erlebt haben, darzustellen.

Die außerordentliche Fähigkeit des menschlichen Geistes, Erinnerungen umzugestalten, veranschaulicht die *Grant Study of Adult Development*, die systematisch die psychische und körperliche Gesundheit von über zweihundert Harvard-Absolventen von ihrem zweiten Studienjahr (1939–44) bis in die Gegenwart verfolgte.[2] Natürlich konnten die Wissenschaftler, die diese Studie planten, nicht voraussehen, dass die meisten ihrer Probanden im Zweiten Weltkrieg kämpfen würden. Die Männer wurden 1945/1946 gründlich über ihre Kriegserlebnisse befragt und dann 1989/1990 noch einmal interviewt. Viereinhalb Jahrzehnte nach dem ersten Interview stellten die meisten die Erlebnisse, über die sie in der Befragung nach dem Krieg berichtet hatten, völlig anders dar: Nach der langen Zeitspanne hatten die Kriegserlebnisse für sie ihre stark negative emotionale Qualität verloren. Im Gegensatz dazu hatten Traumatisierte unter ihnen, die später eine PTBS entwickelt hatten, ihre Erzählungen nicht modifiziert; ihre Erinnerungen waren 45 Jahre nach Kriegsende praktisch noch unverändert.

Ob wir uns an ein bestimmtes Ereignis überhaupt erinnern und wie genau unsere Erinnerungen daran sind, hängt weitgehend von dessen Bedeutung für uns persönlich und von der Stärke unserer damit verbundenen Emotionen in der ursprünglichen Situation ab. Entscheidend ist dabei die Stärke unserer Erregung. Wir alle haben Erinnerungen an bestimmte Menschen, Songs, Geräusche und Orte, die uns lange Zeit begleiten. Die meisten von uns erinnern sich noch genau daran, wo sie am Dienstag, dem 11. September 2001 waren und was sie an diesem Tag gesehen haben; doch nur wenige können sich an etwas Konkretes vom 10. September 2001 erinnern.

Die meisten Alltagserlebnisse vergessen wir sofort. Über einen normalen Arbeitstag haben wir nicht viel zu berichten, wenn wir abends nach Hause kommen. Die Aktivität unseres Geistes basiert auf Schemata oder »Landkarten« (Beschreibungen), und Ereignisse, die solchen bereits bestehenden Mustern nicht entsprechen, wecken am ehesten unser Interesse. Wenn wir eine Gehaltserhöhung bekommen oder wenn uns ein Freund eine aufregende Neuigkeit erzählt, merken wir uns die Einzelheiten des betreffenden Augenblicks zumindest eine Zeit lang. Am besten erinnern wir uns gewöhnlich an Beleidigungen und Verletzungen: Das Adrenalin, das wir ausschütten, um uns gegen empfundene Bedrohungen zur Wehr zu setzen, macht es wahrscheinlicher, dass sich solche Ereignisse in unserem Geist festsetzen. Und selbst wenn die Erinnerung an den konkreten Inhalt einer abfälligen Äußerung verblasst, bleibt unsere Abneigung gegenüber der Person, von der sie stammt, bestehen.

Wenn etwas Schreckliches passiert – beispielsweise wenn wir miterleben, wie ein Kind oder ein Freund bei einem Unfall verletzt wird –, erinnern wir uns lange sehr intensiv und weitgehend zutreffend an dieses Ereignis. James McGaugh und Kollegen haben gezeigt, dass die Erinnerung umso präziser bleibt, je mehr Adrenalin in der ursprünglichen Situation ausgeschüttet wurde.[3] Aber das trifft nur bedingt zu. Wenn wir mit einer Entsetzen verursachenden Situation konfrontiert werden – und insbesondere wenn das Entsetzen durch einen »unausweichlichen Schock« verursacht wird –, funktioniert dieser Mechanismus nicht mehr.

Natürlich ist es nicht möglich, das Geschehen in einer traumatischen Situation wissenschaftlich zu beobachten; wir können ein Trauma aber in einer Laborsituation reaktivieren, so wie es bei den in Kapitel 3 und 4 beschriebenen Gehirnscans geschah. Sobald die Erinnerungsspuren der ursprünglichen Geräusche, Bilder und Empfindungen reaktiviert werden, schaltet der Frontallappen ab, und zwar – wie wir gesehen haben – einschließlich der Region, die Gefühle in Worte umwandelt,[4] als auch derjenigen, die unser Zeit- und Ortsgefühl produziert, und des Thalamus, der die Rohdaten eintreffender Empfindungen verarbeitet. Ist dieser Punkt erreicht, übernimmt das emotionale Gehirn die Führung, das nicht der Kontrolle des Bewusstseins unterliegt und nicht verbal kommunizieren kann. Es umfasst den limbischen Bereich und den Hirnstamm und bringt die Modifikation seiner Aktivierung in Form von Veränderungen der emotionalen Erregung, der Körperphysiologie und der muskulären Aktivität zum Ausdruck. Gewöhnlich arbeiten diese beiden Erinnerungssysteme – das rationale und das emotionale – zusammen und produzieren eine integrierte Reaktion. Doch starke Erregungszustände verändern nicht nur die Balance zwischen ihnen, sondern machen auch andere Gehirnbereiche unzugänglich, die für eine adäquate Speicherung und für die Integration neu eintreffender Informationen wichtig sind, z. B. den Hippocampus und den Thalamus.[5] Dies hat zur Folge, dass die durch traumatische Erlebnisse hervorgerufenen Eindrücke nicht als kohärente logische Erzählungen organisiert werden, sondern in Form bruchstückhafter sensorischer und emotionaler Spuren: als fragmentarische Bilder, Geräusche und physische Empfindungen.[6] Julian hatte einen Mann mit vorgestreckten Armen gesehen, eine Kirchenbank, eine Treppe, ein Strip-Pokerspiel; er hatte eine Empfindung in seinem Penis gespürt und panisches Entsetzen empfunden. Aber eine zusammenhängende Erzählung konnte er nicht aus seinem Gedächtnis abrufen.

Die Geheimnisse des Traumas enthüllen

Als die Medizin gegen Ende des 19. Jahrhunderts anfing, sich gründlicher mit psychischen Problemen auseinanderzusetzen, stand das Wesen traumatischer Erinnerung im Mittelpunkt dieser Bemühungen. In Frankreich und England erschien damals eine große Zahl von Artikeln über ein Syndrom, das man *»railway spine«* nannte, eine Bezeichnung für eine psychische Nachwirkung von Eisenbahnunfällen, die unter anderem in Form von Gedächtnisverlust zum Ausdruck kam.

Die größten Fortschritte bei der Erforschung psychischer Probleme ergaben sich jedoch aus dem Studium der Hysterie, einer psychischen Störung, die mit starken Emotionsausbrüchen, Anfälligkeit für Suggestionen sowie Muskelkontraktionen und -lähmungen einherging, wobei Letztere sich nicht allein anatomisch erklären ließen.[7] Die Hysterie, die man lange für ein Leiden instabiler oder hypochondrisch veranlagter Frauen gehalten hatte (der Bezeichnung liegt das griechische Wort für »Mutterschoß« zugrunde), wurde nun zu einem Fenster, das Einblicke in die Geheimnisse des Geistes und des Körpers ermöglichte. Mit der Entdeckung, dass die Wurzel der Hysterie ein Trauma ist, und zwar speziell das Trauma eines in der Kindheit erlebten sexuellen Missbrauchs, sind die Namen einiger der größten Wegbereiter der Neurologie und Psychiatrie, darunter Jean-Martin Charcot, Pierre Janet und Sigmund Freud, verbunden.[8] Diese Pioniere bezeichneten Erinnerungen an Traumata als »pathogene Geheimnisse«[9] oder als eine Art psychischer Parasiten,[10] weil die Leidenden das Erlebte zwar nur zu gern vergessen hätten, die Erinnerung daran sich aber immer wieder in ihr Bewusstsein drängte und sie in einer sich ständig erneuernden Gegenwart existenziellen Entsetzens gefangen hielt.[11]

Das Interesse an der Hysterie war in Frankreich besonders stark, und wie so häufig war dies in der damaligen politischen Situation begründet. Jean-Martin Charcot, der weithin als Vater der Neurologie angesehen wird und dessen Schüler, unter anderem Gilles de la Tourette, den zahlreichen neurologischen Erkrankungen ihre Namen gegeben haben, war auch politisch aktiv. Nachdem Napoleon III. im Jahre 1870 zurückgetreten war, kam es zu einem Kampf zwischen den Monarchisten (den vom Klerus unterstützten Vertretern der alten Ordnung) und den Befürwortern der jungen französischen Republik, die an die Wissenschaft und die säkulare Demokratie glaubten. Nach Charcots Auffassung spielten in diesem Kampf Frauen die entscheidende Rolle, und er glaubte, seine Untersuchung über die Hysterie liefere »eine wissenschaftliche Erklärung für Phänomene wie Besessenheit von Dämonen, Zauberei, Exorzismus und religiöse Ekstase«.[12]

Charcot führte akribische Untersuchungen über die physiologischen und neurologischen Korrelate der Hysterie bei Männern und Frauen durch, bei denen stets die körperlichen Ausdrucksformen der Erinnerung und die mangelnde Fähigkeit der Betroffenen, das Erlebte sprachlich auszudrücken, im Vordergrund standen. Beispielsweise publizierte er im Jahre 1889 den Fall eines Patienten mit Namen LeLog, dessen Beine nach einem Unfall mit einer Pferdekutsche gelähmt waren. LeLog war auf den Boden gefallen und hatte das Bewusstsein verloren, doch seine Beine schienen nicht verletzt worden zu sein, und es lagen auch keine neurologischen Anzeichen für eine physische Verursachung seiner Lähmung vor. Charcot entdeckte, dass LeLog unmittelbar vor seiner Ohnmacht die Räder der Kutsche auf sich zukommen sah und dass er glauben musste, er werde überrollt. Er schrieb: »Der Patient … hat keine Erinnerung an den Vorfall … Fragen, die ihm zu diesem Punkt gestellt werden, vermag er nicht zu beantworten. Er weiß nichts oder fast nichts.«[13] Wie viele andere Patienten der Salpêtrière brachte auch LeLog sein Erlebnis in Form körperlicher Symptome zum Ausdruck: Statt sich an den Unfall zu erinnern, entwickelte er eine Lähmung der Beine.[14]

Aus meiner Sicht ist der eigentliche Held dieser Geschichte Pierre Janet, der Charcot half, ein Forschungslabor aufzubauen, dessen Arbeit sich auf die Erforschung der Hysterie konzentrierte. Im Jahre 1889, in dem auch der Eiffelturm erbaut wurde, veröffentlichte Janet die erste wissenschaftliche Abhandlung in Buchform über traumatischen Stress: *L'automatisme psychologique*.[15] Er vertrat darin die

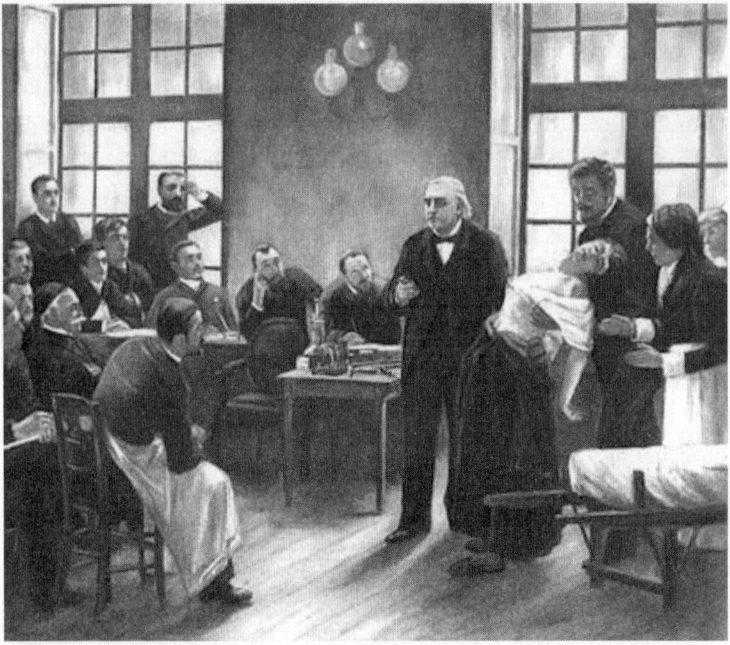

Jean-Martin Charcot präsentiert den Fall einer Patientin mit Hysterie. Charcot verwandelte die Salpêtrière, ein altes Asyl für die Armen von Paris, in ein modernes Krankenhaus. Man beachte die dramatische Haltung der Patientin. *Gemälde von André Brouillet.*

These, dass der Ursprung dessen, was wir heute PTBS nennen, das Erleben »starker Emotionen« oder starker emotionaler Erregung sei. Seine Abhandlung erklärte, dass Menschen nach einer Traumatisierung automatisch bestimmte mit dem Trauma zusammenhängende Handlungen, Emotionen und Empfindungen wiederholen. Und im Gegensatz zu Charcot, der sich hauptsächlich für die Messung und Dokumentation der körperlichen Symptome seiner Patienten interessierte, redete Janet unzählige Stunden lang mit ihnen, weil er so herauszufinden hoffte, was in ihrem Geist vor sich ging. Janets vorrangiges Ziel war – ebenfalls im Gegensatz zu Charcot, dessen Forschungsarbeit sich darauf konzentrierte, das Phänomen Hysterie zu verstehen –, seine Patienten zu behandeln. Deshalb habe ich mich sehr gründlich mit seinen Fallberichten beschäftigt, und so ist er zu einem meiner wichtigsten Lehrer geworden.[16]

Amnesie, Dissoziation und Reenactment

Janet hat als Erster auf den Unterschied zwischen dem »narrativen Gedächtnis« – den Geschichten, die Menschen über ihre Traumata erzählen – und der Traumaerinnerung selbst hingewiesen. Eine seiner Fallgeschichten handelt von Irène, einer jungen Frau, die stationär behandelt wurde, nachdem ihre Mutter an Tuberkulose gestorben war.[17] Irène hatte ihre Mutter viele Monate lang gepflegt und war gleichzeitig weiter einer Erwerbsarbeit nachgegangen, um ihren Vater, einen Alkoholiker, unterstützen und für die medizinische Versorgung ihrer Mutter aufkommen zu können. Als die Mutter schließlich starb, mühte sich Irène – erschöpft durch Stress und Schlafmangel – mehrere Stunden lang damit ab, die Verstorbene wiederzubeleben, indem sie nach ihrer Mutter rief und ihr Medikamente einzuflößen versuchte. Irgendwann fiel der leblose Körper der Mutter vom Bett, während Irènes betrunkener Vater bewusstlos in der Nähe lag. Selbst nach Eintreffen einer Tante, die anfing, das Begräbnis vorzubereiten, leugnete Irène den Tod der Mutter weiter. Es erwies sich als schwierig, sie zur Teilnahme an der Trauerfeier zu bewegen, und sie lachte während des ganzen Gottesdienstes. Einige Wochen danach wurde sie in die Salpêtrière gebracht, und Janet übernahm ihre Behandlung.

Abgesehen von der Amnesie, die den Tod ihrer Mutter betraf, litt Irène auch unter einem anderen Symptom: Mehrmals wöchentlich starrte sie wie in Trance ein leeres Bett an, ignorierte in dieser Zeit alle Vorgänge in ihrer Umgebung und fing an, sich um eine imaginäre Person zu kümmern. Sie reproduzierte die Einzelheiten des Todes ihrer Mutter zwar sorgfältig, konnte sich aber nicht an diese Situation erinnern.

Traumatisierte erinnern sich gleichzeitig an zu viel und an zu wenig. Einerseits hatte Irène keine bewusste Erinnerung an den Tod ihrer Mutter – sie hätte nicht berichten können, was tatsächlich geschehen war. Andererseits fühlte sie sich gezwungen, die Ereignisse anlässlich des Todes ihrer Mutter physisch auszuagieren. Janets Begriff »Automatismus« weist auf die unwillkürliche, unbewusste Natur ihrer Handlungen hin.

Janet behandelte Irène mehrere Monate lang hauptsächlich mit Hypnose. Dann fragte er sie erneut nach dem Tod ihrer Mutter. Irène fing daraufhin an zu weinen und sagte: »Erinnern Sie mich nicht an diese schrecklichen Dinge … Meine Mutter war tot und mein Vater völlig betrunken, wie immer. Ich musste mich die ganze Nacht lang um ihren toten Körper kümmern. Ich habe eine Menge dumme Dinge getan, um sie wieder zum Leben zu erwecken … Am Morgen bin ich ohnmächtig geworden.« Irène konnte nun nicht nur die Geschichte der Ereignisse erzählen, sondern sie hatte auch den Kontakt zu ihren Emotionen wiederhergestellt: »Ich fühle mich sehr traurig und alleingelassen.« Janet bezeichnete ihre Erinnerung nun als »vollständig«, weil sie mit adäquaten Gefühlen verbunden war.

Janet erkannte wichtige Unterschiede zwischen normalen und traumatischen Erinnerungen. Letztere werden durch bestimmte Trigger aktiviert. In Julians Fall hatten die anzüglichen Bemerkungen der Freundin als Trigger gewirkt; bei Irène war es ein Bett gewesen. Wird ein Element eines traumatischen Erlebnisses durch einen Trigger aktiviert, weitet sich die Aktivierung wahrscheinlich automatisch auf andere Elemente aus.

Traumatische Erinnerungen sind nicht verdichtet: Irène brauchte drei bis vier Stunden, um ihre Geschichte zu reinszenieren; doch als sie schließlich erzählen konnte, was geschehen war, brauchte sie dafür nicht einmal eine Minute. Die Trauma-Reinszenierung erfüllt keine nützliche Funktion. Normale Erinnerungen hingegen wirken adaptiv; unsere Geschichten sind flexibel, und wir können sie den jeweiligen Umständen entsprechend modifizieren. Normale Erinnerungen haben eine soziale Funktion; wir übermitteln sie in Form von Geschichten, mit denen wir einen bestimmten Zweck verfolgen: Irène wollte sich die Hilfe ihres Arztes und seinen Trost sichern; Julian wollte mich gewinnen, um seine Vorstellungen von Gerechtigkeit und Rache realisieren zu können. Traumatische Erinnerungen hingegen erfüllen keine soziale Funktion. Julians Wut auf die Bemerkung seiner Freundin erfüllte keinen positiven Zweck. Reenactments verändern sich nicht; es handelt sich stets um einsame Erlebnisse, die demütigend und entfremdend wirken.

Janet führte zur Bezeichnung der Abspaltung und Isolation von Gedächtnisspuren, die er bei seinen Patienten erkannte, den Begriff »Dissoziation« ein. Ihm war auch klar, dass die Patienten für ihre Bemühungen, diese traumatischen Erinnerungen unter Kontrolle zu behalten, einen hohen Preis bezahlten. Später schrieb er, wenn Patienten ihr traumatisches Erlebnis dissoziierten, würden sie »mit einem unüberwindbaren Hindernis unauflöslich verbunden«:[18] »Unfähig, ihre traumatischen Erinnerungen zu integrieren, scheinen sie auch die Fähigkeit zur Assimilation neuer Erlebnisse zu verlieren. Es ist, ... als wäre ihre Persönlichkeit an einem bestimmten Punkt definitiv zum Stillstand gekommen und könnte nicht mehr durch das Hinzufügen neuer Elemente erweitert werden.«[19] Er sagte voraus, wenn es diesen Patienten nicht gelinge, der abgespaltenen Elemente bewusst zu werden und sie in eine Geschichte zu integrieren, die etwas in der Vergangenheit Geschehenes, das nun vorüber sei, beschreibe, werde ihre persönliche und berufliche Funktionsfähigkeit allmählich verfallen. Dieses Phänomen konnte durch Untersuchungen in unserer Zeit verifiziert werden.[20]

Janet entdeckte, dass Menschen, die unter einer PTBS leiden, das tatsächliche traumatische Erlebnis, die Ursache der traumatischen Erinnerungen, nicht hinter sich lassen können. Dies ist ein völlig anderes Phänomen als die normale Veränderung und Verzerrung von Erinnerungen, die im Laufe der Zeit stattfindet. Dissoziation verhindert die Integration eines Traumas in das autobiografische Gedächtnis mit seinen sich ständig verändernden Inhalten, und das bedeutet im Grunde, dass durch die Traumatisierung ein duales Gedächtnissystem entsteht. Das normale Gedächtnis integriert die Elemente jedes Erlebnisses mittels eines komplexen Assoziationsprozesses in den kontinuierlichen Fluss des Selbsterlebens; man stelle sich ein dichtes, aber flexibles Netzwerk vor, in dem jedes Element auf viele andere einen subtilen Einfluss ausübt. Bei Julian jedoch waren die

Empfindungen, Gedanken und Emotionen, die sich auf das Trauma bezogen, separat als starre und kaum noch zu verstehende Fragmente gespeichert. Ist das Problem bei einer PTBS eine *Dissoziation*, muss das Behandlungsziel die *Assoziation* sein: die Integration der abgespaltenen Elemente des Traumas in die fortlaufende Erzählung des Lebens, sodass das Gehirn erkennen kann, dass »*jenes* damals war und *dies* jetzt ist.«

Die Ursprünge der »Redekur«

Die Psychoanalyse wurde auf den Stationen der Salpêtrière geboren. Im Jahre 1885 kam Freud nach Paris, um bei Charcot zu studieren, und später nannte er seinen Erstgeborenen zu Ehren Charcots Jean-Martin. Im Jahre 1893 zitierten Freud und sein Wiener Mentor Josef Breuer sowohl Charcot als auch Janet in einem brillanten Aufsatz über die Ursachen der Hysterie. »*[D]er Hysterische leidet größtenteils an Reminiszenzen*«, erklärten sie und fuhren fort, dass die betreffenden Erinnerungen nicht dem »allgemeinen Verwischen der Eindrücke, jenem Ablassen der Erinnerungen, welches wir ›vergessen‹ nennen«, unterliegen, sondern »sich in wunderbarer Frische und mit ihrer vollen Affektbetonung durch lange Zeit erhalten haben«. Auch hätten Traumatisierte keinen Einfluss darauf, wann diese Erinnerungen auftauchen: »Wir müssen aber eine weitere auffällige und späterhin verwertbare Tatsache erwähnen, dass die Kranken nicht etwa über diese Erinnerungen wie über andere ihres Lebens verfügen. Im Gegenteil, *diese Erlebnisse fehlen dem Gedächtnisse der Kranken in ihrem gewöhnlichen Zustand völlig oder sind nur höchst summarisch darin vorhanden.*«[21] (Alle Hervorhebungen in der zitierten Passage stammen von Breuer und Freud selbst.)

Breuer und Freud glaubten, traumatische Erinnerungen seien dem normalen Bewusstsein deshalb nicht zugänglich, weil entweder »die sozialen Verhältnisse eine Reaktion unmöglich machten« oder weil sie »in schweren lähmenden Affekten, wie z. B. Schreck, entstanden sind oder direkt in abnormen psychischen Zuständen«. Im Jahre 1896 erklärte Freud kühn, die ultimative Ursache der Hysterie sei immer die Verführung des Kindes durch einen Erwachsenen.[22] Doch angesichts seiner eigenen Beweise für ein geradezu epidemisches Vorkommen von sexuellem Missbrauch in den besten Familien Wiens – was, wie er selbst einmal erwähnte, sogar seinen eigenen Vater betraf – vertrat er diese Position nicht besonders lange. Daraufhin konzentrierte sich die Psychoanalyse auf unbewusste Wünsche und Fantasien, wobei Freud auch weiterhin die Realität sexuellen Missbrauchs gelegentlich erwähnte und zugestand.[23] Nachdem er durch die Schrecken des Ersten Weltkriegs mit der Realität der Kriegsneurosen konfrontiert worden war, bekräftigte er noch einmal seine Auffassung, nach der das Fehlen verbaler Erinnerungen für Traumata von zentraler Bedeutung ist und dass Menschen, die sich nicht erinnern können, wahrscheinlich ausagieren: »Er reproduziert das Erlebte nicht als Erinnerung, sondern als Aktivität; er wiederholt es, natürlich ohne zu wissen, dass er es wiederholt, und am Ende verstehen wir, dass dies seine Art des Erinnerns ist.«[24]

Das dauerhafte Erbe von Breuers und Freuds Abhandlung aus dem Jahre 1895 ist das, was wir heute »Redekur« nennen: »Wir fanden nämlich, anfangs zu unserer großen Überraschung, dass *die einzelnen hysterischen Symptome sogleich und ohne jede Wiederkehr verschwanden, wenn es uns gelungen war, die Erinnerung an den veranlassenden Vorgang zu voller Helligkeit zu erwecken, damit auch den begleitenden Affekt wachzurufen, und wenn dann der Kranke den Vorgang in möglichst ausführlicher Weise schilderte und dem Affekt Worte gab.* (Hervorhebung wie im Original) Affektloses Erinnern ist fast immer völlig wirkungslos.« (Freud 1895, S. 85)

Die beiden Autoren erklären uns, bei Ausbleiben einer »energischen Reaktion« auf das traumatische Ereignis bleibe der Affekt »mit der Erinnerung verbunden« und könne nicht entladen werden. Die Reaktion könne durch eine Aktion entladen werden – »vom Weinen bis zum Racheakt« (a. a. O., S. 87). Aber die Sprache fungiere als Ersatz für eine Aktion; mit ihrer Hilfe könne ein Affekt fast ebenso effektiv abreagiert werden. – Breuer und Freud schließen: »Es ist nun verständlich, wieso die hier von uns dargelegte Methode der Psychotherapie heilend wirkt. *Sie hebt die Wirksamkeit der ursprünglich* [d.h. zum Zeitpunkt der Traumatisierung] *nicht abreagierten Vorstellung dadurch auf, dass sie dem eingeklemmten Affekt derselben den Ablauf durch die Rede gestattet, und bringt sie zur assoziativen Korrektur, indem sie dieselbe ins normale Bewusstsein zieht.*« (a.a.O., S. 97)

Obwohl die Psychoanalyse heute eine weniger wichtige Rolle spielt, lebt die »Redekur« weiter, und viele Psychologen sind nach wie vor der Meinung, das detaillierte Erzählen der Geschichte eines Traumas helfe Menschen, ein Erlebnis dieser Art hinter sich zu lassen. Dies ist auch eine der grundlegenden Prämissen der kognitiv-behavioralen Therapie (KBT), die auf der ganzen Welt gelehrt wird.

Die diagnostischen Etiketten mögen sich verändert haben, doch immer noch kommen Patienten zu uns, die den von Charcot, Janet und Freud beschriebenen ähneln. Im Jahre 1986 habe ich zusammen mit Kollegen den Fall einer Frau beschrieben, die im Jahre 1942 im *Cocoanut-Grove*-Nachtklub in Boston als Zigarettenverkäuferin arbeitete, als der Klub abbrannte.[25] In den 1970er- und 1980er-Jahren reinszenierte diese Frau jedes Jahr auf der Newbury Street, die wenige Blocks vom ursprünglichen Standort des Klubs entfernt liegt, ihre Flucht. Deshalb war sie immer wieder mit Diagnosen wie Schizophrenie und Bipolare Störung in psychiatrische Institutionen eingewiesen worden. Im Jahre 1989 berichtete ich über einen Vietnamveteranen, der jedes Jahr an dem Tag, an dem ein Freund von ihm in Vietnam ums Leben gekommen war, einen »bewaffneten Raubüberfall« veranstaltete.[26] Er steckte dann einen Finger in seine Hosentasche, behauptete, dies sei eine Pistole, und befahl einem Ladeninhaber, seine Kasse zu leeren – wobei er dem Mann genug Zeit ließ, um die Polizei zu alarmieren. Dieser unbewusste Versuch, »Selbstmord mithilfe eines Bullen« zu begehen, endete, nachdem ein Richter den Mann zur Behandlung zu mir geschickt hatte. Nachdem er sich mit seinen Schuldgefühlen wegen des Todes seines Freundes auseinandergesetzt hatte, braucht er die Reinszenierungen nicht mehr.

Vorfälle dieser Art werfen eine wichtige Frage auf: Wie können Ärzte, Polizisten oder Sozialarbeiter erkennen, dass jemand unter traumatischem Stress leidet, solange er das Erlebte reinszeniert, statt sich daran zu erinnern? Wie können die Patienten die Ursache ihres Verhaltens selbst erkennen? Wenn ihre Vorgeschichte nicht bekannt ist, werden sie eher als verrückt eingestuft oder als Kriminelle bestraft, statt dass man ihnen hilft, ihre Vergangenheit zu integrieren.

Traumatische Erinnerungen auf dem Prüfstand

Mindestens zwei Dutzend Männer hatten erklärt, sie seien von Paul Shanley sexuell belästigt worden, und viele von ihnen ließen sich auf einen außergerichtlichen Vergleich mit der Erzdiözese Boston ein. Julian wurde in Shanleys Prozess als einziges Opfer als Zeuge vorgeladen. Im Februar 2005 wurde der ehemalige Priester in zwei Fällen für schuldig befunden, ein Kind vergewaltigt zu haben, und in zwei Fällen wurde ihm ein Angriff auf ein Kind und Körperverletzung zur Last gelegt. Er wurde zu zwölf bis fünfzehn Jahren Gefängnis verurteilt.

Im Jahre 2007 beantragte Shanleys Anwalt, Robert F. Shaw jr., ein Wiederaufnahmeverfahren, wobei er Shanleys Verurteilung als Fehlurteil bezeichnete. Er argumentierte, dass die Möglichkeit der Existenz »unterdrückter Erinnerungen« von Wissenschaftlern nicht generell anerkannt werde, weshalb das Urteil gegen Shanley aus wissenschaftlicher Sicht nicht haltbar sei, zumal man die Frage der wissenschaftlichen Vertretbarkeit unterdrückter Erinnerungen vor dem Urteil nicht intensiv genug recherchiert habe. Der Revisionsantrag wurde vom ursprünglichen Richter zurückgewiesen, aber zwei Jahre später kam es zu einer Wiederaufnahme des Verfahrens durch den *Supreme Judicial Court of Massachusetts.* Fast hundert führende Psychiater und Psychologen aus den Vereinigten Staaten und acht anderen Ländern unterzeichneten eine *Amicus-Curiae*-Stellungnahme des Inhalts, man habe die Existenz »unterdrückter Erinnerungen« nie nachweisen können und möge sie deshalb als Beweis vor Gericht nicht gelten lassen. Am 10. Januar 2010 jedoch bestätigte das Gericht Shanleys Urteil einstimmig mit folgender Begründung: »Der Feststellung des Richters, der Mangel an wissenschaftlichen Belegen mache die Theorie, dass ein Mensch eine dissoziative Amnesie erleben könne, nicht unglaubwürdig, wurde im Urteil Rechnung getragen … Von einem Missbrauch des Ermessens bei der Zulassung von Expertenzeugnissen bezüglich der Frage des Vorliegens einer dissoziativen Amnesie kann keine Rede sein.«

Auch im nächsten Kapitel werde ich mich mit Erinnerung und Vergessen befassen sowie damit, wie sich die Debatte über unterdrückte Erinnerungen, die mit Freud begann und die noch immer nicht abgeschlossen ist, weiterentwickelt hat.

12 | DIE UNERTRÄGLICHE SCHWERE DES ERINNERNS

> Unsere Körper sind die Texte, die Erinnerungen befördern, und deshalb ist Erinnern nicht weniger als eine Reinkarnation.
>
> KATIE CANNON

Das wissenschaftliche Interesse an Traumata war in den letzten 150 Jahren starken Schwankungen unterworfen. Charcots Tod 1893 und Freuds Verlagerung seines Hauptinteresses auf innere Konflikte, Abwehrmechanismen und Triebe als Wurzeln psychischen Leidens entsprachen einem Trend des damaligen medizinischen Mainstreams, der das Interesse an der Traumathematik verloren hatte. Die Psychoanalyse wurde schnell sehr populär. 1911 klagte der Bostoner Psychiater Morton Prince, der bei William James und Pierre Janet studiert hatte, diejenigen, die sich für die Nachwirkungen von Traumata interessierten, seien wie »Venusmuscheln, die im Hafen von Boston von der Flut angespült werden«.

Doch das Interesse an Traumata erlahmte nur für wenige Jahre, weil der Ausbruch des Ersten Weltkriegs 1914 Medizin und Psychologie erneut mit Hunderttausenden von Männern mit merkwürdigen psychischen Symptomen, unerklärlichen körperlichen Störungen und Erinnerungsverlusten konfrontierte. Die damals neue Technik der »bewegten Bilder« ermöglichte es, diese Soldaten zu filmen, und heutzutage können wir auf YouTube ihre bizarren Körperhaltungen, ihre merkwürdigen verbalen Äußerungen, ihren entsetzten Gesichtsausdruck und ihre Tics betrachten – den körperlichen bzw. verkörperten Ausdruck ihrer Traumata: eine Erinnerung, die gleichzeitig in Form von inneren Bildern und Worten in den Geist und in den Körper eingeschrieben wird.[1]

Zu Beginn des Ersten Weltkriegs entwickelten die Briten die Diagnose »Granatschock« *(shell shock)*, die Kriegsveteranen zum Bezug einer Erwerbsunfähigkeitsrente berechtigte. Eine Diagnose ähnlichen Inhalts war »Neurasthenie«, doch wenn sie gestellt wurde, erhielten die Betroffenen weder eine Behandlung noch eine Rente. Es blieb völlig dem Gutdünken des behandelnden Arztes überlassen, welche dieser beiden Diagnosen ein Soldat erhielt.[2]

Mehr als eine Million britischer Soldaten war im Ersten Weltkrieg zu jeder Zeit an der Westfront im Einsatz. Allein in den ersten Stunden des 1. Juli 1916 in der Somme-Schlacht hatte die britische Armee den Ausfall von 57 470 Kämpfern zu beklagen, von denen 19 240 starben. Dies war der blutigste Tag in der Geschichte des Ersten Weltkriegs. Der Historiker John Keegan schreibt über ihren Befehlshaber, Field Marshal Douglas Haig, dessen Statue heute Whitehall in London, einst Zentrum des Britischen Empire, überragt, dass »in dessen öffentlichem Auftreten und privaten Tagebüchern keinerlei Teilnahme am menschlichen Leiden sichtbar wurde oder wird« (S. 404). An der Somme »war aufgrund seiner Einsatzbefehle die Blüte der britischen Jugend getötet und verstümmelt worden«.[3]

Im weiteren Verlauf des Krieges beeinträchtigte das Phänomen Granatschock die Kampfkraft der Truppen immer stärker. Mit dem Dilemma konfrontiert, einerseits das Leiden der Soldaten ernst zu nehmen und andererseits den Sieg über die Deutschen anzustreben, erließ der britische Generalstab im Juni 1917 die *General Routine Order Number 2384*, in der es hieß: »Unter keinen Umständen, welcher Art sie auch sein mögen, wird der Ausdruck ›Granatschock‹ fortan mündlich oder schriftlich in irgendeiner Verlustmeldung, ob von einem Regiment oder von einer anderen Einheit, und auch in keinem Lazarettbericht und keinem anderen ärztlichen Dokument erwähnt.« Alle Soldaten mit psychischen Problemen sollten ein und dieselbe Diagnose erhalten: »NYDN« *(Not Yet Diagnosed, Nervous)*.[4] Im November 1917 untersagte der Generalstab Charles Samuel Myers, der vier Lazarette für verwundete Soldaten leitete, die Veröffentlichung eines Aufsatzes über Granatschock im *British Medical Journal*. Die Deutschen gingen mit diesem Problem noch rigoroser um, indem sie den Granatschockopfern einen Charaktermangel unterstellten, den sie mit verschiedenen besonders schmerzhaften Behandlungsmethoden bekämpften, unter anderem mit Elektroschocks.

Im Jahre 1922 veröffentlichte die britische Regierung den *Southborough Report*, der zum Ziel hatte, die Diagnose Granatschock in möglichen zukünftigen Kriegen völlig zu unterbinden und allen zukünftigen Entschädigungsansprüchen die Grundlage zu entziehen. Der Bericht empfahl die vollständige Tilgung des Begriffs Granatschock aus der offiziellen Nomenklatur und beharrte darauf, dass Fälle dieser Art weder »als Kriegsfolge noch als Krankheiten eingestuft werden sollten«.[5] Der offiziellen Sicht gemäß konnten gut ausgebildete und richtig geführte Soldaten nicht unter Granatschock leiden, weshalb diejenigen, die sich diese Störung zugezogen hatten, undiszipliniert und unkooperativ sein mussten. Zwar hielt die politische Auseinandersetzung über die Legitimität der Granatschock-Diagnose noch einige Jahre an, doch verschwanden Berichte darüber, wie man dieses Problem am besten behandeln könnte, allmählich aus der wissenschaftlichen Literatur.[6]

Auch in den Vereinigten Staaten war das Schicksal der Veteranen alles andere als unproblematisch. Als sie 1918 von den Schlachtfeldern in Frankreich und Flandern zurückgekehrt waren, hatte man sie als Nationalhelden gefeiert und willkommen geheißen, genauso wie man es mit den Soldaten zu tun pflegt, die heutzutage aus dem Irak und aus Afghanistan zurückkehren. Im Jahre 1924 beschloss der amerikanische Kongress, den Veteranen eine Prämie von 1,25 Dollar für jeden Tag, den sie in Europa im Krieg verbracht hatten, zu gewähren, deren Auszahlung allerdings bis nach 1945 aufgeschoben wurde.

Die USA befanden sich 1932 mitten in der Großen Depression, und im Mai jenes Jahres kampierten ca. 15 000 arbeitslose und mittellose Veteranen auf der National Mall in Washington D. C., um die sofortige Auszahlung ihrer Kriegsboni durchzusetzen. Der Senat lehnte ein Gesetz zur Erhöhung der Auszahlung mit 62 zu 18 Stimmen ab. Einen Monat später gab Präsident Hoover der Armee den Befehl, das Veteranencamp aufzulösen. Der Stabschef der Armee, General Douglas MacArthur, leitete diesen Einsatz, unterstützt von sechs Panzern.

Major Dwight D. Eisenhower war Verbindungsoffizier zur Polizei von Washington, und Major George Patton war für die Kavallerie zuständig. Soldaten mit aufgepflanzten Bajonetten griffen an und warfen Tränengas in die Menge der Veteranen. Am nächsten Morgen war die Mall verlassen, und das Camp stand in Flammen.[7] Die Veteranen haben die versprochenen Entschädigungen nie erhalten.

Während Politiker und Ärzte den heimkehrenden Soldaten den Rücken zuwandten, wurden die Schrecken des Krieges in der Literatur und in der bildenden Kunst anschaulich dokumentiert. In dem Roman *Im Westen nichts Neues*[8] von Erich Maria Remarque, einem deutschen Schriftsteller, in dem das Leben der Soldaten an der Front geschildert wird, spricht der Protagonist, Paul Bäumer, für eine ganze Generation: »Heute merke ich, dass ich, ohne es zu wissen, zermürbter geworden bin. Ich finde mich hier nicht mehr zurecht, es ist eine fremde Welt … Am liebsten bin ich allein, da stört mich keiner … Sie reden mir zu viel. Sie haben Sorgen, Ziele, Wünsche, die ich nicht so auffassen kann wie sie.«[9] Dieser 1929 veröffentlichte Roman wurde sofort zum internationalen Bestseller und in 25 Sprachen übersetzt. Die Filmversion, die in Hollywood produziert wurde, gewann im Jahre 1930 einen Oscar.

Als dann einige Jahre später Hitler an die Macht kam, zählte *Im Westen nichts Neues* zu den ersten »degenerierten« Büchern, die von den Nationalsozialisten auf dem Platz vor der Humboldt-Universität in Berlin verbrannt wurden.[10] Offenbar sahen sie es als bedrohlich an, sich zu vergegenwärtigen, wie verheerend sich ein Krieg auf den Geist der kämpfenden Soldaten auswirkt, und sie fürchteten, dies könne sich auf ihr Vorhaben, einen neuen Krieg zu initiieren, verheerend auswirken.

Durch das Leugnen der Folgen eines Traumas kann das soziale Gefüge einer Gesellschaft sehr stark geschädigt werden. Die Weigerung, sich mit den durch den Krieg verursachten Schädigungen auseinanderzusetzen, und Intoleranz gegenüber »Schwäche« spielte in den 1930er-Jahren beim Aufstieg des Faschismus und Militarismus auf der ganzen Welt eine wichtige Rolle. Die im Versailler Vertrag festgelegten erdrückenden Reparationsforderungen demütigten das ohnehin am Boden liegende Deutschland noch mehr. Und die deutsche Gesellschaft ging mit ihren traumatisierten Kriegsveteranen meist mitleidslos um; man behandelte sie wie minderwertige Kreaturen. Die zunehmende Demütigung Machtloser schuf die Voraussetzung für die völlige Entwertung der Menschenrechte in der Zeit des Naziregimes – die moralische Rechtfertigung für die Starken, die Schwachen zu überwältigen – und damit die Grundlage für den folgenden Krieg.

Das neue Gesicht des Traumas

Der Ausbruch des Zweiten Weltkriegs veranlasste Charles Samuel Myers und den amerikanischen Psychiater Abram Kardiner, Berichte über ihre Arbeit mit Soldaten und Veteranen des Ersten Weltkriegs zu veröffentlichen. Die beiden Bücher *Shell Shock in France 1914–1918* (1940)[11] und *The Traumatic Neuroses of War* (1941)[12] dienten Psychiatern als Anleitung für die Behandlung der an dem neuen Krieg beteiligten Soldaten, die unter »Kriegsneurosen« litten. Das Engagement der USA in diesem Krieg war gewaltig, und die Fortschritte der Frontpsychiatrie spiegelten dies. Auf YouTube ist ein weiteres »Fenster in die Vergangenheit« zu finden: John Hustons Dokumentarfilm *Let There Be Light* (1946) zeigt, wie damals Kriegsneurosen hauptsächlich behandelt wurden: mit Hypnose.[13]

Hustons Film entstand, als der Regisseur im *Army Signal Corps* diente. Die Ärzte treten darin noch sehr patriarchalisch auf, und die Patienten sind noch erschrockene junge Männer. Ihre Traumata unterscheiden sich von denjenigen der Teilnehmer des Ersten Weltkriegs: Diese schlugen um sich, hatten Gesichts-Tics und brachen mit paralysiertem Körper zusammen, wohingegen die Generation, die im Zweiten Weltkrieg diente, sprach und sich duckte. Trotzdem zeigt der Körper dieser Männer, dass er nicht vergisst: Sie leiden unter Magenbeschwerden, ihr Herz rast, und sie bekommen Panikattacken. Doch das Trauma wirkte nicht nur auf ihren Körper. Der durch Hypnose induzierte Trancezustand ermöglichte ihnen, Worte für Dinge zu finden, an die sich zu erinnern sie sich gefürchtet hatten: an ihr Entsetzen, ihre Überlebendenschuldgefühle und ihre Loyalitätskonflikte. Mich verblüffte auch, dass diese Soldaten ihre Wut und Feindseligkeit viel besser unter Kontrolle behielten als die jüngeren Veteranen, mit denen ich gearbeitet hatte. Die Kultur wirkt sich auf den Ausdruck von traumatischem Stress aus.

Die feministische Theoretikerin Germaine Greer schrieb über die Behandlung der PTBS ihres Vaters nach dem Zweiten Weltkrieg: »Wenn [die Militärärzte] Männer untersuchten, bei denen schwere Störungen aufgetreten waren, suchten sie die Ursachen dieser Probleme fast immer in den Vorkriegserlebnissen der Patienten, wodurch diesen Kranken von vornherein abgesprochen wurde, erstklassige Kämpfer gewesen zu sein … Das Militär verbreitete gezielt die Auffassung, dass nicht der Krieg die Männer krank mache, sondern dass kranke Männer nicht für den Kampf geeignet seien.«[14] Es ist kaum anzunehmen, dass die Ärzte Germaine Greers Vater in irgendeiner Weise haben helfen können, aber die Bemühungen seiner Tochter, sein Leiden zu verstehen, halfen ihr, sich mit allen hässlichen Facetten sexueller Dominanz auseinanderzusetzen, wie sie in Form von Vergewaltigungen, Inzest und häuslicher Gewalt zum Ausdruck kommen.

Als ich für die *Veterans Administration* arbeitete, verblüffte mich, dass die meisten Patienten, die in unsere psychiatrische Ambulanz kamen, junge, erst kürzlich aus dem Armeedienst entlassene Vietnamveteranen waren, wohingegen sich auf den Fluren und in den Aufzügen, die zu den medizinischen Abteilungen der Einrichtung führten, alte Männer drängten. Durch diesen krassen Gegensatz neugierig geworden, führte ich eine Umfrage unter Veteranen des Zweiten Weltkriegs durch, die 1983 die medizinische Betreuung der VA in Anspruch nahmen. Bei den meisten zeigten meine Bewertungsskalen positive Werte für das Bestehen einer PTBS, obwohl sie auf physische Erkrankungen statt auf psychische Probleme hin behandelt wurden. Diese Veteranen kommunizierten ihr Leiden in Form von Magenkrämpfen und Brustschmerzen statt in Form von Albträumen oder Wutgefühlen, unter denen sie allerdings, wie meine Untersuchung zeigte, ebenfalls litten. Ärzte beeinflussen, wie ihre Patienten ihr Leiden mitteilen: Wenn ein Patient über entsetzliche Albträume klagt und sein Arzt daraufhin eine Röntgenaufnahme des Brustbereichs anordnet, wird dem Patienten schnell klar, dass er eine bessere Betreuung erhalten wird, wenn er sich auf seine körperlichen Gebrechen konzentriert. Ebenso wie meine Verwandten, die im Zweiten Weltkrieg kämpften oder in Gefangenschaft gerieten, waren auch diese Männer meist extrem unwillig, über ihre Erlebnisse zu berichten. Mein Eindruck war, dass sich weder die Ärzte noch ihre Patienten noch einmal mit dem Krieg auseinandersetzen wollten.

Doch sowohl die militärischen als auch die zivilen Führungspersönlichkeiten zogen aus dem Zweiten Weltkrieg wichtige Lehren, die der Generation des Ersten Weltkriegs noch nicht klar gewesen waren. Nach dem Sieg über Nazi-Deutschland und Japan unterstützten die Vereinigten Staaten den Wiederaufbau Europas mithilfe des Marshallplans, der die ökonomische Grundlage für die relativ friedlichen nächsten fünfzig Jahre schuf. Im eigenen Land ermöglichte das GI-Gesetz Millionen amerikanischer Veteranen eine Ausbildung und den Kauf eines Hauses mithilfe spezieller Hypotheken, was sowohl das allgemeine ökonomische Wohl als auch die Entstehung einer großen und gut ausgebildeten ökonomischen Mittelklasse förderte. Das Militär übernahm auch hinsichtlich der Integration und Gleichstellung der verschiedenen Ethnien eine Vorbildfunktion. Die VA baute im ganzen Land Institutionen auf, die Kriegsveteranen helfen sollten, ihre Gesundheit zu erhalten. Doch trotz all dieser Bemühungen um das Wohl der aus dem Kampf zurückgekehrten Veteranen blieben die psychischen Narben des Krieges unerkannt, und die traumabasierten Neurosen verschwanden völlig aus der offiziellen psychiatrischen Nomenklatur. Die letzte wissenschaftliche Abhandlung über Kriegstraumata nach dem Zweiten Weltkrieg erschien im Jahre 1947.[15]

Die Wiederentdeckung des Traumas

Wie ich bereits erwähnte, gab es zu der Zeit, als ich mit Vietnamveteranen zu arbeiten anfing, in der Bibliothek der VA kein einziges Buch über Kriegstraumata. Der Vietnamkrieg jedoch inspirierte zu zahlreichen Untersuchungen, zur Gründung wissenschaftlicher Organisationen und zur Aufnahme einer Traumadiagnose, der PTBS, in die Fachliteratur. Zur gleichen Zeit entwickelte auch die Öffentlichkeit zunehmend Interesse an Traumata.

Im Jahre 1974 hieß es im *Comprehensive Textbook of Psychiatry* von Freedman und Kaplan: »Inzest kommt extrem selten vor, nämlich höchstens einmal bei 1,1 Millionen Menschen.«[16] Wie wir schon aus Kapitel 2 wissen, wird in diesem anerkannten Lehrbuch der Psychiatrie anschließend auch noch auf die angeblich positiven Auswirkungen von Inzest hingewiesen: »Solche inzestuösen Aktivitäten verringern bei den Betroffenen die Gefahr der Erkrankung an einer Psychose, und sie ermöglichen ihnen eine bessere Anpassung an die Außenwelt … Den meisten geht es infolge des Erlebten nicht schlechter.«

Wie verfehlt diese Äußerungen waren, wurde klar, als vor dem Hintergrund eines zunehmenden Gewahrseins der Traumatisierung vieler in die Heimat zurückkehrender Vietnamveteranen die neu entstehende feministische Bewegung Zehntausende von Menschen, die in ihrer Kindheit sexuell missbraucht worden waren, unter häuslicher Gewalt gelitten hatten oder vergewaltigt worden waren, dazu ermutigte, ihre Erlebnisse öffentlich zu machen. In der Folge dieser Initiative entstanden viele bewusstseinsfördernde Gruppen und Überlebendengruppen, und es erschienen zahlreiche populäre Bücher zu dieser Thematik, unter anderem von Ellen Bass *The Courage to Heal (Trotz allem – Wege zur Selbstheilung für sexuell missbrauchte Frauen)* (1988, dt. 1990), ein sehr erfolgreiches Selbsthilfebuch für Frauen, die Inzest erlebt haben, und von Judith Herman *Trauma and Recovery (Die Narben der Gewalt)* (1992, dt. 1998), in denen die Möglichkeiten der Behandlung von Nachwirkungen solcher Erlebnisse sehr detailliert beschrieben wurden.

Misstrauisch aufgrund meiner Kenntnis der Vorgeschichte fragte ich mich, ob uns hinsichtlich der Anerkennung der Realität von Traumata erneut ein Rückschlag wie jene der Jahre 1895, 1917 und 1947 erwartete. Diese Befürchtung erwies sich als berechtigt, denn seit Beginn der 1990er-Jahre häuften sich in der Presse in den USA wie in

Europa Artikel über das sogenannte *False Memory Syndrome*, demzufolge Patienten mit psychischen Störungen falsche Erinnerungen über sexuellen Missbrauch »fabrizierten«, von denen sie behaupteten, diese seien ihnen viele Jahre lang nicht zugänglich gewesen, bis sie sich nun wieder daran erinnert hätten.

Auffällig an diesen Zeitungsartikeln war, mit welcher Bestimmtheit sie konstatierten, es gebe keinerlei Beweise dafür, dass Menschen sich an Traumata anders erinnerten als an andere Ereignisse. Ich kann mich noch sehr genau an den Telefonanruf eines bekannten Wochenmagazins aus London erinnern, in dem mir mitgeteilt wurde, man plane für die nächste Ausgabe einen Artikel über traumatische Erinnerungen, und ich gefragt wurde, ob ich etwas zu dieser Thematik zu sagen hätte. Ich war sehr erfreut über dieses Interesse und erklärte, der Verlust traumatischer Erinnerungen sei erstmals in England vor mehr als einem Jahrhundert untersucht worden. Ich erwähnte die Arbeit von John Eric Erichsen und Frederic Myers über Eisenbahnunfälle in den 1860er- und 1870er-Jahren und die ausgiebigen Untersuchungen von Charles Samuel Myers und W. H. R. Rivers über Störungen der Erinnerungsfähigkeit bei Soldaten des Ersten Weltkriegs. Außerdem empfahl ich den Journalisten, sich einen in der Zeitschrift *The Lancet* im Jahre 1944 publizierten Artikel anzuschauen, in dem die Nachwirkungen der Rettung der gesamten britischen Armee vom Strand bei Dünkirchen im Jahre 1940 beschrieben wurden. Mehr als zehn Prozent der Soldaten, die an dieser Untersuchung teilgenommen hatten, hatten nach der Evakuierung unter starkem Erinnerungsverlust gelitten.[17] In der nächsten Ausgabe erklärte das Magazin seinen Lesern, es gebe keinerlei Beweise dafür, dass Menschen nach traumatischen Erlebnissen manchmal jede Erinnerung an das Erlebte verlören.

Das Phänomen der verzögerten Erinnerung an erlebte Traumata war nicht besonders umstritten gewesen, als Myers und Kardiner es in ihren Büchern über Kriegsneurosen im Ersten Weltkrieg erstmals beschrieben hatten, als nach der Evakuierung der britischen Armee aus Dünkirchen Erinnerungsverluste beobachtet worden waren und als ich über Vietnamveteranen und die Überlebende des Feuers im

Cocoanut-Grove-Nachtklub geschrieben hatte. Doch als dann in den 1980er- und 1990er-Jahren ähnliche Gedächtnisprobleme bei Frauen und Kindern in Zusammenhang mit häuslicher Gewalt dokumentiert wurden, gelangte die Thematik aus dem Bereich der Wissenschaft in den der Politik und der Rechtsprechung, weil die Opfer sich juristisch gegen die mutmaßlichen Täter zur Wehr zu setzen begannen. Dies wiederum wurde zum Startsignal für die Aufdeckung der Pädophilenskandale in der katholischen Kirche, die dazu führten, dass in den USA und später auch in Europa und Australien Experten für Gedächtnisfragen vor Gericht mit gegensätzlichen Gutachten gegeneinander zum Kampf antraten.

Von der Kirche beauftragte Experten behaupteten, Erinnerungen an sexuellen Missbrauch in der Kindheit seien bestenfalls unzuverlässig, und die von angeblichen Opfern vorgetragenen Behauptungen beruhten eher auf falschen Erinnerungen, die den Klägern von übertrieben mitfühlenden, gutgläubigen oder eigene Ziele verfolgenden Therapeuten eingeredet worden seien. In dieser Zeit untersuchte ich mehr als fünfzig Erwachsene, die sich wie Julian daran erinnerten, von Priestern missbraucht worden zu sein. In etwa der Hälfte der Fälle wurden ihre Aussagen vor Gericht nicht anerkannt.

Die Wissenschaft von den unterdrückten Erinnerungen

Tatsächlich wurden im Laufe von mehr als einem Jahrhundert buchstäblich Hunderte von wissenschaftlichen Abhandlungen über die Unterdrückung traumatischer Erinnerungen und deren Wiederauftauchen nach Jahrzehnten publiziert.[18] Gedächtnisverluste wurden dokumentiert bei Menschen, die Naturkatastrophen, Unfälle, Kriegstraumata, Entführungen, Folter, Konzentrationslager sowie körperliche Misshandlungen und sexuellen Missbrauch erlebt hatten. Zu einem Verlust sämtlicher Erinnerungen kommt es am häufigsten nach sexuellem Missbrauch in der Kindheit, wobei die Häufigkeit je nach Untersuchung mit einer Spannweite von 19 bis 38 Prozent angegeben wird.[19] Dieses Phänomen ist nicht sonderlich umstritten. Schon im DSM-III, das im Jahre 1980 erschien, wurde der Verlust von Erinnerungen bei traumatischen Erlebnissen in den diagnostischen Kriterien für dissoziative Amnesie aufgeführt: »eine Unfähigkeit, sich an wichtige persönliche Informationen zu erinnern, gewöhnlich traumatischer oder belastender Natur, die zu umfassend ist, als dass man sie mit normaler Vergesslichkeit erklären könnte«. Erinnerungsverlust war außerdem seit der Einführung der Diagnose eines der Kriterien für das Vorliegen einer PTBS.

Eine der interessantesten Untersuchungen über unterdrückte Erinnerungen führte Dr. Linda Meyer Williams durch; sie begann damit in den 1970er-Jahren als graduierte Studentin der Soziologie an der *University of Pennsylvania.* Williams befragte 206 Mädchen im Alter zwischen zehn und zwölf Jahren, die nach einem Erlebnis sexuellen Missbrauchs in einer Notaufnahme behandelt worden waren. Die Laboruntersuchungen und die Aufzeichnungen von Interviews mit den Kindern und ihren Eltern wurden in den Krankenakten der Klinik, in der die Mädchen behandelt worden waren, aufbewahrt. Siebzehn Jahre später gelang es Williams, 136 dieser inzwischen erwachsenen »Kinder« wiederzufinden und mit ihnen umfangreiche Follow-up-Interviews durchzuführen.[20] Mehr als ein Drittel der Frauen (38 Prozent) konnte sich an den Missbrauch, der in der Krankenakte eindeutig dokumentiert worden war, nicht mehr erinnern; doch nur 15 Frauen (12 Prozent) erklärten, sie seien als Kinder nie missbraucht worden. Mehr als zwei Drittel (68 Prozent) berichteten über weitere Vorfälle von sexuellem Missbrauch in der Kindheit. Frauen, die zum Zeitpunkt des Vorfalls jünger gewesen waren, und diejenigen, die von einem Menschen, den sie kannten, missbraucht worden waren, hatten das Missbrauchserlebnis häufiger vergessen als die anderen.

Diese Studie beschäftigte sich auch mit der Zuverlässigkeit wieder zugänglich gewordener Erinnerungen. Eine von zehn Frauen (16 Prozent derjenigen, die sich an das Missbrauchserlebnis erinnern konnten) berichtete, sie hätte das Erlebte in der Vergangenheit eine Zeit lang vergessen, sich aber später wieder daran erinnert. Verglichen mit den Frauen, die sich zu jeder Zeit an ihr traumatisches Erlebnis hatten erinnern können, waren diejenigen, die dieses eine Zeit lang vergessen hatten, zum Zeitpunkt des Missbrauchs jünger gewesen und waren von ihren Müttern eher nicht unterstützt worden. Williams stellte auch fest, dass die wieder zugänglich gemachten Erinnerungen fast genauso akkurat waren wie die nie vergessenen: Alle Erinnerungen der Untersuchungsteilnehmerinnen trafen hinsichtlich der zentralen Tatsachen zu, aber keine ihrer Geschichten bestätigte in jeder Hinsicht genau die in der Krankenakte dokumentierten Einzelheiten.[21]

Die Erkenntnisse von Williams werden durch neuere neurowissenschaftliche Forschungsergebnisse bestätigt, denen zufolge wieder zugänglich gemachte Erinnerungen in der Regel verändert in die Gedächtnisspeicher zurückgeschrieben werden.[22] Solange eine Erinnerung unzugänglich ist, kann der Geist sie nicht verändern. Doch sobald eine Geschichte erzählt wird – und insbesondere wenn dies wiederholt geschieht –, verändert sie sich – der Vorgang des Erzählens selbst verändert die Geschichte. Der Geist kann nicht anders, als aus dem, was er weiß, einen Sinnzusammenhang zu entwickeln, und der Sinn, den wir unserem Leben zuschreiben, verändert, wie und an was wir uns erinnern.

Angesichts der zahlreichen Beweise dafür, dass Traumata vergessen werden und Jahre später wiedererinnert werden können, müssen wir uns fragen, warum fast hundert angesehene Gedächtnisforscher aus verschiedenen Ländern das Gewicht ihrer Reputation dafür einsetzen, Father Shanleys Verurteilung zu verhindern, indem sie behaupten, das Phänomen »unterdrückter Erinnerungen« basiere auf *»junk science«*. Weil der Verlust von Erinnerungen und die verzögerte Erinnerung an traumatische Erlebnisse nie in einem wissenschaftlichen Laboratorium dokumentiert worden war, leugneten einige kognitive Wissenschaftler hartnäckig, dass diese Phänomene überhaupt existierten[23] oder dass wieder zugänglich gemachte traumatische Erinnerungen zutreffen könnten.[24] Aber das, womit Ärzte in Notaufnahmen, auf den Stationen psychiatrischer Krankenhäuser und auf Schlachtfeldern konfrontiert werden, unterscheidet sich natürlich zwangsläufig stark von dem, was Wissenschaftler in ihren sicheren und gut organisierten Laboratorien beobachten.

Schauen wir uns beispielsweise das berühmte »*Lost in the mall*«-Experiment an. Psychologische Forscher haben gezeigt, dass man Menschen Erinnerungen an Ereignisse, die nie stattgefunden haben, relativ leicht »einpflanzen« kann, beispielsweise dass jemand als Kind in einem großen Einkaufszentrum plötzlich ohne seine Eltern dastand.[25] Etwa 25 Prozent der Teilnehmer solcher Studien »erinnern« sich später daran, dass sie in dieser Situation große Angst gehabt hätten, und sie ergänzen sogar Details, die ihnen niemand »eingepflanzt« hatte. Solche falschen Erinnerungen sind allerdings nicht mit dem viszeralen Entsetzen verbunden, das ein Kind in solch einer Situation tatsächlich erleben würde.

Eine andere Art von Untersuchungen hat die Unzuverlässigkeit der Angaben von Augenzeugen dokumentiert. Dabei wurde den Teilnehmern beispielsweise ein Video von einem auf einer Straße fahrenden Auto vorgeführt, und anschließend wurden sie gefragt, ob sie ein Stoppzeichen oder eine Ampel gesehen hätten; und Kinder fragte man beispielsweise, wie ein männlicher Besucher ihrer Schulklasse gekleidet gewesen sei. Andere Experimente mit Augenzeugen demonstrierten, dass Fragen, die Zeugen gestellt wurden, das, woran sie sich zu erinnern behaupteten, verändern konnten. Diese Untersuchungen waren insofern sehr wertvoll, als sie viele bei der Polizei und vor Gericht üblichen Praktiken infrage stellten; doch bezogen auf traumatische Erinnerungen haben sie wenig Bedeutung.

Das Grundproblem ist: Ereignisse, die in einem Laboratorium stattfinden, kann man nicht mit den Bedingungen vergleichen, unter denen traumatische Erinnerungen entstehen. Das Entsetzen und die Hilflosigkeit, die Menschen in Zusammenhang mit einer PTBS erleben, lassen sich einfach nicht neu in einen Kontext »einpflanzen«. Wir können die Wirkungen existierender Traumata in einem Laboratorium untersuchen, so wie wir es in unseren skriptbasierten Imaging-Studien über Flashbacks getan haben, aber die ursprüngliche Prägung des Traumas kann dort nicht dokumentiert werden. Dr. Roger Pitman führte an der *Harvard University* eine Studie durch, in der er College-Studenten den Film *Faces of Death* (dt. *Gesichter des Todes*) vorführte, der Wochenschaumaterial über gewaltsame Todesfälle und Exekutionen enthielt. Dieser zwischenzeitlich immer wieder verbotene Film ist so extrem, dass ein institutionelles Kontrollgremium seine Vorführung mit gewissen Einschränkungen gerade noch erlaubte, doch er rief bei Pitmans normalen Untersuchungsteilnehmern keine PTBS-Symptome hervor. Will man traumatische Erinnerungen studieren, muss man sich mit den Erinnerungen von Menschen befassen, die tatsächlich traumatisiert wurden.

Interessant ist, dass die Kontroverse wegen »falscher Erinnerungen« in dem Moment abflaute, als die Begeisterung angesichts dieser Thematik und die Möglichkeit, durch gerichtliche Gutachten davon zu profitieren, deutlich nachließen. Danach blieb es wieder einzig und allein den Klinikern überlassen, sich mit den Folgen traumatischer Erinnerungen auseinanderzusetzen.

Normale Erinnerungen im Gegensatz zu traumatischen

Im Jahre 1994 beschloss ich zusammen mit meinem Kollegen am *Massachusetts General Hospital*, in einer systematischen Studie zu vergleichen, wie Menschen sich an gutartige und entsetzliche Erlebnisse erinnern. Wir setzten Anzeigen in Lokalzeitungen und hängten Informationsblätter in Waschsalons und an universitären Schwarzen Brettern auf. Darauf stand: »Haben Sie etwas Schreckliches erlebt, das Ihnen nicht aus dem Sinn geht? Wenn ja, rufen Sie die Nummer 727 5500 an; wir zahlen Ihnen 10 Dollar für die Teilnahme an dieser Studie.« Auf diese Anzeige hin gewannen wir unsere ersten 76 freiwilligen Studienteilnehmer.[26]

Nachdem wir uns vorgestellt hatten, fragten wir jeden Teilnehmer zunächst: »Können Sie uns von einem Ereignis in Ihrem Leben berichten, von dem Sie glauben, dass Sie sich zeitlebens daran erinnern werden, das aber nicht traumatisch war?« Einer der Teilnehmer antwortete strahlend: »Der Tag, an dem meine Tochter geboren wurde«, andere erwähnten ihren Hochzeitstag, einen Sieg ihrer Mannschaft in einem sportlichen Wettkampf oder ihren Auftritt als Festredner anlässlich ihres Highschool-Abschlusses. Anschließend wurden die Teilnehmer gebeten, über die spezifischen sensorischen Einzelheiten dieser Ereignisse zu berichten, beispielsweise in Form der Frage: »Kommt es vor, dass Ihnen plötzlich ein lebhaftes Bild dessen vor Augen steht, wie Ihr Mann an Ihrem Hochzeitstag aussah?« Die Antworten fielen immer negativ aus. »Oder erinnern Sie sich vielleicht noch daran, wie sich der Körper Ihres Mannes in Ihrer Hochzeitsnacht anfühlte?« (Auf diese Frage hin schauten uns einige Teilnehmer ziemlich merkwürdig an.) Wir fragten: »Kommt es vor, dass Sie sich lebhaft und genau an die Rede erinnern, die Sie zum Highschool-Abschluss gehalten haben?« – »Haben Sie manchmal starke Empfindungen, wenn Sie sich an die Geburt Ihres ersten Kindes erinnern?« Die Antworten waren in allen Fällen Verneinungen.

Dann befragten wir die Teilnehmer über die Traumata, derentwegen sie sich für die Studie gemeldet hatten – in vielen Fällen waren es Vergewaltigungen. »Kommt es vor, dass Sie sich plötzlich daran erinnern, wie der Vergewaltiger roch?« Und: »Haben Sie manchmal die gleichen körperlichen Empfindungen wie während der Vergewaltigung?« Fragen dieser Art riefen starke emotionale Reaktionen hervor: »Deshalb kann ich keine Partys mehr besuchen. Der Geruch von Alkohol im Atem eines Anwesenden löst in mir das Gefühl aus, ich könnte erneut vergewaltigt werden.« Oder: »Ich kann mit meinem Mann nicht mehr sexuell verkehren, denn wenn er mich auf eine bestimmte Art berührt, habe ich das Gefühl, wieder vergewaltigt zu werden.«

Zwischen den Äußerungen der Teilnehmer über ihre Erinnerungen an positive und traumatische Erlebnisse gab es zwei wichtige Unterschiede: (1) die Art, wie die Erinnerungen organisiert waren, und (2) ihre körperlichen Reaktionen auf die Erinnerungen. Hochzeiten, Geburten und Schulabschlüsse wurden als in der Vergangenheit liegende Ereignisse betrachtet, als Geschichte mit einem Anfang, einer Mitte und einem Ende. Kein Teilnehmer sagte, er hätte diese Ereignisse zeitweilig völlig vergessen.

Im Gegensatz dazu waren traumatische Erinnerungen desorganisiert. Unsere Untersuchungsteilnehmer erinnerten sich an einige Details nur zu klar (z. B. an den Geruch des Vergewaltigers oder an die klaffende Wunde auf der Stirn eines toten Kindes), konnten sich aber an die Ereignisfolge oder an andere wichtige Einzelheiten nicht erinnern (z. B. daran, wer als Erstes auftauchte, um zu helfen, oder daran, ob sie in einer Ambulanz oder einem Polizeiwagen zum Krankenhaus gebracht worden waren).

Wir fragten die Probanden auch, wie sie sich an ihr Trauma zu drei Zeitpunkten erinnert hätten: unmittelbar nach dem Geschehen, als sie mit ihren Symptomen die größten Schwierigkeiten gehabt hatten und in der Woche vor Beginn der Studie. Alle traumatisierten Teilnehmer sagten, sie seien unmittelbar nach dem Erlebnis nicht in der Lage gewesen, einem anderen Menschen genau zu schildern, was geschehen sei. (Dies würde wohl niemanden überraschen, der einmal in einer Notaufnahme oder in einem Ambulanzfahrzeug gearbeitet hat: Menschen, die nach einem Autounfall, bei dem eines ihrer Kinder oder ein Freund getötet wurde, in die Notaufnahme gebracht werden, sitzen meist völlig stumm da, sprachlos vor Entsetzen.) Fast alle hatten wiederholt Flashbacks gehabt: Sie waren von Bildern, Geräuschen, Empfindungen und Emotionen überwältigt worden. Im Laufe der Zeit wurden noch mehr Details und Gefühle reaktiviert, aber den meisten Teilnehmern gelang es allmählich, alle diese Informationen in einen Sinnzusammenhang zu bringen. Sie fingen an zu »wissen«, was geschehen war, und sie konnten dies anderen in Form einer Geschichte erzählen, die wir »die Erinnerung an das Trauma« nennen.

Allmählich tauchten die Bilder und Flashbacks seltener auf, doch die wichtigste Verbesserung war, dass die Teilnehmer allmählich lernten, die Einzelheiten in einen Zusammenhang zu bringen und sie in der richtigen Reihenfolge anzuordnen. Gegen Ende unserer Studie waren 85 Prozent der Teilnehmer in der Lage, eine zusammenhängende Geschichte mit einem Anfang, einer Mitte und einem Ende zu erzählen. Nur wenigen fehlten noch wichtige Einzelheiten. Bei den fünf Teilnehmern, die angaben, sie seien als Kinder missbraucht worden, fielen die Erzählungen weiterhin am bruchstückhaftesten aus –

ihre Erinnerungen manifestierten sich nach wie vor als Bilder, Körperempfindungen und starke Emotionen.

Im Grunde bestätigte unsere Studie das duale Gedächtnissystem, das Pierre Janet und seine Kollegen an der Salpêtrière schon vor über hundert Jahren beschrieben hatten: Traumatische Erinnerungen unterscheiden sich grundsätzlich von den Geschichten, die wir über die Vergangenheit erzählen. Sie sind dissoziiert: Die verschiedenen Empfindungen, die zum Zeitpunkt des Traumas das Gehirn erreichten, lassen sich nicht zu einer sinnvollen Geschichte, einem Teil der autobiografischen Erinnerung, verbinden.

Die vielleicht wichtigste Entdeckung im Rahmen unserer Studie war, dass das Erinnern eines Traumas mit allen damit verbundenen Affekten dieses nicht, wie Breuer und Freud im Jahre 1893 behauptet hatten, zwangsläufig auflösen. Unsere Untersuchung bestätigte nicht die Auffassung, dass die Sprache das Handeln ersetzen kann. Die meisten Teilnehmer unserer Studie konnten eine zusammenhängende Geschichte erzählen und den mit ihr verbundenen Schmerz erleben, wurden aber trotzdem weiter von unerträglichen Bildern und Körperempfindungen gequält. Untersuchungen über die heutige Expositionstherapie, eine Spezialität der kognitiv-behavioralen Therapie, sind zu ähnlich enttäuschenden Resultaten gelangt: Bei den meisten nach dieser Methode behandelten Patienten wurden drei Monate nach Behandlungsende weiterhin starke PTBS-Symptome beobachtet.[27] Wie wir sehen werden, *kann* es transformierend wirken, Worte für das Erlebte zu finden, aber dies reicht nicht immer aus, um die Flashbacks zu unterbinden oder die Konzentrationsfähigkeit zu verbessern, die Lebensfreude zu heben oder Hypersensibilität gegenüber Enttäuschungen und wahrgenommenen Verletzungen zu verringern.

Überlebenden zuhören

Niemand möchte sich an ein Trauma erinnern. In dieser Hinsicht unterscheidet sich die Gesellschaft nicht von den Traumatisierten selbst. Wir alle wollen in einer Welt leben, die sicher, beherrschbar und berechenbar ist, und Traumatisierte erinnern uns daran, dass dies nicht immer zutrifft. Um Traumata zu verstehen, müssen wir unseren natürlichen Widerwillen überwinden, uns mit dieser Realität auseinanderzusetzen, und wir müssen den Mut entwickeln, uns die Zeugnisse von Traumaüberlebenden anzuhören. In seinem Buch *Holocaust Testimonies: The Ruins of Memory* (1991) beschreibt Lawrence Langer seine Arbeit im *Fortunoff Video Archive* der *Yale University*: »Indem wir uns Berichte über Holocaust-Erlebnisse anhören, graben wir ein Mosaik von Beweisen aus, das ständig in bodenlose Schichten der Unvollständigkeit zu verschwinden droht. Wir ringen mit den Anfängen einer dauerhaft unbeendeten Geschichte, voller unvollständiger Abschnitte, konfrontiert mit dem Anblick eines stammelnden Zeugen, dessen Äußerungen angesichts des Andrängens überwältigender tiefer Erinnerungen oft zu einem schmerzlichen Schweigen verebben.«[28] Einer der Zeugen sagte: »Jemandem, der nicht dort war, zu beschreiben, was man erlebt hat, ist nur schwer möglich. Wie Menschen unter Stress funktionieren, ist eine Sache, und wenn man dies dann jemandem mitteilen will, der nicht die geringste Ahnung davon hat, dass eine solche Brutalität überhaupt möglich ist, kommt man dem Bereich der Fantasie leicht ziemlich nahe.«

Eine andere Überlebende, Charlotte Delbo, beschreibt ihre duale Existenz nach Auschwitz: »Das ›Selbst‹, das in jenem Lager war, das bin ich nicht, das ist nicht die Person, die Ihnen hier gegenübersitzt. Nein, das ist zu unglaublich. Und alles, was dieses andere ›Selbst‹ erlebt hat, dasjenige, das in Auschwitz war, berührt mich jetzt nicht, *mich*, es betrifft mich nicht, so unterschiedlich sind das tiefe Gedächtnis und das normale Gedächtnis … Ohne diese Trennung wäre es mir nicht möglich gewesen, ins Leben zurückzukehren.«[29] Sie erläutert, dass für sie sogar Worte eine duale Bedeutung haben: »Andernfalls könnte jemand, der [in den Lagern] wochenlang durch Durst gefoltert wurde, nie mehr sagen: ›Ich habe Durst. Lass uns einen Tee machen.‹ Durst ist [nach dem Krieg] wieder zu einem normal benutzten Begriff geworden. Wenn ich hingegen von dem Durst träume, den ich in Birkenau empfunden habe [wo die Tötungsanlagen des Lagers

Auschwitz lagen], sehe ich mich so, wie ich damals war, ausgezehrt, ohne jede Vernunft, torkelnd.«[30]

Langer kommt beschwörend zum Abschluss: »Wer vermöchte ein angemessenes Grab für solche beschädigten Mosaike des Geistes zu finden, in dem sie in Bruchstücken ruhen können? Das Leben geht weiter, aber es bewegt sich zeitlich in zwei Richtungen zugleich, wobei die Zukunft dem Würgegriff einer Erinnerung, die von Trauer erfüllt ist, nicht zu entfliehen vermag.«[31]

Die Essenz des Traumas ist, dass es überwältigend, unglaublich und unerträglich ist. Wir müssen unsere eigene Auffassung darüber, was normal ist, bei jedem dieser Patienten außer Kraft setzen und akzeptieren, dass wir es mit einer dualen Realität zu tun haben: mit der Realität einer relativ sicheren und voraussehbaren Gegenwart, die Seite an Seite mit einer bruchstückhaften, ständig präsenten Vergangenheit lebt.

Nancys Geschichte

Nur wenige Patienten haben diese Dualität so anschaulich in Worte gefasst wie Nancy, die Leiterin der Krankenpflege in einem Krankenhaus im Mittleren Westen, die mehrmals zu Konsultationen zu mir nach Boston kam. Kurz nach der Geburt ihres dritten Kindes hatte Nancy sich einer normalerweise ambulant durchgeführten Routineoperation unterzogen, einer laparoskopischen Abbindung der Eileiter zur Verhinderung weiterer Schwangerschaften. Aufgrund einer unzureichenden Anästhesie war die Patientin jedoch nach Beginn der Operation aufgewacht und fast bis zu deren Ende in einem »leichten Schlaf« oder Traumzustand verblieben, wobei ihr die entsetzliche Realität dieser Situation zeitweise bewusst geworden war. Sie hatte das OP-Team nicht durch Bewegungen oder Schreien auf ihren Zustand aufmerksam machen können, weil man ihr wie üblich ein Muskelrelaxans gegeben hatte, um Muskelkontraktionen während der Operation zu verhindern.

Mittlerweile geht man davon aus, dass in den Vereinigten Staaten jährlich bei ungefähr 30 000 Operationen die Patienten den Zustand intraoperativer Wachheit *(anesthesia awareness)* erleben,[32] und ich hatte, bevor Nancy sich bei mir meldete, schon einige Male für Menschen, die durch solch ein Erlebnis traumatisiert worden waren, ein Gutachten erstellt. Doch Nancy wollte ihren Chirurgen oder Anästhesisten nicht verklagen. Ihr ging es einzig und allein darum, sich die Realität ihres Traumas bewusst zu machen, um sich von dessen Intrusionen im Alltagsleben befreien zu können. Ich werde zum Abschluss dieses Kapitels einige Passagen aus einer bemerkenswerten Serie von E-Mails zitieren, in denen Nancy ihren strapaziösen Weg zur Genesung beschreibt.

Anfangs war Nancy nicht klar, was mit ihr geschehen war.

> Als wir nach Hause fuhren, war ich noch ziemlich benebelt. Ich tat dann die typischen Dinge, die man in einem Haushalt erledigen muss, ohne wirklich das Gefühl zu haben, dass ich lebendig war oder dass das, was geschah, real war. In der darauffolgenden Nacht hatte ich Schlafschwierigkeiten. Ich blieb tagelang in meiner eigenen kleinen separaten Welt. Ich konnte keinen Föhn, keinen Toaster, keinen Herd und auch kein anderes Gerät, das Wärme erzeugte, benutzen. Ich konnte mich nicht auf das konzentrieren, was andere Menschen taten oder zu mir sagten. Mir war all das einfach gleichgültig. Und ich wurde immer ängstlicher. Und schlief immer weniger. Mir war klar, dass ich mich merkwürdig verhielt, und ich bemühte mich immer wieder zu verstehen, was mir solche Angst machte.
>
> In der vierten Nacht nach der Operation wurde mir gegen 3.00 Uhr morgens klar, dass der Traum, in dem ich die ganze Zeit über gelebt hatte, mit den Gesprächen zusammenhing, die ich im OP-Saal gehört hatte. Plötzlich fühlte ich mich dorthin zurückversetzt, und ich spürte, wie mein gelähmter Körper versengt wurde. Ich versank in einer Welt des Entsetzens und Schreckens.

Von diesem Zeitpunkt an, so sagte Nancy, tauchten Erinnerungsfragmente und Flashbacks in ihrem Leben auf.

Es war, als sei eine Tür einen Spaltbreit geöffnet worden und hätte so das Eindringen der Erinnerungen ermöglicht. Ich empfand eine Mischung aus Neugier und dem Wunsch zu vermeiden. Die irrationalen Ängste hielten weiter an. Ich fürchtete mich sehr vor dem Schlaf; und wenn ich irgendwo die Farbe Blau sah, überfiel mich tiefes Entsetzen. Leider war mein Mann der Hauptleidtragende meiner Probleme. Ich fuhr ihn viele Male an, obwohl ich das wirklich nicht wollte. Ich schlief höchstens zwei bis drei Stunden pro Nacht, und tagsüber erlebte ich buchstäblich stundenlang Flashbacks. Ich blieb chronisch überwach, fühlte mich von meinen eigenen Gedanken bedroht und wollte ihnen entfliehen. Ich habe in dieser Zeit innerhalb von drei Wochen 20 Pfund abgenommen. Immer wieder machten Bekannte mir Komplimente, ich sähe großartig aus.

Ich fing an, über den Tod nachzudenken. Ich entwickelte eine sehr verzerrte Sicht meines Lebens, die alle meine Erfolge verkleinerte und frühere Misserfolge vergrößerte. Ich verletzte meinen Mann immer wieder und stellte fest, dass ich auch meine Kinder nicht vor meiner Wut schützen konnte.

Drei Wochen nach der Operation ging ich wieder zur Arbeit ins Krankenhaus. Als ich das erste Mal jemanden in einem Operationskittel sah, befand ich mich im Aufzug. Ich hatte das Bedürfnis, die Kabine sofort zu verlassen, aber das war natürlich nicht möglich. Dann überkam mich der irrationale Drang, diese Person zu verprügeln, doch gelang es mir, wenn auch mit großer Mühe, diesen Drang zu unterdrücken. Diese Episode hatte eine anschwellende Flut von Flashbacks, Entsetzen und dissoziativen Tendenzen zur Folge. Auf dem ganzen Heimweg von der Arbeit weinte ich. Nach diesem Erlebnis wurde ich sehr geschickt im Vermeiden. Ich betrat nie mehr einen Aufzug, ging nie in die Cafeteria und hielt mich von den Fluren der chirurgischen Abteilung fern.

Allmählich gelang es Nancy, sich auf ihre Flashbacks einen Reim zu machen und aus den Bruchstücken eine verständliche, wenn auch erschreckende Erinnerung an ihre Operation zusammenzusetzen. Sie erinnerte sich an die beruhigenden Worte der OP-Schwestern und an eine kurze Periode des Schlafs, nachdem die Anästhesie eingeleitet worden war. Dem folgte die Erinnerung daran, wie sie allmählich aufgewacht war.

> Das gesamte OP-Team lachte über eine Affäre, die eine der Schwestern gerade hatte. Zur gleichen Zeit führte der Operateur den ersten Schnitt aus. Ich spürte den Stich des Skalpells, dann das Schneiden und dann das warme Blut, das über meine Haut strömte. Ich versuchte verzweifelt, mich zu bewegen und zu sprechen, aber mein Körper funktionierte einfach nicht. Ich verstand das nicht. Ich spürte immer tieferen Schmerz, während die verschiedenen Muskelschichten sich durch die ihnen eigene Anspannung auseinanderzogen. Mir war klar, dass ich dies alles eigentlich nicht hätte spüren sollen.

Das Nächste, woran Nancy sich erinnerte, war, dass jemand in ihrem Bauch »herumwühlte«, und ihr wurde klar, dass in diesem Moment die Instrumente für die Laparoskopie in Stellung gebracht wurden. Sie spürte, wie ihr linker Eileiter abgeklemmt wurde.

> Plötzlich war da ein starker sengender, brennender Schmerz. Ich versuchte zu entfliehen, doch der Spitze des Kauters war nicht zu entkommen. Das Brennen wollte nicht aufhören. Wie entsetzlich dieses Erlebnis war, lässt sich nicht beschreiben. Der Schmerz war mit nichts zu vergleichen, was ich bisher als Schmerz kennengelernt hatte und womit ich irgendwie fertiggeworden war, beispielsweise bei einem Knochenbruch oder bei einer natürlichen Geburt. Der Schmerz einer solchen OP beginnt wie ein extrem starker Schmerz, der einfach nicht aufhört, während das Gerät allmählich den Eileiter versengt. Neben diesem gigantischen Schmerz verblasste sogar der Schmerz eines Schnitts mit einem Skalpell.
>
> Dann plötzlich spürte ich, dass die Spitze des Kauters beim rechten Eileiter ansetzte. Als ich das OP-Team wieder lachen hörte,

verlor ich kurz den Überblick darüber, wo ich mich befand. Ich glaubte, in einer Folterkammer zu sein, und ich verstand nicht, warum ich gefoltert wurde, ohne dass irgendjemand auch nur den Versuch machte, mir irgendwelche Informationen abzupressen … Meine Welt verengte sich auf den kleinen Bereich rund um den OP-Tisch. Ich hatte kein Zeitgefühl, und es gab für mich weder eine Vergangenheit noch eine Zukunft. Es gab nur Schmerz, Schrecken und Entsetzen. Ich fühlte mich von allen anderen Menschen isoliert, völlig allein, obwohl sich eine ganze Gruppe von Menschen in nächster Nähe befand. Der Raum um mich wurde immer kleiner.

In meiner Qual muss ich mich wohl doch ein wenig bewegt haben. Ich hörte die Anästhesieschwester zum Anästhesisten sagen, ich sei »leicht«. Er ordnete an, die Dosis des Narkosemittels zu erhöhen, und sagte dann ganz ruhig: »Das braucht nicht in der Akte erwähnt zu werden.« Das ist die letzte Szene, an die ich mich erinnere.

In ihren späteren E-Mails an mich mühte Nancy sich damit ab, die existenzielle Realität des Traumas zu erfassen.

Ich möchte Ihnen schildern, wie es ist, einen Flashback zu erleben. Es ist so, als wäre die Zeit gefaltet oder verzerrt, sodass Vergangenheit und Gegenwart miteinander verschmelzen, als wäre ich physisch in die Vergangenheit befördert worden. Symbole, die in einer Beziehung zum traumatischen Erlebnis stehen, so positiv sie in der Realität auch sein mögen, werden völlig kontaminiert und so zu Objekten, die gehasst, gefürchtet und möglichst zerstört oder zumindest vermieden werden. Beispielsweise wurde ein Eisen in jeder Form – ganz gleich, ob es beispielsweise ein Spielzeug, ein Bügeleisen oder eine Brennschere war, in meinen Augen zu einem Folterinstrument. Jede Begegnung mit einem OP-Kittel bewirkte, dass ich in einen Zustand der Dissoziation und Verwirrung verfiel, mich körperlich krank fühlte und manchmal sogar bewusst wütend wurde.

Meine Ehe ist allmählich zerbrochen – mein Mann repräsentierte für mich jene herzlos lachenden Menschen [das OP-Team], die mich verletzt hatten. Ich befinde mich in einem dualen Zustand. Eine umfassende Taubheit umhüllt mich wie eine Decke; und doch vermag mich die Berührung eines kleinen Kindes zurück in die Welt zu ziehen. Dann bin ich für einen Augenblick präsent und nehme am Leben teil, bin also nicht mehr nur eine Beobachterin.

Interessant ist auch, dass ich meine beruflichen Aufgaben sehr gut erledige und dass ich ständig positives Feedback erhalte. Doch mich begleitet ständig das Gefühl, dass irgendetwas nicht stimmt.

Diese duale Existenz hat etwas Fremdes, Bizarres. Sie ermüdet mich. Aber ich kann nicht aufgeben, und ich kann mir auch nicht vormachen, die Bestie werde verschwinden, wenn ich sie einfach ignorierte. Ich habe schon oft gedacht, dass ich mich nun an alle mit der OP zusammenhängenden Ereignisse erinnert hätte, und dann habe ich wieder etwas Neues entdeckt.

Noch viele Details jener 45 Minuten meines Lebens sind mir unbekannt. Meine Erinnerungen sind immer noch unvollständig und bruchstückhaft, aber ich bin jetzt nicht mehr der Meinung, dass ich alle Einzelheiten herausfinden muss, um zu verstehen, was geschehen ist.

Wenn die Angst nachlässt, merke ich, dass ich mit der Situation fertigwerden kann, obwohl ein Teil von mir dies immer noch bezweifelt. Der Sog der Vergangenheit ist sehr stark; dies ist die dunkle Seite meines Lebens; und ich muss mich von Zeit zu Zeit dorthin begeben. Der Kampf könnte auch eine Art sein, mein Überleben zu sichern – eine Reinszenierung des Kampfes um das Überleben, den ich zwar offensichtlich gewonnen habe, ohne dass ich dies jedoch anerkennen kann.

Ein frühes Zeichen für die sich anbahnende Genesung wurde erkennbar, als Nancy sich erneut einer Operation unterziehen musste, diesmal einer wesentlich schwereren. Sie entschied sich, den Eingriff in einem Krankenhaus in Boston vornehmen zu lassen, und bat die Chirurgen und Anästhesisten um ein Gespräch vor der Operation, um sie darüber zu informieren, was sie erlebt hatte; außerdem bat sie mich, während der Operation im OP-Saal zu sein. Bei dieser Gelegenheit zog ich mir zum ersten Mal seit vielen Jahren wieder einen OP-Kittel an und begleitete sie dann in den OP-Saal, während die Anästhesie eingeleitet wurde. Diesmal empfand sie nach dem Aufwachen aus der Narkose ein Gefühl der Sicherheit.

Zwei Jahre später schrieb ich an Nancy, um sie um Erlaubnis zu bitten, ihre Beschreibung in diesem Kapitel zitieren zu dürfen. In ihrer Antwort berichtete sie mir über die weitere Entwicklung ihrer Genesung:

> Ich wünschte, sagen zu können, dass die OP, bei der Sie mich freundlicherweise begleitet haben, mein Leiden beendet hätte. Aber das war leider nicht der Fall. Ungefähr sechs Monate danach traf ich zwei Entscheidungen, die sich als heilsam erwiesen. Ich verließ meinen kognitiv-behavioral orientierten Therapeuten und arbeite seither mit einem psychodynamisch orientierten Psychiater, und ich habe angefangen, regelmäßig Pilates zu üben.
>
> Im letzten Monat der Therapie fragte ich den Psychiater, weshalb er nicht versuche, mich zu »reparieren«, so wie alle anderen Therapeuten es, wenn auch ohne Erfolg, versucht hätten. Er erklärte mir daraufhin, in Anbetracht meiner Erfolge hinsichtlich der Erziehung meiner Kinder und meiner beruflichen Position nehme er an, meine Resilienz reiche für die Selbstheilung aus, wenn es ihm gelänge, für mich eine haltende Umgebung zu kreieren. Die Stunde, die ich jede Woche bei ihm verbrachte, wurde für mich zu einer Zuflucht, einer Zeit, in der ich mich der Entschlüsselung des Geheimnisses, wie ich so sehr geschädigt worden war, widmen konnte, und wo ich anschließend das Gefühl, ein Ganzes zu sein, wiederherstellen konnte, keine Ansammlung von Bruchstücken, friedvoll, nicht gefoltert. Pilates stärkte mein physisches Zentrum, und ich fand eine Gruppe von Frauen, die mir bereitwillig das Gefühl gaben, akzeptiert und unterstützt zu

werden, das ich seit dem traumatischen Erlebnis vermisst hatte. Diese Stärkung meines psychischen, sozialen und physischen Zentrums erzeugte bei mir ein Gefühl persönlicher Sicherheit und der Meisterung, verbannte meine Erinnerungen in die ferne Vergangenheit und ermöglichte es der Gegenwart und Zukunft, wieder aufzutauchen und den ihnen gebührenden Platz einzunehmen.

TEIL V | WEGE ZUR GENESUNG

13 | HEILUNG VOM TRAUMA
Sich Körper und Geist wieder zu eigen machen

I don't go to therapy to find out if I'm a freak
I go and I find the one and only answer every week
And when I talk about therapy, I know what people think
That it only makes you selfish and in love with your shrink
But, oh how I loved everybody else
When I finally got to talk so much about myself.*

Dar Williams, *What Do You Hear in These Sounds*

Niemand kann Krieg, Misshandlungen, Vergewaltigung, sexuellen Missbrauch oder ein anderes entsetzliches Ereignis »behandeln«; was geschehen ist, ist geschehen; man kann es nicht ungeschehen machen. An den Auswirkungen jedoch, die ein Trauma in Körper, Geist und Seele hinterlässt, *kann* man etwas ändern: an den bedrückenden Empfindungen in der Brust, die vielleicht Angst oder Depression genannt werden; an der Angst vor Kontrollverlust; am ständigen Auf-der-Hut-Sein vor Gefahren und Zurückweisungen; am Selbsthass; an den Albträumen und Flashbacks; an dem benebelten Geisteszustand, der es Traumatisierten unmöglich macht, sich völlig auf eine Aufgabe oder Aktivität zu konzentrieren; an der Unfähigkeit, das Herz einem anderen Menschen zu öffnen.

Traumata rauben uns das Gefühl, dass wir selbst entscheiden, was in unserem Leben geschieht – das, was in den folgenden Kapiteln *Self-leadership* genannt wird.[1] Das Schwierigste auf dem Weg zur Gene-

* Ich gehe nicht zur Therapie, um herauszufinden, ob ich ein Freak bin. Ich gehe hin und finde jede Woche die eine und einzige Antwort. Und wenn ich über Therapie spreche, ist mir klar, dass viele denken, man werde dadurch nur egoistisch und verliebe sich in den Seelenklempner. Doch siehe da: nachdem ich endlich so viel über mich selbst hatte reden können, liebte ich alle anderen mehr als je zuvor.

sung ist, sich Körper und Geist wieder zu eigen zu machen – also sich selbst. Erst dann kann man sich wieder frei fühlen, zu wissen, was man weiß, und zu fühlen, was man fühlt, ohne sich von Emotionen überwältigen zu lassen, wütend zu werden, sich zu schämen oder zusammenzubrechen. Um dies zu können, müssen die meisten Menschen (1) eine Möglichkeit finden, sich zu beruhigen und zu refokussieren; (2) sie müssen lernen, die wiedererlangte Ruhe auch angesichts von an die Vergangenheit erinnernden Vorstellungsbildern, Gedanken, Geräuschen und Körperempfindungen aufrechtzuerhalten; (3) sie müssen sich eine Möglichkeit erschließen, in der Gegenwart völlig präsent zu sein und sich auf die Menschen in ihrer Umgebung einzulassen; und (4) sie brauchen keine Geheimnisse mehr für sich zu behalten, auch keine darüber, wie sie es in der Vergangenheit geschafft haben, ihr Überleben zu sichern.

Die genannten Ziele sind keine Schritte, die Traumatisierte nacheinander und in einer bestimmten Reihenfolge in die Tat umsetzen müssen. Vielmehr überschneiden sich die genannten Aspekte, und einige sind für manche schwerer zu realisieren als für andere, je nach individueller Situation. In den folgenden Kapiteln werde ich mich jeweils mit bestimmten Methoden oder Ansätzen befassen, die zu den erwähnten Zielen führen. Ich habe mich bemüht, die Kapitel so aufzubauen, dass sie sowohl für Traumatisierte als auch für Therapeuten, die sie behandeln, von Nutzen sind. Auch für Menschen, die sich zeitweise in einer Stresssituation befinden, könnten sie nützlich sein. Ich habe alle diese Methoden bei meiner Arbeit mit Patienten ausgiebig genutzt und sie auch selbst ausprobiert. Einige Patienten sprechen besonders gut auf eine ganz bestimmte Methode an, aber den meisten helfen in den einzelnen Phasen des Genesungsprozesses verschiedene Methoden.

Zu vielen der Methoden, die ich beschreibe, habe ich wissenschaftliche Studien durchgeführt und deren Ergebnisse in Fachzeitschriften publiziert.[2] Im vorliegenden Kapitel möchte ich einen Überblick über die Grundprinzipien der therapeutischen Arbeit mit Traumatisierten geben, außerdem einen Ausblick auf das Kommende vermitteln und schließlich Ansätze, auf die ich später nicht ausführlicher eingehe, kurz erläutern.

Ein neuer Fokus für die Genesung

Am Anfang von Gesprächen über Traumata steht häufig eine Geschichte oder eine Frage: »Was ist im Krieg passiert?« – »Sind Sie schon einmal sexuell belästigt worden?« – »Ich möchte Ihnen diesen Unfall/diese Vergewaltigung schildern.« – »Gab es in Ihrer Ursprungsfamilie jemanden, der viel getrunken hat?« Aber ein Trauma ist wesentlich mehr als eine Geschichte über etwas, das vor langer Zeit geschehen ist. Die Emotionen und physischen Empfindungen, die ein Mensch während eines Traumas erlebt hat, treten bei ihm später nicht als Erinnerungen in Erscheinung, sondern als störende körperliche Reaktionen in seinem gegenwärtigen Leben.

Um ihr Leben wieder in die eigenen Hände nehmen zu können, müssen Traumatisierte sich mit ihrem traumatischen Erlebnis noch einmal konfrontieren: Früher oder später werden sie sich mit dem, was ihnen widerfahren ist, auseinandersetzen müssen, aber erst, wenn sie sich wieder sicher fühlen und wenn klar ist, dass sie durch die erneute Konfrontation nicht retraumatisiert werden. Zunächst jedoch müssen sie Möglichkeiten finden, mit dem Gefühl fertigzuwerden, dass sie von Empfindungen und Emotionen, die mit dem in der Vergangenheit Erlebten zusammenhängen, überwältigt werden könnten.

Wie die vorangegangenen Teile dieses Buches gezeigt haben, befinden sich die »Aggregate«, die posttraumatische Reaktionen hervorrufen, im emotionalen Gehirn. Im Gegensatz zum rationalen Gehirn, das in Form von Gedanken Ausdruck findet, manifestiert sich das emotionale Gehirn in Form von Körperreaktionen: quälenden Empfindungen im Bauch, starkem Pochen des Herzens, schnellem und flachem Atmen, dem Gefühl, das eigene Herz sei gebrochen, Sprechen mit angespannter und greller Stimme und den für einen Zusammenbruch sowie für Erstarren, Wut und Defensivität charakteristischen Körperbewegungen.

Warum können wir nicht einfach »vernünftig« sein? Und kann Verstehen uns helfen? Das rationale, mit exekutiven Funktionen betraute Gehirn ist versiert darin, uns zu helfen zu verstehen, woher bestimmte Gefühle kommen (wie beispielsweise: »Ich bekomme Angst, wenn ich mich einem Mann nähere, weil mein Vater mich sexuell missbraucht hat« oder: »Es fällt mir schwer, meine Liebe zu meinem Sohn auszudrücken, denn ich fühle mich schuldig, weil ich im Irak ein Kind getötet habe«). Doch das rationale Gehirn kann Emotionen, Empfindungen oder Gedanken nicht völlig *beseitigen* (beispielsweise wenn eine Frau unterschwellig ständig das Gefühl hat, in Gefahr zu sein oder ein schrecklicher Mensch zu sein, obwohl ihr auf der rationalen Ebene klar ist, dass sie an ihrer Vergewaltigung keine Schuld hat). Wenn wir verstehen, *warum* wir uns auf eine bestimmte Art fühlen, ändert das nichts daran, *wie* wir uns fühlen. Doch wenn wir es verstehen, kann uns dies davon abhalten, starke Impulse in die Tat umzusetzen (indem wir beispielsweise auf einen Chef losgehen, weil dieser uns an einen Täter erinnert, indem wir einen geliebten Menschen bei der ersten Meinungsverschiedenheit verlassen oder indem wir einem völlig Fremden in die Arme fallen). Doch je stärker uns das, was wir erlebt haben, »mitgenommen« hat, umso stärker neigt unser rationales Gehirn dazu, unseren Emotionen das Feld zu überlassen.[3]

Therapie für das limbische System

Das Entscheidende bei allen Bemühungen, traumatische Belastungszustände aufzulösen, ist die Wiederherstellung der Balance zwischen rationalem und emotionalem Gehirn, um den Traumatisierten das Gefühl zurückzugeben, dass sie ihre Reaktionen und ganz generell ihr Leben beeinflussen können. Wenn Trigger uns in Zustände des Hyper- oder Hypoarousals versetzen, geraten wir in einen Bereich außerhalb unseres »Toleranzfensters« – des Bereichs unserer optimalen Funktionsfähigkeit.[4] Wir werden dann reaktiv und desorganisiert; unsere Filter funktionieren nicht mehr – Geräusche und Lichter plagen uns, Bilder aus der Vergangenheit dringen unerwünscht in unseren Geist ein, und wir geraten in Panik oder werden von Wutanfällen gepackt. Wenn wir uns verschließen, fühlen wir uns körperlich und geistig wie betäubt; unser Denken wird träge, und es fällt uns sogar schwer, uns von unserem Stuhl zu erheben.

Solange Menschen entweder übererregt sind oder sich verschließen, können sie aus dem, was sie erlebt haben, nichts lernen. Selbst wenn es ihnen gelingt, die Kontrolle über ihr Leben zu behalten, werden sie aufgrund ihrer Angespanntheit (die Anonymen Alkoholiker nennen dies *»white-knuckle sobriety«*) unflexibel, störrisch und depressiv. Die Genesung von einem Trauma erfordert die Wiederherstellung der exekutiven Funktionen und in Verbindung damit des Selbstvertrauens und der Fähigkeit zu spielerischen Aktivitäten und zu Kreativität.

Wenn wir posttraumatische Reaktionen verändern wollen, müssen wir den Zugang zum emotionalen Gehirn erschließen und eine »Therapie für das limbische System« durchführen: Wir müssen das defekte Alarmsystem wieder funktionsfähig machen und das emotionale Gehirn in die Lage versetzen, seine normale Funktion zu erfüllen, nämlich die einer stillen Präsenz im Hintergrund, die sich

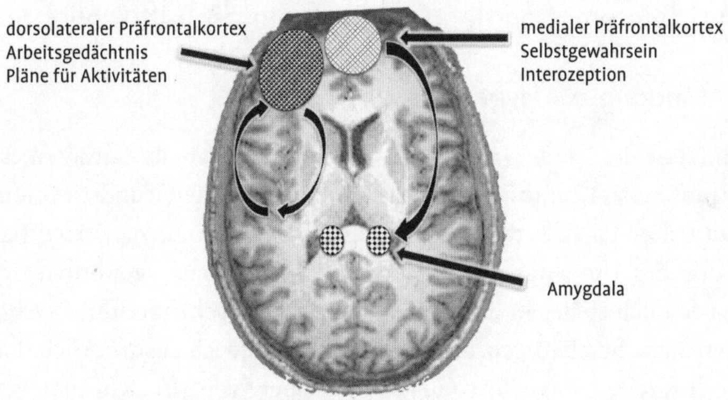

Zeichnung von Licia Sky

Erschließung des Zugangs zum emotionalen Gehirn. Der rationale, analysierende Teil des Gehirns, der im dorsolateralen Präfrontalkortex lokalisiert ist, steht nicht in direkter Verbindung zum emotionalen Gehirn, wo die meisten Traumanachwirkungen registriert werden, wohingegen der mediale Präfrontalkortex, das Zentrum des Selbstgewahrseins, eine solche Verbindung hat.

um die alltäglichen körperlichen Bedürfnisse kümmert, indem sie dafür sorgt, dass wir etwas zu essen bekommen, genug schlafen, die Beziehung zu unserem Partner pflegen, unsere Kinder schützen und uns im Falle einer Gefahr verteidigen.

Der Neurowissenschaftler Joseph LeDoux hat zusammen mit Kollegen gezeigt, dass wir zum emotionalen Gehirn bewusst nur durch Selbstgewahrsein Zugang erlangen können, d. h., indem wir den medialen Präfrontalkortex aktivieren, jenen Teil des Gehirns, der registriert, was in uns vor sich geht, und uns so ermöglicht, zu fühlen, was wir fühlen.[5] (Der Fachbegriff hierfür ist »*Interozeption*«, ein aus dem Lateinischen stammendes Wort, das »nach innen schauen« bedeutet.) Der größte Teil unseres bewussten Gehirns ist auf die äußere Welt fokussiert: darauf, mit anderen Menschen möglichst gut zurechtzukommen und Zukunftspläne zu schmieden. Die neurowissenschaftliche Forschung zeigt, dass wir das, was wir fühlen, nur verändern können, indem wir uns unseres *inneren* Erlebens bewusst werden und lernen, uns mit dem, was in uns vor sich geht, vertraut zu machen.

Mit dem emotionalen Gehirn Freundschaft schließen

1. Umgang mit Hyperarousal

Im Laufe der letzten Jahrzehnte hat sich die Psychiatrie größtenteils darauf verlegt, mithilfe von Psychopharmaka die Grundstimmung von Patienten zu verändern, und dies ist zu einer akzeptierten Methode des Umgangs mit Hyper- und Hypoarousal geworden. Ich werde mich später in diesem Kapitel noch eingehender mit Psychopharmaka beschäftigen, aber zunächst möchte ich ausdrücklich darauf hinweisen, dass wir von Natur aus über viele Möglichkeiten verfügen, einen Balancezustand aufrechtzuerhalten. In Kapitel 5 wurde erläutert, wie im menschlichen Körper Emotionen registriert werden. Etwa 80 Prozent der Fasern des Vagusnervs (der das Gehirn mit vielen inneren Organen verbindet) sind afferent – sie verlaufen vom Körper zum Gehirn.[6] Dies bedeutet, dass wir unser Arousalsystem durch die Art, wie wir atmen, singen und uns bewegen, direkt beeinflussen können. Diese Möglichkeit nutzen Menschen unter anderem in China und Indien und in allen mir bekannten religiösen Übungssystemen zwar seit langer Zeit, aber das ändert nichts daran, dass diejenigen, die dies in der westlichen Welt tun, von der etablierten Kultur nach wie vor mit Misstrauen betrachtet und abwertend als »alternativ« bezeichnet werden.

In einer von den *National Institutes of Health* geförderten Untersuchung habe ich zusammen mit Kollegen nachgewiesen, dass eine zehnwöchige Yogapraxis bei Patienten, die auf eine medikamentöse Behandlung ebenso wenig angesprochen hatten wie auf andere Behandlungsformen, PTBS-Symptome deutlich reduzierte.[7] (Ich werde mich in Kapitel 16 ausführlich mit Yoga befassen.) Auch Neurofeedback, das in Kapitel 19 erläutert wird, kann sehr wirksam sein, und zwar insbesondere bei Kindern und Erwachsenen, die so stark erregt oder so verschlossen sind, dass es ihnen generell schwerfällt, zu fokussieren und Prioritäten zu setzen.[8]

Zu lernen, ruhig zu atmen und sogar während einer Konfrontation mit schmerzhaften und schrecklichen Erinnerungen einen Zustand relativer körperlicher Entspannung aufrechtzuerhalten, ist für die Genesung unverzichtbar.[9] Wenn Sie ganz bewusst ein paarmal langsam und tief atmen, lernen Sie die Wirkung der parasympathischen Bremse auf Erregungszustände kennen (wie es in Kapitel 5 erklärt wurde). Je intensiver und länger Sie sich auf die Atmung fokussieren, umso mehr profitieren Sie davon, insbesondere wenn Sie es schaffen, die Aufmerksamkeit bis zum absoluten Tiefpunkt des Ausatmens aufrechtzuerhalten, und wenn Sie anschließend vor dem nächsten Einatmen einen Moment warten. Wenn Sie anschließend weiteratmen und das Ein- und Ausströmen der Luft in die und aus der Lunge registrieren, können Sie sich vergegenwärtigen, wie der Sauerstoff Ihren Körper nährt und seine Gewebe in der Energie badet, die Sie brauchen, um sich lebendig und aktiv zu fühlen. In Kapitel 16 werden die Auswirkungen dieser simplen Übung auf den ganzen Körper beschrieben.

Weil die Emotionsregulierung für den Umgang mit den Nachwirkungen von Traumatisierung und Vernachlässigung so wichtig ist, wäre es sehr zu begrüßen, wenn Lehrer, Unteroffiziere, Pflegeeltern sowie Psychiater und Psychotherapeuten gründlich in der Vermittlung von Emotionsregulationstechniken unterrichtet würden. Momentan ist dies noch hauptsächlich eine Domäne von Vorschullehrern, die täglich mit den speziellen Problemen unausgereifter Gehirne und mit impulsiven Verhaltensweisen konfrontiert werden und die oft sehr geschickt damit umzugehen wissen.[10]

Die allgemein anerkannten westlichen psychiatrischen und psychotherapeutischen Heilmethoden haben sich um das Selbstmanagement bisher kaum gekümmert. Im Gegensatz zur Vorliebe westlicher Ärzte und Therapeuten für Psychopharmaka und »Redekuren« stellen die Heiltraditionen anderer Kulturen Achtsamkeit, Bewegung, Rhythmik und Aktivität in den Vordergrund ihrer Bemühungen. *Yoga* in Indien, *Tai-Chi* und *Qigong* in China und rhythmisches Trommeln in Afrika sind nur ein paar Beispiele hierfür. Die Kulturen Japans und der koreanischen Halbinsel haben jene Kampfkünste hervorgebracht, in denen die Kultivierung absichtsvoller Bewegung und das Zentriertsein in der Gegenwart eine große Rolle spielen – Fähigkeiten, an denen es Traumatisierten mangelt. *Aikido*, *Judo*, *Taekwondo*, *Kendo* und *Jiu-Jitsu* sowie *Capoeira* aus Brasilien sind nur einige Beispiele hierfür. Bei allen diesen Techniken spielen Bewegung, Atmung und Meditation wichtige Rollen. Abgesehen von Yoga wurden bisher nur wenige dieser populären nichtwestlichen Heiltraditionen hinsichtlich ihrer Verwendung im Rahmen der PTBS-Behandlung systematisch erforscht.

2. Achtsamkeit

Im Zentrum der Arbeit an der Genesung steht die Entwicklung von Selbstgewahrsein. Die wichtigsten Äußerungen des Therapeuten in der Traumatherapie sind: »Achten Sie darauf« und: »Was passiert danach?« Traumatisierte leben mit Empfindungen, die ihnen als unerträglich erscheinen: Sie fühlen sich untröstlich und leiden unter unangenehmen Gefühlen in der Magengrube oder unter Angespanntheit im Brustkorb. Doch wenn wir diese körperlichen Empfindungen zu vermeiden versuchen, vergrößern wir die Gefahr, von ihnen überwältigt zu werden.

Körpergewahrsein bringt uns mit unserer inneren Welt in Kontakt, mit der Landschaft unseres Organismus. Wenn wir unserer Verärgerung, unserer Nervosität oder unserer Angst Beachtung schenken, hilft uns dies sofort, unsere Perspektive zu verändern, und eröffnet es uns neue Möglichkeiten, die an die Stelle unserer automatischen, habituellen Reaktionen treten könnten. Achtsamkeit bringt uns mit der Flüchtigkeit unserer Gefühle, Empfindungen und Wahrnehmungen in Kontakt. Wenn wir die Aufmerksamkeit auf unsere Körperempfindungen richten, können wir Ebbe und Flut unserer Emotionen erkennen, und dadurch wird unser Einfluss auf sie größer.

Traumatisierte fürchten sich oft davor, etwas zu fühlen. Für sie sind nun nicht mehr die Täter (die hoffentlich nicht mehr in der Nähe sind und sie dann auch nicht verletzen können), sondern die eigenen physischen Empfindungen der Feind. Die Befürchtung, unangenehme Empfindungen zu erleben, lässt ihren Körper in einem erstarrten Zustand verharren und verhindert, dass ihr Geist sich öffnet. Obwohl das Trauma in der Vergangenheit liegt, erzeugt ihr emotionales Gehirn unablässig Empfindungen, die sie ängstigen und hilflos machen. Es ist nicht überraschend, dass viele zwanghaft essen und trinken, sich vor Sex fürchten und viele Aktivitäten in Gesellschaft anderer Menschen meiden: Ihre Sinnesempfindungen sind für sie weitgehend tabu.

Wenn Traumatisierte sich verändern wollen, müssen sie sich ihrem inneren Erleben öffnen. Der erste Schritt auf diesem Weg besteht darin, dem eigenen Geist zu gestatten, sich auf physische Empfindungen zu fokussieren und sich deren Flüchtigkeit zu vergegenwärtigen, da sie schon auf leichte Veränderungen der Körperhaltung, des Atemmusters und des Denkens reagieren – in krassem Gegensatz zum quasi zeitlosen, ständig präsenten traumatischen Erleben. Wenn es Ihnen gelungen ist, sich auf Ihre Körperempfindungen zu fokussieren, folgt als Nächstes die Bezeichnung dieser Empfindungen, beispielsweise: »Wenn ich Angst habe, spüre ich einen Druck in der Brust.« Nach solchen Bekenntnissen sage ich manchmal zu Patienten: »Fokussieren Sie diese Empfindung, und verfolgen Sie, wie sie sich verändert, wenn Sie tief ausatmen, unter dem Brustbein auf den Brustkorb klopfen oder Weinen zulassen.« Die Achtsamkeitsübung beruhigt das sympathische Nervensystem, was wiederum die Gefahr, in eine Kampf-/Fluchtreaktion zu verfallen, verringert.[11] Die eigenen körperlichen Reaktionen registrieren und ertragen zu können ist eine Voraussetzung für eine gefahrlose erneute Konfrontation mit der eigenen Vergangenheit. Wenn Sie Ihre momentanen Empfindungen nicht ertragen können, verschlechtert sich Ihr Zustand im Falle einer Konfrontation mit früheren Erlebnissen, und Sie werden ein weiteres Mal traumatisiert.[12]

Wir können viel Unbehagen ertragen, wenn uns bewusst bleibt, dass sich der Erregungszustand unseres Körpers ständig verändert. Wir fühlen uns im Brustbereich angespannt, doch nachdem wir tief ein- und wieder ausgeatmet haben, lässt die Anspannung nach, und eine andere Empfindung rückt in den Vordergrund, beispielsweise eine Anspannung in einer Schulter. Nun können Sie untersuchen, was geschieht, wenn Sie tiefer atmen, indem Sie die Dehnung Ihres Brustkorbs verfolgen.[13] Sobald Sie sich wieder ruhiger und neugieriger fühlen, können Sie zu der Empfindung in der Schulter zurückkehren. Seien Sie nicht überrascht, wenn in solchen Situationen spontan eine Erinnerung an eine Situation auftaucht, in der die verspannte Schulter eine Rolle gespielt hat.

Ein weiterer Schritt besteht darin, die Wechselwirkung zwischen Gedanken und Körperempfindungen zu beobachten. Wie werden bestimmte Gedanken in Ihrem Körper registriert? (Erzeugen Gedanken wie »Mein Vater liebt mich« oder »Meine Freundin hat mit mir Schluss gemacht« unterschiedliche Empfindungen?) Wenn Sie sich bewusst machen, wie Ihr Körper bestimmte Emotionen oder Erinnerungen organisiert, ermöglicht Ihnen das, Empfindungen und Impulse auszudrücken, die Sie in der Vergangenheit blockiert hatten, um Ihr Überleben zu sichern.[14] In Kapitel 20, in dem es um die positive Wirkung des Theaterspielens geht, werde ich diese Arbeit detaillierter beschreiben.

Jon Kabat-Zinn, ein Pionier der Geist-Körper-Medizin, entwickelte 1979 an der *University of Massachusetts* das Programm *Mindfulness-*

Based Stress Reduction (MBSR). Seine Methode wird seit über drei Jahrzehnten sehr gründlich untersucht. Er beschreibt Achtsamkeit wie folgt: »Eine Möglichkeit, sich diesen Transformationsprozess vorzustellen, besteht darin, die Achtsamkeit mit einer Sammellinse zu vergleichen, die die diffusen und impulsgesteuerten Aktivitäten und Reaktionen unseres Geistes zu einer einzigen Energiequelle bündelt, die uns so für unser Leben, zur Lösung unserer Probleme und zur Selbstheilung zur Verfügung steht.«[15]

Es wurde nachgewiesen, dass Achtsamkeit sich auf zahlreiche psychische, psychosomatische und stressbedingte Symptome positiv auswirkt, unter anderem auf Depression und chronische Schmerzen.[16] Sie wirkt sehr stark auf die körperliche Gesundheit, unter anderem, indem sie die Immunreaktion verbessert und sowohl den Blutdruck als auch den Kortisolspiegel senkt.[17] Außerdem wurde nachgewiesen, dass die Achtsamkeitsübung die für die Emotionsregulation wichtigen Gehirnregionen aktiviert[18] und dass sie auch die für das Körpergewahrsein und für Angst wichtigen Regionen verändert.[19] Untersuchungen meiner Kolleginnen Britta Hölzel und Sara Lazar an der *Harvard University* haben ergeben, dass die Achtsamkeitsübung sogar die Aktivität des gehirneigenen »Rauchmelders«, der Amygdala, und damit die Gefahr des »Anschlagens« potenzieller Trigger verringert.[20]

3. Beziehungen

Immer wieder bestätigen Studien, dass ein gutes Unterstützungsnetzwerk der wirksamste Schutz gegen Traumatisierungen ist. Gefühle der Sicherheit und des Entsetzens lassen sich nicht miteinander vereinbaren. Wenn wir entsetzt sind, beruhigt uns nichts so gut wie die Stimme oder die Umarmung eines Menschen, dem wir vertrauen. Verängstigte Erwachsene reagieren auf die gleichen Arten tröstender Zuwendung wie verängstigte Kinder: auf sanftes Gehaltenwerden, auf wiegende Bewegungen und auf das beruhigende Gefühl, dass jemand, der größer und stärker ist, sich um sie kümmert, sodass sie sich gefahrlos dem Schlaf anvertrauen können. Von einem Trauma können Menschen nur genesen, wenn es gelingt, Geist, Körper und Gehirn davon zu überzeugen, dass keine Gefahr droht, wenn sie loslassen. Dies setzt voraus, dass sie sich auf viszeraler Ebene sicher fühlen und es sich gestatten, dieses Gefühl der Sicherheit mit Erinnerungen an früher erlebte Zustände der Hilflosigkeit zu verbinden.

Nach einem akuten Trauma, wie es etwa durch einen Überfall, einen Unfall oder eine Naturkatastrophe entsteht, brauchen die Betroffenen die Anteilnahme ihnen vertrauter Menschen, Gesichter und Stimmen, physischen Kontakt, etwas zu essen, Schutz, einen sicheren Ort und Zeit zum Schlafen. Es ist dann für sie sehr wichtig, mit ihnen nahestehenden Menschen zu kommunizieren und so schnell wie möglich wieder zu Menschen, die sie lieben, an einem sicheren Ort in Kontakt zu treten. Unsere Bindungsbeziehungen sind unser bester Schutz gegen Gefahren. Beispielsweise leiden Kinder, die nach einem traumatischen Ereignis von ihren Eltern getrennt werden, oft langfristig unter schwerwiegenden negativen Auswirkungen. Im Zweiten Weltkrieg in Großbritannien durchgeführte Studien ergaben, dass es Kindern, die in London lebten und während des »Blitz« von dort aufs Land geschickt wurden, um sie vor Bombardierungen der deutschen Luftwaffe zu schützen, wesentlich schlechter erging als Kindern, die bei ihren Eltern blieben, die Nächte in Schutzräumen verbrachten und mit beängstigenden Bildern von zerstörten Gebäuden und Toten fertigwerden mussten.[21]

Traumatisierte genesen im Kontext von Beziehungen zu den Mitgliedern ihrer Familie, zu Menschen, die sie lieben oder die sie bei Versammlungen der Anonymen Alkoholiker, bei Versammlungen von Veteranenorganisationen oder von religiösen Gemeinschaften treffen – oder auch durch den Kontakt zu einem Therapeuten. Diese Beziehungen vermitteln körperliche und emotionale Sicherheit, auch die Sicherheit davor, sich beschämt, gerügt oder verurteilt zu fühlen, und sie fördern den Mut, das real Geschehene zu tolerieren, sich damit auseinanderzusetzen und es zu verarbeiten.

Wie wir bereits wissen, dient ein erheblicher Anteil an neuronalen Verbindungen im Gehirn dazu, uns mit anderen Menschen in Einklang zu bringen. Die Genesung von einem Trauma beinhaltet auch, dass wir zu unseren Mitmenschen wieder in Verbindung treten. Deshalb sind Traumata, die im Rahmen einer Beziehung entstanden sind, meist deutlich schwerer zu behandeln als Traumata infolge von Verkehrsunfällen oder Naturkatastrophen. In unserer Gesellschaft entstehen die häufigsten Traumata, unter denen Frauen und Kinder leiden, durch die Eltern oder Partner der Traumatisierten. Bei Kindesmissbrauch, sexueller Belästigung und häuslicher Gewalt sind die Täter in der Regel Menschen, die die Opfer eigentlich lieben sollten. Deshalb entfällt in allen diesen Fällen der wichtigste Schutz vor einer Traumatisierung: der Schutz vonseiten der Menschen, die wir lieben.

Wenn jemand, bei dem Sie natürlicherweise Schutz und Geborgenheit suchen würden, Sie verängstigt oder zurückweist, lernen Sie, sich zu verschließen und Ihre Gefühle zu ignorieren.[22] In Teil III dieses Buches wurde schon darauf hingewiesen, dass wir, wenn sich unsere primären Bezugspersonen gegen uns wenden, andere Möglichkeiten finden müssen, mit unserer Angst, Wut und Frustration fertigzuwerden. Und wenn wir mit unserem Entsetzen ganz allein fertigzuwerden versuchen, tauchen völlig andere Probleme auf: Dissoziation, Verzweiflung, Süchte, chronische Panik und Entfremdung, Verbindungsbrüche und explosive Entladungen in Beziehungen. Wenn Patienten etwas Derartiges erlebt haben, können sie gewöhnlich keinen Zusammenhang zwischen ihren eigenen Erlebnissen vor langer Zeit und ihren aktuellen Gefühlen und Verhaltensweisen herstellen. Vielmehr erscheint ihnen alles als völlig unberechenbar.

Eine Linderung kann erst eintreten, wenn die Betroffenen anerkennen können, was geschehen ist, und wenn sie die unsichtbaren Dämonen, mit denen sie ringen, zu erkennen vermögen. Vielleicht erinnern Sie sich noch an die von einem pädophilen Priester missbrauchten Männer, deren Situation ich in Kapitel 11 beschrieben habe. Sie trainierten regelmäßig im Fitnessstudio, nahmen Anabolika ein und waren stark wie Ochsen. Aber während unserer Gespräche glichen sie oft eher verängstigten Kindern – die verletzten und vor langer Zeit traumatisierten Jungen fühlten sich innerlich noch immer hilflos.

Während der Kontakt zu anderen Menschen und das Erleben des Einklangs mit anderen die physiologische Selbstregulation fördern, weckt das Versprechen der Nähe häufig die Angst, verletzt, verraten und verlassen zu werden. Scham spielt bei alldem eine wichtige Rolle: »Irgendwann werden Sie schon noch merken, wie verdorben und ekelhaft ich bin, und wenn Sie schließlich dahinterkommen, werden Sie mich fallen lassen.« Unaufgelöste Traumata können eine entsetzliche Wirkung auf Beziehungen haben. Wenn Sie noch nicht darüber hinweggekommen sind, dass Sie von einem Menschen, den Sie geliebt haben, angegriffen wurden, geht es Ihnen wahrscheinlich in erster Linie darum, nicht mehr verletzt zu werden, und Sie haben Angst, sich einem Menschen, den Sie noch nicht kennen, zu öffnen. Vielleicht versuchen Sie sogar, ohne es selbst zu merken, die andere Person zu verletzen, bevor diese Sie verletzen kann.

Dies ist im Hinblick auf die Genesung sehr problematisch. Wenn Ihnen klar geworden ist, dass Ihre posttraumatischen Reaktionen zunächst ein Versuch waren, Ihr Leben zu retten, bringen Sie vielleicht den Mut auf, sich mit Ihrer inneren Musik (oder Ihrer inneren Kakofonie) zu konfrontieren, aber dabei brauchen Sie Hilfe. Sie müssen jemanden finden, dem Sie genug vertrauen, um sich von ihm begleiten lassen zu können, jemanden, dem Sie Ihre Gefühle zeigen können, ohne sich gefährdet zu fühlen, und der Ihnen hilft, den schmerzhaften Botschaften Ihres emotionalen Gehirns zu lauschen. Ihr Begleiter darf sich nicht vor Ihrem Entsetzen fürchten, und er muss selbst Ihre tiefste Wut aushalten können. Er muss jemand sein, der Sie mit allem, was Ihnen eigen ist, schützen kann, während Sie Ihre bruchstückhaften Erinnerungen an Erlebnisse erforschen, die Sie so lange vor sich selbst haben geheim halten müssen. Die meisten Traumatisierten brauchen für diese Arbeit einen Anker und eine gute und gründliche Anleitung und Begleitung.

Die Wahl eines geeigneten Therapeuten

Ein kompetenter Traumatherapeut muss in seiner Ausbildung gelernt haben, wie sich ein Trauma infolge von Missbrauch, Misshandlungen und Vernachlässigung auswirken kann, und er muss viele bei solchen

Problemen nützliche Techniken anwenden können, die (1) Patienten stabilisieren, (2) sie angesichts traumatischer Erinnerungen und Reenactments beruhigen und (3) sie wieder in die Lage versetzen, zu ihren Mitmenschen in Kontakt zu treten. Im Idealfall hat ein Traumatherapeut die Therapiemethode, die er anwendet, selbst als Patient erlebt.

Zwar wäre es unangemessen und ethisch nicht vertretbar, wenn Therapeuten ihren Klienten Einzelheiten über ihre persönlichen Schwierigkeiten und Kämpfe berichten, doch ist nichts dagegen einzuwenden, wenn Patienten ihre Therapeuten fragen, welche speziellen Formen therapeutischer Arbeit sie in ihrer Ausbildung erlernt haben, wo sie diese Ausbildung erhalten haben und ob sie persönlich von der Therapie, die sie ihren Patienten empfehlen, profitiert haben.

Es gibt keine »angesagte Traumabehandlung«, und jeder Therapeut, der glaubt, seine bevorzugte Methode sei die einzige Antwort auf Ihre Probleme, macht sich der Verbreitung einer Ideologie verdächtig, statt dass er dem Interesse daran, dafür zu sorgen, dass seine Patienten wieder gesund werden, oberste Priorität einräumt. Kein Therapeut kann mit jeder wirksamen Behandlungsmethode vertraut sein; deshalb muss jeder, der als Therapeut arbeitet, bereit sein, sich auch mit anderen Behandlungsmöglichkeiten als denjenigen, die er selbst seinen Patienten anbietet, auseinanderzusetzen. Außerdem muss er von seinen Patienten lernen wollen. Geschlecht, Ethnizität und persönliches Lebensumfeld eines Therapeuten spielen nur dann eine Rolle, wenn sie seine Bemühungen, einem Patienten zu helfen, sich sicher und verstanden zu fühlen, stören.

Fühlen Sie sich bei diesem speziellen Therapeuten grundsätzlich wohl? Haben Sie den Eindruck, dass ihm in seiner Haut wohl ist und dass er mit Ihnen menschlich zurechtkommt? Sich wohlzufühlen ist eine unverzichtbare Voraussetzung für die Konfrontation mit den eigenen Ängsten. Ein strenger Mensch, der zum Verurteilen neigt und leicht aufgebracht oder herrisch reagiert, verängstigt Sie wahrscheinlich, und Sie fühlen sich von ihm leicht im Stich gelassen oder gedemütigt, was Ihnen ganz sicher nicht hilft, die Nachwirkungen

Ihres Traumas aufzulösen. Es kommt vor, dass alte Gefühle aus ferner Vergangenheit reaktiviert werden, wenn der Therapeut in Ihren Augen jemandem ähnelt, der Sie einmal verletzt oder auf andere Weise schlecht behandelt hat. So etwas sollte nach Möglichkeit mit dem Therapeuten zusammen durchgearbeitet werden, denn nach meinen Erfahrungen bessert sich die Situation eines Patienten nur, wenn er tiefe positive Gefühle dem Therapeuten gegenüber entwickelt. Ich glaube auch nicht, dass Menschen wachsen und sich verändern können, wenn sie nicht das Gefühl haben, den Menschen, der sie behandelt, in einem gewissen Maße beeinflussen zu können.

Entscheidend ist, ob Sie das Gefühl haben, dass der Therapeut neugierig darauf ist, wer *Sie* sind und was *Sie* – und nicht irgendein »typischer PTBS-Patient« – brauchen. Sind Sie für ihn nichts weiter als eine Liste von Symptomen aus einem Diagnosefragebogen? Oder nimmt er sich die Zeit herauszufinden, *warum* Sie tun, was Sie tun, und *warum* Sie denken, was Sie denken? Beim Therapieprozess spielt Zusammenarbeit eine wichtige Rolle – das gemeinsame Erforschen Ihrer Person und Ihres Lebens.

Patienten, die als Kinder von ihren primären Bezugspersonen schlecht behandelt worden sind, fühlen sich in Gegenwart anderer Menschen oft nicht sicher. Ich frage meine Patienten immer wieder, ob ihnen jemand einfällt, bei dem sie sich in ihrer Kindheit und Jugend sicher gefühlt haben. Viele erinnern sich auf diese Frage hin an einen bestimmten Lehrer, Nachbarn, Ladenbesitzer, Coach oder Priester, der ihnen zeigte, dass sie ihm nicht gleichgültig waren, und eine solche Erinnerung ist für die Patienten oft der Ausgangspunkt, von dem aus sie allmählich wieder in das Zusammenleben mit anderen Menschen zurückfinden. Für unsere Spezies ist Hoffnung besonders wichtig. Bei der Arbeit an Traumata geht es nicht nur darum festzustellen, was zerbrochen ist, sondern ebenso sehr darum, sich daran zu erinnern, wie man es geschafft hat, das erlebte Trauma zu überstehen.

Außerdem bitte ich meine Patienten, sich vorzustellen, wie sie wohl als Neugeborene waren – ob sie liebenswert und keck waren. Alle glauben, sie seien so gewesen, und in der Regel haben sie auch eine

Vorstellung davon, wie sie vor ihrer Traumatisierung gewesen sein müssen.

Einige Menschen können sich nicht daran erinnern, dass es in ihrem Leben einen Menschen gab, bei dem sie sich sicher fühlten. Ihnen war wesentlich wohler, wenn sie mit Pferden oder Hunden umgingen. Dem wird inzwischen in vielen therapeutischen Settings Rechnung getragen, unter anderem in Gefängnissen, im Rahmen stationärer Behandlungsprogramme und in der therapeutischen Arbeit mit Veteranen. Jennifer, ein Mitglied der ersten Abschlussklasse des *Van der Kolk Centers,*[23] die zu Beginn der Arbeit vierzehn Jahre alt, völlig außer Kontrolle und sehr still gewesen war, sagte anlässlich der Abschlussfeier, entscheidend für sie sei gewesen, dass man ihr ein Pferd anvertraut habe. Der Aufbau einer Beziehung zu ihrem Pferd hatte ihr so viel Sicherheit gegeben, dass es ihr allmählich auch gelang, zu den Mitarbeitern der Einrichtung in Kontakt zu treten und sich auf die schulische Arbeit und die Prüfungen zu konzentrieren, so dass sie in ein College aufgenommen wurde.[24]

4. Gemeinschaftliche Rhythmen und Synchronie

Vom Augenblick unserer Geburt an kommen unsere Beziehungen physisch in der Mimik sowie in Gesten und Berührungen zum Ausdruck und werden so verkörpert. In Kapitel 7 haben wir gesehen, dass dies die Grundlagen der Bindung sind. Traumata zerstören den Zustand der Eingestimmtheit und damit jede physische Synchronie: Betritt man das Wartezimmer einer Klinik, in der PTBS behandelt wird, kann man die Patienten leicht vom Klinikpersonal unterscheiden, weil sie an ihrem starren Gesichtsausdruck und ihrem schlaffen (aber gleichzeitig auch stark erregten) Körper gut zu erkennen sind. Leider ignorieren viele Therapeuten, was ihre Patienten körperlich mitteilen, und konzentrieren sich ausschließlich auf verbale Äußerungen.

Die heilende Macht der Gemeinschaft, wie sie in Musik und Rhythmus zum Ausdruck kommt, konnte ich im Frühjahr 1997 in Aktion erleben, als ich in Südafrika die Arbeit der *Truth and Reconciliation Commission* verfolgte. Eines Tages kam ich auf dem Hof einer Klinik in einer Township in der Nähe von Johannesburg mit einer Gruppe vergewaltigter Frauen zusammen. In der Ferne hörten wir Schüsse, über die Grenzmauer des Klinikgeländes waberte Rauch, und der Geruch von Tränengas hing in der Luft. Später hörten wir, dass in nächster Nähe vierzig Menschen umgekommen waren.

Doch trotz der fremdartigen und furchterregenden Umgebung kam mir die Gruppe, die an jenem Ort zusammengekommen war, sehr vertraut vor: Die Frauen saßen zusammengesunken da – traurig und starr –, wie ich es aus so vielen Therapiegruppen für Vergewaltigungsopfer in Boston kannte. Ich spürte das mir wohlbekannte Gefühl der Hilflosigkeit, und weil ich von so vielen erstarrten und leblosen Menschen umgeben war, spürte ich, dass auch ich mental erstarrt und leblos war. Plötzlich fing eine der Frauen an zu summen und ließ dabei ihren Körper sanft vor- und zurückschwingen. Allmählich wurde ein Rhythmus erkennbar, den nach und nach auch die übrigen Frauen aufnahmen. Bald sang und bewegte sich die ganze Gruppe und erhob sich, um zu tanzen. Ich wurde Zeuge einer verblüffenden Transformation: Die Frauen waren wieder zum Leben erwacht; ihre Gesichter wirkten, als ob sie aufeinander eingestimmt wären, und die Vitalität war in ihre Körper zurückgekehrt. Damals nahm ich mir vor, was ich dort sah, für meine eigene Arbeit zu nutzen und herauszufinden, wie Rhythmus, Singen und Bewegung zur Heilung eines Traumas beitragen können.

Wir werden dieses Thema in Kapitel 20, wo es um das Theaterspiel geht, noch vertiefen. Ich werde dort zeigen, wie Gruppen junger Menschen – darunter jugendliche Straftäter und stark gefährdete Kinder aus Pflegefamilien – nach und nach lernen, zusammenzuarbeiten und sich aufeinander zu verlassen, ob als Partner in einem Schwertkampf in der Tradition der Zeit Shakespeares oder als Autoren und Darsteller ganzer Musicals. Immer wieder berichten mir Patienten, wie sehr ihnen das Singen von Chorälen, Aikido, Tango-Tanzen und Kickboxen geholfen haben, und es ist mir eine Freude, ihre Empfehlungen an andere, die ich behandle, weiterzugeben.

Eine weitere wichtige Lektion über Rhythmus und Heilung habe ich gelernt, als Mitarbeiter des *Trauma Center* gebeten wurden, sich um ein fünfjähriges stummes Mädchen, Ying Mee, zu kümmern, das aus einem Waisenhaus in China adoptiert worden war. Nach monatelangen vergeblichen Versuchen, zu Ying Mee Kontakt herzustellen, wurde meinen Kolleginnen Deborah Rozelle und Liz Warner klar, dass bei ihr das für rhythmische Aktivität zuständige System nicht funktionierte – sie konnte zu den Stimmen und Gesichtern der Menschen in ihrer Umgebung nicht in Resonanz treten. Dies brachte meine beiden Kollegen auf die Idee, es mit sensumotorischer Therapie zu versuchen.[25]

Die *Klinik für sensorische Integration* in Watertown, Massachusetts, ist ein etwas ungewöhnlicher Indoorspielplatz voller Schaukeln, mit bunten Gummibällen gefüllten Wannen, die so tief sind, dass man darin untertauchen kann, Schwebebalken, Kriechspielzeugen aus Plastikschläuchen und Leitern, die zu Plattformen führen, von denen aus man auf mit Schaumstoff gefüllte Matratzen springen kann. Die Mitarbeiter »badeten« Ying Mee in der Wanne mit den Gummibällen, was ihr half, ihre Haut zu spüren. Außerdem brachten sie dem Mädchen bei, auf einer Schaukel hin und her zu schwingen und unter beschwerten Decken herzukriechen. Nach sechs Wochen dieser Arbeit fand bei Ying Mee eine wichtige Veränderung statt, und sie fing an zu sprechen.[26]

Ying Mees dramatische Besserung inspirierte uns dazu, auch im *Trauma Center* eine Klinik für sensorische Integration aufzubauen, die wir inzwischen im Rahmen stationärer Behandlungsprogramme nutzen. Wir haben noch nicht untersucht, wie sich die Arbeit an der sensorischen Integration auf traumatisierte Erwachsene auswirkt, aber ich beziehe entsprechende Übungen und Tanz oft in meine Seminare ein.

Wenn Eltern (und ihre Kinder) lernen, sich aufeinander einzustimmen, erleben sie viszerale Reziprozität. *Parent-Child Interaction Therapy* (PCIT) ist eine Form der Interaktionsarbeit, die dies fördert; das Gleiche gilt für *Sensory Motor Arousal Regulation Treatment* (SMART), eine Methode, die meine Kollegen am *Trauma Center* entwickelt haben.[27]

Wenn wir mit anderen Menschen spielen, fühlen wir uns körperlich auf sie eingestimmt, und wir erleben Verbundenheit und gemeinsame Freude. Auch Improvisationsübungen (so wie diejenigen, die unter http://learnimprov.com/ beschrieben werden) sind eine wundervolle Möglichkeit, Menschen zu helfen, gemeinsam Neues zu erforschen und Freude zu erleben. Wenn Sie sehen, dass eine Gruppe von Menschen, die grimmig dreingeschaut haben, plötzlich zu kichern anfängt, wissen Sie, dass der Fluch der Trübsal gebrochen ist.

5. In Kontakt treten

Die etablierten Traumabehandlungsmethoden helfen Traumatisierten nicht, ihre Empfindungen und Emotionen zu erleben, ohne sich zu gefährden. Heutzutage werden immer häufiger Psychopharmaka wie Serotonin-Wiederaufnahmehemmer, Risperidon und Seroquel genutzt, um Menschen zu helfen, mit ihren Sinnesempfindungen fertigzuwerden.[28] Doch die natürlichste Art, auf die wir Menschen uns beruhigen können, wenn wir leiden, sind Berührungen, Umarmun-

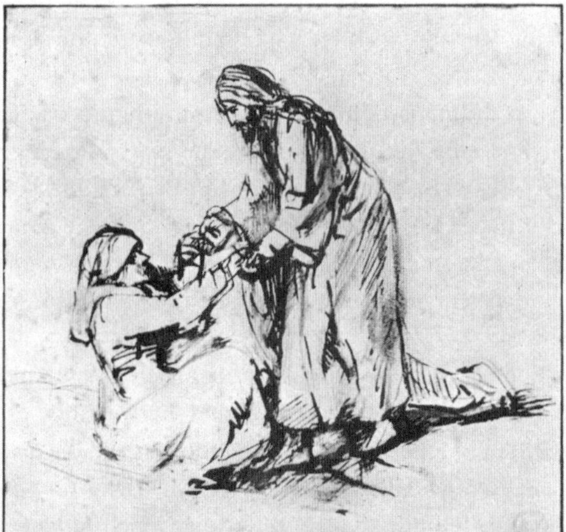

Rembrandt van Rijn: Christus bei der Krankenheilung. Gesten des Trostes können wir alle leicht erkennen. Sie spiegeln die heilende Kraft einfühlsamer Berührung.

gen und wiegende Bewegungen. Dies hilft bei starker Erregung und gibt uns das Gefühl, unversehrt, sicher und geschützt zu sein und ein gewisses Maß an Kontrolle über unsere Situation zu haben.

Berührung, das elementarste Werkzeug, das uns zur Verfügung steht, um andere Menschen zu beruhigen, darf bei den meisten therapeutischen Praktiken nicht genutzt werden. Doch kann niemand völlig genesen, wenn er sich nicht wohl (und sicher) in seiner Haut fühlt. Deshalb empfehle ich meinen Patienten, sich auf irgendeine Form von Körperarbeit einzulassen, beispielsweise auf therapeutische Massage, Feldenkrais oder Cranio-Sacral-Therapie.

Ich habe meine bevorzugte Körpertherapeutin, Licia Sky, nach ihrer Arbeit mit Traumatisierten gefragt, und sie hat mir unter anderem geantwortet:

> »Ich beginne mit der Körperarbeit nie, ohne vorher eine persönliche Verbindung zu meinen Patienten aufgebaut zu haben. Ich führe keine Anamnese durch und versuche auch nicht herauszufinden, wie stark jemand traumatisiert ist oder was der Betreffende erlebt hat. Ich versuche festzustellen, wie das Verhältnis des Patienten zu seinem Körper momentan ist. Und ich frage ihn, ob es etwas gibt, worauf ich aus seiner Sicht besonders achten sollte. Unterdessen mache ich mir ein Bild von seiner Körperhaltung, und ich stelle fest, ob er mir in die Augen schauen kann, wie angespannt oder entspannt er wirkt und ob er zu mir in Verbindung tritt oder nicht.
>
> Meine erste Entscheidung hängt davon ab, ob ich den Eindruck habe, dass sich der Patient sicherer fühlt, wenn er mit dem Rücken oder mit dem Bauch auf dem Massagetisch liegt. Wenn ich jemanden noch nicht kenne, bitte ich ihn generell, sich auf den Rücken zu legen, sodass er mich anschauen kann; ich achte auch darauf, dass er sich nur so weit entkleidet, dass er sich dabei noch sicher fühlt. Dies sind wichtige Entscheidungen, die Grenzen betreffen, und sie müssen gleich zu Beginn der Arbeit getroffen werden.
>
> Wenn ich dann erstmals zum Körper des Patienten in Kontakt trete, achte ich darauf, ihn bestimmt und sicher zu berühren. Die

Annäherung sollte niemals gezwungen oder harsch wirken und keinesfalls zu schnell erfolgen. Die Berührung geschieht langsam, sodass der Klient ihr leicht folgen kann, und sie ist sanft und rhythmisch. Sie kann so stark wie ein Händedruck sein. Als Erstes berühre ich oft eine Hand und den Unterarm, weil die meisten Menschen Berührungen in diesem Bereich als nicht bedrohlich empfinden, und weil es der Bereich ist, den zu berühren sie sich auch selbst am ehesten trauen.

Man muss den Punkt des Widerstandes finden und berühren – die Stelle, an der die Anspannung am stärksten ist – und ihm ein entsprechendes Maß an Energie zukommen lassen. Das löst erstarrte Anspannung. Man sollte bei dieser Arbeit nicht zögern, weil ein Zögern beim Klienten den Eindruck hervorruft, man habe kein Selbstvertrauen. Langsame Bewegungen und sorgsames Eingehen auf den Klienten hingegen haben nichts mit Zögern zu tun. Man muss Klienten mit starkem Selbstvertrauen und viel Empathie begegnen und der Anspannung, die sie in ihrem Körper festhalten, den Druck der eigenen Berührung entgegensetzen.«

Was bewirkt die Körperarbeit bei den Patienten? Licia antwortete auf diese Frage:

»So wie man Durst nach Wasser haben kann, kann man auch nach Berührung dürsten. Es wirkt tröstend, wenn man selbstsicher, tief, fest, sanft und einfühlsam berührt wird. Achtsame Berührung und Bewegung erden Menschen und ermöglichen ihnen, Anspannungen zu entdecken, die sie seit langer Zeit festhalten und die ihnen nicht einmal mehr bewusst sind. Berührungen wecken den berührten Körperbereich auf.

Der Körper ist physisch beeinträchtigt, wenn in ihm Emotionen festgehalten werden. Die Schultern von Menschen verkrampfen sich dann, und ihre Gesichtsmuskeln erstarren. Sie müssen in diesem Zustand sehr viel Energie darauf verwenden, ihre Tränen – oder auch Geräusche oder Bewegungen, die ihren inneren Zustand verraten könnten – zurückzuhalten. Wird die physische Anspannung gelöst, können auch die Gefühle frei werden. Bewegung vertieft die Atmung, und wenn sich die Anspannung löst, kann dies in Form von Geräuschen zum Ausdruck kommen. Der Körper wird dann freier – er atmet freier und ist wieder im Fluss. Berührung ermöglicht Menschen, in einem Körper zu leben, der sich in Reaktion darauf, dass er von außen in Bewegung gesetzt wird, auch selbst wieder bewegen kann.

Menschen, die in ihrem Entsetzen erstarrt sind, müssen wieder ein Gefühl dafür entwickeln, wo im Raum sich ihr Körper befindet und wo seine Grenzen sind. Feste Berührungen, die Sicherheit vermitteln, zeigen ihnen diese Grenzen: was außerhalb von ihnen ist und wo ihr Körper endet. Sie merken, dass sie sich nicht ständig zu fragen brauchen, wer und wo sie sind. Sie entdecken, dass ihr Körper fest ist und dass sie nicht unablässig auf der Hut zu sein brauchen. Berührung lässt sie wissen, dass sie in Sicherheit sind.«

6. Aktiv werden

Der Körper reagiert auf extreme Erlebnisse, indem er Stresshormone ausschüttet. Diese werden oft für die Entstehung von Krankheiten verantwortlich gemacht. Doch Stresshormone sollen uns eigentlich zu der Kraft und Ausdauer verhelfen, die wir brauchen, um mit außergewöhnlichen Situationen fertigwerden zu können. Menschen, die etwas *tun*, um mit einer schwierigen oder katastrophalen Situation fertigzuwerden – indem sie beispielsweise ihnen Nahestehende oder auch völlig Fremde aus einer Gefahr retten, indem sie Menschen in ein Krankenhaus transportieren, indem sie als freiwillige Helfer Zelte aufbauen, Essen kochen oder medizinische Hilfsdienste leisten –, nutzen ihre Stresshormone für Zwecke, für die sie tatsächlich gedacht sind, weshalb bei ihnen die Gefahr einer Traumatisierung wesentlich geringer ist. (Trotzdem hat natürlich jeder Mensch seine persönliche Belastungsgrenze, und selbst bei bester Vorbereitung kann uns das Ausmaß einer Herausforderung überwältigen.)

Hilflosigkeit und Immobilisierung können Menschen davon abhalten, ihre Stresshormone für die Verteidigung zu nutzen. Die Hormone werden dann aber trotzdem in den Körper ausgeschüttet, ohne dass die Aktivitäten, die sie eigentlich ermöglichen und fördern sollen, ausgeführt werden können. Schließlich wenden sich die Aktivierungsmuster, die für die Bewältigung akuter Probleme gedacht sind, gegen den Organismus des Betroffenen selbst und kommen in völlig dysfunktionalen Kampf-, Flucht- und Erstarrungsreaktionen zum Ausdruck. Ein adäquates Verhalten ist erst nach dem Ende dieser anhaltenden Notfallreaktion möglich. Der Körper muss in seinen Zustand grundlegender Sicherheit und Entspannung zurückkehren, weil er nur in ihm aktiv werden kann, um reale Gefahren abzuwehren.

Meine Freunde und Lehrer Pat Ogden und Peter Levine haben für Probleme dieser Art ihre eigenen sehr wirksamen körperbasierten Therapieformen entwickelt, nämlich die *Sensumotorische Psychotherapie*[29] und *Somatic Experiencing* (SE).[30] Bei diesen Behandlungsansätzen spielen die konkreten Einzelheiten des traumatischen Erlebens eine weniger wichtige Rolle. Im Vordergrund stehen dabei die Erforschung körperlicher Empfindungen und die Lokalisation der Nachwirkungen traumatischer Erlebnisse im Körper selbst. Vor einer umfassenden Untersuchung des Traumas erhält der Patient Hilfe bei der Entwicklung innerer Ressourcen, die ihm einen gefahrlosen Zugang zu jenen Empfindungen und Emotionen ermöglichen, die ihn zum Zeitpunkt der Traumatisierung überwältigt haben. Peter Levine nennt diesen Prozess *Pendulation* (»Pendeln«) und meint damit die Erschließung der mit traumatischen Erinnerungen verbundenen inneren Empfindungen durch wiederholtes sanftes Eintreten in diese Erinnerungen und Wiederaustreten aus ihnen. So wird dem Patienten geholfen, allmählich sein Toleranzfenster zu vergrößern.

Sobald die Patienten es ertragen können, ihre traumabasierten körperlichen Empfindungen wahrzunehmen, entdecken sie wahrscheinlich die starken körperlichen Impulse – etwa Impulse zu schlagen, zu stoßen oder zu laufen –, die sie während des traumatischen Erlebnisses verspürt haben, die sie aber unterdrücken mussten, um überleben zu können. Diese Impulse gelangen in Form subtiler Körperbewegungen wie Drehungen, Umwenden des Körpers oder Zurücktreten zum Ausdruck. Durch die Verstärkung dieser Bewegungen und durch Experimentieren mit verschiedenen Arten, sie zu modifizieren, wird der Prozess der Vollendung unabgeschlossener traumabezogener »Handlungstendenzen« initiiert, der letztendlich zur Auflösung des Traumas führen kann. Somatische Therapien können Patienten helfen, sich wieder in der Gegenwart zu verorten, indem sie erleben, dass es ungefährlich ist, sich zu bewegen. Die durch effektives Handeln hervorgerufene Freude zu spüren weckt bei den Betroffenen wieder das Gefühl, durch eigenes Tun etwas bewirken und sich aktiv verteidigen und schützen zu können.

Im Jahre 1893 schrieb Pierre Janet, der erste wichtige Traumaforscher, über die »Freude vollendeter Handlungen«, und ich beobachte diese Freude regelmäßig, wenn ich die sensumotorische Therapie und *Somatic Experiencing* nutze: Patienten, die physisch erleben können, wie es sich angefühlt hätte, sich zu wehren oder davonzulaufen, entspannen sich, lächeln und bringen zum Ausdruck, wie sie sich fühlen, da sie etwas zum Abschluss gebracht haben.

Menschen, die gezwungen werden, sich einer Übermacht zu beugen, so wie es missbrauchten und misshandelten Kindern, Opfern häuslicher Gewalt und inhaftierten Männern und Frauen ergeht, sichern ihr Überleben oft durch resignierte Einwilligung. Die beste Möglichkeit, eingefleischte Unterwerfungsmuster zu überwinden, besteht darin, die physische Fähigkeit, sich zu engagieren und sich zu verteidigen, wiederherzustellen. Eine meiner bevorzugten körperorientierten Arten der Entwicklung effektiver Kampf-/Fluchtreaktionen ist das *Model-Mugging*-Programm unseres lokalen *Impact-Centers*, in dem Frauen (und mittlerweile auch immer mehr Männer) lernen, einen simulierten Überfall abzuwehren.[31] Das Programm wurde in Oakland in Kalifornien entwickelt, nachdem dort im Jahre 1971 eine Frau trotz ihres schwarzen Karategürtels vergewaltigt worden war. Ihre Freunde wunderten sich, wie so etwas ausgerechnet ihr, die einen Gegner doch nötigenfalls mit bloßen Händen töten könnte, hatte passieren können, und gelangten zu dem Schluss, irgendetwas müsse sie in so starke Furcht versetzt haben, dass sie ihre Karatefähigkeiten nicht mehr hatte nutzen können. In der Terminologie dieses Buches ausgedrückt, waren ihre exekutiven Funktionen – die in den Schläfenlappen des Gehirns beheimatet sind – abgeschaltet worden, und sie war erstarrt. Im *Model-Mugging*-Programm lernen Frauen, die Erstarrungsreaktion durch viele Wiederholungen des Erlebnisses, in der »Stunde null« zu sein (ein militärischer Ausdruck für den genauen Angriffszeitpunkt), zu neutralisieren und Angst in positive Kampfenergie umzuwandeln.

Eine meiner Patientinnen, eine College-Studentin, die als Kind permanent missbraucht worden war, nahm an diesem Kurs teil. Als ich sie das erste Mal sah, wirkte sie niedergeschlagen, depressiv und unverhältnismäßig fügsam. Drei Monate später gelang es ihr während der Abschlusszeremonie des Kurses, einen riesigen männlichen Angreifer abzuwehren, der schließlich weinend auf dem Boden lag (gegen ihre Schläge mit einem dicken Schutzanzug abgeschirmt), während sie ihm mit erhobenen Armen in einer Karatehaltung entgegentrat und ruhig und klar »Nein!« brüllte.

Nicht lange danach, als sie einmal nach Mitternacht von der Bibliothek nach Hause ging, traten ihr plötzlich drei Männer entgegen und brüllten: »Du Schlampe, her mit deinem Geld!« Sie erzählte mir später, sie habe daraufhin die gleiche Karatehaltung eingenommen und gebrüllt: »Okay, Jungs, darauf habe ich nur gewartet. Wer will es zuerst mit mir probieren?« Die drei liefen augenblicklich davon. Wenn man mit gekrümmtem Rücken dasteht und Angst hat, auch nur um sich zu schauen, wird man leicht zum Opfer sadistischer Menschen; strahlt man hingegen die Botschaft »Komm mir ja nicht blöd!« aus, wird man wahrscheinlich nicht belästigt.

Integrieren von Traumaerinnerungen

Menschen können sich von traumatischen Erlebnissen erst lösen, wenn sie das, was geschehen ist, anerkennen und die unsichtbaren Dämonen, mit denen sie kämpfen, erkennen können. Der traditionellen Psychotherapie geht es hauptsächlich darum, eine Erzählung zu konstruieren, die erklärt, warum ein Mensch sich auf eine bestimmte Weise fühlt, oder wie Sigmund Freud es im Jahre 1914 in seiner Schrift *Erinnern, Wiederholen und Durcharbeiten*[32] beschrieben hat: »… [W]ährend der Kranke es als etwas Reales und Aktuelles erlebt, haben wir daran die therapeutische Arbeit zu leisten, die zum guten Teile in der Zurückführung auf die Vergangenheit besteht.« Die Geschichte zu erzählen ist wichtig; ohne eine solche Erzählung erstarrt die Erinnerung, und ohne Erinnerung können wir uns nicht vorstellen, wie die Dinge anders sein könnten. Doch wie wir in Teil IV dieses Buches gesehen haben, ist das Erzählen einer Geschichte über das Ereignis noch keine Garantie dafür, dass traumatische Erinnerungen zur Ruhe gebracht werden können.

Dafür gibt es einen Grund. Wenn Menschen sich an ein normales Ereignis erinnern, durchleben sie nicht sämtliche mit dem Ereignis verbundenen körperlichen Empfindungen, Emotionen, Vorstellungsbilder, Gerüche oder Geräusche erneut. Versetzen sie sich hingegen vollständig in ihr Trauma zurück, »haben« sie das betreffende Erlebnis: Sie gehen dann ganz in den sensorischen oder emotionalen Elementen der Vergangenheit auf bzw. unter. Die Gehirnscans von Stan und Ute Lawrence, den Unfallopfern aus Kapitel 4, zeigen, wie dies vor sich geht. Als Stan sich an seinen entsetzlichen Unfall erinnerte, fielen zwei Bereiche in seinem Gehirn völlig aus: der Bereich, der ein Zeitempfinden und eine Perspektive vermittelt – was ihm zu wissen ermöglicht, »das war damals, aber jetzt bin ich in Sicherheit« –, und ein Bereich, der die mit dem Trauma verbundenen Vorstellungsbilder, Geräusche und Empfindungen zu einer kohärenten Erzählung integriert. Werden diese Bereiche des Gehirns ausgeschaltet, erleben wir nicht ein Ereignis mit einem Anfang, einer Mitte und einem Ende, sondern bruchstückhafte Empfindungen, Bilder und Emotionen.

Ein Trauma kann nur verarbeitet werden, wenn die beiden genannten Gehirnareale funktionsfähig bleiben. Bei Stan gelang es mithilfe von EMDR *(Eye Movement Desensitization and Reprocessing)*, die Erinnerungen an den Unfall zu erschließen, ohne dass er von ihnen überwältigt wurde. Wenn die Funktionsfähigkeit der Gehirnareale, deren Ausfall für das Auftreten von Flashbacks verantwortlich ist, erhalten werden kann, während die Erinnerung an das Geschehen stimuliert wird, können die Betroffenen ihre Traumaerinnerungen als etwas in der Vergangenheit Geschehenes in ihr Gedächtnis integrieren.

Utes Dissoziation (vielleicht erinnern Sie sich noch daran, dass sie mit einem völligen Shutdown reagierte) erschwerte die Genesung auf andere Weise. Weil keine der Gehirnstrukturen, die für die Aktivität in der Gegenwart erforderlich sind, bei ihr funktionsfähig war, war es für sie völlig unmöglich, sich mit ihrem Trauma auseinanderzusetzen. Ist das Gehirn nicht wach und präsent, kann weder eine Integration noch eine Auflösung stattfinden. Bei Ute musste zunächst das Toleranzfenster vergrößert werden, bevor sie sich mit ihren PTBS-Symptomen auseinandersetzen konnte.

Hypnose war gegen Ende des 19. Jahrhunderts, also zur Zeit Pierre Janets und Sigmund Freuds und bis zum Zweiten Weltkrieg, die am häufigsten benutzte Form der Traumabehandlung. Auf YouTube ist immer noch der Dokumentarfilm *Let There Be Light* des großen Hollywood-Regisseurs John Huston zu sehen, in dem Soldaten hypnotisiert werden, um ihre »Kriegsneurose« zu behandeln. Anfang der 1990er-Jahre ist die Hypnose in Ungnade gefallen, und aus neuerer Zeit liegen keine wissenschaftlichen Untersuchungen über ihre Wirksamkeit bei der Behandlung von PTBS vor. Doch mittels Hypnose lässt sich ein Zustand relativer Ruhe induzieren, von dem aus Patienten ihre traumatischen Erlebnisse beobachten können, ohne von ihnen überwältigt zu werden. Weil die Fähigkeit, sich selbst ruhig zu beobachten, für die Integration traumatischer Erinnerungen sehr wichtig ist, wird die Hypnose höchstwahrscheinlich in irgendeiner Form wieder an Bedeutung gewinnen.

Kognitiv-behaviorale Therapie (KBT)

Die meisten Psychologen erlernen in ihrer Ausbildung die kognitiv-behaviorale Therapie. Die KBT wurde für die Behandlung von Phobien wie Angst vor Spinnen, vor dem Fliegen und vor großen Höhen entwickelt. Sie sollte Menschen helfen, ihre irrationalen Ängste mit der harmlosen Realität zu vergleichen. Die Patienten werden bezüglich ihrer speziellen irrationalen Ängste allmählich desensibilisiert, indem man sie dazu anhält, sich zu vergegenwärtigen, wovor sie die größte Angst haben. Dies geschieht mithilfe ihrer Erzählungen und Vorstellungsbilder (»imaginative Exposition«), oder sie werden in reale (aber in Wahrheit ungefährliche) angstweckende Situationen versetzt (»In-vivo-Exposition«); außerdem gibt es die Möglichkeit, sich in virtuelle, von einem Computer simulierte Szenen zu versetzen – im Falle kriegsbedingter PTBS beispielsweise in einen Kampf in den Straßen von Falludscha im Irak.

Eine solche kognitiv-behaviorale Behandlung basiert auf der Theorie, dass bei Patienten, die wiederholt einem für sie beängstigenden Reiz ausgesetzt werden, ohne dass wirklich etwas Schädliches passiert, die Angst davor allmählich nachlässt; ihre beängstigenden Erinnerungen werden dann mit der »korrigierenden« Information, in Sicherheit zu sein, assoziiert.[33] Die KBT versucht Patienten auch zu helfen, mit ihrem Hang zum Vermeiden fertigzuwerden, der in Sätzen wie »Darüber möchte ich nicht sprechen« zum Ausdruck kommt.[34] Das mag simpel klingen, aber wie wir gesehen haben, reaktiviert das Wiedererleben eines Traumas das Alarmsystem des Gehirns und setzt die für die Integration früherer Erlebnisse erforderlichen Gehirnareale außer Funktion, was es wahrscheinlich macht, dass die Patienten das Trauma eher erneut durchleben, als dass sie es auflösen können.

Die sogenannte *Prolongierte Exposition*, auch »Flooding« (Reizüberflutung) genannt, wurde gründlicher erforscht als jede andere Art von PTBS-Behandlung. Die Patienten werden bei dieser Behandlung aufgefordert, »ihre Aufmerksamkeit auf das traumatische Material zu richten und [...] sich nicht durch andere Gedanken oder Aktivitäten davon ablenken zu lassen«.[35] Untersuchungen haben gezeigt, dass die angsterzeugenden Trigger bis zu hundert Minuten lang intensiv und anhaltend präsentiert werden müssen, bevor es zu einer Verringerung der Angst kommt.[36] Manchmal hilft die Exposition tatsächlich, mit einer Angst fertigzuwerden, aber es kann nicht als erwiesen gelten, dass sie hilft, Schuldgefühle oder andere komplexe Emotionen abzubauen.[37]

Im Gegensatz zu ihrer Wirksamkeit bei der Behandlung irrationaler Ängste wie der Angst vor Spinnen hat die KBT bei der Behandlung Traumatisierter weniger gute Ergebnisse erzielt, und dies gilt vor allem für die Behandlung von Missbrauch und Misshandlung von Kindern. Nur bei einem von drei Probanden mit einer PTBS, die an einer entsprechenden Studie bis zu deren Abschluss teilnahmen, war eine gewisse Besserung zu erkennen.[38] Diejenigen, die eine KBT bis zu ihrem Abschluss durchhalten, haben in der Regel weniger PTBS-Symptome als vorher, aber sie genesen nur selten völlig. Die meisten haben weiterhin gravierende Probleme mit ihrer körperlichen Gesundheit, im Beruf und hinsichtlich ihres psychischen Wohlbefindens.[39]

In der größten publizierten Studie über den Einsatz der KBT zur Behandlung von PTBS brach mehr als ein Drittel der Patienten die Mitarbeit vorzeitig ab, und bei den restlichen wurde eine signifikante Zahl negativer Reaktionen beobachtet. Die meisten weiblichen Teilnehmer litten drei Monate nach Abschluss der Studie weiter unter einer voll ausgeprägten PTBS, und nur bei 15 Prozent der Teilnehmer waren die PTBS-Symptome völlig verschwunden.[40] Eine gründliche Analyse aller wissenschaftlichen Untersuchungen über die KBT ergab, dass diese eine ungefähr so gute Wirkung hat wie eine unterstützende therapeutische Beziehung.[41] Das schlechteste Resultat von Expositionstherapien wurde bei Patienten beobachtet, die unter einer »psychischen Niederlage« leiden – also bei denjenigen, die aufgeben.[42]

Traumatisiert zu sein bedeutet nicht nur, dass man auf die Vergangenheit fixiert bleibt; ein ebenso großes Problem ist, dass die Betroffenen nicht mehr in der Lage sind, in der Gegenwart völlig lebendig zu sein. Eine bestimmte Form der Expositionsbehandlung ist eine Art *Virtual-Reality*-Therapie, bei der Kriegsveteranen Hightech-Brillen tragen, mit deren Hilfe sie die Schlacht von Falludscha in lebensechten Details erneut durchleben können. Soweit mir bekannt ist, haben sich die amerikanischen Marines in dieser Schlacht recht gut geschlagen. Ihr Problem ist, dass sie es nicht ertragen können, danach wieder zu Hause zu sein. Aus neuesten Studien mit australischen Kriegsveteranen geht hervor, dass deren Gehirn extrem auf Wachsamkeit gegenüber Notfallsituationen umprogrammiert ist und dass dies ihnen erschwert, sich auf die Details des normalen Alltagslebens zu konzentrieren.[43] (Wir werden uns mit diesem Aspekt in Kapitel 19 in Zusammenhang mit Neurofeedback ausführlicher beschäftigen.) Traumatisierte benötigen dringender als eine *Virtual-Reality*-Therapie eine »Reale Welt«-Therapie, die ihnen hilft, sich beim Einkauf im lokalen Supermarkt oder beim Spiel mit ihren Kindern ebenso lebendig zu fühlen wie auf den Straßen von Bagdad.

Patienten können vom Wiedererleben eines Traumas nur dann profitieren, wenn sie davon nicht überwältigt werden. Ein gutes Beispiel hierfür ist eine Studie mit Vietnamveteranen, die mein Kollege Roger Pitman zu Beginn der 1990er-Jahre durchführte.[44] Ich besuchte Rogers Laboratorium damals jede Woche, weil wir gemeinsam die Studie über die Wirkung gehirneigener Opioide auf PTBS durchführten, über die ich in Kapitel 2 berichtet habe. Roger führte mir dann Videos von seinen Behandlungssitzungen vor, und wir sprachen über die Aufnahmen. Er und seine Kollegen forderten die Veteranen auf, wiederholt über jedes Detail ihrer Erlebnisse in Vietnam zu berichten. Die Forscher mussten die Studie jedoch abbrechen, weil viele Probanden durch ihre Flashbacks in Panik versetzt wurden und weil ihr Entsetzen oft auch nach der Sitzung anhielt. Einige kehrten nie zurück, und viele von denjenigen, die ihre Mitarbeit im Rahmen der Studie fortsetzten, wurden noch depressiver, gewalttätiger und ängstlicher. Manche versuchten, mit dem Stärkerwerden ihrer Symptome fertigzuwerden, indem sie mehr Alkohol konsumierten, was zu noch mehr Gewalttätigkeit und noch mehr Demütigungen führte, sodass einige ihrer Familien die Polizei zu Hilfe riefen, die die Männer in ein Krankenhaus bringen ließ.

Desensibilisierung

In den letzten beiden Jahrzehnten war die wichtigste Behandlung, die Psychologiestudenten zu benutzen lernten, eine Form systematischer Desensibilisierung: Den Patienten wurde beigebracht, auf bestimmte

Emotionen und Empfindungen weniger stark zu reagieren. Aber ist dies das richtige Ziel? Vielleicht geht es weniger um Desensibilisierung als um Integration: darum, einem traumatischen Ereignis den richtigen Ort in der eigenen Lebensgeschichte zuzuweisen.

Desensibilisierung lässt mich an den kleinen Jungen denken – er muss ungefähr fünf Jahre alt gewesen sein –, den ich kürzlich vor meinem Haus sah. Sein schwerfälliger Vater brüllte mit gellender Stimme, während der Junge auf seinem Dreirad auf der Straße fuhr. Das Kind ließ sich durch das Gebrüll offensichtlich nicht beeindrucken, wohingegen mein Herz heftig pochte und ich den Impuls verspürte, den Mann zu verprügeln. Was hatte dieses kleine Kind alles erleben müssen, um gegenüber der Brutalität seines Vaters unempfindlich zu werden? Seine Gleichgültigkeit dem Gebrüll gegenüber musste durch eine prolongierte Exposition entstanden sein, aber man musste sich fragen, um welchen Preis? Ja, wir können Psychopharmaka einnehmen, die unsere Emotionen stumpf werden lassen, oder wir können lernen, uns selbst zu desensibilisieren. Als Medizinstudenten lernten wir, analytisch zu bleiben, wenn wir Kinder mit Verbrennungen dritten Grades behandeln mussten. Doch wie der Neurowissenschaftler Jean Decety an der *University of Chicago* gezeigt hat, führt eine Desensibilisierung gegenüber unserem eigenen Schmerz oder dem Schmerz anderer Menschen in der Regel zu einer allgemeinen emotionalen Abstumpfung.[45]

Aus einem Bericht aus dem Jahre 2010 über 49 425 Veteranen des Irak- und Afghanistankriegs, bei denen PTBS diagnostiziert worden war und die sich wegen ihrer Probleme an die VA gewendet hatten, ging hervor, dass weniger als einer von zehn dieser Patienten die ihnen empfohlene Behandlung wirklich bis zu deren Abschluss durchhielt.[46] Wie schon bei Pitmans Vietnamveteranen festgestellt worden war, vermag die Expositionstherapie, so wie sie zurzeit praktiziert wird, ihnen nur selten zu helfen. Wir können entsetzliche Erlebnisse nur dann »verarbeiten«, wenn sie uns nicht überwältigen. Deshalb müssen wir nach anderen Ansätzen Ausschau halten.

Drogen zur gefahrlosen Erschließung von Traumata?

Als Medizinstudent arbeitete ich im Sommer 1966 für Professor Jan Bastiaans von der Universität Leiden in den Niederlanden, der bekannt dafür war, dass er Holocaust-Überlebende mit LSD behandelte. Er behauptete, mit dieser Methode spektakuläre Erfolge erzielt zu haben; doch als Kollegen sich seine Aufzeichnungen genauer anschauten, stellten sie fest, dass es kaum Belege für seine Behauptungen gab. Die Möglichkeit, bewusstseinsverändernde Substanzen für die Traumabehandlung zu nutzen, wurde in der Folgezeit bis zum Jahr 2000 vernachlässigt, dem Zeitpunkt, zu dem Michael Mithoefer und seine Kollegen in South Carolina von der FDA die Erlaubnis erhielten, ein Experiment mit MDMA (Ecstasy) durchzuführen. MDMA wurde 1985 der staatlichen Kontrolle unterstellt, nachdem dieser Stoff schon jahrelang benutzt worden war. Wie bei Prozac und anderen psychotropen Wirkstoffen wissen wir auch bei MDMA nicht genau, wie die Wirkung zustande kommt; bekannt ist allerdings, dass der Stoff die Konzentration einiger wichtiger Hormone, darunter Oxytocin, Vasopressin, Kortisol und Prolaktin, erhöht.[47] Besonders wichtig in Zusammenhang mit der Traumabehandlung ist, dass MDMA das Selbstgewahrsein von Menschen stärkt; die Konsumenten berichten häufig, sie empfänden verstärkt mitfühlende Energie sowie Neugier, Klarheit, Selbstvertrauen und Verbundenheit. Mithoefer und seine Kollegen waren auf der Suche nach einem Mittel, mit dessen Hilfe sich die Wirkung einer Psychotherapie verbessern ließe, und sie interessierten sich für MDMA, weil dieses Mittel Furcht, Defensivität und Taubheitsempfindungen verringerte und den Zugang zu inneren Empfindungen verbesserte.[48] Sie hofften, MDMA werde Patienten ermöglichen, im Bereich ihres Toleranzfensters zu bleiben, sodass sie Kontakt zu ihren traumatischen Erinnerungen herstellen könnten, ohne unter übermächtigen physiologischen und emotionalen Erregungszuständen zu leiden.

Pilotstudien haben diese Erwartung gestützt.[49] Die erste von ihnen, an der Kriegsveteranen, Feuerwehrleute und Polizisten mit PTBS teilnahmen, hatten positive Ergebnisse. An der darauffolgenden Studie nahm eine Gruppe von zwanzig durch Überfälle Traumatisierten teil, die auf andere Formen von Therapie nicht angesprochen hatten; von diesen erhielten zwölf MDMA und acht ein unwirksames Plazebo. Dann wurden die Untersuchungsteilnehmer aufgefordert, sich in einen angenehmen Raum zu setzen oder zu legen, in dem sie zwei achtstündige Psychotherapiesitzungen erhielten, in denen hauptsächlich mit der Therapie der inneren Familie (*Inner Family Systems Therapy* – IFS) gearbeitet wurde, die in Kapitel 17 dieses Buches vorgestellt wird. Zwei Monate später galten 83 Prozent der Patienten, die MDMA in Verbindung mit einer Psychotherapie erhalten hatten, als vollständig geheilt, wohingegen dies in der Gruppe, die ein Plazebo erhalten hatte, nur bei 25 Prozent der Fall war. Bei keinem der Patienten waren negative Nebenwirkungen aufgetreten. Noch interessanter ist vielleicht, dass zum Zeitpunkt eines Follow-up-Interviews ein Jahr später die erzielten positiven Veränderungen weiterhin Bestand hatten. Da die Teilnehmer ihr Trauma aus jenem ruhigen und achtsamen Zustand heraus beobachten konnten, den die IFS-Therapie »Selbst« nennt (dieser Begriff wird in Kapitel 17 eingehender erläutert), können Geist und Gehirn das Trauma in das Ganze der Lebenswirklichkeit integrieren. Dieser Vorgang ist mit den traditionellen Desensibilisierungstechniken nicht zu vergleichen, denn bei diesen geht es darum, die Reaktionen eines Menschen auf in der Vergangenheit erlebte entsetzliche Situationen abzuschwächen. Hier hingegen geht es um Assoziation und Integration – darum, ein entsetzliches Ereignis, das den Betroffenen in der Vergangenheit überwältigt hat, in eine Erinnerung an etwas vor langer Zeit Geschehenes zu verwandeln.

Trotz dieses Erfolgs ist zu bedenken, dass psychedelische Substanzen eine sehr starke Wirkung haben und sich in der Vergangenheit immer wieder als sehr problematisch erwiesen haben. Wird bei ihrer Verwendung nicht auf sehr klare Richtlinien für die Anwendung und auf eine klare Definition der Therapiegrenzen geachtet, kommt es leicht zu einer missbräuchlichen Verwendung des Stoffs. In diesem Sinne ist zu hoffen, dass nicht auch MDMA zu einer Wunderkur werden wird, die der »Büchse der Pandora« entsprungen ist.

Was ist von Psychopharmaka zu halten?

Menschen haben zu allen Zeiten chemische Stoffe benutzt, um mit traumatischen Belastungszuständen fertigzuwerden. Jede Kultur und jede Generation hat in dieser Hinsicht besondere Präferenzen – Gin, Wodka, Bier oder Whiskey; Haschisch, Marihuana, Cannabis oder Ganja; Kokain; Opioide wie Oxycodon; Tranquilizer wieValium, Alprazolam und Clonazepam. Menschen, die verzweifelt sind, benutzen so gut wie alles, was ihnen hilft, sich ruhiger und kontrollierter zu fühlen.[50]

Der psychiatrische Mainstream setzt diese Tradition fort. In den letzten zehn Jahren haben die Ministerien für Verteidigung und Veteranen zusammen über 4,5 Milliarden Dollar für Antidepressiva, Antipsychotika und angstlösende Medikamente ausgegeben. Ein interner Bericht des pharmakoökonomischen Zentrums des Verteidigungsministeriums in Fort Sam Houston in San Antonio ergab, dass 213 972 oder 20 Prozent der 1,1 Millionen im Militärdienst Aktiven irgendwelche psychotropen Mittel einnahmen: Antidepressiva, Antipsychotika, Sedativa oder andere staatlich kontrollierte Stoffe.[51]

Medikamente können ein Trauma nicht »heilen«, sondern nur die Ausdrucksformen gestörter physiologischer Prozesse lindern. Sie können dazu beitragen, Gefühle und Verhaltensweisen unter Kontrolle zu halten, aber das hat immer seinen Preis, denn sie wirken, indem sie die chemischen Systeme blockieren, die den Aktivitätsdrang, die Motivation, den Schmerz und angenehme Empfindungen regulieren. Einige meiner Kollegen sind hinsichtlich des Nutzens solcher Mittel weiterhin optimistisch: Ich erlebe auf Konferenzen immer noch, dass ernst zu nehmende Wissenschaftler über ihre Suche nach dem bisher unauffindbaren Zaubermittel berichten, das die Furchtschaltkreise im Gehirn wieder in den Zustand vor dem Trauma versetzen kann (als ob im Falle traumabedingter Belastungen nur ein einziger simpler Gehirnschaltkreis involviert wäre). Allerdings verschreibe auch ich regelmäßig Psychopharmaka.

Praktisch jede Gruppe psychotroper Substanzen wurde schon für die Behandlung irgendeines Aspekts der PTBS genutzt.[52] Die Serotonin-Wiederaufnahmehemmer (SSRIs), zu denen Fluoxetin, Zoloft, Venlafaxin und Paroxetin zählen, sind am gründlichsten auf die Verwendung bei PTBS hin untersucht worden, und sie können Gefühle weniger intensiv wirken und das Leben generell als einfacher erscheinen lassen. Patienten, die SSRIs einnehmen, fühlen sich oft ruhiger und kontrollierter, und das erleichtert ihnen die Mitarbeit in einer Therapie. Andere Patienten haben das Gefühl, dass sie durch SSRIs abstumpfen. Ich gehe mit der Frage der Nutzung von Psychopharmaka rein empirisch um: Was sinnvoll ist und was nicht, kann letztlich nur der Patient entscheiden. Erzielt ein bestimmtes SSRI-Präparat nicht die gewünschte Wirkung, ist es durchaus sinnvoll, ein anderes auszuprobieren, denn die Wirkung der verschiedenen Mittel ist nie völlig identisch. Übrigens existiert eine Studie, in der die Wirkung von Fluoxetin mit der von EMDR *(Eye Movement Desensitization and Reprocessing)* auf die Behandlung von PTBS-Patienten – unter denen viele auch depressiv sind – verglichen wurde und in der EMDR die Depression wirksamer bekämpfte als das SSRI-Präparat.[53] Auf dieses Thema werde ich in Kapitel 15 zurückkommen.[54]

Medikamente, die wie Propranolol oder Clonidin auf das autonome Nervensystem zielen, können übermäßige Erregung und die Neigung zu starken Reaktionen auf Stress verringern.[55] Psychopharmaka dieser Art blockieren die Wirkung von Adrenalin, das Erregungszustände speist, auf den Körper und verringern so Albträume, Schlaflosigkeit und starke Reaktionen auf Traumatrigger.[56] Die Adrenalinblockade kann dazu beitragen, das rationale Gehirn funktionsfähig zu erhalten und Entscheidungen zu ermöglichen: »Ist das wirklich das, was ich tun will?« Seit ich Achtsamkeitsübungen und Yoga in meine therapeutische Arbeit einbeziehe, benutze ich diese Mittel seltener und wenn, dann nur gelegentlich, um Patienten einen erholsameren Schlaf zu ermöglichen.

Traumatisierte bevorzugen beruhigend wirkende Psychopharmaka, Benzodiazepine wie Clonazepam, Valium, Alprazolam und Lorazepam. Ihre Wirkung ähnelt in vielerlei Hinsicht der des Alkohols, denn ihre Konsumenten fühlen sich ruhiger und machen sich weniger Sorgen. (Casino-Betreiber mögen Kunden, die Benzodiazepine konsumieren, weil die Betreffenden sich dann nicht aufregen, wenn sie beim Spiel verlieren, sondern weiterspielen.) Aber andererseits verringern Benzodiazepine auch die Hemmungen der Konsumenten, zu Menschen, die sie lieben, verletzende Dinge zu sagen. Die meisten niedergelassenen Ärzte verschreiben diese Mittel nicht gerne, weil sie leicht abhängig machen; außerdem können sie die Traumaverarbeitung stören. Patienten, die sie nach längerer Einnahme absetzen, erleben gewöhnlich Entzugsreaktionen, die sie in starke Erregung versetzen und posttraumatische Symptome verstärken.

Ich verschreibe meinen Patienten manchmal Benzodiazepine in niedriger Dosierung, die sie bei Bedarf einnehmen können, doch erhalten sie nur eine so geringe Menge davon, dass ein täglicher Gebrauch ausgeschlossen ist. Sie müssen dann selbst entscheiden, wann sie die wenigen Tabletten, die sie zur Verfügung haben, benutzen wollen, und ich fordere sie auf, in einem Tagebuch zu notieren, in welchen Situationen sie sich dafür entschieden haben. Das gibt uns die Möglichkeit, später über die konkreten Situationen zu sprechen, in denen bei ihnen Trigger aktiviert wurden.

Einige Studien haben gezeigt, dass krampflösende und stimmungsstabilisierende Stoffe wie Lithium und Valproat übermäßige Erregung und Panik mildern können.[57] Die umstrittensten Psychopharmaka sind die sogenannten Antipsychotika der zweiten Generation, zu denen Risperdal und Seroquel zählen, die in den USA am häufigsten verkauften Psychopharmaka (der Umsatz betrug allein 2008 14,6 Milliarden Dollar). In niedriger Dosierung können diese Mittel bei Kriegsveteranen und Frauen, die infolge von Missbrauchserlebnissen in der Kindheit eine PTBS entwickelt haben, beruhigend wirken.[58] Sie zu benutzen ist beispielsweise gerechtfertigt, wenn Patienten das Gefühl haben, dass ihr Leben völlig ihrer Kontrolle entglitten ist, wenn sie nicht schlafen können oder wenn andere Behandlungsmöglichkeiten wirkungslos geblieben sind.[59] Man sollte aber bedenken, dass Psychopharmaka dieser Art das gehirneigene Belohnungssystem, das Dopaminsystem, blockieren, das Wohlgefühl erzeugt und zum Handeln motiviert.

Antipsychotika wie Risperdal, Abilify und Seroquel wirken stark dämpfend auf das emotionale Gehirn und reduzieren deshalb Wutanfälle und launisches Verhalten; sie können aber auch die Fähigkeit, subtile Signale zu erkennen, beeinträchtigen, beispielsweise solche, die auf Behagen, Gefahr oder Befriedigung hinweisen. Außerdem führen sie oft zu einer Gewichtszunahme, sie erhöhen die Diabetesgefahr und machen die Patienten körperlich träge, wodurch wahrscheinlich ihr Gefühl der Entfremdung verstärkt wird. Die genannten Mittel werden oft bei missbrauchten oder misshandelten Kindern eingesetzt, bei denen man fälschlich eine bipolare Störung oder eine Stimmungsregulationsstörung diagnostiziert hat. Mehr als eine halbe Million Kinder und Jugendliche in den USA nehmen mittlerweile Antipsychotika ein, die sie zwar beruhigen, die aber andererseits das Erlernen altersgemäßer Fertigkeiten und den Aufbau von Freundschaften zu anderen Kindern behindern.[60] Eine kürzlich an der *Columbia University* durchgeführte Studie ergab, dass sich die Verschreibung von Antipsychotika bei privat versicherten Zwei- bis Fünfjährigen zwischen 2000 und 2007 verdoppelt hat.[61] Nur 40 Prozent dieser Kinder waren vor der Verschreibung von einem Psychiater angemessen evaluiert worden.

Bevor das Patent für Risperdal ablief, verteilte dessen Hersteller, das Pharmaunternehmen Johnson & Johnson, in den Wartezimmern von Kinderpsychiatern Lego-Steine mit dem Aufdruck »Risperdal«. Kindern aus Familien mit geringem Einkommen werden viermal häufiger Antipsychotika verschrieben als Kindern privat versicherter Familien. In einem einzigen Jahr gab allein *Medicaid* in Texas 96 Millionen Dollar für die Versorgung von Kindern und Jugendlichen mit Antipsychotika aus – unter ihnen auch drei namentlich nicht bekannten Kindern, denen man diese Mittel noch vor ihrem ersten Geburtstag gab.[62] Über die Wirkung psychotroper Medikamente auf die Gehirnentwicklung liegen keine Untersuchungen vor, und Dissoziation, die Neigung zur Selbstverletzung, bruchstückhafte Erinnerungen und Amnesie lassen sich durch sie in der Regel nicht beseitigen.

Die in Kapitel 2 erwähnte Prozac-Studie war die erste, aus der hervorging, dass traumatisierte Zivilisten in der Regel wesentlich besser auf eine medikamentöse Behandlung ansprechen als Kriegsveteranen.[63] Seither haben andere Untersuchungen auf ähnliche Diskrepanzen hingewiesen. Insofern ist es besorgniserregend, dass das Verteidigungsministerium und die Veterans Administration Veteranen so gewaltige Mengen an Psychopharmaka verschreiben, und dies oft, ohne ihnen irgendeine andere Form von Therapie anzubieten. Zwischen 2001 und 2011 hat die VA etwa 1,5 Milliarden Dollar für Seroquel und Risperdal ausgegeben, und das Verteidigungsministerium hat im gleichen Zeitraum 90 Millionen Dollar für diese Mittel aufgewendet, obwohl eine bereits 2001 veröffentlichte Studie gezeigt hatte, dass Risperdal auf eine PTBS nicht besser wirkt als ein Plazebo.[64] Außerdem gaben die VA zwischen 2001 und 2012 72,1 Millionen und das Verteidigungsministerium 44,1 Millionen Dollar für Benzodiazepin aus[65] – ein Mittel, das Kliniker PTBS-Patienten wegen der Abhängigkeitsgefahr und weil seine Wirkung bei PTBS-Symptomen kaum belegt ist in der Regel nicht verschreiben.

Der Weg zur Genesung ist der Weg des Lebens

Im ersten Kapitel dieses Buches habe ich Ihnen den Patienten Bill vorgestellt, den ich vor über dreißig Jahren in einer Einrichtung der VA kennenlernte. Bill ist zu einem meiner langjährigen Lehrer geworden, und unsere Beziehung ist gleichzeitig eine Geschichte der Weiterentwicklung meines Ansatzes der Traumabehandlung.

Bill hatte in den Jahren 1967–1971 in Vietnam als Sanitäter gedient und nach seiner Rückkehr in die USA versucht, das, was er in der Armee gelernt hatte, für seine Arbeit auf einer Intensivstation für Verbrennungen zu nutzen. Aufgrund seines beruflichen Alltags lagen ihm ständig die Nerven blank, er war gereizt und bekam oft heftige Wutanfälle. Ihm war nicht klar, dass diese Probleme etwas mit seinen Erlebnissen in Vietnam zu tun hatten. Schließlich gab es die Diagnose PTBS damals noch nicht, und irischstämmige Angehörige der Arbeiterklasse in Boston gingen nicht zu Seelenklempnern. Seine Albträume und seine Schlaflosigkeit ließen ein wenig nach, als er seine Arbeit als Krankenpfleger aufgab und eine Priesterausbildung begann. Er bemühte sich nicht um Hilfe, bis im Jahre 1978 sein erster Sohn geboren war.

Das Weinen des Babys löste bei Bill ständig Flashbacks aus, in denen er sich nach Vietnam zurückversetzt fühlte, wo er verbrannte und verstümmelte Kinder sah, hörte und roch. Er war in dieser Zeit so außer sich, dass einige meiner Kollegen in der VA-Einrichtung ihn in ein psychiatrisches Krankenhaus einliefern lassen wollten, damit seine vermeintliche Psychose behandelt werden könnte. Als ich mit ihm zu arbeiten begann und er sich bei mir nach einer Weile sicher fühlte, offenbarte er mir allmählich, was er in Vietnam erlebt hatte, und dies bewirkte im Laufe der Zeit, dass er seine Gefühle besser ertragen konnte und sich von ihnen nicht mehr überwältigen ließ. Dies half ihm, sich wieder auf seine familiären Pflichten zu konzentrieren und seine Priesterausbildung abzuschließen. Zwei Jahre später war er Pastor einer Pfarrei, und wir glaubten, unsere Arbeit sei damit abgeschlossen.

Ich hatte keinen Kontakt mehr zu Bill, bis er mich achtzehn Jahre nach unserer ersten Begegnung anrief. Er litt unter den gleichen Symptomen – Flashbacks, schrecklichen Albträumen und dem Gefühl, verrückt zu werden –, die auch unmittelbar nach der Geburt seines ersten Kindes bei ihm aufgetreten waren. Dieser Sohn war nun gerade achtzehn Jahre alt geworden, und Bill hatte ihn zu seiner Registrierung für den Wehrdienst begleitet – zum gleichen Rekrutierungsbüro, bei dem Bill selbst sich vor seiner Dienstzeit in Vietnam hatte melden müssen. Inzwischen wusste ich mehr über die Behandlung von traumatischem Stress, und ich konnte mit Bill an seinen konkreten Erinnerungen an das, was er in Vietnam gesehen, gehört und gerochen hatte, arbeiten – an Details, an die sich zu erinnern er zum Zeitpunkt unserer ersten Begegnung zu viel Angst gehabt hatte. Wir konnten diese Erinnerungen nun mithilfe von EMDR integrieren, sodass sie zu Erzählungen über Ereignisse aus ferner Vergangenheit wurden, statt ihn weiterhin jederzeit in die Hölle von Vietnam zurückversetzen zu können. Sobald er sich etwas sicherer fühlte, wollte er sich auch mit seiner Kindheit auseinandersetzen: mit der Brutalität, die er als Kind erlebt hatte, und mit Schuldgefühlen, unter denen er litt, weil er seinen als schizophren diagnostizierten jüngeren Bruder zu Hause ohne Schutz vor den Gewaltausbrüchen ihres Vaters zurückgelassen hatte.

Ein weiteres wichtiges Thema unserer zweiten Phase therapeutischer Arbeit war der Schmerz, mit dem Bill in seinem Priesterberuf täglich konfrontiert wurde – dass er Jugendliche begraben musste, die durch Autounfälle umgekommen waren, Menschen, die er wenige Jahre vorher getauft hatte, oder dass Paare, die er getraut hatte, zu ihm kamen, weil sie sich wegen häuslicher Gewalt in einer tiefen Krise befanden. Bill organisierte später eine Unterstützungsgruppe für Seelsorger, die mit ähnlichen traumatischen Situationen fertigwerden mussten, und er wurde in dieser Funktion für Kollegen zu einem wichtigen Ansprechpartner.

Bills dritte Behandlung begann fünf weitere Jahre später, als er im Alter von 53 Jahren eine schwere neurologische Krankheit entwickelte. Bei ihm waren plötzlich in verschiedenen Körperbereichen episodisch Lähmungen aufgetreten, und er war auf dem besten Weg, sich damit abzufinden, dass er den Rest seines Lebens wahrscheinlich in einem Rollstuhl würde verbringen müssen. Ich vermutete, die Probleme könnten Begleiterscheinungen einer Multiplen Sklerose sein, doch Neurologen konnten keine konkreten Läsionen feststellen, und sie erklärten, es gebe keine Behandlung für das, worunter er litt. Bill sagte, er sei sehr dankbar für die Unterstützung seiner Frau. Sie hatte schon die Konstruktion einer Rampe für den Rollstuhl am Hintereingang des Hauses veranlasst.

In Anbetracht der düsteren Prognose riet ich Bill dringend, sich um eine Möglichkeit zu bemühen, die belastenden Körperempfindungen voll und ganz zu spüren und sich mit ihnen anzufreunden, so wie er auch gelernt hatte, seine schmerzhaftesten Erinnerungen an den Vietnamkrieg zu ertragen und damit zu leben. Ich empfahl ihm, sich an einen Körpertherapeuten zu wenden, der mich mit *Feldenkrais* bekannt gemacht hatte, einer sanften Methode der Modifizierung von Körperempfindungen und Muskelbewegungen. Als Bill mir später berichtete, wie es ihm damit ergangen war, brachte er seine Begeisterung darüber zum Ausdruck, dass er das Gefühl habe, infolge der Feldenkrais-Arbeit eine bessere Kontrolle über seinen Körper erlangt zu haben. Ich erwähnte bei dieser Gelegenheit, dass ich selbst vor Kurzem angefangen hätte, Yoga zu praktizieren, und dass wir im *Trauma Center* gerade ein Yoga-Programm initiiert hätten. Ich schlug ihm vor, es selbst einmal mit Yoga zu probieren.

Bill nahm daraufhin an einem *Bikram-Yoga*-Kurs teil. Dies ist eine sehr intensive Art der Yogaübung, die sich eigentlich eher für junge Menschen mit viel Energie eignet. Aber Bill gefiel genau das, obwohl bestimmte Teile seines Körpers während des Übens manchmal ausfielen. Trotz seiner körperlichen Probleme vermittelte ihm die Yogaübung ein körperliches Wohlgefühl und eine Souveränität, wie er sie noch nie gespürt hatte.

Die psychotherapeutische Behandlung hatte Bill geholfen, seine entsetzlichen Erlebnisse in Vietnam zu einem Teil der Vergangenheit zu machen. Und indem er nun mit seinem Körper Freundschaft schloss, gelang es ihm, den partiellen Verlust der Kontrolle über seinen Körper nicht mehr zum Dreh- und Angelpunkt seines Lebens werden zu lassen. Er ließ sich sogar zum Yogalehrer ausbilden und fing an, aus dem Irak und aus Afghanistan zurückkehrenden Veteranen Yoga-Unterricht zu geben.

Heute, zehn Jahre später, ist Bill immer noch sehr aktiv – durch den Kontakt mit seinen Kindern und Enkelkindern, durch seine Arbeit mit Veteranen und in seiner Kirche. Seine körperlichen Probleme sieht er als eine Unannehmlichkeit an. Bis heute hat er mit über 1300 aus dem Kampf zurückkehrenden Veteranen Yoga-Kurse durchgeführt. Er leidet weiterhin unter plötzlichen Schwächeanfällen in bestimmten Körperbereichen, die ihn zwingen, sich zu setzen oder sich hinzulegen. Doch ebenso wenig wie seine Erinnerungen an seine Kindheit und an Vietnam beherrschen diese Episoden noch sein Leben. Sie sind nur noch Teile seiner Lebensgeschichte.

14 SPRACHE
Wunder und Tyrannei

Gib Worte deinem Schmerz. Gram, der nicht spricht,
Presst das beladne Herz, bis dass es bricht.

William Shakespeare, *Macbeth,* Akt IV, 4. Auftritt
(übers. Dorothea Tieck)

Wir können es kaum ertragen hinzuschauen. Der Schatten könnte das Beste des Lebens, das wir nicht gelebt haben, beinhalten. Geh in den Keller, auf den Speicher, zur Mülltonne. Finde dort Gold. Finde ein Tier, das nicht gefüttert und getränkt worden ist. Das bist du! Dieses vernachlässigte, verbannte Tier, hungrig nach Aufmerksamkeit, ist ein Teil von dir selbst.

Marion Woodman

Im September 2001 organisierten unter anderem die *National Institutes of Health*, *Pfizer Pharmaceuticals* und die *New York Times Company Foundation* Expertenforen, die Empfehlungen für die bestmögliche Behandlung der Menschen geben sollten, die durch die Angriffe auf das World Trade Center traumatisiert worden waren. Weil die Wirkung vieler häufig benutzter Traumainterventionen nie sorgfältig auf der Grundlage von Zufallsstichproben (im Gegensatz zur Orientierung an Patientengruppen, die sich um psychotherapeutische Hilfe bemüht hatten) untersucht worden war, hielt ich dies für eine außergewöhnliche Gelegenheit, die Wirksamkeit verschiedener Behandlungsansätze zu vergleichen. Meine Kollegen standen dieser Möglichkeit deutlich reservierter gegenüber, mit dem Ergebnis, dass die Komitees nach langen Debatten nur zwei Behandlungsformen empfahlen: eine psychoanalytisch orientierte Therapie und eine kognitiv-behaviorale Behandlung. Warum die analytische Redetherapie? Weil Manhattan eine der letzten Bastionen der freudschen Psychoanalyse ist, wäre es politisch äußerst unklug gewesen, einen beträchtlichen Teil der ortsansässigen Psychotherapeuten auszuschließen. Und warum die KBT? Weil sich die Verhaltenstherapie in konkrete Schritte unterteilen und zu verbindlichen Protokollen »manualisieren« lässt, ist sie die beliebteste Behandlungsform akademischer Forscher – und das ist ebenfalls eine Gruppe, die man besser nicht übergeht. Nachdem diese Empfehlungen ausgesprochen worden waren, warteten wir ab, ob die New Yorker den Weg in die Praxen der Therapeuten finden würden. Doch fast niemand tauchte bei ihnen auf.

Dr. Spencer Eth, der damals die psychiatrische Abteilung des mittlerweile nicht mehr existierenden *St. Vincent Hospital* in Greenwich Village leitete, war neugierig, bei wem die Traumatisierten Hilfe gesucht hatten. Deshalb befragte er Anfang 2002 mit einigen Medizinstudenten 225 Personen, die dem Zusammensturz der Zwillingstürme entronnen waren. Auf die Frage, was ihnen am meisten geholfen habe, die Nachwirkungen ihres Erlebnisses zu überwinden, nannten die Befragten Akupunktur, Massage, Yoga und EMDR in dieser Reihenfolge.[1] Bei den Rettungshelfern waren Massagen besonders beliebt. Den Ergebnissen von Eths Umfrage war zu entnehmen, dass die nützlichsten Interventionen auf die Linderung der durch das Trauma entstandenen körperlichen Belastungen zielten. Die Diskrepanz zwischen dem Empfinden der Überlebenden und den Expertenempfehlungen war verblüffend. Natürlich wissen wir nicht, wie viele der Traumatisierten sich schließlich doch einer der herkömmlicheren Therapien unterzogen. Doch ihr offensichtlich mangelndes Interesse an einer Redetherapie wirft eine grundsätzliche Frage auf: Ist es überhaupt in irgendeiner Hinsicht von Nutzen, über ein Trauma zu reden?

Die unaussprechliche Wahrheit

Therapeuten setzen unerschöpfliches Vertrauen in die Möglichkeit, ein Trauma durch Reden aufzulösen. Dieses Vertrauen geht auf das Jahr 1893 zurück, in dem Freud (zusammen mit seinem Mentor Breuer) schrieb, dass das Trauma [bzw. »die einzelnen hysterischen Symptome«] »sogleich und ohne Wiederkehr verschwand […], wenn es gelungen war, die Erinnerung an den veranlassenden Vorgang zu voller Helligkeit zu erwecken, damit auch den begleitenden Affekt wachzurufen, und wenn dann der Kranke den Vorgang in möglichst ausführlicher Weise schilderte und dem Affekt Worte gab«.[2]

Leider ist es nicht so einfach: Traumatisierten ist es so gut wie unmöglich, traumatische Ereignisse in Worte zu fassen. Dies gilt für uns alle, nicht nur für Menschen, die unter einer PTBS leiden. Die anfänglichen Eindrücke, welche die Ereignisse des 11. Septembers 2001 hervorriefen, waren keine Erzählungen, sondern Bilder: Menschen, die hektisch eine Straße entlangliefen, deren Gesichter mit Asche bedeckt waren; ein Flugzeug, das in den ersten der beiden Zwillingstürme flog und explodierte; entfernte Punkte, die Hand in Hand aus dem Hochhaus springende Menschen waren. Diese Bilder wurden in unserem Geist und im Fernsehen ständig wiederholt, bis Bürgermeister Giuliani und die Medien uns halfen, eine Erzählung zu entwickeln, die uns ermöglichte, uns mit anderen über das Geschehene zu verständigen.

In seinem Buch *Die sieben Säulen der Weisheit* schreibt T. E. Lawrence über seine Kriegserlebnisse: »Wir hatten erfahren, dass es Erschütterungen gab, die allzu übermächtig, Leid, das allzu tief, Ekstasen, die allzu hoch waren für unser sterbliches Ich, um überhaupt verzeichnet werden zu können. Wenn das Gefühl diesen Gipfel erreicht hatte, setzte das Gedächtnis aus, und der Verstand lief leer, bis wieder die Alltäglichkeit Platz gegriffen hatte.«[3] Während das Trauma uns sprachlos werden lässt, ist der Weg aus ihm heraus mit Worten gepflastert, die, sorgsam Stück für Stück zusammengestellt, schließlich eine mitteilbare Geschichte ergeben.

Das Schweigen brechen

Aktivisten einer frühen Aids-Kampagne, die die Öffentlichkeit auf das Problem aufmerksam machen sollte, erfanden den prägnanten Slogan »Schweigen = Tod«. Auch das Schweigen angesichts eines Traumas führt zum Tod – zum Tod der Seele. Schweigen verstärkt die entsetzliche Isolation, die oft mit einem Trauma verbunden ist. Wenn ein Mensch einem anderen mitteilen kann: »Ich bin vergewaltigt worden« oder: »Ich bin von meinem Mann verprügelt worden« oder: »Meine Eltern haben es Disziplinierung genannt, aber es war Misshandlung« oder: »Seit ich aus dem Irak zurück bin, komme ich mit meinem Leben nicht mehr zurecht«, dann zeigt das, dass die Heilung beginnen kann.

Wir mögen glauben, dass wir unsere Trauer, unseren Schrecken oder unsere Scham unter Kontrolle halten können, indem wir über das Erlebte schweigen, aber wenn wir darüber sprächen, hätten wir die Möglichkeit, eine andere Art von »Kontrolle« darüber zu entwickeln. Als Adam, wie es im Buch Genesis der Bibel heißt, die Verantwortung für das Tierreich übertragen wurde, gab er als Erstes jedem Lebewesen einen Namen.

Wenn wir verletzt sind, müssen wir zunächst anerkennen und benennen, was geschehen ist. Ich weiß dies aus persönlicher Erfahrung: Solange ich keine Möglichkeit sah, mir selbst einzugestehen, wie es für mich war, wenn mein Vater mich wegen der unterschiedlichsten Vergehen, deren ein dreijähriges Kind fähig ist, im Keller unseres Hauses einsperrte, war ich unablässig damit beschäftigt, dass ich verbannt und verlassen worden war. Erst als ich darüber sprechen konnte, wie dieser kleine Junge sich fühlte, erst als ich ihm vergeben konnte, dass er so verängstigt und unterwürfig gewesen war, wie er es nun einmal war, konnte ich meine eigene Gesellschaft genießen. Wenn wir das Gefühl haben, dass man uns zuhört und uns versteht, verändert sich unsere Physiologie; wenn wir ein komplexes Gefühl artikulieren können und wenn andere Menschen unsere Gefühle anerkennen, leuchtet unser limbisches Gehirn auf und kreiert einen »Aha-Moment«. Begegnet man uns hingegen mit Schweigen und Unverständnis, so tötet dies unsere Seele.

Wenn Sie vor sich selbst verbergen, dass ein Onkel Sie in sehr jungen Jahren sexuell belästigt hat, sind Sie für die Reaktion auf Trigger so anfällig wie ein Tier in einem Gewitter: Ihr Körper reagiert dann auf die Ausschüttung von Hormonen, die »Gefahr« signalisieren. Wenn Ihnen der Kontext Ihrer Empfindungen nicht bewusst ist und Sie das Erlebte auch nicht sprachlich ausdrücken können, kann es sein, dass sich Ihr Gewahrsein auf »Ich habe Angst« beschränkt. Aber weil Sie fest entschlossen sind, Ihre Situation unter Kontrolle zu behalten, meiden Sie wahrscheinlich alles und jeden, was oder der Sie auch nur vage an Ihr Trauma erinnert. Außerdem pendeln Sie möglicherweise zwischen Gehemmtheit und Aufgebrachtheit einerseits und Reaktivität und Explosivität andererseits – und zwar ohne zu wissen, warum.

Solange Sie Geheimnisse hegen und Informationen unterdrücken, befinden Sie sich im Krieg gegen sich selbst. Zentrale Gefühle zu verbergen kostet Sie enorm viel Energie, raubt Ihnen die Motivation, Ziele zu verfolgen, die Ihnen als erstrebenswert erscheinen, und hinterlässt Sie mit einem Gefühl der Langeweile und der Isolation von der Welt. Unterdessen überfluten Stresshormone Ihren Körper, erzeugen Kopfschmerzen, Muskelschmerzen, Verdauungsprobleme oder sexuelle Dysfunktionen – und Ihre irrationalen Verhaltensweisen sind Ihnen selbst peinlich und verletzen die Menschen in Ihrer Umgebung. Erst wenn Ihnen die Ursache dieser Reaktionen klar geworden ist, können Sie Ihre Gefühle als Signale für Probleme erkennen, um deren Lösung Sie sich dringend kümmern müssten.

Die innere Wirklichkeit zu ignorieren schädigt auch das Selbstempfinden, die Identität und das Streben nach der Verwirklichung von Zielen. Die klinische Psychologin Edna Foa und ihre Kollegen haben das *Posttraumatic Cognitions Inventory* entwickelt, mit dessen Hilfe man feststellen kann, wie Patienten über sich selbst denken.[4] Zu den Symptomen einer PTBS zählen oft Äußerungen wie: »Ich fühle mich innerlich tot«, »Ich werde nie wieder normale Emotionen empfinden können«, »Ich habe mich dauerhaft zum Schlechteren verändert«, »Ich fühle mich wie ein Objekt, nicht wie eine Person«, »Ich habe keine Zukunft« und »Ich habe das Gefühl, ich kenne mich selbst nicht mehr«.

Entscheidend ist, dass wir uns selbst wissen lassen, was wir wissen. Das setzt großen Mut voraus. In dem Buch *Was es heißt, in den Krieg zu ziehen* ringt der Vietnamveteran Karl Marlantes mit seinen Erinnerungen daran, dass er einer unglaublich erfolgreichen Einheit der Marines angehörte, und er beschäftigt sich mit der entsetzlichen Spaltung, die er in sich selbst vorfand:

> Mein Problem war, dass mir das jahrelang nicht bewusst gewesen ist, obwohl dieser Riss geheilt werden musste. Bei meiner Rückkehr gab es niemanden, der mich darauf aufmerksam gemacht hätte. … Ein Teil von mir liebt es, Menschen zu verstümmeln, zu töten, zu foltern. Dieser Teil ist nicht mein ganzes Ich. Ich habe andere Teile, die das genaue Gegenteil davon sind und auf die ich stolz sein kann. Bin ich also ein Mörder? Nein, aber ein Teil von mir ist es. Empfinde ich Schrecken und Trauer, wenn ich in der Zeitung von einem missbrauchten Kind lese? Ja. Aber bin ich nicht auch […] fasziniert von diesem Verbrechen …?[5]

Wie Marlantes uns erklärt, erforderte sein Weg zur Genesung, dass er lernte, die Wahrheit zu sagen, auch wenn diese Wahrheit brutal schmerzhaft war.

Tod, Zerstörung und Kummer müssen ständig gerechtfertigt werden, wenn Leiden keinen übergeordneten Sinn hat. Fehlt dieser, so bringt dies Menschen dazu, sich Dinge auszudenken, zu lügen und die Sinnlücke zu füllen.[6]

> Zudem war ich unfähig, jemandem von dem, was da in mir vorging, zu erzählen, und so bekämpfte ich die Bilder in mir über Jahre. Ich begann, diesen Riss in mir erst richtig in mein Bewusstsein zu übernehmen, als ich tatsächlich anfing, mir diesen Jungen als meinen eigenen Sohn vorzustellen. Daraus entstand eine überwältigende Traurigkeit – und ein Heilungsprozess. Die Traurig-

keit, den Zorn und all die anderen beschriebenen Gefühle mit den jeweiligen Taten zu verbinden, sollte für alle Soldaten, die jemanden von Angesicht zu Angesicht getötet haben, zum Standard werden. Dazu ist keine komplizierte psychologische Ausbildung nötig. Bildet eine Gruppe um einen Kameraden, der ein paar Tage Training in Gruppenführung hatte, und ermutigt euch gegenseitig zu reden.[7]

Das eigene Entsetzen in einen Sinnzusammenhang zu stellen und mit anderen darüber zu kommunizieren kann Menschen das Gefühl zurückgeben, dem Menschengeschlecht anzugehören. Wenn sich die Vietnamveteranen, die ich behandelte, einer Therapiegruppe anschlossen, in der sie mit anderen über die Gräueltaten, die sie miterlebt oder begangen hatten, reden konnten, berichteten sie, dass sich ihr Herz ihren Freundinnen gegenüber öffne.

Das Wunder der Selbstentdeckung

Die Entdeckung unserer selbst mit sprachlichen Mitteln ist immer eine Offenbarung, selbst wenn es qualvoll ist, Worte zur Beschreibung der inneren Wirklichkeit zu finden. Deshalb empfinde ich Helen Kellers Bericht darüber, wie sie »in die Sprache hineingeboren«[8] wurde, als so inspirierend.

Als Helen 19 Monate alt war und gerade zu sprechen anfing, raubte ihr eine Virusinfektion die Seh- und Hörfähigkeit. Dieses vorher so liebenswerte und lebendige Kind verwandelte sich, da es nun taub, blind und stumm war, in eine unbändige und isolierte Kreatur. Nach fünf Jahren der Verzweiflung lud ihre Familie eine selbst teilweise blinde Lehrerin, Anne Sullivan aus Boston, ein, die Helen unterrichten sollte. Anne brachte Helen sofort das Fingeralphabet bei, indem sie Wörter Buchstabe für Buchstabe mit ihrer Hand übermittelte; es dauerte zehn Wochen, bis sie mit ihren Bemühungen, eine Verbindung zu diesem wilden Kind herzustellen, einen Durchbruch erzielte. Er trat ein, als Anne mit einer Hand das Wort »Wasser« in eine von

Helens Händen buchstabierte, während sie ihre andere Hand unter fließendes Wasser hielt.

Helen erinnerte sich später in ihrem Buch *The Story of My Life* (dt.: *Mein Weg aus dem Dunkel*): »Wasser! Dieses Wort rüttelte meine Seele auf, und sie erwachte, erfüllt von der Tatkraft des Morgens. […] Bis zu jenem Tag hatte mein Geist einem abgedunkelten Raum geähnelt, der darauf wartete, dass Worte in ihn eindringen und das Licht des Denkens entzünden würden. Ich lernte an jenem Tag viele Wörter.«*

Indem das Kind Namen von Dingen erlernte, wurde es ihm nicht nur möglich, eine innere Repräsentation der unsichtbaren und unhörbaren physischen Wirklichkeit, die es umgab, zu entwickeln, sondern auch, sich selbst zu finden: Sechs Monate später fing Helen an, sich mit der ersten Person Singular zu bezeichnen: »Ich«.

Helens Geschichte erinnert mich an die missbrauchten, misshandelten, aufsässigen und unkommunikativen Kinder, die wir in unseren stationären Behandlungsprogrammen kennenlernen. Bevor sie lernte, sich sprachlich auszudrücken, war sie verwirrt und egozentrisch gewesen – rückblickend nannte sie die, die sie einmal war, »Gespenst«. Tatsächlich wirken auch die Kinder in unseren Behandlungsprogrammen wie Gespenster, bis sie entdecken, wer sie sind, und sich sicher genug fühlen, um mitzuteilen, was in ihnen vor sich geht.

In einem späteren Buch, *The World I Live In* (dt.: *Meine Welt*), beschrieb Helen Keller erneut ihren Weg zur Selbstentdeckung: »Bevor meine Lehrerin zu mir kam, wusste ich nicht, dass ich bin. Ich lebte in einer Welt, die eine Nicht-Welt war. […] Ich verfügte weder über einen Willen noch über einen Intellekt. […] Ich kann mich an all dies erinnern, nicht weil ich wusste, dass dies so war, sondern weil ich ein taktiles Gedächtnis habe. Deshalb kann ich mich daran erinnern, dass ich beim Denken nie die Stirn gerunzelt habe.«[9]

Helen hatte ihre »taktilen« Erinnerungen – Erinnerungen, die nur auf Berührung basierten – niemandem mitteilen können. Doch die

* Die Übersetzung der Keller-Zitate folgt den englischen Originalausgaben, Anm. d. Übers.

Sprache hatte ihr die Möglichkeit erschlossen, Teil einer Gemeinschaft zu werden. Im Alter von acht Jahren, als Helen mit Anne nach Boston in die *Perkins Institution for the Blind* reiste (wo Anne Sullivan selbst unterrichtet worden war), gelang es ihr zum ersten Mal, mit anderen Kindern zu kommunizieren. Sie schreibt darüber: »Was für ein Glück! Frei mit anderen Kindern reden zu können! Sich in der großen Welt zu Hause zu fühlen!«

Wie Helen mithilfe von Anne Sullivan die Sprache entdeckte, erfasst die Essenz einer therapeutischen Beziehung: Worte zu finden, wo vorher keine Worte waren, und mit ihrer Hilfe einem anderen Menschen den eigenen tiefsten Schmerz und die tiefsten Gefühle mitteilen zu können. Dies ist eines der tiefsten Erlebnisse, die wir haben können, und eine solche Resonanz, die ermöglicht, bisher unausgesprochene Wörter zu entdecken, zu äußern und aufzunehmen, ist für die Heilung des für Traumata charakteristischen isolierten Zustandes grundlegend – insbesondere wenn andere Menschen uns in unserem Leben ignoriert oder zum Schweigen gebracht haben. Ungehinderte und schrankenlose Kommunikationsfähigkeit ist das Gegenteil des traumatisierten Zustandes.

Sich selbst kennen oder die eigene Geschichte erzählen? Unser System dualen Gewahrseins

Jeder, der mit einer Redetherapie beginnt, wird fast augenblicklich mit der Begrenztheit der Sprache konfrontiert. So ist es auch mir in meiner Psychoanalyse ergangen. Es fällt mir zwar leicht zu reden, und ich kann interessante Geschichten erzählen, aber mir wurde schnell klar, wie schwer es ist, tiefe Gefühle zu empfinden und gleichzeitig einem anderen Menschen über sie zu berichten. Konfrontiert mit den intimsten, schmerzhaftesten und verwirrendsten Augenblicken meines Lebens, sah ich mich oft gezwungen, mich entweder auf das innere Wiedererleben alter Szenen zu konzentrieren und zu spüren, was ich damals empfunden hatte, oder meinem Analytiker logisch und kohärent zu berichten, was mir in den Sinn kam. Entschied ich mich für Letzteres, verlor ich rasch den Kontakt zu mir und konzentrierte mich auf die Meinung des Analytikers über das, was ich ihm berichtete. Schon der geringste Anflug von Zweifel seinerseits und die unscheinbarste urteilende Bemerkung von ihm ließen mich verstummen, mit der Folge, dass ich meine Aufmerksamkeit darauf konzentrierte, seine Billigung zurückzuerobern.

Die neurowissenschaftliche Forschung hat herausgefunden, dass wir über zwei Formen von Selbstgewahrsein verfügen: Die eine verfolgt unser Leben im Zeitkontinuum, die andere erfasst es im gegenwärtigen Augenblick. Die erste, unser autobiografisches Selbst, stellt Beziehungen zwischen Erlebnissen her und verbindet sie zu einer zusammenhängenden Geschichte. Dieses System basiert auf der Sprache. Unsere Erzählungen verändern sich durch das Erzählen, so wie sich unsere Perspektive durch die Einbeziehung neuen Inputs verändert.

Das andere System, unser Selbstgewahrsein von Augenblick zu Augenblick, basiert hauptsächlich auf körperlichen Empfindungen, doch wenn wir uns sicher fühlen und uns niemand drängt, können wir Worte finden, um auch diese Art des Erlebens anderen mitzuteilen. Die beiden Arten der Selbstkenntnis sind in verschiedenen Gehirnbereichen lokalisiert, zwischen denen so gut wie keine Verbindung besteht.[10] Nur das im medialen Präfrontalkortex lokalisierte, Selbstgewahrsein vermittelnde System kann das emotionale Gehirn verändern.

In den Veteranengruppen, die ich einmal geleitet habe, konnte ich die Aktivität dieser beiden Systeme manchmal nebeneinander beobachten. Die Soldaten erzählten entsetzliche Geschichten über Tod und Zerstörung, doch ihr Körper strahlte gleichzeitig Stolz und Zugehörigkeit aus. Auch viele meiner Patienten berichten von glücklichen Familien, in denen sie aufwuchsen, während ihr Körper zusammengesackt dasitzt und ihre Stimme verängstigt und angespannt klingt. Das eine System entwickelt eine für die Öffentlichkeit bestimmte Geschichte, und wenn wir diese oft genug erzählen, glauben wir wahrscheinlich irgendwann selbst, dass sie die ganze Wahrheit enthält. Doch das andere System registriert eine andere Wahrheit: wie wir die betreffende Situation tief innen erleben. Das zweite System muss erschlossen, freundlich gestimmt und versöhnt werden.

Kürzlich interviewte ich in meinem Lehrkrankenhaus zusammen mit einer Gruppe angehender psychiatrischer Fachärzte im Rahmen einer Evaluation nach einem Suizidversuch eine junge Frau, die unter einer Schläfenlappenepilepsie litt. Die Assistenzärzte stellten der Patientin die üblichen Fragen über ihre Symptome, die Medikamente, die sie einnahm, wie alt sie zum Zeitpunkt der Diagnose gewesen sei und warum sie versucht habe, sich umzubringen. Sie antwortete mit kraftloser Stimme und sehr sachlich: Sie sei zum Zeitpunkt der Diagnose fünf Jahre alt gewesen. Sie hatte ihre Arbeit verloren; ihr war klar, dass sie die Krankheit vorgetäuscht hatte; und sie fühlte sich wertlos. Aus irgendeinem Grund fragte einer der Assistenzärzte, ob sie sexuell missbraucht worden sei. Die Frage überraschte mich, denn die Patientin hatte keinerlei Hinweise darauf gegeben, dass sie Probleme mit Intimität oder Sexualität hatte, und ich fragte mich, ob der Arzt mit seiner Frage irgendwelche privaten Interessen verfolgte.

Doch die Geschichte unserer Patientin erklärte nicht, weshalb sie nach dem Verlust ihrer Arbeit zusammengebrochen war. Deshalb fragte ich sie, wie es für sie als fünfjähriges Kind gewesen sei, zu hören, dass in ihrem Gehirn etwas nicht in Ordnung sei. Weil ihr auf Anhieb keine Antwort einfiel, zwang die Frage sie, in sich hineinzuhorchen. Sie erzählte kleinlaut, das Schlimmste an der Diagnose sei gewesen, dass ihr Vater danach nichts mehr mit ihr hätte zu tun haben wollen: »Von diesem Augenblick an sah er mich als Kind mit einem Makel an.« Da sie von niemandem unterstützt worden sei, habe sie mit der Situation mehr oder weniger allein fertigwerden müssen.

Dann fragte ich die Patientin, wie sie jetzt empfinde, dass man sie als kleines Mädchen mit der Epilepsiediagnose allein gelassen habe. Statt ihre Einsamkeit zu beweinen oder wegen der mangelnden Unterstützung wütend zu werden, sagte sie trotzig: »Sie war dumm, weinerlich und abhängig. Sie hätte sich ihren gerechten Anteil selbst verschaffen sollen.« Diese leidenschaftliche Äußerung stammte offensichtlich von dem Teil von ihr, der tapfer versuchte, mit ihrem Leid fertigzuwerden, und mir war klar, dass dieser ihr wahrscheinlich geholfen hatte, ihre Situation zu ertragen. Ich empfahl ihr zuzulassen, dass ihr das verängstigte und verlassene kleine Mädchen erzählte, wie es gewesen war, allein zu sein, und dass ihre Situation durch die Ablehnung vonseiten der Familie nach der Diagnose noch verschlimmert worden war. Daraufhin schluchzte sie und schwieg lange, bis sie schließlich sagte: »Nein, sie hatte das nicht verdient. Jemand hätte sie unterstützen und sich um sie kümmern sollen.« Dann veränderte sich ihr Ausdruck erneut, und sie erzählte mir stolz von ihren Erfolgen – davon, was sie trotz der fehlenden Unterstützung alles geschafft hatte. Endlich waren die für die Öffentlichkeit bestimmte Erzählung und das innere Erleben aufeinandergetroffen.

Der Körper ist die Brücke

Traumaerzählungen verringern die Isolation, die ein Trauma hervorruft, und liefern eine *Erklärung* dafür, warum Menschen leiden, wie sie leiden. Sie ermöglichen Ärzten, eine Diagnose zu stellen, sodass sie auf dieser Grundlage Probleme wie Schlafstörungen, starke Wut, Albträume oder Taubheitsempfindungen behandeln können. Geschichten können Menschen auch ein Ziel für Schuldzuweisungen liefern. Alle Menschen geben ständig irgendwelchen Umständen oder anderen Menschen die Schuld an etwas, weil ihnen das hilft, sich gut zu fühlen, obwohl sie sich schlecht fühlen, oder wie mein alter Lehrer Elvin Semrad zu sagen pflegte: »*Hate makes the world go round.*« (»Hass hält die Welt am Laufen.«) Geschichten trüben aber auch den Blick für einen anderen wichtigen Aspekt, nämlich dafür, dass Traumata Menschen radikal verändern, sodass sie praktisch nicht mehr »sie selbst« sind.

Es ist entsetzlich schwer, das Gefühl, nicht mehr man selbst zu sein, in Worte zu fassen. Die Sprache entstand in erster Linie, damit wir Menschen »Dinge da draußen«, weniger unsere inneren Empfindungen, mitteilen können. (Noch einmal sei darauf hingewiesen, dass das Sprachzentrum des Gehirns von dem für das Selbsterleben zuständigen Zentrum so weit entfernt liegt, wie es »geographisch« nur möglich ist.) Die meisten von uns können besser andere Menschen als sich selbst beschreiben. Ich habe den Harvard-Professor Jerome Kagan einmal sagen hören: »Die Aufgabe, privateste Erlebnisse zu beschreiben, kann man damit vergleichen, dass man tief in einen Brunnen greift, um mit dicken Lederfäustlingen winzige zerbrechliche Kristallfiguren daraus hervorzuholen.«[11]

Wir können die »Glitschigkeit« von Wörtern überwinden, indem wir uns dem selbstbeobachtenden, körperbasierten Selbstsystem zuwenden, das sich in Form von Empfindungen, Eigenarten des stimmlichen Ausdrucks und physischer Anspannung äußert. Die Fähigkeit, viszerale Empfindungen wahrzunehmen, ist die Grundlage emotionalen Gewahrseins.[12] Wenn ein Patient mir sagt, er sei acht Jahre alt gewesen, als sein Vater die Familie verlassen habe, unterbreche ich ihn wahrscheinlich und bitte ihn festzustellen, was in ihm vor sich geht, während er mir von dem Jungen berichtet, der seinen Vater nach dessen Verschwinden nie mehr gesehen hat. Wo in seinem Körper ist dies registriert worden? Wenn wir unsere Bauchgefühle aktivieren und unserem gebrochenen Herzen zuhören – wenn wir den interozeptiven Pfaden in unsere innersten Winkel folgen –, bahnt sich eine Veränderung an.

Sich selbst einen Brief schreiben

Es gibt auch noch andere Möglichkeiten, die Welt der inneren Empfindungen zu erschließen. Eine der effektivsten besteht darin zu schreiben. Die meisten von uns haben ihre Gefühle schon einmal in einem wütenden, anklagenden, wehleidigen oder traurigen Brief zum Ausdruck gebracht, nachdem uns jemand verraten oder verlassen hatte. Dies bewirkt fast immer, dass man sich sofort besser fühlt, auch wenn man den Brief nie abschickt. Wenn Sie einen Brief an sich selbst schreiben, brauchen Sie sich keine Sorgen darüber zu machen, wie andere Menschen über das, was Sie schreiben, urteilen – es reicht, wenn Sie dazu Ihren eigenen Gedanken zuhören und sich ihrem Fluss überlassen. Wenn Sie das so Aufgeschriebene später noch einmal durchlesen, entdecken Sie darin oft überraschende Wahrheiten.

Als zuverlässige Mitglieder der Gesellschaft erwartet man von uns, dass wir bei unseren täglichen Interaktionen »cool« bleiben und dass wir unsere Gefühle der Aufgabe, mit der wir gerade beschäftigt sind, unterordnen. Wenn wir mit jemandem reden, in dessen Gegenwart wir uns nicht völlig sicher fühlen, schaltet unser Wächter für soziale Kontakte augenblicklich auf Alarmstufe 1 und sorgt dafür, dass wir auf der Hut sind. Beim Schreiben ist es anders. Wenn Sie Ihren inneren Zensor bitten, Sie für eine Weile in Ruhe zu lassen, treten Dinge zutage, von denen Sie niemals angenommen hätten, dass sie überhaupt da sind. Sie können in eine Art Trancezustand verfallen, in dem Ihr Stift (oder Ihre Schreibtastatur) alles registriert, was aus Ihrem Inneren emporsteigt. Sie können die der Selbstbeobachtung und dem Entwickeln einer Erzählung dienenden Teile Ihres Gehirns dann miteinander verbinden, ohne sich sorgen zu müssen, wie andere das, was Sie aufschreiben, aufnehmen werden.

Im Rahmen der Praxis, die freies Schreiben genannt wird, können Sie jedes Objekt als persönlichen Rorschachtest benutzen, um in den Strom der geistigen Assoziationen einzutreten. Schreiben Sie einfach auf, was Ihnen zuerst in den Sinn kommt, während Sie ein vor Ihnen stehendes Objekt anschauen, und folgen Sie dann dem Fluss Ihrer Gedanken, ohne mit dem Schreiben aufzuhören, ohne das schon Geschriebene noch einmal durchzulesen und ohne etwas durchzustreichen. Ein hölzerner Löffel beispielsweise kann Erinnerungen daran aktivieren, wie Sie mit Ihrer Großmutter zusammen Tomatensuppe zubereitet haben – oder wie Sie als Kind geschlagen worden sind. Die Teekanne, die in Ihrer Familie von Generation zu Generation weitergegeben wurde, kann Sie in die äußersten Winkel Ihres Geistes führen, zu geliebten Menschen, die Sie verloren haben, oder zurück zu Familienfesten, die immer ein Gemisch aus Liebe und Konflikten waren. Bald taucht ein Bild auf, dann eine Erinnerung, und schließlich halten Sie das Erlebte in einem Absatz schriftlich fest. Was schließlich dasteht, ist ein Ausdruck der Assoziationen, die einzig und allein die Ihren sind.

Meine Patienten bringen oft Textfragmente und Zeichnungen mit, die sich auf Erinnerungen beziehen, über die sie noch nicht sprechen können. Sie würden wahrscheinlich nicht verkraften, den Inhalt solcher Schriftstücke laut vorzulesen, aber ihnen ist trotzdem daran gelegen, dass ich weiß, womit sie ringen. Ich sage in solchen Fällen, ich wisse zu schätzen, dass sie sich gestatten, bisher verborgene Bereiche von sich zu erforschen und mir dies anzuvertrauen. Solche tastenden Kommunikationsversuche schlagen sich in meinem Behandlungsplan nieder – sie helfen mir beispielsweise zu entscheiden, ob ich Somatic Processing, Neurofeedback oder EMDR in die Behandlung einbeziehe.

Soweit mir bekannt ist, wurde die erste systematische Untersuchung über die Macht der Sprache in Zusammenhang mit der Traumaheilung im Jahre 1986 durchgeführt, als James Pennebaker an der *University of Texas* in Austin seinen Einführungskurs in Psychologie in ein Experimentallabor umwandelte. Pennebakers Ausgangspunkt war ein gesunder Respekt vor der Bedeutung der Hemmung, des Für-sich-Behaltens von Dingen, die er als »Leim der Zivilisation« bezeichnete.[13] Allerdings nahm er auch an, dass Menschen einen Preis dafür zahlen, dass sie versuchen, ihr Wissen um den Elefanten im Raum zu unterdrücken.

Zunächst forderte er alle anwesenden Studenten auf, ein sehr persönliches Erlebnis zu nennen, das sie als belastend oder traumatisch empfunden hatten. Dann teilte er die Klasse in drei Gruppen auf: Die Mitglieder der ersten sollten etwas darüber schreiben, was momentan in ihrem Leben vor sich ging; die der zweiten Gruppe sollten die Einzelheiten ihres traumatischen oder belastenden Erlebnisses beschreiben; und die der dritten Gruppe sollten die Fakten des Erlebten sowie die für sie damit verbundenen Empfindungen und Emotionen beschreiben und berichten, wie sich das Ereignis nach ihrer Meinung auf ihr Leben ausgewirkt hatte. Alle Studenten schrieben an vier aufeinanderfolgenden Tagen jeweils 15 Minuten lang, wobei sie jedes Mal im Gebäude der Psychologieabteilung allein in einer kleinen Kabine saßen.

Die Studenten nahmen diese Studie sehr ernst; viele offenbarten Geheimnisse, über die sie noch mit niemandem gesprochen hatten.

Viele weinten beim Schreiben, und viele vertrauten den Assistenten an, dass ihr Erlebnis sie sehr beschäftige. Von den 200 Untersuchungsteilnehmern berichteten 65 über ein Trauma, das sie in der Kindheit erlebt hatten. Obwohl der Tod eines Familienmitglieds das häufigste Thema war, berichteten 22 Prozent der Frauen und 10 Prozent der Männer über ein traumatisches sexuelles Erlebnis vor Erreichen des Alters von 17 Jahren.

Die Forscher befragten die Studenten auch über ihre Gesundheit und waren erstaunt, wie oft diese über größere und kleinere gesundheitliche Probleme wie Krebs, Bluthochdruck, Geschwüre, Grippe, Kopfschmerzen und Ohrenschmerzen berichteten.[14] Diejenigen, die in ihrer Kindheit ein sexuelles Trauma erlebt hatten, waren im vorangegangenen Jahr durchschnittlich 1,7 Tage in einem Krankenhaus stationär behandelt worden – fast doppelt so lange wie die übrigen Teilnehmer.

Dann verglich das Team die Zahl der Arztbesuche im Monat vor der Studie mit der Zahl der Besuche im Monat danach. Die Gruppe, die sowohl über die Fakten der erlebten traumatischen Situation als auch über ihre damit verbundenen Gefühle geschrieben hatte, hatte von der Übung eindeutig am meisten profitiert: Die Arztbesuche ihrer Mitglieder waren verglichen mit den Besuchen der Angehörigen der anderen beiden Gruppen um 50 Prozent zurückgegangen. Dass sie ihre tiefsten Gedanken und Gefühle bezüglich des erlebten Traumas beschrieben hatten, hatte ihre Grundstimmung verbessert, und dies hatte eine generell optimistische Einstellung gefördert und sich positiv auf ihre körperliche Gesundheit ausgewirkt.

Als die Studenten aufgefordert wurden, die Resultate der Studie selbst einzuschätzen, erwähnten sie vorrangig, dass ihr Selbstverständnis dadurch verbessert worden sei: »Es hat mir geholfen, darüber nachzudenken, was ich damals gefühlt habe. Mir war nie aufgefallen, wie sehr mich das beeinflusst hat.« – »Ich musste frühere Erfahrungen überdenken und lösen. Ein Resultat des Experiments ist ein Gefühl inneren Friedens und die Aneignung einer Methode der Verarbeitung emotionaler Erlebnisse. Emotionen und Gefühle aufzuschreiben half mir zu verstehen, was ich fühlte und warum.«[15]

Im Rahmen einer späteren Studie forderte Pennebaker die Hälfte einer Gruppe von 72 Studenten auf, einen Bericht über ihr traumatischstes Erlebnis auf einen Kassettenrekorder zu sprechen; die andere Hälfte der Gruppe sollte sich über ihre Pläne für den weiteren Verlauf des Tages unterhalten. Während die Teilnehmer miteinander sprachen, überwachten Forschungsmitarbeiter ihre physiologischen Reaktionen: Blutdruck, Herzfrequenz, Muskelspannung und Handtemperatur.[16] Die Studie gelangte zu ähnlichen Ergebnissen wie die erste: Bei denjenigen, die sich gestatteten, ihre Emotionen zu spüren, traten signifikante physiologische Veränderungen ein, sowohl unmittelbar nach Abschluss der Studie als auch längerfristig. Während ihres »Bekenntnisses« stiegen ihr Blutdruck, ihre Herzfrequenz und andere autonome Funktionen zwar, aber danach sank ihre Erregung auf ein deutlich niedrigeres Niveau als vor Beginn der Studie. Das Absinken des Blutdrucks ließ sich auch sechs Wochen nach Abschluss des Experiments noch messen.

Mittlerweile wird in weiten Kreisen akzeptiert, dass belastende Erlebnisse – ganz gleich, ob es sich um eine Scheidung, um eine Abschlussprüfung oder schlicht um Einsamkeit handelt – sich negativ auf die Immunfunktion auswirken, eine Auffassung, die zu der Zeit, als Pennebaker seine Untersuchungen durchführte, noch sehr umstritten war. Auf seinen Protokollen aufbauend, verglich ein Forscherteam des Medizin-Colleges der *Ohio State University* zwei Gruppen von Studenten, von denen die eine einen Text über ein selbst erlebtes Trauma verfassen sollte, während die andere die Aufgabe erhielt, sich über ein eher belangloses Thema zu äußern.[17] Auch in diesem Fall bestätigte sich, dass diejenigen, die sich schriftlich über ein persönliches Trauma geäußert hatten, nach Abschluss der Studie seltener Ärzte aufsuchten und dass die Verbesserung ihrer Gesundheit mit einer Verbesserung ihrer Immunfunktion verbunden war, wobei Letzteres an der Aktivität der T-Lymphozyten (natürlicher Killerzellen) und anderer Immunmarker im Blut gemessen wurde. Dieser Effekt war unmittelbar nach dem Experiment am deutlichsten, aber auch sechs Wochen später noch zu erkennen. Schreibexperimente, die auf der ganzen Welt mit Grundschülern ebenso wie mit Pflegeheimbewohnern, Medizinstudenten, Häftlingen in Hochsicherheitsgefängnissen, Arthritikern, Wöchnerinnen und Vergewaltigungsopfern durchgeführt wurden, zeigen übereinstimmend, dass die schriftliche Darstellung belastender Ereignisse die körperliche und psychische Gesundheit verbessert.

Noch ein anderer Aspekt der Untersuchungen Pennebakers weckte meine Aufmerksamkeit: Wenn seine Probanden über intime oder für sie schwierige Themen sprachen, veränderten sich oft der Charakter ihrer Stimme und ihr Sprechstil. Die Unterschiede waren so deutlich, dass Pennebaker sich nicht sicher war, ob er seine Tonaufnahmen vertauscht hatte. Beispielsweise beschrieb eine Frau ihre Pläne für den laufenden Tag mit kindlicher, hoher Stimme, und als sie einige Minuten später beschrieb, wie sie hundert Dollar aus einer offenen Registrierkasse gestohlen hatte, wurde ihre Stimmlage so viel tiefer und sie sprach plötzlich so leise, dass man hätte meinen können, man habe es mit einer völlig anderen Person zu tun. Veränderungen des emotionalen Zustandes spiegelten sich auch in der Handschrift der Teilneh-

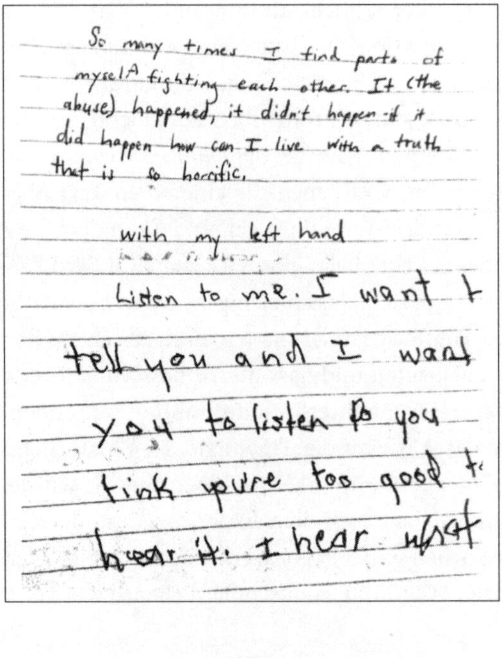

So many times I find parts of myself fighting each other. It (the abuse) happened, it didn't happen - if it did happen how can I live with a truth that is so horrific.

with my left hand

Listen to me. I want t tell you and I want you to listen to you tink youre too good t hear it. I hear what

mer. Wenn sie sich einem anderen Thema zuwandten, wechselten sie manchmal von der Handschrift zu Druckbuchstaben und später wieder zurück zur Handschrift; außerdem kamen Variationen hinsichtlich der Neigung der Schrift und der Strichstärke vor.

Solche Veränderungen werden in der klinischen Praxis »Switching« genannt, und wir beobachten sie bei Traumapatienten sehr häufig. Die Betreffenden aktivieren deutlich unterschiedliche emotionale und physiologische Zustände, wenn sie sich von einem Thema ab- und einem anderen zuwenden. Switching manifestiert sich nicht nur in Form unterschiedlicher vokaler Ausdrucksformen, sondern auch in Variationen des Gesichtsausdrucks und in unterschiedlichen Körperbewegungen. Einige Patienten wechseln offenbar auch ihre Identität, beispielsweise von einem furchtsamen zu einem energischen und aggressiven oder von einem ängstlichen und fügsamen zu einem verführerischen Ausdruck. Wenn sie über ihre tiefsten Ängste schreiben, wird ihre Handschrift oft kindlicher und primitiver.

Behandelt man Patienten, die sich in so dramatisch unterschiedlichen Zuständen präsentieren, wie Schwindler oder sagt ihnen, sie sollten ihre unberechenbaren und störenden Anteile nicht mehr zeigen, verstummen sie oft. Wahrscheinlich suchen sie dann weiter Hilfe, aber sofern sie nicht völlig zum Schweigen gebracht wurden,

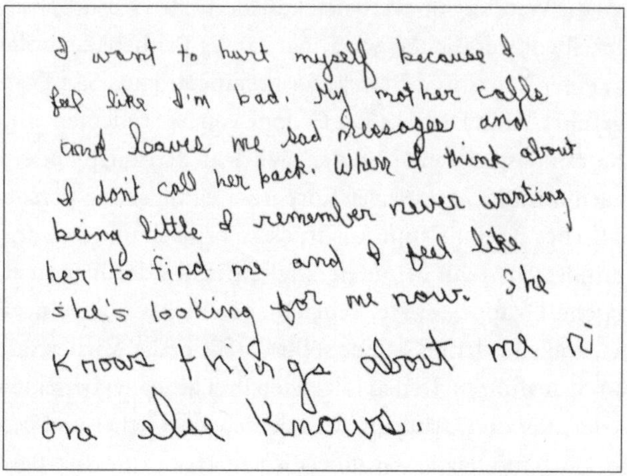
I want to hurt myself because I
feel like I'm bad. My mother calls
and leaves me sad messages and
I don't call her back. When I think about
being little I remember never wanting
her to find me and I feel like
she's looking for me now. She
knows things about me no
one else knows.

übermitteln sie ihre Hilferufe nicht mehr in sprachlicher Form, sondern in Form von Aktivitäten: durch Suizidversuche, Depression und Wutanfälle. In Kapitel 17 werden wir sehen, dass sich ihr Zustand nur bessern kann, wenn sowohl sie selbst als auch ihre Therapeuten die Rollen, die ihre verschiedenen Zustände für ihr Überleben gespielt haben, würdigen.

Bildende Kunst, Musik und Tanz

Tausende von Kunst-, Musik- und Tanztherapeuten arbeiten wunderbar mit missbrauchten Kindern, unter PTBS leidenden Soldaten, Inzestopfern, Flüchtlingen und Gefolterten, und es gibt zahlreiche Berichte über die Wirksamkeit solcher Ausdruckstherapien.[18] Doch wissen wir momentan noch sehr wenig darüber, wie und auf welche Aspekte traumatischer Belastungen diese Methoden wirken, und ihren Wert wissenschaftlich festzustellen wäre eine gewaltige logistische und finanzielle Herausforderung.

Dass bildende Kunst, Musik und Tanz durch Entsetzen verursachte Sprachlosigkeit umschiffen können, ist vielleicht einer der Gründe dafür, dass sie in Kulturen auf der ganzen Welt zur Behandlung von Traumata genutzt werden. Eine der wenigen systematischen Studien, in denen die Wirkung nonverbalen künstlerischen Ausdrucks mit der des Schreibens verglichen wird, hat James Pennebaker mit Anne Krantz, einer Tanz- und Bewegungstherapeutin aus San Francisco, durchgeführt.[19] Ein Drittel einer Gruppe von 64 Studenten erhielt die Aufgabe, mindestens zehn Minuten täglich an drei aufeinanderfolgenden Tagen mithilfe expressiver Körperbewegungen ein persönliches traumatisches Erlebnis zum Ausdruck zu bringen und sich anschließend mindestens zehn Minuten lang schriftlich darüber zu äußern. Eine zweite Gruppe tanzte, schrieb aber nichts über ein erlebtes Trauma, und eine dritte Gruppe sollte ein normales Körpertrainingsprogramm ausführen. In den folgenden drei Monaten berichteten die Mitglieder aller drei Gruppen, dass sie sich glücklicher und gesünder fühlten. Doch nur bei der Gruppe, die zunächst expressive Bewegungen ausgeführt und anschließend über ihr Erlebnis geschrieben hatte, waren Anzeichen für eine Situationsverbesserung zu erkennen, nämlich in Form einer Verbesserung des allgemeinen Gesundheitszustandes und eines besseren Notendurchschnitts im Studium. (Im Rahmen dieser Untersuchung wurden keine spezifischen PTBS-Symptome evaluiert.) Pennebaker und Krantz schlossen: »Der bloße Ausdruck des Traumas reichte nicht aus. Um gesund zu werden, müssen die Patienten ihre Erlebnisse offenbar in sprachliche Form übersetzen.«

Wir wissen aber bis heute nicht, ob die Auffassung, dass sprachlicher Ausdruck für die Heilung entscheidend ist, in jedem Fall zutrifft. Untersuchungen über die Wirkung des Schreibens waren, wenn sie sich auf PTBS-Symptome (im Gegensatz zum allgemeinen Gesundheitszustand) konzentrierten, enttäuschend. In einem Gespräch mit Pennebaker über dieses Thema gab er zu bedenken, dass die meisten Schreibstudien mit PTBS-Patienten im Gruppenrahmen stattgefunden hätten und dass von den Teilnehmern erwartet worden sei, dass sie ihre Geschichten den übrigen Gruppenmitgliedern mitteilten. Er wiederholte die Beobachtung, die ich schon weiter oben erwähnt habe: Der Patient schreibt etwas *für sich* auf, um *sich selbst* klarzumachen, was er bisher zu vermeiden versucht hat.

Die Grenzen der Sprache

Traumata wirken auf Zuhörer ebenso überwältigend wie auf die Sprecher. Paul Fussell hat in seinem Buch *The Great War in Modern Memory*, einer brillanten Studie über den Ersten Weltkrieg, die Zone des Schweigens beschrieben, die durch ein Trauma entsteht:

> Eines der Hauptübel des Krieges … ist die Diskrepanz zwischen den Ereignissen und der verfügbaren Sprache oder, zutreffender gesagt, einer zur Beschreibung geeigneten Sprache … Logisch betrachtet gibt es keinen Grund, aus dem die englische Sprache die Wirklichkeit eines Krieges nicht adäquat darstellen könnte: Sie umfasst eine Fülle von Begriffen wie *Blut, Terror, Agonie, Wahnsinn,*

> *Scheiße, Grausamkeit, Mord, Ausverkauf, Schmerz* und *Schwindel* sowie Phrasen wie *Beine abgerissen, Därme ergießen sich über seine Hände, schreit die ganze Nacht, verblutet aus seinem Rektum zu Tode* und dergleichen mehr. […] Das Problem war also weniger eines der »Sprache« als solcher als vielmehr eines der Dezenz und des Optimismus. […] Der wahre Grund [für das Verstummen der Soldaten] ist, dass Soldaten merken, dass sich niemand für die schlechten Nachrichten, die sie zu überbringen haben, sonderlich interessiert. Welcher Zuhörer möchte schon vom Schmerz zerrissen und erschüttert werden, wenn er es vermeiden kann? Wir haben das *Unaussprechliche* zum Unbeschreiblichen gemacht, doch im Grunde geht es um das *Ekelhafte*.[20]

Über schmerzhafte Ereignisse zu reden fördert nicht zwangsläufig die Eintracht – oft ist eher das Gegenteil der Fall. Familien und Organisationen distanzieren sich eher von Mitgliedern, wenn diese in aller Öffentlichkeit schmutzige Wäsche ausbreiten; Freunde und Familienangehörige verlieren leicht die Geduld, wenn Menschen sich in ihrer Trauer oder Verletztheit verstricken. Unter anderem deshalb ziehen sich Traumatisierte oft zurück, und aus dem gleichen Grund klingen ihre Geschichten irgendwann so harmlos, dass sie die Erzähler auf keinen Fall der Gefahr aussetzen, abgelehnt und ausgeschlossen zu werden.

Es ist sehr schwierig, einen sicheren Ort zu finden, an dem man den Schmerz, den ein Trauma verursacht, zum Ausdruck bringen kann; deshalb sind Gruppen wie die *Anonymen Alkoholiker, Erwachsene Kinder von Alkoholikern, Narcotics Anonymous* und andere Unterstützungsgruppen so wichtig. Eine aufgeschlossene Gemeinschaft zu finden, in der man offen über die eigene Sicht der Dinge sprechen kann, macht die Genesung oft erst möglich. Deshalb brauchen Traumatisierte kompetente Therapeuten, die in ihrer Ausbildung gelernt haben, sich die entsetzlichen Details des Lebens ihrer Patienten anzuhören. Ich erinnere mich noch, wie mir das erste Mal ein Veteran erzählte, er habe in Vietnam ein Kind getötet. Ich reagierte darauf mit einem sehr starken Flashback, in dem ich eine Situation aus der Zeit vor mir sah, als ich sieben Jahre alt gewesen war und mein Vater mir erzählt hatte, ein Nachbarskind sei von Nazi-Soldaten vor unserem Haus zu Tode geprügelt worden, weil es ihnen gegenüber nicht genug Respekt gezeigt habe. Ich konnte meine eigene Reaktion auf das Bekenntnis des Veteranen in diesem Moment nicht ertragen und musste die Sitzung vorzeitig beenden. Therapeuten sollten selbst eine sehr gründliche Therapie absolviert haben, damit sie mit ihrer eigenen Geschichte im Reinen sind und ihren Patienten gegenüber auch dann emotional offen bleiben können, wenn deren Erzählungen bei ihnen Wut oder Abscheu hervorrufen.

Ein anderes Problem tritt auf, wenn Traumatisierte selbst buchstäblich sprachlos werden, weil der für sprachlichen Ausdruck zuständige Teil ihres Gehirns abschaltet.[21] Ich habe solche Shutdowns vor Gericht bei vielen Einwanderern erlebt und auch bei einem Prozess gegen einen Täter, der an einem Massenmord in Ruanda beteiligt gewesen war. Opfer, die aufgefordert werden, ihre Erlebnisse vor Gericht zu bezeugen, werden von ihren Gefühlen oft so stark überwältigt, dass sie kaum sprechen können, oder sie geraten in eine Panik, die es ihnen unmöglich macht, verständlich zu beschreiben, was ihnen zugestoßen ist. Ihre Zeugenaussagen werden oft abgelehnt, weil sie zu chaotisch, verwirrt und bruchstückhaft wirken, um als glaubwürdig zu erscheinen.

Andere versuchen, ihre Geschichte so zu erzählen, dass jeder Trigger vermieden wird. Ihr Bericht kann deshalb ausweichend klingen und den Eindruck der Unzuverlässigkeit erwecken. Ich habe Dutzende von Asylverfahren scheitern sehen, weil die Asylbewerber die Gründe für ihre Flucht nicht kohärent verständlich machen konnten. Und ich kenne viele Veteranen, deren Entschädigungsanträge von der VA abgelehnt wurden, weil sie nicht detailliert berichten konnten, was ihnen zugestoßen war.

Verwirrung und Verstummen sind für Therapeuten Probleme, mit denen sie täglich konfrontiert werden: Uns ist von vornherein klar, dass unsere Patienten von ihren Emotionen überwältigt werden können, wenn wir sie zu sehr drängen, über die Einzelheiten ihrer Erlebnisse zu berichten. Deshalb haben wir gelernt, bei Traumatisierten jenes Verfahren anzuwenden, das mein Freund Peter Levine *Pendula-*

tion[22] nennt: Wir vermeiden es zwar nicht völlig, uns mit den Details eines traumatischen Erlebnisses zu befassen, aber wir bringen unseren Patienten bei, dass sie einen Zeh ins Wasser tauchen und ihn anschließend wieder herausnehmen können, ohne sich in Gefahr zu bringen, und auf diese Weise nähern wir uns der Wahrheit ganz allmählich.

Wir schaffen zunächst innere »Inseln der Sicherheit« im Körper. Dies bedeutet, dass wir Patienten helfen, Körperbereiche, Haltungen und Bewegungen zu identifizieren, in denen sie sich erden können, wenn sie sich entsetzt oder wütend fühlen oder sich in einem inneren Erlebnis verfangen haben. Gewöhnlich liegen diese Bereiche außer Reichweite des Vagusnervs, der Panikbotschaften zu Brustkorb, Bauch und Kehle befördert, und sie können bei dem Bemühen, traumatische Erlebnisse zu integrieren, als Verbündete fungieren. Beispielsweise könnte ich eine Patientin fragen, ob sich ihre Hände gut anfühlen, und wenn sie dies bejaht, fordere ich sie auf, diese zu bewegen und ihre Leichtigkeit, Wärme und Flexibilität zu erforschen. Sehe ich später, dass ihr Brustbereich angespannt ist und dass fast keine Atembewegungen mehr zu erkennen sind, kann ich sie unterbrechen und auffordern, sich auf ihre Hände zu fokussieren und sie zu bewegen, sodass sie sich als von ihrem Trauma unabhängig erleben kann. Ich könnte sie auch auffordern, sich auf das Ausatmen zu konzentrieren und darauf zu achten, wie sie es verändern kann; oder ich empfehle ihr, bei jedem Atemzug die Arme auf und ab zu bewegen – was einer Qigong-Bewegung entspricht.

Manche Patienten empfinden das Klopfen auf bestimmte Akupressurpunkte als eine gute Möglichkeit, sich zu ankern.[23] Anderen hilft es mehr, das Gewicht ihres Körpers auf dem Stuhl zu spüren oder ihre Füße fest auf den Boden zu stellen. Zusammengesunken dasitzenden und schweigenden Patienten schlage ich manchmal vor herauszufinden, was geschieht, wenn sie sich aufrecht hinsetzen. Zuweilen entdecken Patienten Inseln der Sicherheit auch selbst – sie »kapieren« dann plötzlich, dass sie Körperempfindungen erzeugen können, die dem Gefühl des Kontrollverlusts entgegenwirken. Durch das Pendeln zwischen Erforschen und Zuständen der Sicherheit, zwischen Sprache und Körper, zwischen Erinnern der Vergangenheit und Sich-lebendig-

Fühlen in der Gegenwart werden die Voraussetzungen für die Traumaauflösung geschaffen.

Der Umgang mit der Wirklichkeit

Die Auseinandersetzung mit den Traumaerinnerungen ist aber nur der Anfang der Behandlung. Aus zahlreichen Untersuchungen geht hervor, dass Menschen mit einer PTBS generell mehr Probleme damit haben, ihre Aufmerksamkeit zu fokussieren und neue Informationen aufzunehmen.[24] Alexander McFarlane hat einen simplen Test durchgeführt, indem er eine Gruppe von Menschen aufforderte, innerhalb von einer Minute möglichst viele Wörter mit dem Anfangsbuchstaben B zu nennen. Normale Probanden nannten in dieser Zeitspanne durchschnittlich fünfzig Wörter, Menschen mit einer PTBS hingegen fanden nur drei oder vier. Normale Untersuchungsteilnehmer reagierten zögernd auf bedrohlich wirkende Wörter wie »Blut«, »Wunde« oder »Vergewaltigung«; McFarlanes Probanden mit PTBS hingegen reagierten auch auf völlig harmlose Wörter wie »Wolle«, »Eiscreme« und »Fahrrad« zögerlich.[25]

Nach einiger Zeit verwenden PTBS-Kranke nicht mehr viel Zeit und Mühe darauf, mit ihrer Vergangenheit fertigzuwerden, weil sie alle Hände voll damit zu tun haben, die normalen Alltagsanforderungen zu bewältigen. Sogar Traumatisierte, die als Lehrer, Geschäftsleute, Ärzte oder Künstler Beachtliches leisten und die ihre Kinder gut aufgezogen haben, wenden deutlich mehr Energie für die Alltagsbewältigung auf als Nichttraumatisierte.

Eine weitere Tücke der Sprache ist die Illusion, wir könnten unser Denken leicht korrigieren, wenn es »keinen Sinn ergibt«. Der »kognitive« Teil der kognitiv-behavioralen Therapie konzentriert sich auf die Korrektur »dysfunktionalen Denkens«. Bei diesem Top-down-Ansatz der Veränderung hinterfragt der Therapeut negative Kognitionen oder »rahmt sie neu«, indem er beispielsweise sagt: »Lassen Sie uns Ihr Gefühl, Sie seien für Ihre Vergewaltigung selbst verantwortlich, einmal mit den Fakten abgleichen«, oder: »Lassen Sie uns Ihre Angst vor dem Autofahren einmal mit den aktuellen Statistiken über die Sicherheit auf den Straßen vergleichen.«

Ich erinnere mich noch gut an eine verzweifelte Frau, die in unsere Klinik kam und uns bat, ihr zu helfen, mit ihrem zwei Monate alten Kind fertigzuwerden, weil das Baby »so egoistisch« sei. Hätte sie von einem Informationsblatt über kindliche Entwicklung oder von einer Erklärung des Konzepts des Altruismus profitiert? Wahrscheinlich hätten ihr solche Informationen nicht geholfen, solange ihr der Zugang zu ihren verängstigten und verlassenen Anteilen verschlossen geblieben wäre – den Anteilen, die in ihrer Angst vor Abhängigkeit zum Ausdruck gekommen waren.

Dass Traumatisierte oft irrationale Gedanken haben, steht völlig außer Frage: »Es ist meine Schuld, dass ich so sexy war.« – »Die anderen Jungs hatten keine Angst – sie waren richtige Kerle.« – »Ich hätte selbst wissen müssen, dass ich diese Straße besser hätte meiden sollen.« Solche Gedanken sollte man am besten als kognitive Flashbacks verstehen und entsprechend damit umgehen; mit ihnen braucht man sich ebenso wenig auseinanderzusetzen wie mit immer wieder auftretenden visuellen Flashbacks, die mit einem schrecklichen Unfall zusammenhängen. Es handelt sich dabei um Relikte traumatischer Vorfälle: Gedanken, die Menschen während eines traumatischen Erlebnisses (oder kurz danach) hatten und die bei akutem Stress reaktiviert werden. Eine bessere Möglichkeit als der Versuch einer kognitiven Aufarbeitung ist, sie mit EMDR zu behandeln, womit sich das folgende Kapitel beschäftigt.

Jemand (some body) werden und sich dadurch verkörpern

Dass Menschen durch das Erzählen ihrer Geschichte überwältigt werden und dass sie kognitive Flashbacks erleben, liegt an traumabedingten Veränderungen ihres Gehirns. Schon Freud und Breuer hatten beobachtet, dass ein Trauma nicht nur als Auslöser für Symptome fungiert. »Wir müssen vielmehr behaupten, dass das psychische

Trauma, respektive die Erinnerung an dasselbe, nach Art eines Fremdkörpers wirkt, welcher noch lange Zeit nach seinem Eindringen als gegenwärtig wirkendes Agens gelten muss …«[26] Wie ein Splitter, der eine Infektion verursacht, wird die Reaktion des Körpers auf den Fremdkörper zu einem größeren Problem als der Fremdkörper selbst.

Die moderne Neurowissenschaft stützt Freuds Sicht, nach der viele unserer bewussten Gedanken komplexe Rationalisierungen der Flut von Instinkten, Reflexen, Motiven und tief sitzenden Erinnerungen aus dem Unbewussten sind. Wie wir gesehen haben, beeinträchtigen Traumata die korrekte Funktion der Gehirnbereiche, die Erlebtes verarbeiten und deuten. Ein robustes Selbstempfinden – das es einem Menschen ermöglicht, selbstbewusst zu erklären: »Dies denke und fühle ich« und »Dies geht mit mir vor sich« – hängt von einem gesunden und dynamischen Zusammenwirken dieser Bereiche ab.

Bei fast jeder Brain-Imaging-Studie mit Traumapatienten wurde eine abnorme Aktivierung der Insel festgestellt. Dieser Gehirnbereich integriert und deutet den Input der inneren Organe – wozu auch die Muskeln, die Gelenke und das Gleichgewichtsempfinden (die propriozeptive Wahrnehmung) zählen – und erzeugt dadurch ein Gefühl der Verkörperung. Die Insel kann Signale an die Amygdala übermitteln, die Kampf-/Fluchtreaktionen auslösen. Dazu ist weder kognitiver Input noch bewusstes Erkennen dessen, dass etwas schiefgegangen ist, erforderlich – es reicht völlig, sich nervös und konzentrationsunfähig zu fühlen oder schlimmstenfalls das Gefühl zu haben, eine Katastrophe stehe unmittelbar bevor. Diese starken Gefühle entstehen im Gehirn und lassen sich mithilfe der Vernunft oder durch Verstehen nicht beseitigen.

Ständig vom Ursprung körperlicher Empfindungen bedrängt zu werden, aber auf der Ebene des Bewusstseins davon abgeschnitten zu sein, erzeugt Alexithymie: Man kann nicht spüren und mitteilen, was in einem selbst vor sich geht. Nur durch Kontaktaufnahme zum eigenen Körper, durch die Herstellung einer viszeralen Verbindung zu uns selbst, können wir das Gefühl dafür, wer wir sind, welche Prioritäten wir haben und welche Werte uns am Herzen liegen, wiederherstellen. Alexithymie, Dissoziation und Shutdown beinhalten alle Gehirnstrukturen, die uns ermöglichen, zu fokussieren, zu wissen, was wir fühlen, und zu unserem eigenen Schutz aktiv zu werden. Werden diese essenziellen Strukturen einem unausweichlichen Schock ausgesetzt, können Verwirrung und starke Erregung die Folge sein, es kann aber auch eine emotionale Distanzierung erfolgen, oft begleitet von dem Gefühl, den eigenen Körper zu verlassen – was beinhaltet, dass Menschen sich wie aus weiter Ferne sehen. Traumata geben Menschen das Gefühl, entweder *jemand anders (some body else)* oder *niemand (no body)* zu sein. Um ein Trauma überwinden zu können, brauchen wir Hilfe bei dem Bemühen, den Kontakt *zu unserem Körper*, und damit *zu uns selbst*, wiederherzustellen.

Es steht völlig außer Frage, dass die Sprache wichtig ist: Unser Selbstempfinden hängt davon ab, dass wir unsere Erinnerungen zu einem kohärenten Ganzen organisieren können.[27] Dies erfordert gut funktionierende Verbindungen zwischen dem Bewusstsein und dem Selbstsystem des Körpers – Verbindungen, die Traumata oft beschädigen. Die vollständige Geschichte zu erzählen ist erst möglich, nachdem diese Strukturen wiederhergestellt und die Vorarbeiten erledigt worden sind: auf niemand *(no body)* folgt jemand *(some body).*

15 SICH VON DER VERGANGENHEIT LÖSEN

EMDR

> Was it a vision, or a waking dream?
> Fled is that music. Do I wake or sleep?
>
> John Keats, *Ode to a Nightingale*

David, ein Bauunternehmer mittleren Alters, hatte mich aufgesucht, weil seine Anfälle von Gewalttätigkeit seiner Familie das Leben zur Hölle machten. In unserer ersten Sitzung erzählte er mir eine Geschichte über etwas, das in dem Sommer passiert war, in dem er 23 Jahre alt gewesen war. Er hatte damals als Bademeister gearbeitet, und eines Nachmittags hatte sich eine Gruppe von Kindern im Schwimmbecken getummelt und dabei Bier getrunken. David hatte ihnen erklärt, Alkohol sei für sie tabu. Daraufhin hatten die Jungen ihn angegriffen, und einer von ihnen hatte mit einer zerbrochenen Bierflasche sein linkes Auge verletzt. Dreißig Jahre später litt David wegen dieses Vorfalls immer noch unter Albträumen und Flashbacks.

Er kritisierte seinen eigenen Sohn, einen Teenager, gnadenlos und brüllte ihn oft wegen der kleinsten Verfehlungen an; und er sah sich absolut nicht in der Lage, gegenüber seiner Frau auch nur die geringste Zuneigung zu zeigen. Es schien, als habe er das Gefühl, der tragische Verlust eines Auges gebe ihm das Recht, andere Menschen schlecht zu behandeln, andererseits hasste er den ständig wütenden und rachsüchtigen Menschen, der er selbst geworden war. Er hatte bemerkt, dass er aufgrund seiner Bemühungen, seine Wut zu bändigen, immer angespannt war, und fragte sich, ob seine Angst vor Kontrollverlust es ihm unmöglich gemacht hatte, Liebe und Freundschaft zu empfinden.

Bei seinem zweiten Besuch machte ich David mit *Eye Movement*

Desensitization and Reprocessing (EMDR) bekannt. In diesem Zusammenhang forderte ich ihn auf, zu den Einzelheiten des Überfalls, den er erlebt hatte, zurückzukehren und sich die Bilder von dem Angriff, die Geräusche, die er gehört hatte, und die Gedanken, die ihm damals durch den Kopf gegangen waren, zu vergegenwärtigen. »Lassen Sie diese Augenblicke wieder zurückkommen«, erklärte ich.

Dann forderte ich ihn auf, mit seinem noch intakten rechten Auge meinem Zeigefinger zu folgen, den ich etwa 30 Zentimeter vor seinem rechten Auge langsam hin und her bewegte. Innerhalb von Sekunden wurde David von einer Kaskade der Wut und des Entsetzens ergriffen, begleitet von intensiven Empfindungen des Schmerzes, des über seine Wange rinnenden Blutes und der Realisation, dass er nicht mehr sehen konnte. Während er über diese Empfindungen berichtete, ließ ich gelegentlich ermutigende Geräusche hören und bewegte den Zeigefinger weiter hin und her. Nach jeweils einigen Minuten hielt ich inne und forderte ihn auf, tief durchzuatmen. Ich bat ihn festzustellen, was in seinem Geist vor sich ging, und er erwähnte einen Kampf, den er in der Schule gehabt hatte. Ich forderte ihn auf, dies zu registrieren und bei der Erinnerung zu bleiben. Danach tauchten scheinbar zufällig andere Erinnerungen auf: dass er überall nach Angreifern Ausschau hielt, dass er diese verletzen wollte, dass er in Prügeleien in einer Bar verwickelt wurde. Jedes Mal wenn er über eine neue Erinnerung oder Empfindung berichtete, forderte ich ihn auf, sich zu vergegenwärtigen, was ihm durch den Sinn ging, und anschließend setzte ich die Fingerbewegungen fort.

Am Ende dieser zweiten Sitzung wirkte er ruhiger und deutlich erleichtert. Er erklärte, die Erinnerung an den Stich in sein Auge habe deutlich an Intensität verloren – er war für ihn nun etwas Unangenehmes, das er vor langer Zeit erlebt hatte. »Das hat mich wirklich völlig fertiggemacht und mich jahrelang verfolgt«, erklärte er nachdenklich, »aber eigentlich überrascht es mich, wie gut ich mein Leben inzwischen in den Griff bekommen habe.«

In der dritten Sitzung in der folgenden Woche ging es um die Nachwirkungen des Traumas: wie er über Jahre versucht hatte, durch den Konsum von Drogen und Alkohol mit seiner Wut fertigzuwerden. Als wir die EMDR-Arbeit fortsetzten, tauchten weitere Erinnerungen auf. David erinnerte sich nun daran, dass er mit einem Gefängniswärter darüber gesprochen hatte, wie er den Angreifer in der Haft umbringen lassen könnte, es sich dann aber anders überlegt hatte. Die Erinnerung an diese Entscheidung wirkte auf ihn ungeheuer befreiend: Er hatte sich als Ungeheuer zu sehen gelernt, das kaum die Kontrolle über sich hatte, dann aber gemerkt, dass die Abwendung von Racheplänen ihn wieder mit einer achtsamen und großzügigen Seite seiner Persönlichkeit in Kontakt gebracht hatte.

Als Nächstes wurde ihm spontan klar, dass er seinen Sohn so behandelte, wie er sich gegenüber den Teenagern, die ihn angegriffen hatten, gefühlt hatte. Am Ende unserer Sitzung fragte David, ob ich zu einem Treffen mit ihm und seiner Familie bereit sei, weil er seinem Sohn erklären wolle, was geschehen war, und weil er ihn um Vergebung bitten wollte.

In unserer fünften und letzten Sitzung berichtete er, er schlafe nun besser, und außerdem empfinde er zum ersten Mal im Leben inneren Frieden. Ein Jahr später rief er mich an, um nicht nur zu berichten, dass er und seine Frau einander wieder nähergekommen seien, sondern dass sie nun auch gemeinsam Yoga praktizierten, und schließlich, dass er häufiger lache und es ihm große Freude mache, im Garten und mit Holz zu arbeiten.

Wie ich EMDR kennenlernte

Meine Erfahrung mit David ist eine von vielen, die ich in den letzten beiden Jahrzehnten mit EMDR gemacht habe. In vielen dieser Fälle hat die Methode geholfen, schmerzhafte traumatische Erlebnisse zu normalen Bestandteilen der Lebensgeschichte werden zu lassen. Kennengelernt habe ich EMDR durch Maggie, eine couragierte junge Psychologin, die ein Heim für sexuell missbrauchte Mädchen leitete. Maggie geriet immer wieder in Konfrontationen mit praktisch jedem, außer den dreizehn- bis vierzehnjährigen Mädchen, um die sie sich kümmerte. Sie konsumierte Drogen, hatte gefährliche und oft gewalttätige Freunde, hatte häufig Auseinandersetzungen mit ihren Vorgesetzten und zog ständig um, weil sie den Kontakt zu ihren Mitbewohnerinnen (ebenso wenig wie diese den Kontakt zu ihr) nie ertrug. Ich habe nicht verstanden, wie es ihr gelungen war, die Stabilität und Konzentration aufzubringen, die es ihr ermöglicht hatten, an einer angesehenen Graduate School einen PhD in Psychologie zu erwerben.

Jemand hatte Maggie eine von mir geleitete Therapiegruppe für Frauen mit ähnlichen Problemen empfohlen. Während des zweiten Treffens dieser Gruppe, an dem sie teilnahm, berichtete sie, ihr Vater habe sie zweimal vergewaltigt, einmal, als sie fünf Jahre alt gewesen sei, und einmal im Alter von sieben Jahren. Sie war fest davon überzeugt, dass dies ihre Schuld gewesen sei. Sie erklärte, sie habe ihren Papi geliebt und müsse sich ihm gegenüber so verführerisch verhalten haben, dass er die Kontrolle über sich verloren habe. Während ich ihr zuhörte, dachte ich: »Vielleicht beschuldigt sie ihren Vater nicht, aber mit Sicherheit beschuldigt sie sonst fast jeden« – einschließlich ihrer bisherigen Therapeuten, weil es ihnen nicht gelungen war zu bewirken, dass sie sich besser fühlte. Wie viele Traumatisierte erzählte sie eine Geschichte in Worten und eine andere durch ihre Handlungen, wobei sie durch Letztere verschiedene Aspekte ihres Traumas wiederholte.

Eines Tages kam Maggie in die Gruppe und wollte unbedingt über ein außergewöhnliches Erlebnis am vergangenen Wochenende anlässlich eines EMDR-Trainings für Psychotherapeuten sprechen. Zu diesem Zeitpunkt hatte ich über EMDR nur gehört, dies sei eine neue Modetherapie, bei der die Therapeuten vor den Augen ihrer Patienten mit ihren Fingern herumfuchtelten. Für mich und meine akademischen Kollegen klang das nach einer neuen jener Verrücktheiten, die in der Psychiatrie immer wieder auftauchten, und ich war überzeugt, dass sich dies als ein weiterer Fehlschlag von Maggies Bemühungen erweisen sollte.

Maggie berichtete, in der EMDR-Sitzung habe sie sich sehr anschaulich daran erinnert, wie ihr Vater sie im Alter von sieben Jahren vergewaltigt habe. – Sie hatte diese Situation in der Erinnerung in ihrem kindlichen Körper erlebt. Sie hatte körperlich empfunden, wie klein sie damals gewesen war; und sie hatte den riesigen Körper ihres Vaters auf sich gespürt und den Alkohol in seinem Atem gerochen. Gleichzeitig hatte sie den Vorfall aus der Perspektive der 29-Jährigen erlebt, die sie gegenwärtig war. Sie brach in Tränen aus: »Ich war ein so kleines Mädchen. Wie konnte ein so großer Mann einem kleinen Mädchen so etwas antun?« Sie weinte eine Zeit lang und sagte dann: »Jetzt ist es vorüber. Ich weiß jetzt, was damals passiert ist. Es war nicht meine Schuld. Ich war ein kleines Mädchen, und ich hätte nichts tun können, um ihn davon abzuhalten, mich zu missbrauchen.«

Ich war verblüfft. Seit Langem suchte ich nach einer Möglichkeit, Menschen zu helfen, mit ihrer traumatischen Vergangenheit in Kontakt zu treten, ohne erneut traumatisiert zu werden. Maggie schien etwas erlebt zu haben, was ebenso lebendig wie ein Flashback und doch nicht von der traumatischen Erinnerung gekapert worden war. Konnte EMDR es Menschen ermöglichen, gefahrlos mit den Nachwirkungen traumatischer Erlebnisse in Kontakt zu treten? Konnte die Methode diese in Erinnerungen an Ereignisse aus ferner Vergangenheit verwandeln?

Maggie erhielt noch einige weitere EMDR-Sitzungen und blieb so lange in unserer Gruppe, dass wir beobachten konnten, wie sie sich veränderte. Sie war nicht mehr so wütend, behielt aber ihren sardonischen Humor, der mir so gut gefiel. Einige Monate später begann sie eine Beziehung zu einem Mann, der völlig anders war als alle, von denen sie sich vorher angezogen gefühlt hatte. Sie verließ die Gruppe, nachdem sie erklärt hatte, sie habe ihr Trauma aufgelöst. Daraufhin entschloss ich mich, an einer EMDR-Ausbildung teilzunehmen.

EMDR: Erste Eindrücke

Wie viele wissenschaftliche Fortschritte ist auch EMDR aus einer zufälligen Beobachtung hervorgegangen. Im Jahre 1987 ging die Psychologin Francine Shapiro eines Tages mit schmerzlichen Gedanken beschäftigt durch einen Park, als ihr auffiel, dass schnelle Augenbewegungen ihren Kummer deutlich verringert hatten. Wie aber konnte aufgrund eines so kurzen Erlebnisses eine wichtige neue Behandlungsmodalität entstehen? Weshalb hatte man einen so einfachen Mechanismus nicht schon viel früher entdeckt? Weil sie ihrer Beobachtung anfangs selbst sehr skeptisch gegenüberstand, experimentierte sie einige Jahre lang damit, führte Studien durch und entwickelte so allmählich ein standardisiertes Verfahren, das man lehren und in kontrollierten Untersuchungen testen konnte.[1]

Als mein erstes EMDR-Training begann, musste ich selbst dringend ein Trauma verarbeiten. Einige Wochen zuvor hatte der Jesuit, der Chef meiner Abteilung im *Massachusetts General Hospital* war, plötzlich die Traumaklinik geschlossen und uns so gezwungen, uns umgehend eine neue Bleibe zu suchen und uns neue Finanzierungsquellen zu erschließen, um weiter unsere Patienten behandeln, unsere Studenten ausbilden und unsere Studien fortsetzen zu können. Ungefähr zur gleichen Zeit wurde mein Freund Frank Putnam, der damals an jener Langzeitstudie über sexuell missbrauchte Mädchen arbeitete, über die ich in Kapitel 10 berichtet habe, von den *National Institutes of Health* entlassen, und Richard Kluft, der wichtigste Dissoziationsexperte der USA, verlor seine Abteilung am Pennsylvania Hospital. Dieses Zusammentreffen mag Zufall gewesen sein, aber ich empfand es, als würde meine ganze Welt angegriffen.

Mein Kummer über die Traumaklinik erschien mir als gute Möglichkeit, die Wirkung von EMDR zu prüfen. Während ich mit den Augen den Fingern meines Übungspartners folgte, tauchte in meinem Geist eine schnelle Folge verschwommener Szenen aus meiner Kindheit auf: von intensiven Gesprächen am Esstisch der Familie, von Konfrontationen mit Schulkameraden in den Unterrichtspausen, wie ich mit meinem älteren Bruder Kiesel gegen das Fenster eines Schuppens geworfen hatte – und alle diese Erinnerungen waren lebhaft, fließend und »hypnopomp«, so wie wir sie erleben, wenn wir an einem Sonntagmorgen lange schlafen, und sie wieder vergessen, wenn wir aufwachen.

Nach ungefähr einer halben Stunde suchte ich mit meinem Übungspartner die Szene auf, in der mir mein Chef mitgeteilt hatte, er werde meine Klinik schließen. Danach fühlte ich mich erleichtert:

»Okay, das ist passiert, und jetzt wird es Zeit weiterzugehen.« Ich habe mich danach nie mehr damit beschäftigt. Später wurde die Klinik wieder eröffnet, und seither existiert und gedeiht sie bis heute. War EMDR der einzige Grund dafür, dass es mir gelang, mich von meiner Wut und meinem Kummer zu lösen? Natürlich werde ich das nie sicher wissen, aber meine mentale Reise durch die verschiedensten Szenen meiner Kindheit, mit dem Ergebnis der Neutralisierung des affektiven Einflusses jener Episode, war mit nichts vergleichbar, was ich in einer Redetherapie jemals erlebt hatte.

Was passierte, als ich selbst die EMDR-Arbeit übernahm, war noch verblüffender. Die Übungsteams wurden neu zusammengestellt, und ich kam mit einem Übungspartner zusammen, den ich nicht kannte. Dieser erklärte mir, er wolle an schmerzlichen Kindheitserlebnissen arbeiten, die mit seinem Vater zusammenhingen, aber er wolle nicht darüber sprechen. Ich hatte noch nie am Trauma eines Patienten gearbeitet, ohne »die Geschichte« zu kennen, und ich ärgerte mich und war nervös, weil mein Partner sich geweigert hatte, mich über die Einzelheiten seines Problems in Kenntnis zu setzen. Während ich meine Finger vor seinen Augen hin und her bewegte, wirkte er sehr bekümmert – er fing an zu schluchzen, und seine Atmung wurde sehr schnell und flach. Doch jedes Mal wenn ich ihm die Fragen stellte, die im EMDR-Protokoll vorgesehen sind, weigerte er sich, mir zu sagen, was ihm durch den Kopf ging.

Am Ende unserer 45-minütigen Sitzung sagte mein Kollege geradeheraus zu mir, er habe die Arbeit mit mir als so unangenehm empfunden, dass er niemals einen Patienten zu mir schicken werde. Allerdings habe die EMDR-Sitzung sein Problem bezüglich der schlechten Behandlung durch seinen Vater gelöst. Obwohl ich ihm misstraute und vermutete, sein unhöfliches Verhalten mir gegenüber sei aufgrund unaufgelöster Gefühle seinem Vater gegenüber entstanden, war deutlich zu erkennen, dass er wesentlich entspannter als vorher wirkte.

Ich wendete mich daraufhin an meinen EMDR-Trainer, Gerald Puk, und berichtete ihm von meiner Verwirrung. Dieser Mann hatte mich offensichtlich nicht gemocht und war mir während der ganzen

EMDR-Sitzung sehr bekümmert vorgekommen, und nun sagte er trotzdem, sein langjähriges Leid existiere nicht mehr. Wie konnte ich wissen, was er aufgelöst hatte und was nicht, wenn er nicht bereit war, mir zu sagen, was während der Sitzung bei ihm geschehen war?

Gerry lächelte und fragte mich, ob ich vielleicht zufällig Psychiater geworden sei, um einige meiner persönlichen Probleme zu lösen. Ich bestätigte ihm, dass die meisten Menschen, die mich kannten, wohl dieser Meinung seien. Dann fragte er mich, ob ich es für wichtig hielte, wenn Menschen mir ihre Traumageschichten erzählten. Auch dies musste ich bejahen. Dann sagte er: »Wissen Sie, Bessel, Sie müssen lernen, Ihre voyeuristischen Neigungen unter Kontrolle zu bringen. Wenn es für Sie wichtig ist, Traumageschichten zu hören, warum gehen Sie dann nicht in eine Bar, legen ein paar Dollar auf die Theke und sagen zu Ihrem Nachbarn: ›Ich spendiere Ihnen einen Drink, wenn Sie mir Ihre Traumageschichte erzählen.‹ Sie müssen sich wirklich über den Unterschied zwischen Ihrem Bedürfnis, Geschichten zu hören, und dem inneren Heilungsprozess Ihres Patienten Rechenschaft geben.« Ich nahm mir Gerrys Ermahnung zu Herzen und habe sie seither immer wieder auch meinen Studenten ans Herz gelegt.

Seit meinem EMDR-Training faszinieren mich bis heute drei Dinge:

- EMDR macht etwas im Geist/Gehirn zugänglich, das einen schnellen Zugang zu locker verknüpften Erinnerungen und Bildern aus der Vergangenheit ermöglicht. Dies hilft den Patienten offenbar, ihr traumatisches Erlebnis in einem größeren Zusammenhang zu sehen oder es zu relativieren.
- Möglicherweise können Menschen von einem Trauma auch genesen, ohne darüber zu reden. EMDR ermöglicht ihnen, ihre Erlebnisse in einem neuen Licht zu betrachten, ohne sich verbal mit einem anderen Menschen auszutauschen.
- EMDR kann selbst dann helfen, wenn zwischen dem Patienten und dem Therapeuten keine Vertrauensbeziehung besteht. Dies erschien mir insofern besonders interessant, als Traumatisierte verständlicherweise kaum jemals ein offenes, vertrauensvolles Herz haben.

In den Jahren seit meinen ersten Erfahrungen mit EMDR habe ich EMDR-Arbeit mit Patienten durchgeführt, die Swahili, Mandarin, Bretonisch sprachen, also Sprachen, in denen ich nicht viel mehr als »Achten Sie darauf« sagen kann, die zentrale Anweisung bei der EMDR-Arbeit. (Bei diesen Behandlungen war immer ein Übersetzer anwesend, der allerdings hauptsächlich die einzelnen Schritte des EMDR-Prozesses erklärte.) Weil es bei einer EMDR-Behandlung nicht erforderlich ist, dass die Patienten über die unerträglichen Dinge, die sie erlebt haben, sprechen und dass sie dem Therapeuten erklären, warum sie sich so aufgebracht fühlen, können sie sich völlig auf ihr inneres Erleben konzentrieren, mit manchmal außergewöhnlichen Resultaten.

Studien über EMDR

Die Traumaklinik wurde von einem Manager des *Massachusetts Department of Mental Health* gerettet, der unsere Arbeit mit Kindern verfolgt hatte und uns nun aufforderte, für die Region Boston ein Team für Traumabehandlungen zu organisieren. Dieser Auftrag reichte als ökonomische Grundlage für die Fortführung unserer bisherigen Arbeit; den Rest steuerten unsere engagierten Mitarbeiter bei, die ihre Arbeit liebten – auch die neu entdeckte Wirkkraft von EMDR, die einige unserer Patienten heilte, denen wir bisher nicht hatten helfen können.

Meine Kollegen und ich fingen an, einander Videoaufnahmen von unseren EMDR-Sitzungen mit PTBS-Patienten vorzuführen, was es uns ermöglichte, von Woche zu Woche dramatische Verbesserungen zu verfolgen. Dann begannen wir, die Fortschritte mithilfe einer PTBS-Beurteilungsskala zu messen. Außerdem vereinbarten wir mit Elizabeth Matthew, einer jungen Spezialistin für Neuro-Imaging vom *New England Deaconess Hospital*, dass sie bei zwölf Patienten im Anschluss an deren EMDR-Behandlung Gehirnscans durchführte. Nach nur drei EMDR-Sitzungen waren bei acht der zwölf Untersuchungsteilnehmer die PTBS-Werte deutlich verringert. Auf ihren Scans sahen wir nach der Behandlung einen starken Anstieg der Aktivität ihres Präfrontalkortex und eine deutlich verstärkte Aktivität des anterioren Cingulums und der Basalganglien. Diese Veränderung konnte als Beleg für eine Veränderung des Traumaerlebens gelten.

Ein Mann berichtete: »Ich erinnere mich daran wie an eine echte Erinnerung, aber diese war entfernter. Gewöhnlich versank ich darin, aber diesmal schwamm ich darauf. Ich hatte das Gefühl, die Situation unter Kontrolle zu haben.« Eine Frau berichtete: »Vorher habe ich jeden einzelnen Schritt separat gespürt. Jetzt ist es wie ein Ganzes, nicht mehr wie Bruchstücke, und deshalb kann ich besser damit umgehen.« Das Trauma hatte seine Unmittelbarkeit verloren und war zu einer Geschichte über etwas vor langer Zeit Geschehenes geworden.

Später ermöglichte uns eine Förderung der *National Institutes of Mental Health*, die Wirkung von EMDR mit derjenigen einer Standarddosis Fluoxetin und der eines Plazebos zu vergleichen.[2] Von unseren 88 Untersuchungsteilnehmern erhielten 30 eine EMDR-Behandlung, 28 erhielten Fluoxetin und die übrigen Zuckerpillen. Wie so oft erzielten auch in diesem Fall diejenigen, die das Plazebo erhalten hatten, erstaunlich gute Resultate. Nach acht Wochen lag ihre Besserung um 42 Prozent höher als die vieler anderer Behandlungsarten, die als »evidenzbasiert« angepriesen werden.

Die Gruppe, die Fluoxetin erhalten hatte, erzielte etwas bessere Resultate als die Plazebo-Gruppe, aber der Unterschied war sehr gering. Dies ist typisch für die meisten Studien über medikamentöse Behandlungen bei PTBS: Schon allein die Tatsache, dass die Patienten zur Behandlung erscheinen, führt zu einer Besserung ihres Zustandes um 30 bis 42 Prozent; falls das Mittel wirkt, kommen noch 5 bis 15 Prozent dazu. Doch die Patienten, die mit EMDR behandelt wurden, erzielten deutlich bessere Resultate als diejenigen, die Fluoxetin oder das Plazebo erhalten hatten: Nach acht EMDR-Sitzungen war einer von vier Probanden der EMDR-Gruppe völlig geheilt (der PTBS-Wert ging danach gegen null), wogegen unter den Mitgliedern der Fluoxetin-Gruppe nur einer von zehn dieses Ergebnis erreichte. Der wirklich signifikante Unterschied jedoch stellte sich erst im Laufe der Zeit ein: Als wir unsere Studienteilnehmer acht Monate später noch einmal interviewten, fanden wir heraus, dass 60 Prozent derjenigen, die eine EMDR-Behandlung erhalten hatten, völlig geheilt waren. Der große Psychiater Milton Erickson hat einmal gesagt: »Sobald man dem Baumstamm einen Tritt versetzt, beginnt der Fluss zu fließen.« Wenn die Probanden erst einmal mit der Integration ihrer traumatischen Erinnerungen begonnen hatten, setzte sich die Besserung spontan von selbst fort. Im Gegensatz dazu erlitten alle Mitglieder der mit Fluoxetin behandelten Gruppe nach Absetzung des Mittels einen Rückfall.

Diese Studie war deshalb sehr wichtig, weil sie zeigte, dass eine fokussierte traumaspezifische PTBS-Therapie wie EMDR deutlich wirksamer sein kann als eine Behandlung mit Psychopharmaka. Andere Untersuchungen haben gezeigt, dass die PTBS-Symptome von Patienten, die mit Fluoxetin oder ähnlichen Mitteln wie Citalopram, Paroxetin und Zoloft behandelt werden, zwar oft schwächer werden, aber nur, solange sie das Mittel einnehmen. Dies bedeutet, dass eine medikamentöse Behandlung langfristig deutlich kostspieliger ist. (Interessant ist auch, dass EMDR im Rahmen unserer Studie eine stärkere Reduzierung der Depressionswerte erzielte als Fluoxetin, obwohl dieses Mittel als wichtiges Antidepressivum angesehen wird.)

Eine weitere wichtige Erkenntnis, die wir aufgrund unserer Studie gewannen, war, dass Erwachsene, die in ihrer Kindheit traumatisiert worden waren, völlig anders auf EMDR reagierten als diejenigen, die als Erwachsene ein Trauma erlebt hatten. Nach Ablauf der achtwöchigen Behandlungszeit war die Hälfte der im Erwachsenenalter Traumatisierten völlig geheilt, wohingegen nur bei 9 Prozent derjenigen mit einem Kindheitstrauma eine deutliche Besserung eingetreten war. Acht Monate nach der Studie lag die Zahl der Geheilten bei der Gruppe der im Erwachsenenalter Traumatisierten bei 73 Prozent, wogegen in der Gruppe mit Kindheitstraumata nur 25 Prozent als geheilt gelten konnten. Zu erwähnen ist noch, dass bei Letzteren eine geringe, aber konsistent positive Reaktion auf eine Fluoxetinbehandlung beobachtet wurde.

Diese Resultate bestätigten, worüber ich in Kapitel 9 berichtet habe: Chronische Traumatisierungen in der Kindheit führen zu völlig anderen psychischen und biologischen Adaptationen als das Erleben einzelner traumatischer Situationen im Erwachsenenalter. EMDR ist ein sehr wirksames Mittel für die Arbeit an nicht integrierten Traumaerinnerungen, aber es vermag die Nachwirkungen von Vertrauensbrüchen und Verlassenwerden, die mit körperlichen Misshandlungen und sexuellem Missbrauch in der Kindheit verbunden sind, nicht immer aufzulösen. Eine achtwöchige Therapie welcher Art auch immer reicht so gut wie nie aus, um die Folgen langjähriger traumatischer Erlebnisse aufzulösen.

Beim Stand von 2014 hatte unsere EMDR-Studie das positivste Resultat, das bis zu diesem Zeitpunkt bei Patienten, die in Reaktion auf ein traumatisches Ereignis im Erwachsenenalter eine PTBS entwickelt hatten, erzielt worden war. Doch trotz dieser Resultate und derjenigen Dutzender anderer Studien sind viele meiner Kollegen bezüglich EMDR immer noch skeptisch – vielleicht weil diese Methode ihnen als zu gut, um wahr sein zu können, oder als zu simpel, um wirksam sein zu können, erscheint. Ich kann diese Skepsis durchaus verstehen, denn EMDR ist tatsächlich ein ungewöhnliches Verfahren. Interessant ist in diesem Zusammenhang, dass im Rahmen der ersten soliden wissenschaftlichen Studie, in der EMDR zur Behandlung von PTBS-kranken Kriegsveteranen eingesetzt wurde, eigentlich schlechte Resultate erwartet worden waren, weshalb man die EMDR-Behandlung nur als Kontrollbedingung für den Vergleich mit einer biofeedbackgestützten Entspannungstherapie testen wollte. Doch zur Überraschung der Forscher erwiesen sich zwölf EMDR-Sitzungen als die wirksamere Behandlung.[3] Inzwischen ist EMDR zu einer der vom *Department of Veterans Affairs* zugelassenen Behandlungen geworden.

Ist EMDR eine Form von Expositionstherapie?

Einige Psychologen haben die Auffassung vertreten, EMDR desensibilisiere gegenüber traumatischem Material und ähnele somit einer Expositionstherapie. Zutreffender wäre zu sagen, dass EMDR das traumatische Material *integriert.* Wie unsere Untersuchung gezeigt hat, sahen die Studienteilnehmer ihr Trauma nach einer EMDR-Behandlung als kohärentes Ereignis, das sie in der Vergangenheit erlebt hatten, statt dass sie mit dem Trauma zusammenhängende Empfindungen und Bilder losgelöst von ihrem Kontext erlebten.

Erinnerungen entwickeln und verändern sich. Unmittelbar nachdem eine Erinnerung vom Gedächtnis gespeichert worden ist, durchläuft sie einen langwierigen Prozess der Integration und Neuinterpretation, der im Geist/Gehirn ohne jeden Input des Bewusstseins automatisch stattfindet. Ist dieser Prozess abgeschlossen, wird das Erlebte in das Kontinuum der Ereignisse integriert und führt kein Eigenleben mehr.[4] Wie wir gesehen haben, versagt dieser Integrationsprozess im Falle einer PTBS, und die Erinnerung bleibt in ihrer »unverdauten« und unverarbeiteten Form bestehen.

Leider lernen nur wenige Psychologen in ihrer Ausbildung, wie Erinnerungen im Gehirn verarbeitet werden. Aufgrund dieses Mankos entscheiden die Betreffenden sich oft für dysfunktionale Formen der Traumabehandlung. Im Gegensatz zu Phobien (wie etwa einer Spinnenphobie, die auf einer speziellen irrationalen Furcht basiert) ist posttraumatischer Stress das Resultat einer grundlegenden Neuorganisation des zentralen Nervensystems nach dem Erleben einer realen Gefahr, vernichtet zu werden (oder weil die Betroffenen die Vernichtung eines anderen Menschen miterlebt haben), was eine Reorganisation des Selbsterlebens (als hilflos) und der Wirklichkeitsdeutung (die ganze Welt ist gefährlich) zur Folge hat.

Während der Exposition werden die Patienten zunächst extrem aufgebracht. Sobald sie zu ihrem traumatischen Erlebnis in Kontakt treten, steigen bei ihnen die Herzfrequenz, der Blutdruck und der Stresshormonspiegel stark an. Schaffen sie es jedoch, die Behandlung fortzusetzen und beim Wiedererleben ihres Traumas zu bleiben, lassen ihre PTBS-typischen Reaktionen allmählich nach, und ihre vorherige Tendenz zur Desintegration beim Wiedererleben des Traumas nimmt ab. Die Folge ist ein Nachlassen der Stärke ihrer PTBS-Symptome. Doch soweit uns bekannt ist, kommt es allein durch die erneute Konfrontation mit einem alten Trauma nicht zur Integration der betreffenden Erinnerung in den Kontext der Lebensereignisse, und es gelingt kaum jemals, den Betroffenen auf diese Weise einen erfreulichen Umgang mit anderen Menschen und mit Tätigkeiten zu erschließen.

Im Gegensatz dazu fokussieren sich EMDR und die anderen in den folgenden Kapiteln vorgestellten Behandlungsformen – System der inneren Familie, Yoga, Neurofeedback, psychomotorische Therapie und Theaterarbeit – nicht nur auf die Regulierung der durch das Trauma aktivierten intensiven Erinnerungen, sondern auch auf die Wiederherstellung eines Gefühls der eigenen Wirkmacht *(agency)*, des Engagements durch Wiederaneignung von Körper und Geist.

Traumaverarbeitung mit EMDR

Kathy war 21 Jahre alt und studierte an einer lokalen Universität. Als ich sie das erste Mal traf, wirkte sie ziemlich entsetzt. Sie war seit drei Jahren bei einem Psychotherapeuten in Behandlung, dem sie vertraute und von dem sie sich verstanden fühlte, durch dessen Arbeit sie aber keine Fortschritte erzielte. Nach ihrem dritten Suizidversuch überwies der Gesundheitsdienst der Universität sie an mich, in der Hoffnung, dass die neue Technik, von der ich dem dortigen Personal berichtet hatte, ihr helfen würde.

Wie einige andere traumatisierte Patienten auch konnte Kathy sich völlig in ihre Studien vertiefen. Wenn sie ein Buch las oder einen Aufsatz schrieb, konnte sie ihr ganzes übriges Leben ausblenden. Dies ermöglichte ihr, eine gute Studentin zu sein, wohingegen sie nicht die geringste Ahnung hatte, wie sie eine liebevolle Beziehung zu sich selbst herstellen könnte, ganz zu schweigen von einer Beziehung zu einem Partner.

Kathy erzählte mir, ihr Vater habe sie viele Jahre lang für die Kinderprostitution ausgenutzt, und normalerweise hätte ich mich aufgrund dessen entschieden, EMDR nur als Zusatz zu einer anderen Therapie einzusetzen. Sie erwies sich jedoch als EMDR-Virtuosin und war nach acht EMDR-Sitzungen völlig genesen. Dies war die kürzeste Behandlungsdauer, die ich bei Patienten, die als Kinder sexuell missbraucht worden waren, jemals erlebt hatte. Die Sitzungen fanden vor fünfzehn Jahren statt, und ich habe die Patientin kürzlich wiedergetroffen, um mit ihr das Für und Wider der Adoption eines dritten Kindes zu besprechen. Es war eine Freude, sie zu treffen, denn sie war klug und lustig, und ihr Leben mit ihrer Familie machte ihr offensichtlich ebenso viel Freude wie ihre Arbeit als Assistenzprofessorin für kindliche Entwicklung.

Ich würde an dieser Stelle gern aus meinen Notizen über Kathys vierte EMDR-Behandlung berichten, und zwar nicht nur, um zu demonstrieren, wie solch eine Sitzung typischerweise vonstattengeht, sondern auch, um den menschlichen Geist in Aktion während der Integration eines traumatischen Erlebnisses vorzustellen. Kein Gehirnscan, kein Bluttest und keine Beurteilungsskala kann messen und eine Videoaufnahme kann nur einen sehr vagen Eindruck davon vermitteln, wie EMDR die Vorstellungskräfte des Geistes zu entfesseln vermag.

Kathy saß auf ihrem Stuhl, der zu meinem eigenen im Winkel von 45 Grad stand, und wir waren knapp anderthalb Meter voneinander entfernt. Ich forderte sie auf, sich eine besonders schmerzhafte Erinnerung zu vergegenwärtigen, und ermutigte sie dazu, sich an alles, was sie in jener Situation gehört, gesehen, gedacht und in ihrem Körper empfunden hatte, zu erinnern. (Aus meinen Aufzeichnungen geht nicht hervor, ob sie mir sagte, was die betreffende Erinnerung beinhaltete; ich vermute aber, dass sie dies nicht getan hat, da ich es nicht notiert habe.)

Ich fragte sie, ob sie nun »in der Erinnerung« sei, und als sie dies bestätigte, fragte ich weiter, als wie real ihr diese Erinnerung, gemessen auf einer von eins bis zehn reichenden Skala, erschiene. Sie nannte die Zahl Neun. Dann forderte ich Kathy auf, mit ihren Augen den Bewegungen meines Fingers zu folgen. Wenn ich jeweils ungefähr 25 Bewegungen ausgeführt hatte, sagte ich etwas wie: »Atmen Sie nun tief«, und anschließend fragte ich: »Was taucht jetzt bei Ihnen auf?« Oder: »Was fällt Ihnen nun ein?« Kathy berichtete dann, was ihr gerade durch den Kopf ging. Wenn der Ton ihrer Stimme, ihr Gesichtsausdruck, ihre Körperbewegungen oder ihr Atemmuster darauf hindeuteten, dass bei ihr etwas emotional Signifikantes aufgetaucht war, sagte ich: »Achten Sie darauf«, und anschließend begann ich mit einer weiteren Serie von Augenbewegungen, und sie schwieg, während sie den Bewegungen meines Fingers folgte. Außer den erwähnten kurzen Kommentaren sagte ich während der 45-minütigen EMDR-Arbeit nichts.

Nach der ersten Serie von Augenbewegungen berichtete Kathy über folgende Assoziationen: »Ich merke, dass ich Narben habe – weil er mir die Hände hinter dem Rücken zusammenbindet. Die Narbe dort hat er mir zugefügt, um mich als sein Eigentum zu markieren, und das da [sie deutet auf eine bestimmte Stelle] sind Bissnarben.« Sie wirkte benommen, aber erstaunlich ruhig, als sie über folgende Erinnerung berichtete: »Ich erinnere mich, dass ich mit Benzin übergossen wurde – er hat Polaroid-Bilder davon gemacht –, und anschließend wurde ich in Wasser untergetaucht. Ich bin von meinem Vater und zweien seiner Freunde gemeinsam vergewaltigt worden; dabei war ich auf einem Tisch gefesselt. Ich erinnere mich noch, dass sie mich mit Budweiser-Flaschen vergewaltigt haben.«

Ich bekam Magenkrämpfe, aber ich sagte nichts weiter, sondern forderte Kathy nur auf, diese Erinnerungen im Sinn zu behalten. Nach etwa dreißig weiteren Vor-und-zurück-Bewegungen des Fingers hielt ich inne, als ich sah, dass sie lächelte. Auf meine Frage, was sie denke, antwortete sie: »Ich war in einem Karate-Kurs; das war wunderbar! Ich habe so richtig zugeschlagen. Ich habe gesehen, wie sie zurückgewichen sind. Ich habe gebrüllt: ›Siehst du denn nicht, dass du mich verletzt? Ich bin nicht deine Freundin!‹« Daraufhin sagte ich: »Bleiben Sie dabei«, und begann dann mit der nächsten Serie von Augenbewegungen. Als diese endete, sagte Kathy: »Ich habe ein Bild von zwei Teilen von mir: von diesem klugen und hübschen Mädchen … und von dieser kleinen Schlampe. Alle diese Frauen, die sich nicht um sich selbst oder um mich oder um ihre Männer kümmern konnten – die es mir überließen, diesen Männern zu Diensten zu sein.« Während der nächsten Serie von Augenbewegungen fing sie an zu weinen, und als die Serie endete, sagte sie: »Ich habe gesehen, wie klein ich war – wie brutal dieses kleine Mädchen behandelt worden ist. Was passiert ist, war nicht meine Schuld.« Ich nickte und sagte: »So ist es gut, bleiben Sie dabei.« Die nächste Serie von Augenbewegungen endete damit, dass Kathy berichtete: »Ich habe nun mein ganzes Leben vor Augen – mein großes Ich hält mein kleines Ich und sagt: ›Du bist jetzt in Sicherheit.‹« Ich nickte ermutigend und fuhr mit den Augenbewegungen fort.

Immer neue Bilder tauchten auf: »Ich sehe einen Bulldozer, der das Haus abreißt, in dem ich aufgewachsen bin. Es ist vorbei!« Dann wendete Kathy sich einer anderen Thematik zu: »Ich denke daran, wie sehr ich Jeffrey mag [einen Jungen aus einer ihrer Klassen]. Ich denke, dass er vielleicht nichts mit mir zu tun haben will. Und ich denke, dass ich damit nicht fertigwerden kann. Ich bin noch nie jemandes Freundin gewesen, und ich weiß nicht, wie man es anstellen muss, es zu werden.« Ich fragte sie, was sie glaube, dafür wissen zu müssen, und begann dann mit der nächsten Serie von Augenbewegungen. »Jetzt ist da jemand, der einfach mit mir zusammen sein will – das ist zu einfach. Ich weiß nicht, wie ich in Gesellschaft von Männern ich selbst sein kann. Ich bin dann wie versteinert.«

Während Kathy weiter den Bewegungen meines Fingers folgte, fing sie an zu weinen. Als ich die Bewegungen beendete, erzählte sie mir: »Ich hatte ein Bild von Jeffrey und mir, wie wir in einem Café sitzen. Mein Vater kommt in den Raum. Er fängt an, in höchster Lautstärke zu brüllen, und schwingt eine Axt. Er sagt: ›Ich habe dir doch gesagt, dass du mir gehörst!‹ Er legt mich auf den Tisch – und dann vergewaltigt er zuerst mich und dann Jeffrey.« Sie weinte nun bitterlich. »Wie soll ich einem anderen Menschen gegenüber offen sein können, wenn ich vor mir sehe, dass mein Vater zuerst mich und dann meinen Freund vergewaltigt?« Ich verspürte das Bedürfnis, sie zu trösten, aber ich wusste, dass es wichtiger war, ihre Assoziationen in Gang zu halten. Ich forderte sie auf, sich auf das zu konzentrieren, was sie in ihrem Körper spürte. Sie sagte: »Ich spüre es in meinen Unterarmen, in meinen Schultern und in der rechten Brust. Ich möchte gehalten werden.« Wir fuhren mit der EMDR-Arbeit fort, und als wir sie beendeten, wirkte Kathy entspannt. »Ich habe Jeffrey sagen hören, es sei okay, er sei geschickt worden, um sich um mich zu kümmern. Und das sei nichts, was von mir ausgehe; er wolle einfach um meiner selbst willen bei mir sein.« Wieder fragte ich Kathy, was sie in ihrem Körper spüre. Sie antwortete: »Ich fühle mich friedlich. Ein bisschen zittrig – wie wenn man neue Muskeln benutzt hat. Eine gewisse Erleichterung. Jeffrey weiß dies alles schon. Ich fühle mich lebendig, und ich spüre, dass alles vorbei ist. Aber ich fürchte, dass mein Vater jetzt ein anderes Mädchen hat, und das macht mich sehr, sehr traurig. Ich verspüre den Wunsch, dieses andere Mädchen zu retten.«

Doch als wir mit der Arbeit fortfuhren, tauchte das Trauma erneut auf, in Verbindung mit anderen Gedanken und Bildern: »Ich muss mich übergeben. Ich rieche viele üble Gerüche – von billigem Parfüm, Alkohol, Erbrochenem.« Ein paar Minuten später weinte Kathy heftig und sagte: »Ich spüre jetzt, dass meine Mutter hier ist. Es fühlt sich so an, als wollte sie, dass ich ihr verzeihe. Ich habe das Gefühl, dass sie das Gleiche erlebt hat – sie entschuldigt sich immer wieder bei mir. Sie erzählt mir, sie habe dies auch erlebt – mein Großvater habe es mit ihr genauso gemacht. Außerdem sagt sie mir, meiner Großmutter tue es wirklich leid, dass sie nicht für mich da sein und mich schützen könne.« Ich forderte Kathy immer wieder auf, tief zu atmen und bei dem, was bei ihr auftauche, zu bleiben.

Am Ende der nächsten Serie von Augenbewegungen sagte Kathy: »Ich habe das Gefühl, dass es vorüber ist. Ich habe gespürt, dass meine Großmutter mich in meinem jetzigen Alter gehalten hat – dass sie mir gesagt hat, es tue ihr so leid, dass sie meinen Großvater geheiratet habe. Sie und meine Mutter würden dafür sorgen, dass dies alles nun aufhöre.« Nach einer letzten Serie von Augenbewegungen lächelte Kathy und sagte: »Ich habe ein Bild davon vor mir, wie ich meinen Vater aus dem Café stoße und wie Jeffrey hinter ihm die Tür abschließt. Er steht draußen. Man sieht ihn dort durch das Glas, und alle machen sich über ihn lustig.«

Mithilfe von EMDR gelang es Kathy, die Erinnerungen an ihr Trauma zu integrieren und ihre Imagination zu nutzen, um die Erinnerungen zu befrieden und so zu dem Gefühl zu gelangen, dass die Sache nun wirklich abgeschlossen war und sie die Kontrolle über ihr

Leben wiedererlangt hatte. Dies gelang ihr mit minimalem Input meinerseits und ohne jedes Gespräch über die Einzelheiten des Erlebten. (Ich sah nie einen Grund, ihren Bericht anzuzweifeln; ihre Erlebnisse waren für sie real, und meine Aufgabe bestand darin, ihr zu helfen, mit ihren Erinnerungen in der Gegenwart fertigzuwerden.) Der Prozess befreite etwas in ihrem Geist/Gehirn, das neue Bilder, Empfindungen und Gedanken aktivierte; es war, als würde die Lebenskraft selbst auftauchen und neue Möglichkeiten für ihre Zukunft erschaffen.[5]

Wie wir gesehen haben, bleiben traumatische Erinnerungen als abgespaltene, nie modifizierte Bilder, Empfindungen und Gefühle bestehen. Meines Erachtens ist das interessanteste Merkmal von EMDR, dass diese Methode scheinbar unzusammenhängende Empfindungen, Emotionen, Bilder und Gedanken in Verbindung mit der ursprünglichen Erinnerung aktivieren kann. Dieses Umgestalten alter Informationen in neuen Zusammenstellungen ist möglicherweise nichts weiter als die Art, wie wir gewöhnliche, nichttraumatische alltägliche Erlebnisse integrieren.

Die Erforschung der Verbindung zwischen EMDR und REM-Schlaf

Kurz nachdem ich die erste Bekanntschaft mit EMDR gemacht hatte, wurde ich gebeten, in dem von Allan Hobson am *Massachusetts Mental Health Center* geleiteten Schlaflabor einen Vortrag über meine Arbeit zu halten. Hobson war zu einiger Berühmtheit gelangt, weil er (zusammen mit seinem Lehrer Michel Jouvet)[6] entdeckt hatte, wo im Gehirn Träume entstehen; und einer seiner Forschungsassistenten, Robert Stickgold, fing gerade an, die Funktion von Träumen zu erforschen. Ich führte der Gruppe eine Videoaufnahme von einer Patientin vor, die nach einem schrecklichen Autounfall seit dreizehn Jahren unter PTBS litt und die sich von einem hilflosen und panischen Opfer in nur zwei EMDR-Sitzungen in eine zuversichtliche und selbstsichere Frau verwandelt hatte. Bob war fasziniert.

Einige Wochen später entwickelte eine Freundin von Stickgolds Familie nach dem Tod ihrer Katze eine so starke Depression, dass sie stationär behandelt werden musste. Der behandelnde Psychiater war zu dem Schluss gelangt, dass der Tod der Katze unverarbeitete Erinnerungen an den Tod der Mutter der Patientin, als diese zwölf Jahre alt gewesen war, aktiviert hatte, und er empfahl ihr Roger Solomon, einen bekannten EMDR-Trainer, der sie erfolgreich behandelte. Später rief die Frau Stickgold an und sagte: »Bob, damit musst du dich beschäftigen. Es ist wirklich merkwürdig – es hat etwas mit dem Gehirn zu tun, nicht mit dem Geist.«

Kurz danach erschien in der Zeitschrift *Dreaming* ein Artikel, der suggerierte, EMDR stehe in einer Beziehung zum REM-Schlaf – der Schlafphase, in der Träume auftreten.[7] Untersuchungen hatten gezeigt, dass der Schlaf und insbesondere der Teil, in dem Träume auftreten, bei der Regulierung von affektiven Zuständen eine wichtige Rolle spielt. Der Artikel in *Dreaming* wies darauf hin, dass sich die Augen im REM-Schlaf ebenso wie bei der EMDR-Arbeit hin und her bewegen. Wenn wir mehr Zeit im REM-Schlaf verbringen, wird dadurch eine Depression verringert, und je kürzer die Zeit im REM-Schlaf ist, umso wahrscheinlicher werden wir depressiv.[8]

Natürlich wird PTBS immer wieder mit Schlafstörungen assoziiert, und die Selbstbehandlung mit Alkohol und anderen Genussdrogen stört den REM-Schlaf zusätzlich. In meiner Zeit bei der VA hatte ich mit Kollegen herausgefunden, dass die Veteranen, die an einer PTBS litten, häufig aufwachten, kurz nachdem sie in die REM-Schlafphase eingetreten waren[9] – wahrscheinlich weil sie während eines Traums ein Traumafragment aktiviert hatten.[10] Auch andere Forscher haben dies bemerkt, jedoch angenommen, es sei für das Verständnis der PTBS nicht wichtig.[11]

Heute wissen wir, dass sowohl tiefer Schlaf als auch der REM-Schlaf bei der Veränderung von Erinnerungen im Laufe der Zeit eine wichtige Rolle spielen. Das schlafende Gehirn verändert Erinnerungen, indem es den Einfluss emotional relevanter Informationen verstärkt und irrelevantes Material verblassen lässt.[12] In einer ganzen Reihe eleganter Untersuchungen zeigten Stickgold und seine Kollegen, dass das schlafende Gehirn sogar Informationen in einen Sinnzusammenhang bringen kann, deren Relevanz uns im Wachzustand nicht klar ist, und diese Informationen in das umfassendere Gedächtnissystem integrieren kann.[13]

Träume wiederholen sich, manifestieren sich in neuen Kombinationen und reintegrieren Teile alter Erinnerungen über Monate oder gar Jahre.[14] Sie verändern ständig die verborgenen Realitäten, die darüber entscheiden, worauf unser Geist im Wachzustand die Aufmerksamkeit richtet. Und was für EMDR vielleicht am wichtigsten ist: Im REM-Schlaf aktivieren wir entferntere Assoziationen als im Nicht-REM-Schlaf und im normalen Wachzustand. Wenn man Probanden beispielsweise aus dem Nicht-REM-Schlaf aufweckt und ihnen einen Wortassoziationstest vorlegt, geben sie Standardantworten wie heiß/kalt, hart/weich usw. Werden sie hingegen aus dem REM-Schlaf geweckt, stellen sie weniger konventionelle Bezüge her, beispielsweise Dieb/falsch.[15] Und sie können nach dem REM-Schlaf auch leichter einfache Anagramme auflösen. Diese Verlagerung in Richtung Aktivierung weniger naheliegender Assoziationen könnte erklären, weshalb Träume so bizarr sind.[16]

Stickgold, Hobson und ihre Kollegen entdeckten auf diese Weise, dass Träume helfen, neue Beziehungen zwischen anscheinend nicht miteinander verbundenen Erinnerungen herzustellen.[17] Neue Verbindungen zu erkennen ist ein wichtiges Merkmal von Kreativität; und wie wir gesehen haben, ist diese Fähigkeit auch für die Heilung wichtig. Die Unfähigkeit, Erlebnisse auf neue Arten miteinander zu verbinden, ist auch eines der hervorstechenden Merkmale der PTBS. Während der in Kapitel 4 erwähnte Noam in der Lage war, sich ein Trampolin vorzustellen, das die Opfer von Terroranschlägen in Zukunft retten könnte, sind Traumatisierte in erstarrten Assoziationen gefangen: Jeder, der einen Turban trägt, wird versuchen, mich zu töten; jeder Mann, der mich für attraktiv hält, will mich vergewaltigen.

Schließlich entwickelte Stickgold die Hypothese, zwischen EMDR und der Verarbeitung von Erinnerungen in Träumen bestehe eindeutig eine Verbindung: »Wenn die bilaterale Stimulation der EMDR-

Arbeit Gehirnzustände auf eine Weise verändern kann, die der während des REM-Schlafs stattfindenden ähnelt, gibt es nun plausible Anhaltspunkte dafür, dass EMDR auch schlafabhängige und bei PTBS-Kranken blockierte oder außer Funktion gesetzte Prozesse nutzen könnte, welche die effektive Verarbeitung von Erinnerungen und die Auflösung von Traumata ermöglichen.«[18] Die grundlegende EMDR-Anweisung »Vergegenwärtigen Sie sich dieses Bild weiter, und folgen Sie den Bewegungen meines Fingers« könnte reproduzieren, was im träumenden Gehirn vor sich geht. Während dieses Buch in Druck geht, untersuche ich zusammen mit Ruth Lanius, wie das Gehirn während der Erinnerung an ein traumatisches Ereignis und im normalen Alltag auf sakkadische Augenbewegungen reagiert, während die Probanden in einem fMRI-Scanner liegen. Bleiben Sie dabei!

Assoziation und Integration

Im Gegensatz zur konventionellen Expositionsbehandlung verwendet die EMDR-Arbeit sehr wenig Zeit auf die Vergegenwärtigung des ursprünglichen Traumas. Das Trauma selbst ist natürlich der Anfangspunkt, aber der Fokus ist darauf gerichtet, die Assoziationsprozesse zu stimulieren und zu erschließen. Wie unsere Fluoxetin/EMDR-Studie gezeigt hat, können Psychopharmaka die Bilder und Empfindungen des Entsetzens abschwächen, bleiben aber trotzdem in Geist und Körper eingebettet. Im Gegensatz zu den Probanden, deren Zustand sich durch Fluoxetin besserte – deren Erinnerungen nur abgeschwächt waren, nicht als Ereignis in der Vergangenheit integriert, und die immer noch starke Angst hervorriefen –, erlebten diejenigen, die eine EMDR-Behandlung erhalten hatten, keine separaten Traumafragmente mehr: Das Geschehen war zu einer Erzählung über ein schreckliches Ereignis geworden, das vor langer Zeit stattgefunden hatte. Einer meiner Patienten hat dies ausgedrückt, indem er sagte: »Es ist vorbei«, und dabei eine wegwerfende Handbewegung ausführte.

Wir wissen zwar noch nicht genau, wie EMDR wirkt, aber mit Fluoxetin geht es uns nicht anders. Das Mittel wirkt auf Serotonin, aber ob der Serotoninspiegel dadurch steigt oder sinkt, in welchen Gehirnzellen dies stattfindet und warum Menschen aufgrund dessen weniger Angst empfinden, ist immer noch unklar. Ebenso wenig wissen wir genau, warum das Reden mit einem Freund, dem sie vertrauen, Menschen eine so tiefe Erleichterung verschaffen kann, und es überrascht mich, dass nur wenige begierig darauf sind, sich mit dieser Frage zu beschäftigen.[19]

Kliniker haben nur eine Verpflichtung: alles zu tun, was dazu führt, dass es ihren Patienten besser geht. Deshalb war die klinische Praxis immer ein Nährboden für Experimente. Einige führen zu nichts, andere verlaufen erfolgreich, und wieder andere, und das gilt für EMDR, die dialektisch-behaviorale Therapie und die Therapie des Systems der inneren Familie, verändern die Art, wie therapeutische Arbeit praktiziert wird. Alle diese Behandlungen zu validieren würde Jahrzehnte dauern und würde außerdem durch die Tatsache erschwert, dass die Forschung in der Regel Methoden stützt, deren Wirksamkeit bereits als erwiesen gelten kann. Was mir in dieser Hinsicht Mut macht, ist die Geschichte des Penizillins: Zwischen der Entdeckung der antibiotischen Eigenschaften dieses Stoffes durch Alexander Fleming im Jahre 1928 und der endgültigen Klärung seines Wirkmechanismus im Jahre 1965 vergingen fast vier Jahrzehnte.

16 LERNEN, DEN EIGENEN KÖRPER ZU BEWOHNEN
Yoga

Wenn wir wieder eine instinktive Verbundenheit mit den Bedürfnissen unseres Körpers empfinden, tritt eine weitere erstaunliche Veränderung zutage: ein brandneues Vermögen, das Selbst von Herzen zu lieben. Wir erleben eine neue authentische Qualität der Fürsorglichkeit, die unsere Aufmerksamkeit auf Gesundheit, Ernährung, Energiehaushalt und Zeitmanagement lenkt. Diese verbesserte Fürsorglichkeit im Umgang mit dem Selbst tritt spontan und natürlich auf und nicht als Reaktion auf ein »Ich sollte«. Es fühlt sich auf natürliche Weise befriedigend an.

Stephen Cope, *Yoga – Die Suche nach dem wahren Selbst,* Arbor, Freiburg i. Br. 2013, S. 170

Als ich Annie das erste Mal sah, saß sie vornübergebeugt auf einem Stuhl in meinem Wartezimmer. Sie trug verschossene Jeans und ein violettes Jimmy-Cliff-T-Shirt. Ihre Beine zitterten deutlich, und sie starrte auch noch auf den Boden, als ich sie schon gebeten hatte, in meinen Behandlungsraum einzutreten. Ich wusste sehr wenig über sie, nur dass sie 47 Jahre alt war und Kinder mit besonderem Förderbedarf unterrichtete. Ihr Körper kommunizierte deutlich, dass sie zu viel Angst hatte, um sich auf ein Gespräch einzulassen – oder um auch nur Auskunft über ihre Adresse oder ihre Krankenversicherung zu geben. Wenn Menschen so verängstigt sind, können sie nicht klar denken, und jede Anforderung, mit der man sie konfrontiert, macht sie noch verschlossener. Beharrt man darauf, dass sie sich äußern sollen, laufen sie davon und kommen nie mehr wieder.

Annie schlurfte in meinen Behandlungsraum und blieb dort stehen. Sie atmete kaum und wirkte wie ein erstarrter Vogel. Mir war klar, dass wir erst würden arbeiten können, nachdem ich ihr geholfen hatte, sich zu beruhigen. Ich achtete darauf, stets einen Abstand von etwa zwei Metern zu ihr zu halten, und sorgte dafür, dass sie jederzeit ungehindert die Tür erreichen konnte. Außerdem animierte ich sie dazu, ein wenig tiefer zu atmen. Ich atmete mit ihr und versuchte, sie dazu anzuregen, meinem Beispiel zu folgen, indem ich meine Arme beim Einatmen sanft seitlich hob und sie beim Ausatmen senkte; dies ist eine Qigong-Übung, die einer meiner chinesischen Studenten mir beigebracht hat. Sie folgte etwas verstohlen meinen Bewegungen, hielt die Augen aber weiter auf den Boden gerichtet. Damit verbrachten wir ungefähr eine halbe Stunde. Hin und wieder lenkte ich ihre Aufmerksamkeit darauf, wie sich ihre Füße auf dem Boden anfühlten und wie sich ihr Brustkorb bei jedem Atemzug dehnte und wieder zusammenzog. Allmählich wurde ihre Atmung langsamer und tiefer, ihre Gesichtszüge wurden weicher, ihre Wirbelsäule richtete sich ein wenig auf, und ihr Blick hob sich ungefähr auf die Höhe meines Adamsapfels. Allmählich spürte ich die Person hinter dem überwältigenden Schrecken. Schließlich wirkte Annie entspannter und zeigte den Anflug eines Lächelns, was bedeutete, dass sie nun anerkannte, dass wir uns im gleichen Raum befanden. Ich schlug vor, dass wir unsere Arbeit an diesem Punkt fürs Erste beendeten – ich hatte sie mit einigen Anforderungen konfrontiert –, und ich fragte sie, ob sie in einer Woche wiederkommen wolle. Sie nickte und murmelte: »Sie sind schon ziemlich merkwürdig.«

Als ich Annie näher kennenlernte, schloss ich aus dem, was sie aufschrieb, und den Zeichnungen, die sie mir gab, dass sie sowohl von ihrem Vater als auch von ihrer Mutter als sehr kleines Kind extrem schlecht behandelt worden war. Was im Einzelnen passiert war, wurde erst nach und nach klar, als sie lernte, sich einige ihrer Erlebnisse zu vergegenwärtigen, ohne dass ihr Körper von einer unkontrollierbaren Angst überwältigt wurde.

Ich erfuhr, dass Annie bei ihrer Arbeit mit Kindern mit besonderem Förderbedarf außerordentlich geschickt und liebevoll war. (Ich probierte einige der Techniken, von denen sie mir berichtete, an den

Kindern in unserer Klinik aus und stellte fest, dass sie sehr nützlich waren.) Sie erzählte ziemlich unbefangen von ihrer Arbeit mit Kindern, aber sie verstummte sofort, wenn es um ihre Beziehungen zu Erwachsenen ging. Ich wusste, dass sie verheiratet war, aber sie erwähnte ihren Mann so gut wie nie. Mit Meinungsverschiedenheiten und Konfrontationen versuchte sie oft fertigzuwerden, indem sie ihren Geist »verschwinden« ließ. Wenn ihr die Dinge über den Kopf wuchsen, schnitt sie sich mit einer Rasierklinge in Arme und Brüste. Sie hatte jahrelang verschiedene Arten von Therapie erhalten, und sie hatte viele Psychopharmaka ausprobiert, aber all dies hatte ihr kaum geholfen, mit den Nachwirkungen ihrer entsetzlichen Kindheit fertigzuwerden. Sie war auch mehrfach in psychiatrische Krankenhäuser eingeliefert worden, wo man ohne erkennbaren Erfolg versucht hatte, ihr selbstzerstörerisches Verhalten zu verändern.

Weil Annie zu Beginn unserer Zusammenarbeit ihre Gefühle und Gedanken nur andeuten konnte, bevor sie sich völlig verschloss und erstarrte, konzentrierten wir uns in den ersten Sitzungen auf die Beruhigung ihrer ziemlich chaotischen Physiologie. Wir nutzten dazu alle Techniken, die ich im Laufe der Jahre erlernt hatte, beispielsweise stärker aus- als einzuatmen und so das entspannend wirkende parasympathische Nervensystem zu aktivieren. Ich brachte ihr auch bei, mit ihren Fingern bestimmte Akupressurpunkte in verschiedenen Körperbereichen durch Klopfen zu stimulieren – eine Behandlungsmethode mit Namen *Emotional Freedom Technique* (EFT), die Patienten nachweislich hilft, in ihrem Toleranzfenster zu bleiben, und die PTBS-Symptome oft positiv beeinflusst.[1]

Das Erbe unausweichlicher Schocks

Weil wir nun die Gehirnschaltkreise identifizieren können, die für das körpereigene Alarmsystem eine Rolle spielen, wissen wir mehr oder weniger, was in Annies Gehirn geschah, als sie das erste Mal in meinem Wartezimmer saß: Ihr Rauchmelder, ihre Amygdala, war so verkabelt, dass sie bestimmte Situationen als Vorboten einer großen

Gefahr deutete und deshalb dem überlebenssichernden Teil des Gehirns das Signal übermittelte, zu kämpfen, zu erstarren oder zu fliehen. Bei Annie waren alle diese Reaktionsmöglichkeiten gleichzeitig aktiviert worden – sie war sichtlich aufgebracht und psychisch verschlossen.

Wie wir gesehen haben, kann eine Störung des Alarmsystems auf unterschiedliche Weisen zum Ausdruck kommen. Beispielsweise sah Annie, als sie anfing, mich zu mögen, unseren Treffen mit einer gewissen Vorfreude entgegen, befand sich aber, wenn sie schließlich meinen Behandlungsraum betrat, oft in einem Zustand starker Panik. Eines Tages tauchte bei ihr ein Flashback auf, in dem sie sich auf einen bevorstehenden Besuch ihres Vaters freute – später an jenem Abend hatte er sie sexuell missbraucht. Durch diesen Flashback wurde ihr zum ersten Mal klar, dass ihr Geist automatisch die Freude darüber, jemanden, den sie mochte, zu treffen, mit Entsetzen angesichts der Aussicht, von diesem Menschen sexuell belästigt zu werden, assoziierte.

Kleine Kinder sind besonders geschickt darin, Erlebnisse in separate Gedächtnisbereiche auszulagern und dort abzuschotten. Deshalb waren Annies natürliche Liebe zu ihrem Vater und ihre Angst vor seinen Übergriffen in separaten Bereichen gespeichert. Als Erwachsene gab Annie sich selbst die Schuld daran, dass sie missbraucht worden war, weil sie glaubte, das liebevolle und freudig erregte kleine Mädchen, das sie einmal gewesen war, hätte seinen Vater verführt – sie hätte den sexuellen Übergriff des Vaters selbst verursacht. Ihr Verstand sagte ihr zwar, dass dies Unsinn sei, aber ihre Überzeugung, dass es sich doch so verhielt, entstammte den Tiefen ihres emotionalen Gehirns, den Grundstrukturen ihres limbischen Systems. Und daran würde sich nichts ändern, bis sie sich in ihrem Körper wieder so sicher fühlte, dass sie sich das Erlebte entspannt in einem fokussierten Zustand vergegenwärtigen könnte und wirklich wüsste, wie das kleine Mädchen sich gefühlt und sich während des Missbrauchs verhalten hatte.

Sich innerlich taub machen

Erinnerung an Hilflosigkeit wird unter anderem in Form von Muskelanspannung und Gefühlen der Desintegration der betroffenen Körperbereiche gespeichert: bei Unfallopfern in den Bereichen des Kopfes, des Rückens und der Gliedmaßen, bei sexuell Traumatisierten in den Bereichen der Vagina und des Rektums. Das Leben vieler Traumatisierter ist geprägt von dem Bemühen, sich unerwünschten sensorischen Empfindungen zu widersetzen, und die meisten Menschen, die in meine Praxis kommen, sind Experten in dieser Art der Selbstbetäubung. Häufig entwickeln sie Fettleibigkeit oder Anorexie oder eine Sucht nach Körpertraining oder Arbeit. Mindestens die Hälfte aller Traumatisierten versucht, innere Empfindungen, die für sie unerträglich sind, mithilfe von Drogen oder Alkohol zu dämpfen. Die Kehrseite der Selbstbetäubung ist Sensationsgier. Viele Menschen fügen sich selbst Schnittverletzungen zu, um ihre Taubheitsempfindungen zu überwinden, während andere sich aus dem gleichen Grund gefährlichen Aktivitäten wie dem Bungee-Springen, der Prostitution oder dem Glücksspiel zuwenden. All dies kann Menschen ein falsches und paradoxes Gefühl der Kontrolle vermitteln.

Bei Menschen, die chronisch wütend oder verängstigt sind, führen die permanenten muskulären Verspannungen zu Krämpfen, Rückenschmerzen, Migränekopfschmerzen, Fibromyalgie und anderen Arten anhaltender Schmerzen. Viele von ihnen suchen zahlreiche Spezialisten auf, lassen umfangreiche diagnostische Untersuchungen durchführen und probieren die verschiedensten Medikamente aus, von denen ihnen einige vielleicht zeitweilig Linderung verschaffen, die aber letztlich alle nicht auf die untergründigen Probleme eingehen. Die Diagnose, die man ihnen stellt, bestimmt ihre Realität, sie wird aber kaum jemals als Symptom ihres Bemühens, mit ihrem Trauma fertigzuwerden, verstanden.

In den ersten beiden Jahren meiner therapeutischen Arbeit mit Annie versuchte ich in erster Linie, ihr zu helfen, ihre körperlichen Empfindungen als das zu tolerieren, was sie waren – nichts weiter als Empfindungen in der Gegenwart mit einem Anfang, einer Mitte und einem Ende. Wir arbeiteten daran, sie in die Lage zu versetzen, so ruhig zu bleiben, dass sie beobachten konnte, was sie fühlte, ohne es zu beurteilen, damit sie die ungebeten auftauchenden Vorstellungsbilder und Empfindungen als Relikte einer schrecklichen Vergangenheit zu verstehen lernen konnte, nicht mehr als unablässige Bedrohung in ihrem gegenwärtigen Leben.

Patienten wie Annie fordern uns heraus, ständig neue Arten der Regulation ihres Arousals und anderer Aspekte ihrer Physiologie zu finden. Auf diese Weise sind wir im *Trauma Center* rein zufällig auf Yoga gestoßen.

Unser Weg zum Yoga: Bottom-up-Regulation

Unser Interesse am Yoga geht auf das Jahr 1998 zurück, als Jim Hopper und ich das erste Mal von einem neuen biologischen Marker hörten: der Herzratenvariabilität (HRV), die kurz vorher als zuverlässiges Maß für die Funktionsfähigkeit des autonomen Nervensystems (ANS) entdeckt worden war. Vielleicht erinnern Sie sich noch aus Kapitel 5 daran, dass das ANS das wichtigste überlebenssichernde System des Gehirns ist und dass seine beiden Zweige das Arousal im ganzen Körper regulieren. Vereinfacht ausgedrückt nutzt das sympathische Nervensystem (SNS) chemische Stoffe wie Adrenalin, um Körper und Gehirn auf eine Aktivität vorzubereiten, während das parasympathische Nervensystem (PNS) mithilfe von Acetylcholin die wichtigsten Körperfunktionen wie die Verdauung, die Wundheilung sowie den Schlaf und die Traumzyklen steuert. Im günstigsten Fall arbeiten diese beiden Systeme eng zusammen und ermöglichen uns so eine optimale Abstimmung auf unsere Umgebung und innerhalb von uns selbst.

Die Herzratenvariabilität misst das jeweilige Verhältnis zwischen der Aktivität des SNS und des PNS. Beim Einatmen stimulieren wir das SNS, und das führt zu einer Erhöhung der Herzfrequenz. Beim Ausatmen hingegen wird das PNS stimuliert, was eine Verlangsamung der Herzschläge zur Folge hat. Bei gesunden Menschen erzeugen Ein-

und Ausatmen eine ruhige, rhythmische Fluktuation der Herzrate: Eine gute HRV ist ein Maßstab für das allgemeine Wohlbefinden.

Warum ist die HRV so wichtig? Bei ausgeglichenem ANS haben wir einen akzeptablen Einfluss auf unseren Umgang mit geringfügigen Frustrationen und Enttäuschungen, sodass wir eine Situation, in der wir uns beleidigt oder übergangen fühlen, ruhig einschätzen können. Eine wirksame Beeinflussung unseres Erregungszustandes verhilft uns zu einem gewissen Einfluss auf unsere Impulse und Emotionen: Solange wir es schaffen, ruhig zu bleiben, können wir entscheiden, wie wir auf eine Situation reagieren wollen. Wenn Menschen Schwierigkeiten haben, ihr ANS zu beeinflussen, geraten sie sowohl körperlich als auch mental leicht aus der Balance. Weil das ANS den Erregungszustand sowohl des Körpers als auch des Gehirns beeinflusst, hat eine ungünstige HRV – die in einer geringen Fluktuation der Herzfrequenz in Reaktion auf das Ein- und Ausatmen ihren Ausdruck findet – nicht nur auf das Denken und Fühlen negative Auswirkungen, sondern auch auf die Reaktionen des Körpers auf Stress. Mangelnde Kohärenz zwischen Atmung und Herzfrequenz macht Menschen für zahlreiche körperliche Krankheiten anfällig, beispielsweise für Herzkrankheiten und Krebs sowie für psychische Probleme wie Depression und PTBS.[2]

Um uns mit dieser Thematik noch intensiver zu befassen, kauften wir uns ein Gerät, mit dem sich die HRV messen lässt, und führten damit Untersuchungen durch, indem wir bei Probanden mit und ohne PTBS mithilfe von elastischen Bändern, die um ihren Brustkorb gelegt wurden, Tiefe und Rhythmus der Atmung aufzeichneten und gleichzeitig mithilfe von Sensoren, die wir an ihren Ohrläppchen anbrachten, ihren Puls maßen. Nachdem wir auf diese Weise etwa 60 Personen getestet hatten, war klar, dass PTBS-Patienten eine ungewöhnlich niedrige HRV haben. Dies bedeutet, dass SNS und PNS nicht harmonisch zusammenarbeiten.[3] Damit hatten wir der komplizierten Traumageschichte ein neues Kapitel hinzugefügt: Wir hatten ein weiteres Regulationssystem des Gehirns entdeckt, das nach einem Trauma nicht optimal funktionierte.[4] Die Unfähigkeit, einen Zustand der Balance zwischen diesen beiden Zweigen des ANS aufrechtzuerhalten, erklärt, warum Traumatisierte wie Annie auf relativ geringen alltäglichen Stress übertrieben stark reagieren: Die biologischen Systeme, die eigentlich helfen sollen, mit alltäglichen Problemen fertigzuwerden, sind bei ihnen nicht in der Lage, diese Funktion zu erfüllen.

Die nächste Frage, die wir wissenschaftlich klären wollten, lautete: Gibt es Möglichkeiten, die HRV von Menschen positiv zu beeinflussen? Ich hatte ein persönliches Interesse an der Beantwortung dieser

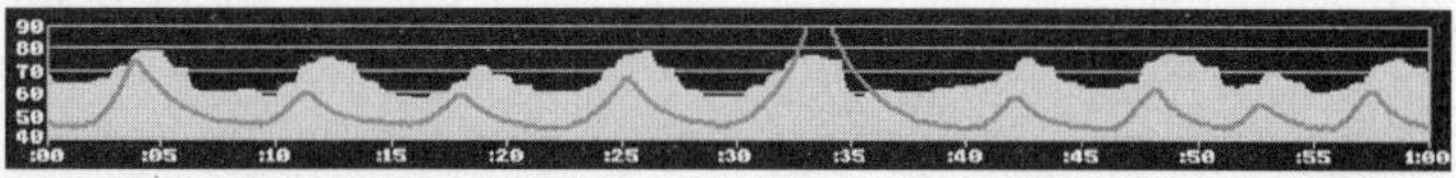

Herzratenvariabilität (HRV) bei einem Menschen mit guter Regulation. Die steigenden und fallenden schwarzen Linien repräsentieren die Atmung, in diesem Fall langsames und regelmäßiges Ein- und Ausatmen. Die grauen Bereiche zeigen Fluktuationen der Herzfrequenz an. Wenn die Person, von der das Diagramm stammt, einatmet, steigt ihre Herzfrequenz; beim Ausatmen fällt sie. Das hier vorliegende HRV-Muster dokumentiert eine ausgezeichnete physiologische Gesundheit.

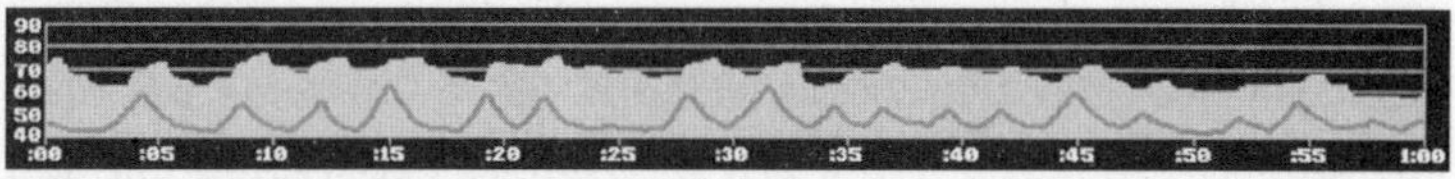

Reaktion auf starke Aufregung. Wenn jemand sich an ein aufregendes Erlebnis erinnert, wird seine Atmung schneller und unregelmäßiger, und das Gleiche gilt für die HRV. Herz und Atmung sind dann nicht mehr optimal aufeinander abgestimmt. Dies ist eine normale Reaktion.

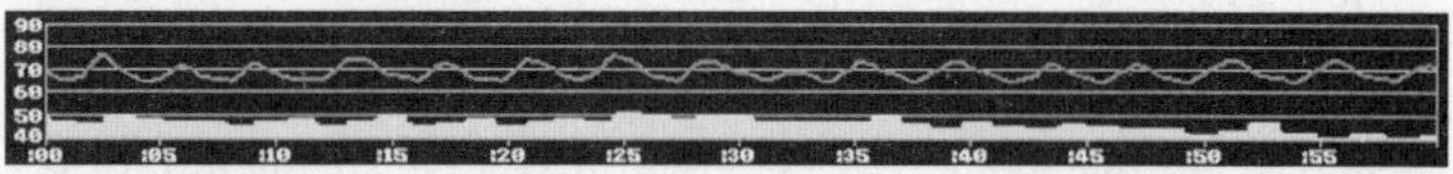

Die HRV bei PTBS. Die Atmung ist schnell und flach. Die Herzfrequenz ist niedrig und befindet sich nicht im Einklang mit der Atmung. Dieses Muster ist typisch für Menschen, die aufgrund einer chronischen PTBS völlig verschlossen sind.

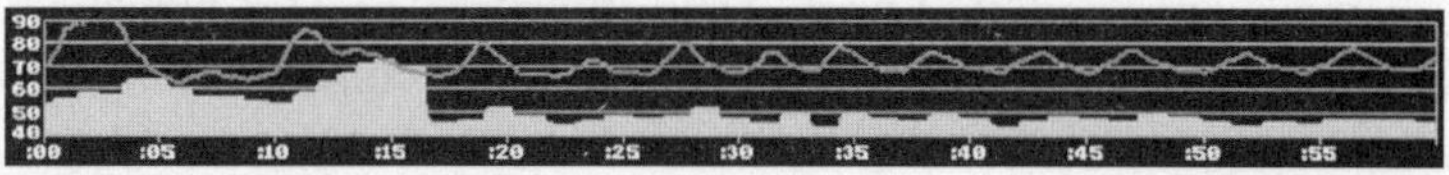

Die HRV eines Menschen mit chronischer PTBS, der eine traumatische Erinnerung erlebt. Die Atmung ist zunächst schwerfällig und tief, was für eine Panikreaktion typisch ist. Das Herz schlägt sehr schnell und harmoniert nicht mit der Atmung. Dann wird die Atmung schnell und flach, und die Herzfrequenz wird langsamer, was zeigt, dass die betreffende Person sich verschließt.

Frage, weil ich herausgefunden hatte, dass meine eigene HRV nicht annähernd robust genug war, um längerfristig meine körperliche Gesundheit zu stützen. Durch eine Recherche im Internet entdeckte ich Studien, aus denen hervorging, dass Marathonläufe die HRV deutlich verbessern. Leider half dies weder mir noch unseren Patienten weiter, weil weder sie noch ich geeignete Kandidaten für den Boston-Marathon waren.

Eine Google-Suche ergab, dass Tausende von Yoga-Websites behaupten, Yoga verbessere die HRV. Doch Studien, die diese These stützen, fanden sich nicht. Yogis mögen eine wunderbare Methode entwickelt haben, Menschen zu helfen, einen Zustand inneren Gleichgewichts und der Gesundheit zu erreichen, aber bis zum Jahr 1998 war wenig geschehen, um die Erfolge, die alle diese Yoga-Schulen für sich reklamieren, mit den Werkzeugen der medizinischen Wissenschaft zu verifizieren.

Inzwischen konnte mit wissenschaftlichen Methoden nachgewiesen werden, dass eine Veränderung der Atemmuster bei Problemen wie Wut, Depression und Angst zu einer Verbesserung führen[5] und Yoga sich positiv auf so vielfältige körperliche Probleme wie Bluthochdruck, Erhöhungen des Stresshormonspiegels,[6] Asthma und Unterrückenschmerzen[7] auswirken kann. Allerdings hatte keine psychiatrische Fachzeitschrift eine wissenschaftliche Studie über die Wirkung von Yoga bei PTBS publiziert, bis wir 2014 unsere eigene Studie veröffentlichten.[8]

Wie es der Zufall wollte, tauchte einige Tage nach unserer Internetsuche David Emerson, ein Yogalehrer, im *Trauma Center* auf. Er berichtete, er habe eine modifizierte Form von Hatha-Yoga entwickelt, die sich für die Arbeit mit PTBS-Kranken eigne, und er habe schon Kurse für Veteranen im lokalen Zentrum der VA und für Frauen im *Boston Area Rape Crisis Center* geleitet. Er fragte an, ob wir an einer Zusammenarbeit mit ihm interessiert seien. Dieser erste Besuch Davids führte dazu, dass wir ein sehr intensives Yoga-Programm entwickelten, und in Zusammenhang damit erhielten wir von den *National Institutes of Health* das erste Stipendium für wissenschaftliche Untersuchungen über die Wirkung von Yoga auf eine PTBS.

Daves Arbeit trug auch dazu bei, dass ich selbst anfing, Yoga zu praktizieren, und dass ich immer wieder zu Lehrveranstaltungen im Kripalu, einem Yoga-Zentrum in den Berkshire Mountains im Westen von Massachusetts, zu Gast war. (Im Laufe der Zeit besserte sich übrigens durch meine Yoga-Praxis mein eigenes HRV-Muster.)

Nachdem wir beschlossen hatten, die Wirkung von Yoga auf die HRV zu erforschen, machten wir uns sehr gründlich an diese Arbeit. Wir hätten uns damit begnügen können, eines jener relativ kostengünstigen Geräte zu benutzen, die dazu dienen, die Atmung zu verlangsamen und sie mit der Herzfrequenz zu synchronisieren, was zu dem Zustand »kardialer Kohärenz« führt, der in der ersten der HRV-Illustrationen weiter oben gezeigt wird.[9] Heute gibt es auch schon einige Apps, die es ermöglichen, die HRV mithilfe eines Smartphones zu verbessern.[10] In unserer Klinik haben wir stattdessen Workstations, mit deren Hilfe Patienten ihre HRV verbessern können, und ich empfehle allen meinen Patienten, die aus irgendwelchen Gründen Yoga, östliche Kampfkünste und Qigong nicht praktizieren können, zu Hause zu trainieren. (Informationen über entsprechende Möglichkeiten im Ressourcenteil auf Seite 565.)

Wie wir Yoga erforschten

Unsere Entscheidung, die Wirkung von Yoga zu erforschen, verhalf uns zu noch tieferen Einblicken in die Wirkung von Traumata auf den Körper. Unsere ersten experimentellen Yoga-Kurse fanden in einem Raum statt, den ein Yoga-Studio in der Nachbarschaft uns freundlicherweise zur Verfügung gestellt hatte. David Emerson und seine Kolleginnen Dana Moore und Jodi Carey fungierten dabei als Yogalehrer, und mein Forschungsteam versuchte herauszufinden, wie sich die Wirkung von Yoga auf die Psyche am besten messen ließe. Wir legten Informationsblätter über die geplanten Kurse in benachbarten Supermärkten und Waschsalons aus, um Teilnehmer anzuwerben, und führten Gespräche mit Dutzenden von Menschen, die auf diese Information hin anriefen. Schließlich wählten wir für die Arbeit 37 Frauen aus, die schwere Traumata erlebt hatten und schon seit Jahren ohne nennenswerten Erfolg in therapeutischer Behandlung waren. Die Hälfte der Freiwilligen wurde nach dem Zufallsprinzip einer Yoga-Gruppe zugeteilt; die andere Hälfte erhielt eine psychotherapeutische Behandlung nach den Prinzipien der dialektisch-behavioralen Therapie (DBT), einer Methode, durch die Patienten lernen, Achtsamkeit zu nutzen, um ruhig zu bleiben und ihre Gefühle unter Kontrolle zu behalten. Schließlich beauftragten wir einen Ingenieur vom MIT, uns einen Computer zu bauen, der bei acht Personen gleichzeitig die HRV messen konnte. (Jede der beiden Gruppen, die wir für die Studie zusammenstellten, umfasste mehrere Untergruppen mit jeweils maximal acht Teilnehmern.) Während die Yoga-Arbeit die PTBS-typischen Arousal-Probleme deutlich verringerte und die Beziehung der Teilnehmer zu ihrem Körper stark verbesserte (»Ich kümmere mich nun um meinen Körper«, »Ich höre darauf, was mein Körper braucht«), hatte die achtwöchige DBT-Arbeit keine Auswirkungen auf das Arousal-Niveau und die PTBS-Symptome der Teilnehmer. So verlagerte sich unser Interesse an Yoga allmählich von der Klärung der Frage, ob Yoga die HRV zu verändern vermag (was zu bejahen ist),[11] zu Bemühungen, Traumatisierten zu helfen, sich in ihrem gequälten Körper wieder wohlzufühlen.

Im Laufe der Zeit initiierten wir auch ein Yoga-Programm für Marines in Camp Lejeune, und in einigen anderen Zusammenhängen ist es uns auch gelungen, Yoga-Programme für Veteranen mit PTBS zu entwickeln. Zwar liegen keine wissenschaftlichen Studien über die Yoga-Arbeit mit Veteranen vor, doch scheint Yoga bei der Arbeit mit ihnen mindestens so wirksam zu sein, wie wir es in unserer Studie mit traumatisierten Frauen feststellen konnten.

Alle Yoga-Programme, die wir anbieten, beinhalten eine Kombination von Atemübungen *(Pranayama)*, Dehnübungen und Yoga-Haltungen *(Asanas)* und Meditation. Verschiedene Yoga-Schulen setzen unterschiedliche Schwerpunkte, was die Intensität und den Fokus der genannten Bestandteile angeht. Beispielsweise führen unterschiedliche Geschwindigkeiten und Tiefen der Atmung und die Art der Nutzung des Mundes, der Nasenöffnungen und der Kehle jeweils zu anderen Resultaten, und einige Techniken haben starke Auswirkungen auf die Energie der Übenden.[12] In unseren Kursen beschränken wir uns auf eine sehr einfache Art von Yoga-Praxis. Weil viele unserer Patienten sich ihres Atems kaum bewusst sind, ist es für sie schon ein großer Fortschritt, wenn sie lernen, sich auf das Ein- und Ausatmen zu fokussieren, darauf zu achten, ob sie schnell oder langsam atmen, und in bestimmten Körperhaltungen die Atemzüge auszuzählen.[13]

Wir bringen den Teilnehmern unserer Kurse im Laufe der Zeit eine kleine Zahl klassischer Yoga-Haltungen bei. Dabei geht es nicht vorrangig darum, diese »richtig« auszuführen, sondern darum, dass den Teilnehmern bewusst wird, welche Muskeln jeweils aktiv sind. Die Übungsfolgen sind so aufgebaut, dass ein rhythmischer Wechsel zwischen Anspannung und Entspannung entsteht – wobei wir hoffen, dass die Teilnehmer diese Nuancen allmählich auch in ihrem Alltag wahrnehmen werden.

Das Meditieren bringen wir unseren Patienten nicht isoliert bei, sondern wir fördern ihre Achtsamkeit, indem wir sie zu beobachten lehren, was in den einzelnen Yoga-Haltungen in verschiedenen Bereichen ihres Körpers geschieht. Unsere wissenschaftlichen Studien machen uns immer wieder darauf aufmerksam, wie schwer es Traumatisierten fällt, sich in ihrem Körper völlig entspannt und physisch sicher zu fühlen. Wir messen die HRV der Teilnehmer unserer Studien, indem wir winzige Monitore auf ihren Armen befestigen und sie die *Shavasana*-Haltung ausführen lassen, die gewöhnlich den Abschluss einer Yoga-Sitzung bildet und bei der die Übenden mit nach oben gewandten Handflächen und entspannten Armen und Beinen auf dem Rücken liegen. Wie sich herausstellte, wechselten viele Studienteilnehmer in dieser Haltung nicht in einen Zustand der Ruhe, sondern ihre Muskeln bereiteten sich weiterhin auf einen Kampf mit unsichtbaren Feinden vor. Deshalb waren die Messungen unserer Sensoren zu stark durch die Muskelaktivität beeinflusst, als dass wir ein klares Signal hätten empfangen können. Eine wichtige Voraussetzung für die Genesung von einem Trauma ist und bleibt die Fähigkeit, sich in einen Zustand völliger Entspannung und umsichtiger Überantwortung zu versetzen.

Die Kunst der Selbstregulation erlernen

Nach dem erfolgreichen Verlauf unserer Pilotstudien entwickelten wir im *Trauma Center* ein Yoga-Programm. Weil ich annahm, dies könnte Annie helfen, eine liebevollere Beziehung zu ihrem eigenen Körper zu entwickeln, empfahl ich ihr dringend, einen Versuch damit zu machen. Die erste Yoga-Sitzung war für sie sehr schwierig. Eine kleine Haltungskorrektur des Yogalehrers jagte ihr einen solchen Schrecken ein, dass sie nach Hause ging und sich Schnittverletzungen zufügte – ihr dysfunktionales Alarmsystem hatte die leichte Berührung auf dem Rücken als Angriff gedeutet. Andererseits hatte Annie gemerkt, dass sie sich mithilfe von Yoga von dem Gefühl einer drohenden Gefahr befreien konnte, das sie ständig in ihrem Körper spürte. Ich ermutigte sie, den Kurs weiter zu besuchen, und sie nahm tatsächlich auch in der folgenden Woche daran teil.

Annie hatte über ihre Erlebnisse immer leichter etwas schreiben als darüber reden können. Nach der zweiten Yoga-Sitzung schrieb sie mir: »Ich kenne nicht alle Gründe dafür, dass Yoga mir solche Angst macht, aber ich weiß, dass diese Übungsmethode für mich zu einer unglaublich wirksamen Quelle der Heilung werden kann, und deshalb arbeite ich an mir, damit ich dies ausprobieren kann. Beim Yoga geht es darum, nach innen statt nach außen zu schauen und auf meinen Körper zu hören. Um mein Überleben zu sichern, habe ich mich oft bemüht, genau das *nicht* zu tun. Heute auf dem Weg zum Yoga-Kurs raste mein Herz, und ein Teil von mir wäre am liebsten wieder umgekehrt, aber dann habe ich einfach einen Fuß vor den anderen gesetzt, bis ich vor der Tür zum Übungsraum stand und hineinging. Nach dem Kurs bin ich gleich nach Hause gegangen und habe vier Stunden geschlafen. Diese Woche habe ich die Yogaübungen auch zu Hause ausgeführt, und mir kam der Satz ›Dein Körper hat dir einiges zu sagen‹ in den Sinn. Darauf antwortete ich mir selbst: ›Ich werde versuchen, ihm zuzuhören.‹«

Ein paar Tage später schrieb Annie: »Ein paar Gedanken, die mir heute während und nach dem Yoga gekommen sind. Mein Kontakt zu meinem Körper muss sehr gestört sein, wenn ich ihm Schnittwunden zufüge. Beim Yoga habe ich gemerkt, dass mein Kiefer und der ganze Bereich vom oberen Ende meiner Beine bis zum Nabel sehr angespannt ist und dass dort Schmerzen und Erinnerungen festsitzen. Sie haben mich einige Male gefragt, wo ich etwas spüre, und ich konnte mir darauf damals keinen Reim machen; aber heute habe ich diese Bereiche sehr deutlich gespürt, und ich hätte am liebsten leise geweint.«

Im folgenden Monat waren wir beide in Urlaub, und da ich Annie zugestanden hatte, die Verbindung zu mir aufrechtzuerhalten, schrieb sie mir in dieser Zeit: »Ich bin allein in einem Raum, von dem aus ich auf den See schauen kann, und praktiziere Yoga. Ich lese auch in dem Buch, dass Sie mir geliehen haben [Stephen Copes wunderbares Buch *Yoga – Die Suche nach dem wahren Selbst*]. Es ist wirklich interessant, wie strikt ich mich geweigert habe, meinem Körper zuzuhören, obwohl er ein so wichtiger Teil von mir ist. Gestern bei der Yogaübung habe ich darüber nachgedacht, dass ich meinem Körper erlauben sollte, mir die Geschichte zu erzählen, die er mir erzählen will, und beim Üben der Yoga-Haltungen, die den Hüftbereich entspannen sollen, habe ich viel Schmerz und Traurigkeit gespürt. Ich glaube nicht, dass mein Geist besonders anschauliche Vorstellungsbilder auftauchen lassen wird, solange ich nicht zu Hause bin, und das ist gut so. Ich denke darüber nach, wie unausgeglichen ich war und wie intensiv ich mich bemüht habe, die Vergangenheit zu leugnen, obwohl sie ein Teil von mir ist, so wie ich wirklich bin. Es gibt für mich so vieles zu lernen, wenn ich offen dafür bin, und ich brauchte dann nicht jeden Tag und jede Minute zu kämpfen.«

Eine der schwierigsten Yoga-Haltungen war für Annie das, was oft »Glückliches Kind« genannt wird; dabei liegt man mit stark angezogenen Knien auf dem Rücken, und die Fußsohlen weisen zur Decke, wobei man die Zehen mit den Händen festhält. Dadurch wird das Becken in eine weit geöffnete Position versetzt. Solange diese Position (oder eine andere, ihr ähnliche) starke Panik hervorruft, haben die Betroffenen große Schwierigkeiten, intime Kontakte zuzulassen. Viele Patienten, die an unseren Yoga-Kursen teilnehmen, haben große Probleme, sich in der »Glückliches Kind«-Haltung wohlzufühlen.

Sich selbst kennenlernen: Entwickeln der Interozeption

Eine der klarsten Lektionen der heutigen Neurowissenschaften ist, dass unser Selbstempfinden in unserem Körper verwurzelt ist.[14] Wir lernen uns erst dann wirklich kennen, wenn wir unsere Körperempfindungen spüren und deuten können; wir müssen sie wahrnehmen und auf sie eingehen, um sicher durch das Leben gehen zu können.[15] Sich zu betäuben (oder kompensatorische Sensationsgier) mag das Leben zwar erträglicher machen, aber der Preis dafür ist, dass wir nicht mehr wahrnehmen, was in unserem Körper vor sich geht, und, in Verbindung damit, dass wir uns nicht mehr lebendig fühlen.

In Kapitel 6 habe ich mich mit Alexithymie beschäftigt, der Unfähigkeit zu erkennen, was im eigenen Inneren vor sich geht.[16] Menschen, die unter Alexithymie leiden, fühlen sich oft körperlich unwohl, können aber ihr Problem nicht genau beschreiben. Sie haben häufig viele unklare, aber immer stark belastende körperliche Beschwerden, deren Ursprung kein Arzt diagnostizieren kann. Außerdem können sie nicht feststellen, was sie bezüglich einer bestimmten Situation wirklich empfinden und unter welchen Voraussetzungen sie sich besser oder schlechter fühlen würden. Dies ist das Resultat der Selbstbetäubung, die sie daran hindert, ruhig und achtsam auf die normalen Bedürfnisse ihres Körpers einzugehen. Gleichzeitig sind sie nicht in der Lage, alltägliche sensorische Freuden wie Musik, Berührung und Lichtwahrnehmungen, die das Leben lebenswert machen, zu genießen. Die Yoga-Praxis erwies sich als eine ausgezeichnete Möglichkeit, die Beziehung zur eigenen inneren Welt und eine fürsorgliche, liebevolle und sinnliche Beziehung zu sich selbst wiederherzustellen.

Wenn wir nicht wahrnehmen, was unser Körper braucht, können wir nicht auf seine Bedürfnisse eingehen. Ohne Hungergefühl sehen wir keine Veranlassung, uns Nahrung zuzuführen. Falls wir Angst und Hunger miteinander verwechseln, essen wir möglicherweise zu viel. Und wenn wir nicht spüren, dass wir satt sind, hören wir nicht auf zu essen. Deshalb ist es für die Genesung von einem Trauma so wichtig, die sinnliche Wahrnehmung zu kultivieren. Die meisten herkömmlichen Therapien messen den ständig wechselnden sensorischen Empfindungen nur wenig Bedeutung bei oder ignorieren sie völlig. Doch in diesen Veränderungen ist die Essenz der Reaktionen des Organismus enthalten: die emotionalen Zustände, die das chemische Profil des Körpers, die Eingeweide, die Kontraktion der gestreiften Muskeln des Gesichts, der Kehle, des Rumpfes und der Gliedmaßen beeinflussen.[17] Traumatisierte müssen erkennen, dass sie ihre Empfindungen ertragen, sich mit ihrem inneren Erleben anfreunden und neue Handlungsmuster entwickeln können.

Im Yoga wird die Aufmerksamkeit auf die Atmung und auf das Empfinden von Augenblick zu Augenblick gerichtet. Man beginnt dabei, die Verbindung zwischen den Emotionen und dem eigenen Körper zu erkennen – beispielsweise in Form von Angst davor, dass einen die Yoga-Haltung, die man gerade übt, aus dem Gleichgewicht bringen könnte. Man experimentiert damit, wie man das Empfinden verändern kann. Können Sie die Anspannung, die Sie in der Schulter spüren, durch einen tiefen Atemzug lindern? Können Sie durch Fokussieren auf die Ausatmung ein Gefühl der Ruhe hervorrufen?[18]

Indem Sie einfach darauf achten, was Sie fühlen, können Sie die Emotionsregulation fördern, und außerdem lernen Sie dadurch, nicht mehr zu ignorieren, was in Ihnen vor sich geht. Ich sage meinen Studenten oft, dass die beiden wichtigsten Sätze sowohl in einer Therapie als auch im Yoga »Achten Sie darauf« und »Was geschieht als Nächstes?« sind. Sobald Sie anfangen, sich Ihrem Körper nicht mehr mit Furcht, sondern mit Neugier zu nähern, verändert sich alles.

Körpergewahrsein verändert auch das Zeitempfinden. Ein Trauma vermittelt das Gefühl, für immer in einem Zustand hilflosen Schreckens gefangen zu sein. Durch Yoga lernen Sie, dass Empfindungen stärker werden, bis sie einen Gipfelpunkt erreichen, und dann wieder schwächer werden. Wenn ein Yogalehrer Sie auffordert, eine besonders schwierige Yoga-Haltung auszuprobieren, haben Sie vielleicht zuerst das Gefühl, eine Niederlage zu erleben, oder Sie empfinden Widerstand, und Sie antizipieren so, dass Sie die Empfindungen, die diese spezielle Übung bei Ihnen hervorruft, nicht ertragen werden. Ein guter Yogalehrer fordert seine Schüler in solch einem Fall auf, alle Muskelverspannungen zu registrieren, während die Schüler ihre Empfindungen mit dem Fluss der Atmung in Einklang zu bringen versuchen: »Wir werden zehn Atemzüge lang in dieser Position bleiben.« Dies ermöglicht, sich vorzustellen, wann das Unbehagen ein Ende haben wird, und es stärkt die Fähigkeit, mit körperlichem Schmerz und emotionalem Leiden fertigzuwerden. Das Gewahrsein dessen, dass alles Erleben vorübergehend ist, verändert Ihre Selbstsicht.

Damit will ich nicht behaupten, der Versuch, die Interozeption wiederherzustellen, könne nicht beunruhigend wirken. Was passiert, wenn Menschen eine neu entdeckte Empfindung im Brustbereich als Wut, Furcht oder Angst erleben? In unserer ersten Yoga-Studie lag die Abbrecherrate bei 50 Prozent, dem höchsten Wert, den wir jemals in einer Studie hatten. Eine Befragung der Patienten, die diese Studie abgebrochen hatten, ergab, dass ihnen das Programm zu intensiv gewesen war: Jede Yoga-Haltung, bei der das Becken eine Rolle spielt, kann starke Panik oder sogar Flashbacks auslösen, die auf erlebten sexuellen Übergriffen basieren. Starke körperliche Empfindungen hatten bei diesen Teilnehmern die Dämonen der Vergangenheit entfesselt, die durch die selbst hervorgerufene Empfindungstaubheit und die Unaufmerksamkeit unter Kontrolle gehalten worden waren. Daraufhin beschlossen wir, bei der Arbeit mit Yoga noch langsamer vorzugehen, oft im Schneckentempo. Diese Umorientierung bewährte sich: Im Rahmen unserer neuesten Yoga-Studie brach nur noch einer von insgesamt 34 Teilnehmern die Arbeit vorzeitig ab.

Yoga und die Neurowissenschaft des Selbstgewahrseins

In den letzten Jahren haben Gehirnforscher wie meine Kolleginnen Sara Lazar und Britta Hölzel von der *Harvard University* gezeigt, dass intensive Meditation sich positiv auf genau die Gehirnregionen auswirkt, die für die physiologische Selbstregulation wichtig sind.[19] In unserer neuesten Yoga-Studie, die wir mit sechs schon früh schwer traumatisierten Frauen durchführten, fanden wir auch die ersten Hinweise darauf, dass ein zwanzigwöchiges Yoga-Programm das grundlegende Selbstsystem, die Insel und den medialen Präfrontalkortex (siehe Kapitel 6) stärker aktivieren kann. Diese Zusammenhänge sind noch sehr unzureichend erforscht, aber schon jetzt gestat-

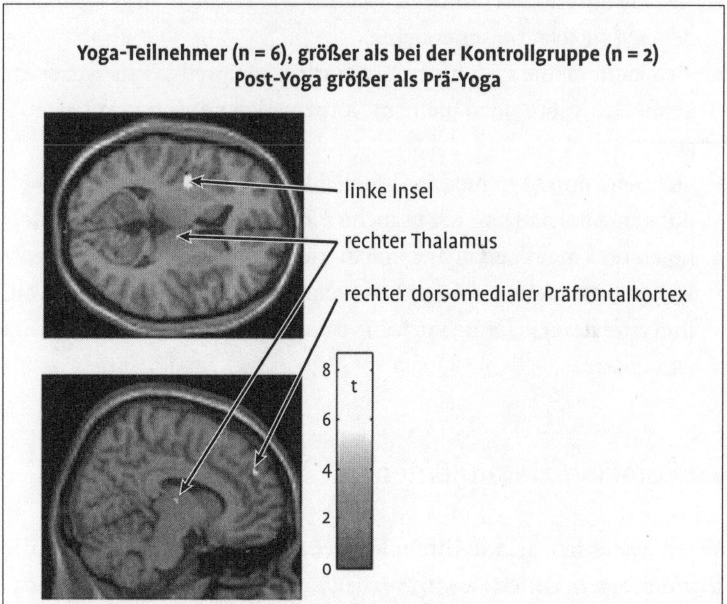

Auswirkungen eines wöchentlichen Yoga-Kurses. Nach 20 Wochen entwickelten chronisch traumatisierte Frauen eine stärkere Aktivierung in den für die Selbstregulation wichtigen Gehirnbereichen: in der Insel und im medialen Präfrontalkortex.

ten die vorliegenden neuen Erkenntnisse Rückschlüsse darauf, wie Aktivitäten, bei denen das Registrieren und die Kenntnis von Empfindungen im eigenen Körper eine Rolle spielen, sowohl im Geist als auch im Gehirn tief reichende Veränderungen verursachen können, die der Heilung von einem Trauma zugutekommen.

Nach jeder unserer Yoga-Studien haben wir die Teilnehmer gefragt, wie sich die Arbeit in den Yoga-Kursen auf sie ausgewirkt hat. Dabei erwähnen wir nie die Insel oder den Begriff Interozeption und beschränken die Erörterung und Erläuterung dessen, was geschehen ist, bewusst auf ein Minimum, damit sich die Teilnehmer in ihren Äußerungen auf die Beschreibung der Vorgänge in ihrem Inneren konzentrieren.

Es folgen Beispiele für ihre Reaktionen:

- »Meine Emotionen fühlen sich stärker an. Vielleicht liegt das daran, dass ich sie jetzt besser erkenne.«
- »Ich kann meine Gefühle besser ausdrücken, weil ich sie besser erkenne. Ich spüre sie in meinem Körper, erkenne sie und spreche sie an.«
- »Ich sehe nun verschiedene Möglichkeiten. Ich habe bei Entscheidungen Alternativen; ich brauche nichts mehr einfach zu wiederholen und mein Leben auch nicht mehr wie ein Kind zu erleben.«
- »Ich konnte meinen Körper bewegen und an einem sicheren Ort in ihm zugegen sein, ohne mich zu verletzen oder von anderen verletzt zu werden.«

Zu kommunizieren lernen

Wenn Menschen sich in ihrem Körper sicher fühlen, können sie die Erinnerungen, denen sie sich vorher ausgeliefert fühlten, in sprachliche Form übersetzen. Nachdem Annie etwa ein Jahr lang dreimal wöchentlich Yoga geübt hatte, konnte sie mir deutlich freier schildern, was sie in der Vergangenheit erlebt hatte. Dies erschien ihr fast wie ein Wunder. Als sie eines Tages ein Glas Wasser umstieß, stand ich auf, näherte mich ihr mit einer Kleenex-Schachtel und sagte: »Lassen Sie mich das aufwischen.« Dies löste bei ihr eine kurze, intensive Panikreaktion aus. Sie fasste sich aber schnell wieder und erklärte mir dann, warum das, was ich gesagt hatte, sie so stark beunruhigt hatte: Genau dies habe ihr Vater zu ihr gesagt, nachdem er sie vergewaltigt hätte. Annie schrieb mir nach dieser Therapiesitzung: »Ist Ihnen aufgefallen, dass ich die Worte laut aussprechen konnte? Ich brauchte sie nicht erst aufzuschreiben, um Ihnen zu erklären, was passiert war. Ich habe nicht das Vertrauen zu Ihnen verloren, weil das, was Sie gesagt haben, auf mich als Trigger wirkte. Mir war klar, dass diese Worte ein Trigger waren und nicht irgendwelche schrecklichen Worte, die niemand jemals aussprechen sollte.«

Annie übt weiterhin Yoga und schreibt mir gelegentlich, was sie erlebt: »Heute habe ich in meinem neuen Yoga-Studio an einem Yoga-Kurs teilgenommen, der morgens stattfindet. Die Yogalehrerin forderte uns auf, so intensiv zu atmen, wie wir könnten, und diese Grenze dann zu registrieren. Sie sagte, wenn wir unserem Atem folgen würden, seien wir in der Gegenwart, weil es nicht möglich sei, in der Zukunft oder Vergangenheit zu atmen. Es fühlte sich für mich erstaunlich gut an, auf diese Weise zu atmen, nachdem wir gerade darüber gesprochen hatten, als hätte jemand mir ein Geschenk gemacht. Einige Yoga-Haltungen wirken bei mir manchmal wie Trigger. Zwei davon haben wir heute geübt: Bei der einen richtet man die Beine wie ein Frosch nach oben, bei der anderen atmet man sehr tief in das Becken hinein. Ich spürte dabei, dass Panik in mir aufkam, besonders in der Haltung, bei der man in das Becken hineinatmet. Ich fühlte: Oh nein, diesen Teil meines Körpers will ich nicht spüren. Aber dann konnte ich dieses Gefühl stoppen und mir sagen: ›Achte einfach darauf, dass dieser Teil deines Körpers bestimmte Erlebnisse beherbergt, und lasse dieses Gewahrsein dann einfach los. Du brauchst dort nicht zu verharren, aber du brauchst auch nicht von dort wegzulaufen; nutze einfach die Informationen, die du dort erhältst.‹ Ich weiß nicht, ob ich jemals vorher in der Lage war, das so bewusst zu tun. Es brachte mich auf den Gedanken, es würde mir vielleicht leichter fallen, mir selbst zu glauben, wenn ich die Dinge registrieren könnte, ohne so starke Angst zu bekommen.«

In einer anderen schriftlichen Botschaft reflektierte Annie über Veränderungen in ihrem Leben: »Ich habe allmählich gelernt, meine Gefühle zu haben, ohne mich von ihnen kidnappen zu lassen. Das Leben ist nun besser zu ertragen. Ich komme mit dem, was mir im Alltag begegnet, besser zurecht, und ich bin stärker im Augenblick präsent. Auch kann ich körperliche Berührungen besser ertragen. Mein Mann und ich genießen es jetzt, uns im Bett Filme anzuschauen und uns dabei aneinanderzukuscheln – ein riesiger Fortschritt. All das hat mir geholfen, mich meinem Mann näher zu fühlen.«

17 | DIE EINZELTEILE ZUSAMMENFÜGEN
Selfleadership

> Das menschliche Dasein ist ein Gasthaus. Jeden Morgen ein neuer Gast. Freude, Depression und Niedertracht – auch ein Moment der Achtsamkeit kommt unverhofft zu Besuch. Grüße und bewirte sie alle! … Behandle jeden Gast ehrenvoll. … Dem dunklen Gedanken, der Scham, der Bosheit – begegne ihnen lachend an der Tür, und lade sie zu dir ein. Sei dankbar für jeden, der kommt, denn alle wurden dir aus einer anderen Welt geschickt, um dich zu führen.
>
> RUMI

> Streng genommen hat ein Mensch viel mehr als ein soziales Selbst, nämlich ebenso viele, als es Individuen gibt, die ihn erkennen …
>
> WILLIAM JAMES, *Psychologie*, S. 1909

Es war früh in meiner Karriere, und Mary, eine schüchterne, einsame und körperlich sehr fragile junge Frau, kam seit drei Monaten jede Woche zu mir zur Psychotherapie, um an ihrer entsetzlichen Geschichte frühkindlichen Missbrauchs zu arbeiten. Eines Tages, als ich die Tür zu meinem Wartezimmer öffnete, stand sie dort in provozierender Haltung, bekleidet mit einem Minirock, mit leuchtend rot gefärbtem Haar, einem Becher Kaffee in der Hand und einem verwegenen Gesichtsausdruck. Sie sagte: »Sie müssen Dr. van der Kolk sein. Mein Name ist Jane, und ich bin gekommen, um Sie zu warnen. Glauben Sie keine der Lügen, die Mary Ihnen erzählt hat. Kann ich reinkommen, um Ihnen einiges über sie zu erzählen?« Ich war ziemlich verdutzt, verkniff es mir aber glücklicherweise, »Jane« zur Rede zu stellen, und ließ sie ausreden. Im Laufe unserer Sitzung lernte ich dann nicht nur Jane näher kennen, sondern auch ein verletztes kleines Mädchen und einen wütenden männlichen Jugendlichen. Dies war der Anfang einer langen und produktiven Behandlung.

Mary war meine erste Begegnung mit der *Dissoziativen Identitätsstörung* (DIS), die damals noch *Multiple Persönlichkeitsstörung* genannt wurde. So dramatisch ihre Symptome wirken mögen, repräsentieren die innere Spaltung und das Auftauchen verschiedener deutlich unterscheidbarer Identitäten bei einer DIS doch nur ein Extrem des Spektrums mentaler Erscheinungsformen. Das Gefühl, von gegensätzlichen Impulsen oder Anteilen getrieben zu werden, ist uns allen bekannt, aber bei traumatisierten Menschen ist es besonders ausgeprägt, weil sie zur Sicherung ihres Überlebens extreme Maßnahmen ergreifen mussten. Diese Anteile zu erforschen und sich mit ihnen vertraut zu machen ist eine wichtige Komponente der Arbeit an der Heilung.

Verzweifelte Situationen machen extreme Maßnahmen notwendig

Wir alle wissen, was passiert, wenn wir uns gedemütigt fühlen: Wir verwenden dann unsere gesamte Energie darauf, uns zu schützen, indem wir alles in Bewegung setzen, um Überlebensstrategien zu entwickeln. Vielleicht unterdrücken wir unsere Gefühle, vielleicht werden wir aber auch wütend und schwören uns, Rache zu nehmen. Oder wir nehmen uns vor, so mächtig und erfolgreich zu werden, dass niemand uns je wieder verletzen kann. Viele Verhaltensweisen, die als psychische Probleme klassifiziert werden – darunter einige Obsessionen, Zwänge und Panikattacken sowie die meisten selbstschädigenden Verhaltensweisen –, waren ursprünglich Strategien des Selbstschutzes. Solche Anpassungen an ein Trauma können die allgemeine Funktionsfähigkeit eines Menschen derart beeinträchtigen, dass Krankenversicherungen und sogar die Patienten selbst oft glauben, eine vollständige Genesung sei nicht möglich. Doch wenn solche Symptome als bleibende Beeinträchtigungen angesehen werden, beschränken sich Behandlungsversuche schnell auf die Suche nach einem geeigneten Medikament, und das kann eine lebenslange Abhängigkeit von diesem Mittel zur Folge haben – als würden Traumatisierte Dialysepatienten ähneln.[1]

Sinnvoller ist es, Aggression oder Depression, Arroganz oder Passivität als erlernte Verhaltensweisen zu verstehen: Irgendwann im Laufe seines Lebens hat der Patient die Überzeugung entwickelt, er könne nur überleben, wenn er hart, unsichtbar oder abwesend wäre, oder es wäre seiner Sicherheit dienlicher aufzugeben. Wie traumatische Erinnerungen, die sich immer wieder bemerkbar machen, bis man sie zur Ruhe gebracht hat, bleiben Adaptationen an ein Trauma so lange bestehen, bis der menschliche Organismus sich sicher fühlt und alle Anteile seiner Person, die sich damit abmühen, ein Trauma zu bekämpfen oder abzuwehren, integriert.

Alle Traumatisierten, die ich kennengelernt habe, sind auf ihre Weise resilient, und ihre Geschichten nötigen mich zur höchstmöglichen Anerkennung dessen, wie es diesen Menschen gelungen ist, mit ihrer Situation fertigzuwerden. Weil ich weiß, wie viel Energie es kostet, auch nur das eigene Überleben zu sichern, überrascht es mich nicht, welchen Preis sie dafür oft zahlen: Sie verzichten auf eine liebevolle Beziehung zu ihrem eigenen Körper, ihrem Geist und ihrer Seele.

Coping hat seinen Preis. Für viele Kinder ist es besser, sich selbst zu hassen, als ihre Beziehung zu ihren Betreuern aufs Spiel zu setzen, indem sie ihre Wut zum Ausdruck bringen oder davonlaufen. Deshalb wachsen missbrauchte und misshandelte Kinder häufig in dem Glauben auf, sie seien grundsätzlich nicht liebenswert; nur so konnten sie sich in ihrer Kindheit erklären, warum sie so schlecht behandelt wurden. Sie überleben, indem sie große Teile der Wirklichkeit leugnen, ignorieren und abspalten: Sie vergessen den Missbrauch oder die Misshandlungen, die sie erlebt haben; sie unterdrücken ihre Wut oder Verzweiflung; und sie betäuben ihre Körperempfindungen. Wenn Sie als Kind missbraucht worden sind, existiert bei Ihnen wahrscheinlich ein kindlicher Anteil, der in der traumatischen Situation erstarrt ist und der an dieser Art von Selbsthass und Leugnen festhält. Viele Erwachsene, die Entsetzliches erlebt haben, sitzen in dieser Falle. Die Verbannung starker Gefühle kann kurzfristig sehr adaptiv wirken. Es hilft Menschen, ihre Würde und Unabhängigkeit zu bewahren oder sich auf wichtige aktuelle Aufgaben zu konzentrieren, beispielsweise darauf, einen Kameraden zu retten, für die eigenen Kinder zu sorgen oder ein Haus wieder bewohnbar zu machen.

Die Probleme folgen später. Nachdem ein Soldat mit angesehen hat, wie einer seiner Freunde in die Luft gesprengt wurde, muss er irgendwann in das Zivilleben zurückkehren und versuchen, das Erlebte aus seinem Bewusstsein zu verdrängen. Ein schützender Anteil von ihm weiß, wie man sich in seinem Beruf kompetent verhält und wie man mit Kollegen auskommt. Doch wird er vielleicht immer wieder wütend auf seine Freundin, oder er empfindet nichts oder erstarrt, wenn er sich ihrer Berührung hingeben will und dann das Gefühl hat, die Kontrolle zu verlieren. Wahrscheinlich merkt er nicht, dass sein Geist passive Hingabe automatisch mit jenem Zustand der Lähmung assoziiert, den er beim Tod seines Freundes empfand. Deshalb tritt ein weiterer schützender Anteil in Funktion, indem er eine Ablenkung kreiert: Er wird wütend, und weil er sich nicht erklären kann, was ihn wütend gemacht hat, glaubt er, etwas, was seine Freundin getan habe, sei der Grund. Und wenn er häufiger auf sie (und später auf andere Freundinnen) wütend wird, isoliert er sich immer stärker. Aber möglicherweise wird ihm nie klar, dass durch Passivität ein traumatisierter Anteil aktiviert wird und dass dann ein anderer Anteil, ein wütender »Manager«, aktiv wird, um den verletzlichen Anteil zu schützen. Eine Therapie, die solchen Anteilen hilft, ihre extremen Überzeugungen aufzugeben, kann das Leben des Patienten retten.

Wie wir in Kapitel 13 gesehen haben, besteht eine zentrale Aufgabe der therapeutischen Arbeit an einem Trauma darin, dem Patienten beizubringen, mit Erinnerungen an die Vergangenheit zu leben, ohne sich von ihnen in der Gegenwart überwältigen zu lassen. Doch die meisten Traumatisierten, auch diejenigen mit guter oder sogar überragender Funktionsfähigkeit in bestimmten Lebensbereichen, sehen sich mit einer anderen, noch größeren Herausforderung konfrontiert: mit der Notwendigkeit, ein Geist-/Gehirn-System umzuorganisieren, das sich darauf eingestellt hatte, mit dem Schlimmsten fertigzuwerden. So wie wir uns traumatische Erinnerungen noch einmal vergegenwärtigen müssen, um sie integrieren zu können, müssen wir auch zu den Anteilen von uns wieder in Kontakt treten, die jene defensiven Gewohnheiten entwickelt haben, die unser Überleben gesichert haben.

Der Geist ist ein Mosaik

Wir alle haben verschiedene Anteile. Im Moment hat ein Anteil von mir das Bedürfnis nach einem Nickerchen; ein anderer Anteil möchte weiter an diesem Text arbeiten. Ein dritter Anteil, der sich noch wegen einer beleidigenden E-Mail-Nachricht verletzt fühlt, möchte, dass ich den Absender in einer scharfen »Antwort« zur Schnecke mache, während ein weiterer Anteil die Sache lieber auf sich beruhen lassen will. Die meisten Menschen, die mich kennen, haben meine intensiven, aufrichtigen und reizbaren Anteile kennengelernt; einige haben auch mit dem kleinen knurrenden Hund in mir Bekanntschaft gemacht. Meine Kinder erinnern sich noch gut an Urlaube meiner Familie, in denen sie meine spielerischen und abenteuerlustigen Anteile kennengelernt haben.

Wenn Sie morgens Ihr Büro betreten und sich über dem Kopf Ihres Chefs dunkle Sturmwolken zusammengebraut haben, wissen Sie ganz genau, was kommen wird. Der wütende Anteil von ihm hat eine ganz bestimmte Art von Stimme, Vokabular und Körperhaltung – völlig andere Charakteristika als gestern, als Sie sich mit ihm zusammen Bilder von Ihren und seinen Kindern angeschaut haben. Anteile sind nicht nur Gefühle, sondern völlig unterschiedliche Seinsweisen mit eigenen Überzeugungen, Agenden und Rollen, die alle mit der generellen Ökologie unseres Lebens zusammenhängen.

Wie gut wir mit uns selbst zurechtkommen, hängt großenteils von unseren *Selfleadership*-Fähigkeiten ab – davon, wie gut wir unseren verschiedenen Anteilen zuhören, ob wir sicherstellen, dass sie sich umsorgt fühlen, und davon, ob wir sie daran hindern können, einander zu sabotieren. Anteile präsentieren sich häufig als Alleinherrscher, obwohl sie nur ein Element einer komplexen Konstellation von Gedanken, Emotionen und Empfindungen sind. Wenn Margaret während eines Streits brüllt: »Ich hasse dich«, denkt Joe wahrscheinlich, sie verachte ihn – und Margaret würde das in diesem Moment wahrscheinlich auch bestätigen. Aber tatsächlich ist nur ein bestimmter Anteil von ihr wütend, und dieser verbirgt zeitweise ihre großzügigen und liebevollen Gefühle, die durchaus wieder auftauchen können, wenn sie die verheerende Wirkung ihrer Äußerung auf Joes Gesicht bemerkt.

Alle wichtigen psychotherapeutischen Schulen erkennen an, dass Menschen Teilpersönlichkeiten haben, denen sie unterschiedliche Namen geben.[2] Im Jahre 1890 schrieb William James: »Es muss zugegeben werden, dass … sich das gesamte potenzielle Bewusstsein möglicherweise in Anteile aufspalten lässt, die nebeneinander existieren, einander jedoch ignorieren und die Wissensobjekte untereinander aufteilen.«[3] Carl Gustav Jung schrieb: »Die Seele als ein selbstregulierendes System ist balanciert wie das Leben des Körpers.«[4] Und: »Der natürliche Zustand der menschlichen Psyche besteht in einem gewissen Gegeneinander ihrer Komponenten und einer gewissen Widersprüchlichkeit ihrer Verhaltensweise …«[5], und schließlich: »Die Versöhnung dieser Gegensätze ist eines der wichtigsten Probleme, … insofern der somatisch gebundene Mensch, der ›Widersacher‹, ja nichts anderes ist als der ›andere in mir‹ …«[6]

Die moderne Neurowissenschaft hat die Vorstellung, dass der menschliche Geist einer Gesellschaft ähnelt, bestätigt. Michael Gazzaniga, Pionier der Split-brain-Forschung, gelangte zu der Überzeugung, dass der Geist aus semiautonomen Modulen besteht, die jeweils eine spezielle Aufgabe erfüllen.[7] Er schreibt: »Aber was ist von der Vorstellung zu halten, dass das Selbst keine Einheit ist und dass in uns möglicherweise verschiedene Bewusstseinsbereiche existieren? … Unsere [Split-brain-]Studien haben die neuartige Vorstellung hervorgebracht, dass es genau genommen verschiedene ›Selbste‹ gibt und dass diese nicht unbedingt innerlich miteinander kommunizieren.«[8] Marvin Minsky vom MIT, ein Pionier im Bereich der künstlichen Intelligenz, hat erklärt: »Die Legende vom singulären Selbst kann uns nur vom Gegenstand dieser Untersuchung ablenken.«[9] … »Dies alles deutet darauf hin, dass es vielleicht nicht falsch ist, sich vorzustellen, im Gehirn gebe es eine Gesellschaft verschiedener ›Geister‹. Wie die Mitglieder einer Familie könnten diese zusammenarbeiten, um sich gegenseitig zu helfen, und doch ihre eigenen mentalen Erfahrungen machen, von denen die übrigen nichts wissen.«[10]

Therapeuten, die gelernt haben, ihre Patienten als komplexe menschliche Wesen mit vielfältigen Charakteristika und Potenzialen zu sehen, können die Betreffenden dazu anleiten, ihr System innerer Anteile zu erforschen und sich um die verletzten unter diesen Anteilen zu kümmern. Es gibt verschiedene Behandlungsansätze dieser Art, darunter den von meinen niederländischen Kollegen Onno van der Hart und Ellert Nijenhuis in Kooperation mit der in Atlanta ansässigen Kathy Steele entwickelten, den in Europa viele nutzen, sowie die in den USA von Richard Kluft entwickelte Methode.[11]

Zwanzig Jahre nach meiner Arbeit mit Mary lernte ich Richard Schwartz kennen, der die *Internal Family Systems Therapy* (IFS – Systemische Therapie mit der inneren Familie) entwickelt hat. Durch die Arbeit von Schwartz ist Minskys »Familien«-Metapher erst richtig zum Leben erwacht und hat mir eine systematische Möglichkeit erschlossen, mit durch Traumata entstandenen abgespaltenen Anteilen zu arbeiten. Im Zentrum der IFS steht die Vorstellung, unser Geist gleiche einer Familie, deren Mitglieder verschiedene Grade der Reife, Reizbarkeit und Weisheit sowie des Schmerzes charakterisieren. Diese Anteile bilden zusammen ein Netzwerk oder System, innerhalb dessen Veränderungen in einem bestimmten Anteil sich auf alle anderen Anteile auswirken.

Das IFS-Modell hat mir geholfen, mir darüber klar zu werden, dass Dissoziation sich innerhalb eines Spektrums manifestiert. Im Falle einer Traumatisierung bricht das Selbstsystem zusammen, und einzelne Anteile von ihm werden polarisiert und bekämpfen einander. Selbsthass besteht neben Größenfantasien (und beide bekämpfen einander); liebevolle Fürsorge existiert neben Hass; Selbstbetäubung und Passivität stehen neben Wut und Aggression. Und diese extrem divergierenden Anteile tragen die Last des Traumas.

In der IFS-Therapie wird ein Anteil nicht nur als vorübergehender emotionaler Zustand oder als gewohntes Denkmuster angesehen, sondern als individuelles psychisches System mit eigener Geschichte, eigenen Fähigkeiten und Bedürfnissen sowie einer eigenen Weltsicht.[12] Ein Trauma injiziert Anteilen Überzeugungen und Emotionen, die sie aus ihrem natürlichen Zustand, der seinen Wert in sich hat, herausreißen. Beispielsweise haben wir alle Anteile, die kindlich und lebensfroh sind. Bei Missbrauch oder Misshandlungen werden diese Anteile am stärksten verletzt, und sie erstarren und leiden fortan unter Schmerz, Entsetzen und dem Gefühl, verraten worden zu sein, die infolge von Missbrauch oder Misshandlungen entstehen. Aufgrund ihrer Last werden diese Anteile dann für uns so unerträglich, dass wir sie um jeden Preis verleugnen müssen. Und weil sie in unserem Inneren eingesperrt sind, nennt die IFS-Therapie sie *Verbannte.*

Andere Anteile übernehmen in solchen Fällen die Aufgabe, die innere Familie vor den Verbannten zu schützen. Diese Beschützer halten die schädlichen Anteile in Schach, aber damit übernehmen sie einen Teil der Energie der Missbrauchs- oder Misshandlungstäter. Kritische und perfektionistische *Manager*-Anteile können dafür sorgen, dass wir anderen Menschen nie näherkommen, sie können uns aber unablässig zur Produktivität antreiben. Eine weitere Gruppe von Beschützern wird in der IFS-Therapie *Feuerbekämpfer* genannt; diese Notfallhelfer treten spontan in Erscheinung, wenn ein Erlebnis eine verbannte Emotion aktiviert.

Jeder abgespaltene Anteil birgt andere Erinnerungen, Überzeugungen und physische Empfindungen – einige Scham, andere Wut, wieder andere Freude und Begeisterung und manche Einsamkeit oder demütiges Einverständnis. Dies alles sind Aspekte des Missbrauchs-/Misshandlungserlebnisses. Entscheidend ist die Erkenntnis, dass alle diese Anteile eine Funktion haben: Sie schützen davor, angesichts der drohenden Vernichtung Entsetzen zu empfinden.

Bei Kindern, die ihren Schmerz ausagieren, statt ihn in sich zu verschließen, wird oft eine »Störung mit oppositionellem Trotzverhalten«, eine »Bindungsstörung« oder eine »Verhaltensstörung« diagnostiziert. Doch diese Bezeichnungen ignorieren die Tatsache, dass Wut und Rückzug nur Facetten eines ganzen Spektrums verzweifelter Bemühungen um das eigene Überleben sind. Wenn man versucht, das Verhalten eines Kindes unter Kontrolle zu bringen, ohne sich mit dem zugrunde liegenden Problem – Missbrauch oder Misshandlungen – zu befassen, sind Behandlungen, die man mit dieser Zielsetzung auswählt, bestenfalls ineffektiv und schlimmstenfalls schädlich. Wenn solche Kinder erwachsen werden, verbinden sich ihre Anteile nicht spontan zu einer kohärenten Persönlichkeit, sondern existieren weiterhin sehr autonom.

Anteile, die »draußen« sind (d. h., die in der Außenwelt agieren), sind sich der übrigen Anteile des Gesamtsystems nicht unbedingt bewusst.[13] Die meisten der Männer, die ich hinsichtlich ihrer sexuellen Belästigung durch einen katholischen Priester evaluiert habe, konsumierten Anabolika und verbrachten ziemlich viel Zeit im Fitnessstudio mit dem Stemmen von Gewichten. Diese zwanghaften Bodybuilder lebten in einer männlichen Kultur des Schwitzens, des Footballs und des Biers, in der Schwäche und Angst sorgfältig verborgen wurden. Erst wenn sie sich in meiner Gegenwart sicher fühlten, lernte ich die verängstigten Kinder in ihnen kennen.

Es kann auch sein, dass Patienten die Anteile, die »draußen« sind, nicht mögen, nämlich wenn es sich um Anteile handelt, die wütend, destruktiv oder kritisch sind. Doch die IFS-Therapie bietet einen Rahmen, in dem man sie verstehen kann – und, was auch wichtig ist, in dem man über sie reden kann, ohne sie zu »pathologisieren«. Wenn man begreift, dass jeder dieser Anteile von Lasten aus der Vergangenheit bedrückt wird, und wenn man seine jeweilige Funktion im Gesamtsystem anerkennt, so fühlt er sich weniger bedrohlich oder überwältigend an.

Schwartz konstatiert: »Wenn man die grundlegende Vorstellung akzeptiert, dass die Menschen einen angeborenen Trieb haben, ihre Gesundheit zu fördern, so impliziert dies, dass sie im Falle chronischer Probleme auf irgendeine Weise daran gehindert werden, zu diesen inneren Ressourcen in Kontakt zu treten. In Kenntnis dessen besteht die Aufgabe des Therapeuten eher darin, mit dem Patienten zusammenzuarbeiten, als darin, ihn zu belehren, ihn zu konfrontieren oder Löcher in seiner Psyche auszufüllen.«[14] Der erste Schritt auf dem Weg einer solchen Zusammenarbeit besteht darin, dem inneren System zu versichern, dass alle Anteile willkommen sind und dass sie alle – sogar die suizidalen oder destruktiven – entstanden sind, um das Selbstsystem als Ganzes zu schützen, auch wenn sie aktuell den Eindruck erwecken mögen, es zu bedrohen.

Selfleadership

Die IFS-Therapie trägt der Tatsache Rechnung, dass die Kultivierung achtsamer *Selfleadership* die Grundlage jeder Traumaheilung ist. Achtsamkeit ermöglicht uns nicht nur, uns unsere innere Landschaft mitfühlend und interessiert anzuschauen, sondern sie kann uns auch aktiv in Richtung Selbstfürsorge lenken. Alle Systeme – Familien, Organisationen und Nationen – agieren nur dann effektiv, wenn sie nach klaren Prinzipien und kompetent geführt werden. Mit der inneren Familie verhält es sich in dieser Hinsicht genauso: Wir müssen allen unseren Facetten Aufmerksamkeit schenken. Unsere innere Führung muss die verfügbaren Ressourcen klug verteilen und eine Sicht des Ganzen entwickeln, die allen Anteilen Rechnung trägt.

Richard Schwartz erklärt:

> Das innere System eines Missbrauchsopfers unterscheidet sich von dem einer nicht missbrauchten oder misshandelten Person hinsichtlich des ständigen Mangels an effektiver Führung, der extremen Regeln, denen die Funktion der Anteile unterliegt, und des Fehlens jeder konsistenten Balance oder Harmonie. In der Regel agieren die Anteile auf der Grundlage von überholten Annahmen und Überzeugungen, die durch den Missbrauch oder die Misshandlungen in der Kindheit entstanden sind, was die Betreffenden

beispielsweise glauben lässt, dass es immer noch extrem gefährlich ist, Geheimnisse über traumatische Erlebnisse in der Kindheit zu offenbaren.[15]

Was passiert, wenn das Selbst nicht mehr die Führung innehat? In der IFS-Terminologie wird dies *»Blending«* genannt, und es handelt sich dabei um einen Zustand, in dem das Selbst sich mit einem bestimmten Anteil identifiziert, so wie es beispielsweise in Äußerungen wie »Ich will mich umbringen« oder »Ich hasse dich« zum Ausdruck kommt. Man beachte, dass dies etwas vollkommen anderes ist als die Aussage »Ein Anteil von mir wünscht sich, dass ich tot bin« oder »Ein Anteil von mir wird getriggert, wenn du das tust, und weckt in mir den Wunsch, dich umzubringen«.

Schwartz formuliert zwei Aussagen, durch die er das Konzept der Achtsamkeit auf den Bereich der aktiven Führung überträgt. Die erste lautet, dass dieses Selbst nicht kultiviert oder entwickelt zu werden braucht. Unter der Oberfläche der Beschützeranteile von Traumatisierten gibt es eine unbeschädigte Essenz, ein Selbst, das zuversichtlich, neugierig und ruhig ist, ein Selbst, das von verschiedenen Beschützern vor der Zerstörung geschützt worden ist, von Beschützern, die aufgrund des Bemühens, das Überleben zu sichern, entstanden sind. Sobald diese Beschützer das Vertrauen entwickelt haben zu glauben, dass es ungefährlich ist, sich voneinander zu trennen, taucht spontan das Selbst auf, und die Anteile können am Heilungsprozess beteiligt werden.

Die zweite Annahme lautet, dass das achtsame Selbst, statt nur passiver Beobachter zu sein, das innere System reorganisieren und mit den Anteilen auf eine Weise kommunizieren kann, die ihnen hilft, das Vertrauen zu entwickeln, dass es innen jemanden gibt, der mit Schwierigkeiten umzugehen versteht. Die neurowissenschaftliche Forschung hat gezeigt, dass auch dies nicht nur eine Metapher ist. Achtsamkeit verstärkt die Aktivierung des medialen Präfrontalkortex und verringert die Aktivierung von Strukturen wie der Amygdala, die unsere emotionalen Reaktionen initiieren. Dies vergrößert unseren Einfluss auf das emotionale Gehirn.

Noch wichtiger als die Förderung einer Beziehung zwischen einem Therapeuten und einem hilflosen Patienten ist der IFS-Therapie die Förderung der Beziehung zwischen dem Selbst und den verschiedenen Beschützeranteilen. Im Rahmen dieses Behandlungsmodells fungiert das Selbst nicht nur als Zeuge oder passiver Beobachter wie in einigen meditativen Traditionen, sondern hat auch eine aktive, führende Rolle. Das Selbst gleicht einem Orchesterdirigenten, der allen Musikern im Orchester hilft, als Klangkörper harmonisch zusammenzuspielen, statt eine Kakofonie zu erzeugen.

Die innere Landschaft kennenlernen

Aufgabe des Therapeuten ist es, aus diesem verwirrenden Gemisch separate Wesenheiten herauszufiltern, sodass sie sagen können: »Dieser Anteil von mir ist wie ein kleines Kind, und jener ist zwar reifer, fühlt sich aber wie ein Opfer.« Vielleicht mögen Sie viele dieser Anteile nicht, doch wenn sie identifiziert sind, wirken sie weniger beängstigend oder überwältigend. Der nächste Schritt besteht darin, den Patienten aufzufordern, jeden Beschützeranteil, der auftaucht, zu bitten, zeitweise »zurückzutreten«, damit wir sehen können, was er schützt. Geschieht dies immer wieder, lösen die Anteile sich allmählich vom Selbst und geben der achtsamen Selbstbeobachtung Raum. Die Patienten lernen dann, ihre Angst und Wut oder ihren Ekel zeitweilig zu neutralisieren und sich der Neugier und der Selbstreflexion zu öffnen. Aus der stabilen Perspektive des Selbst können sie konstruktive innere Dialoge mit ihren verschiedenen Anteilen entwickeln.

Die Patienten werden aufgefordert herauszufinden, welcher Anteil für ihr momentanes Problem eine Rolle spielt, beispielsweise für ihr Gefühl eigener Wertlosigkeit, für das Gefühl, verlassen worden zu sein, oder für ihre Besessenheit von Rachegedanken. Wenn sie sich fragen: »Was in mir fühlt sich so?«, kann in ihrem Geist ein Bild auftauchen.[16] Vielleicht wirkt der depressive Anteil wie ein verlassenes Kind, wie ein älterer Mann oder wie eine traumatisierte Krankenschwester, die Verwundete versorgt; und ein rachsüchtiger Anteil wirkt wie ein Kriegsveteran oder ein Mitglied einer Straßengang.

Dann fragt der Therapeut: »Wie fühlen Sie sich gegenüber diesem (traurigen, rachsüchtigen, entsetzten) Anteil von Ihnen?« Dies ist die Vorbereitung auf achtsame Selbstbeobachtung, weil es die Person vom betreffenden Anteil unterscheidet. Reagiert der Patient extrem, indem er beispielsweise sagt: »Ich hasse es«, weiß der Therapeut, dass noch ein weiterer Beschützeranteil bei ihm existiert. Er kann dann fragen: »Schauen Sie einmal, ob der Anteil, der ›es hasst‹, bereit ist, ein wenig in den Hintergrund zu treten.« Oft dankt der Patient dem Beschützeranteil dann für seine Wachsamkeit und versichert ihm, dass er nötigenfalls jederzeit zurückkehren kann. Ist der Beschützeranteil bereit zurückzutreten, sollte als Nächstes gefragt werden: »Wie fühlen Sie sich jetzt dem (zuvor abgelehnten) Anteil gegenüber?« Wahrscheinlich antwortet der Patient darauf etwas wie: »Ich frage mich, warum er so (traurig, rachsüchtig usw.) ist.« Auf diese Weise wird es möglich, den Anteil besser kennenzulernen – beispielsweise indem man ihn fragt, wie alt er ist und wie es gekommen ist, dass er sich so fühlt, wie er sich nun fühlt.

Sobald ein Patient sich in einem gewissen Maße offenbart hat und auf diese Weise eine kritische Masse erreicht ist, findet diese Art von Dialog spontan statt. An diesem Punkt sollte der Therapeut zur Seite treten und nach anderen Anteilen, die sich einmischen könnten, Ausschau halten oder sich gelegentlich empathisch äußern oder Fragen stellen wie: »Was sagen Sie darüber zu diesem Anteil?« oder: »Wohin wollen Sie jetzt gehen?« oder: »Wie würde sich der nächste richtige Schritt anfühlen?« Oder er stellt die universelle Selbsterkundungsfrage: »Wie fühlen Sie sich jetzt diesem Anteil gegenüber?«

Ein Leben in Teilen

Joan war zu mir gekommen, weil sie ihre unkontrollierbaren Wutanfälle in den Griff bekommen und mit ihren Schuldgefühlen wegen zahlreicher Affären fertigwerden wollte, unter denen die neueste eine mit ihrem Tennis-Coach gewesen war. In der ersten Sitzung beschrieb sie ihre Situation wie folgt: »Ich wechsle im Laufe von zehn Minuten von meiner Existenz als erfolgreiche Selbstständige über die eines weinenden Kindes und die eines wütenden Biests zu der einer erbarmungslosen Fressmaschine. Und ich habe nicht die geringste Ahnung, was von alldem ich wirklich bin.«

Vorher hatte Joan in der Sitzung schon die Drucke an den Wänden meines Behandlungsraums, meine klapprigen Möbel und meinen unaufgeräumten Schreibtisch bemäkelt. Angriffe waren ihre beste Verteidigung. Sie versuchte so, sich auf erneute Verletzungen vorzubereiten – wahrscheinlich würde ich sie ebenso enttäuschen, wie so viele vor mir sie enttäuscht hatten. Sie wusste, dass eine Therapie nur wirken konnte, wenn sie sich verletzlich machte; deshalb musste sie herausfinden, ob ich ihre Wut und Angst und ihren Schmerz würde ertragen können. Mir wurde klar, dass ich ihrer Defensivität nur durch starkes Interesse an den Einzelheiten ihres Lebens etwas entgegensetzen konnte. Angesichts des Risikos, das sie einging, indem sie mit mir redete, musste ich ihr gegenüber die Unerschütterlichkeit meiner Unterstützung zeigen und die Anteile akzeptieren, für die sie sich am meisten schämte.

Ich fragte Joan, ob sie sich des Anteils von sich, der alle kritisiere, bewusst sei. Als sie dies bestätigt hatte, fragte ich weiter, wie sie sich dieser Kritikerin gegenüber fühle. Diese Schlüsselfrage ermöglichte ihr, sich von diesem Anteil allmählich zu distanzieren und zu sich selbst in Kontakt zu treten. Joan antwortete, sie hasse die Kritikerin, die sie an ihre Mutter erinnere. Auf meine Frage hin, was dieser kritische Anteil wohl schütze, ließ ihre Wut nach, und sie wurde neugieriger und nachdenklicher: »Ich frage mich, warum sie es für notwendig hält, mir gegenüber teilweise die gleichen Schimpfworte zu benutzen, die auch meine Mutter benutzt hat, und sogar noch schlimmere.« Sie sprach auch über ihre große Angst vor ihrer Mutter in ihrer Kindheit und darüber, dass sie das Gefühl gehabt habe, nie etwas richtig machen zu können. Die Kritikerin war offensichtlich eine Managerin: Sie schützte Joan nicht nur vor mir, sondern versuchte auch, die Kritik ihrer Mutter zu antizipieren.

Im Laufe der nächsten Wochen berichtete Joan, sie sei vom Freund ihrer Mutter sexuell belästigt worden, und dies sei wahrscheinlich geschehen, als sie im ersten oder zweiten Schuljahr war. Danach hatte sie geglaubt, sie sei für intime Beziehungen »ruiniert«. Während sie gegenüber ihrem Mann, nach dem sie kein sexuelles Verlangen verspürte, sehr fordernd und kritisch auftrat, zeigte sie sich in Liebesaffären sehr leidenschaftlich und waghalsig. Doch ihre Affären endeten immer ähnlich: Beim Sex packte sie plötzlich das Entsetzen, sie krümmte sich zu einem Ball zusammen und wimmerte wie ein kleines Mädchen. Diese Szenen ließen sie verwirrt und von sich selbst angeekelt zurück, und danach konnte sie den Kontakt zu ihrem Liebhaber nicht mehr ertragen.

Wie Marilyn aus Kapitel 8 erzählte mir auch Joan, sie habe gelernt, sich »verschwinden« zu lassen, wenn sie sexuell belästigt worden sei; sie habe dann über der realen Szene geschwebt, als würde das, was dabei geschah, einem anderen Mädchen zustoßen. Die Verbannung der Belästigung aus ihrem Geist hatte Joan in ihrer Schulzeit ein normales Leben ermöglicht, mit Freundinnen, bei denen sie gelegentlich übernachtete, und mit der Teilnahme an Teamsportarten. Problematisch wurde ihre Situation, als sie in der Adoleszenz ihr Muster strikter Verachtung gegenüber Jungen, die sie gut behandelten, entwickelte und nur eher zufälligen Sex zuließ und sich danach stets gedemütigt und beschämt fühlte. Sie erklärte mir, Bulimie sei für sie, was ein Orgasmus wohl für andere Menschen sei, und mit ihrem Mann Sex zu haben sei für sie wie für andere das Erbrechen. Konkrete Erinnerungen an ihre Missbrauchserlebnisse waren bei ihr abgespalten (dissoziiert), doch sie reinszenierte das Erlebte, ohne sich dessen bewusst zu sein.

Ich versuchte nicht, ihr zu erklären, warum sie sich so wütend, schuldig oder verschlossen fühlte – sie sah sich als »schadhafte Ware«. In einer Therapie ist ebenso wie bei der Verarbeitung von Erinnerungen die Technik der allmählichen Annäherung, die ich in Kapitel 13 erläutert habe (das Pendeln), von zentraler Bedeutung. Um Joan die Möglichkeit zu erschließen, sich mit ihrem Leiden und ihrer Verletztheit auseinanderzusetzen und sich dadurch letztlich zu heilen, müssten wir zunächst ihre eigene Stärke und Selbstliebe mobilisieren.

Um dies zu erreichen, mussten wir uns auf ihre vielen inneren Ressourcen fokussieren, und ich musste mir vergegenwärtigen, dass ich ihr die Liebe und Fürsorge, die sie als Kind nicht erhalten hatte, nicht nachträglich würde geben können. Wenn man als Therapeut, Lehrer oder Mentor versucht, durch frühe Entbehrung entstandene Mängel zu beheben, muss man früher oder später einsehen, dass man die falsche Person ist und dass der Zeitpunkt ebenso wie der Ort der falsche ist. Die Therapie musste sich auf Joans Beziehung zu ihren Anteilen konzentrieren, nicht auf ihre Beziehung zu mir.

Begegnung mit den Managern

Im weiteren Verlauf von Joans Behandlung identifizierten wir viele Anteile, die zu verschiedenen Zeitpunkten die Führung übernahmen: einen aggressiven Kindanteil, der Wutanfälle bekam, einen promiskuitiven jugendlichen Anteil, einen suizidalen Anteil, einen obsessiven Manager, einen braven Moralisten usw. Wie es oft der Fall ist, lernten wir die Manager zuerst kennen. Ihre Aufgabe bestand darin, Demütigungen und Verlassenwerden zu verhindern und dafür zu sorgen, dass die Patientin in einem organisierten Zustand und in Sicherheit blieb. Einige Manager sind aggressiv, so Joans Kritikerin, andere perfektionistisch oder reserviert und sorgfältig bemüht, nicht ins Zentrum der Aufmerksamkeit zu rücken. Manche fordern uns auf, bewusst nicht darauf zu achten, was vor sich geht, und passiv zu bleiben, um Gefahren zu meiden. Innere Manager kontrollieren auch den Zugang zu den Emotionen, um zu verhindern, dass das Selbstsystem überlastet wird.

Es kostet sehr viel Energie, das Gesamtsystem unter Kontrolle zu halten. Ein einziger unbedachter Augenblick kann reichen, um mehrere Anteile gleichzeitig zu aktivieren: einen sexuell stark erregten, einen voller Selbsthass und einen dritten, der sich mithilfe von Schnittverletzungen zu beruhigen versucht. Andere Manager entwickeln Obsessionen und Ablenkungen oder leugnen die Realität völlig. Doch jeder Anteil sollte als innerer Beschützer verstanden werden, der bei der Verteidigung eine wichtige Funktion erfüllt. Auf Managern lastet eine gewaltige Verantwortung, und oft wachsen ihnen die Probleme über den Kopf.

Einige Manager sind sehr kompetent. Viele meiner Patienten tragen in ihrem Beruf große Verantwortung, sie sind sehr erfolgreich und erfüllen auch ihre Aufgaben als Eltern oft vorbildlich. Joans Kritikerin hatte zu Joans Erfolg als Augenärztin zweifellos beigetragen. Ich hatte auch viele Patienten, die sehr gute Lehrer oder Krankenpfleger waren. Ihren Kollegen mag sie als ein wenig kühl oder reserviert erschienen sein, aber wahrscheinlich wären sie erstaunt gewesen, wenn sie entdeckt hätten, dass ihre beruflich vorbildliche Arbeitskollegin an einer Essstörung litt, zu Selbstverletzungen neigte und bizarre sexuelle Praktiken bevorzugte.

Allmählich wurde Joan klar, dass es normal ist, gegensätzliche Gefühle und Gedanken gleichzeitig zu erleben, und aufgrund dessen entwickelte sie allmählich das Vertrauen, das sie brauchte, um sich der vor ihr liegenden Aufgabe zu stellen. Statt weiter zu glauben, der Hass zehre ihr ganzes Sein auf, wurde ihr nun klar, dass sich nur ein Anteil von ihr vom Hass gelähmt fühlte. Nach einer negativen Beurteilung von ihren Vorgesetzten geriet Joan jedoch ins Trudeln und warf sich vor, sie schütze sich nicht, weshalb sie sich bedürftig, schwach und machtlos fühlte. Als ich sie aufforderte festzustellen, wo in ihrem Körper der machtlose Anteil von ihr zu lokalisieren sei und wie sie sich ihm gegenüber fühle, weigerte sie sich, dies zu klären. Sie sagte, sie könne das quengelige, inkompetente Mädchen nicht ertragen, weil sie sich seinetwegen schäme und sich selbst verachte. Ich vermutete, dass dieser Anteil viele Erinnerungen an ihre Missbrauchserlebnisse unter Verschluss hielt, entschied mich aber, sie in dieser Hinsicht zunächst noch nicht zu bedrängen. Sie verließ meine Praxis in einer Verfassung des Rückzugs und der Aufgebrachtheit.

Am nächsten Tag fiel sie über ihren Kühlschrank her und verbrachte anschließend Stunden damit, das Gegessene wieder zu erbrechen. Beim nächsten Besuch in meiner Praxis sagte sie, sie wolle sich umbringen. Sie war überrascht, dass ich ihr mit aufrichtiger Neugier begegnete und sie weder wegen ihrer Bulimie noch wegen ihrer Suizidpläne verurteilte. Als ich sie fragte, welche Anteile bei ihr momentan aktiv seien, meldete sich die Kritikerin zu Wort und platzte heraus: »Sie ist ekelhaft!« Nachdem sie diesen Anteil gebeten hatte zurückzutreten, erklärte der nächste daraufhin auftauchende Anteil: »Mich wird nie jemand lieben«, woraufhin erneut die Kritikerin auftauchte und erklärte, die beste Möglichkeit, Joan zu helfen, sei, diesen ganzen Unsinn zu ignorieren und ihre Medikamentendosis zu erhöhen.

Offensichtlich schädigten diese Manager-Anteile die Patientin unabsichtlich, da es ihnen eigentlich darum ging, Joans verletzte Anteile zu schützen. Deshalb fragte ich sie immer wieder, was sie glaube, was geschehen werde, wenn diese Anteile in den Hintergrund träten. Joan antwortete: »Die Leute werden mich hassen«, und: »Ich werde dann allein sein und auf der Straße landen.« Nun tauchte eine Erinnerung auf: Ihre Mutter hatte zu ihr gesagt, wenn sie nicht gehorche, werde sie Joan zur Adoption freigeben, und dann werde sie ihre Schwestern und ihren Hund nie wiedersehen. Als ich sie fragte, wie sich das verängstigte Mädchen in ihr fühle, weinte sie und antwortete, es fühle sich ihretwegen schlecht. Sie war nun selbst wieder da, und ich war zuversichtlich, dass es uns gelungen war, ihr System zu beruhigen; es stellte sich jedoch heraus, dass wir in dieser Sitzung zu schnell zu viel in Bewegung gebracht hatten.

Die Flammen löschen

In der folgenden Woche kam Joan nicht zu ihrem Termin. Ihre Verbannten waren getriggert worden, und ihre Feuerbekämpfer wüteten. Später berichtete sie mir, am Abend nach der Sitzung, in der wir über ihre Angst, zu Pflegeeltern gegeben zu werden, gesprochen hatten, habe sie sich gefühlt, als würde sie sich umbringen. Sie hatte eine Bar aufgesucht und dort einen Mann abgeschleppt. Als sie sehr spät, ziemlich betrunken und sichtlich mitgenommen nach Hause gekommen war, hatte sie sich geweigert, mit ihrem Mann zu reden, und war in ihrem Arbeitszimmer eingeschlafen. Am nächsten Morgen hatte sie so getan, als sei nichts geschehen.

Feuerbekämpfer tun alles, was in ihrer Macht steht, um emotionalen Schmerz zu neutralisieren. Abgesehen von ihren gemeinschaftlichen Bemühungen, die Verbannten unter Verschluss zu halten, sind sie auch das genaue Gegenteil der Manager: Letzteren geht es vor allem darum, die Kontrolle zu behalten, während Feuerbekämpfer notfalls das Haus zerstören, um ein Feuer zu löschen. Der Kampf zwischen verkrampften Managern und unbändigen Feuerbekämpfern dauert so lange, bis die Verbannten, die die Last des Traumas tragen, nach Hause zurückgelassen und dort umsorgt werden.

Alle, die mit Traumatisierten arbeiten, machen Bekanntschaft mit Feuerbekämpfern. Ich habe Feuerbekämpfer kennengelernt, die suchtartig einkaufen, trinken, sich exzessiv mit Computerspielen beschäftigen, zu impulsiven Affären neigen oder zwanghaft Körpertraining betreiben. Eine »schmutzige Affäre« vermag das Entsetzen und die Scham eines missbrauchten Kindes zumindest für ein paar Stunden zu neutralisieren.

Man sollte nie vergessen, dass Feuerbekämpfer sich letztendlich verzweifelt bemühen, das System zu schützen. Im Gegensatz zu Managern, die in einer Therapie meist zumindest oberflächlich kooperativ wirken, halten sich Feuerbekämpfer nicht zurück: Sie werfen mit Beleidigungen um sich und stürmen wutentbrannt aus dem Raum. Sie sind außer sich, und wenn man sie fragt, was passieren würde, wenn sie ihre Aufgabe nicht mehr erfüllten, stellt sich heraus, dass sie glauben, die Gefühle der Verbannten würden dann das Selbstsystem vollständig ruinieren. Ihnen ist völlig unklar, dass es bessere Möglichkeiten gibt, die körperliche und emotionale Sicherheit zu schützen, und selbst wenn sie sich nicht mehr in Fressanfälle und Selbstverletzungen flüchten, finden sie oft andere Möglichkeiten, sich selbst Schaden zuzufügen. Dies findet nur dann ein Ende, wenn die Person als Ganzes die Zügel wieder in die Hand nimmt und wenn das Gesamtsystem sich wieder sicher fühlt.

Die Last der Verbannung

Verbannte sind die Abfalldeponie des Systems. Weil die mit dem Trauma assoziierten Erinnerungen, Empfindungen, Überzeugungen und Emotionen in ihnen enthalten sind, ist es gefährlich, sie freizulassen. Sie bewahren das »Oh, mein Gott, ich bin erledigt«-Erlebnis – die Essenz eines unausweichlichen Schocks – und die damit verbundenen Aspekte des Entsetzens, des Zusammenbruchs und der nachfolgenden Anpassung. Verbannte können sich in Form niederschmetternder körperlicher Empfindungen oder extremer Taubheitsgefühle offenbaren, und sie behagen weder den vernunftgläubigen Managern noch den draufgängerischen Feuerbekämpfern.

Wie die meisten Inzestopfer hasste auch Joan ihre Verbannten, insbesondere das kleine Mädchen, das auf die sexuellen Forderungen des Täters eingegangen war, und das entsetzte Kind, das allein in seinem Bett gewimmert hatte. Wenn Verbannte Manager überwältigen, gewinnen sie Macht über uns – wir sind dann nur noch das schwache, ungeliebte, zurückgewiesene und verlassene Kind. Das Selbst »verschmilzt« mit den Verbannten, und alle denkbaren Alternativen, unser Leben zu führen, treten in den Hintergrund. Schwartz beschreibt, was dann geschieht: »Wir sehen uns und die Welt durch ihre Augen und glauben, dies sei ›die‹ Welt. Uns würde in diesem Zustand nie in den Sinn kommen, dass wir gekidnappt worden sind.«[17]

Werden die Verbannten weggesperrt, sind nicht nur bestimmte Erinnerungen und Emotionen unzugänglich, sondern auch die Anteile, die sie bewahren, nämlich diejenigen, die durch das Trauma am stärksten verletzt wurden. Schwartz erläutert: »Gewöhnlich sind dies unsere sensibelsten, kreativsten, intimitätsliebendsten, lebendigsten, spielerischsten und unschuldigsten Anteile. Wenn sie nach ihrer Verletzung verbannt werden, erleiden sie doppeltes Unglück – der ursprünglichen Verletzung wird dann auch noch die Kränkung, zurückgewiesen zu werden, hinzugefügt.«[18] Joan entdeckte, dass die Verborgenheit der Verbannten und die Tatsache, dass sie verachtet wurden, sie zu einem Leben ohne jede Intimität und ohne echte Freude verurteilte.

Erschließen der Vergangenheit

Einige Monate nach Beginn von Joans Behandlung traten wir erneut mit dem verbannten Mädchen in Kontakt, das infolge von Joans sexueller Traumatisierung unter der Demütigung, Verwirrung und Scham litt. Inzwischen vertraute die Patientin mir, und ihr Selbstempfinden war so stark geworden, dass sie es ertragen konnte, sich als Kind zu beobachten und dabei alle seit Langem vergrabenen Gefühle des Schreckens, der Erregung, der Unterwerfung und der Mitschuld einzubeziehen. Im Laufe dieses Prozesses sagte sie nicht viel, und meine Aufgabe bestand hauptsächlich darin, den Zustand ruhiger Selbstbeobachtung bei ihr aufrechtzuerhalten. Oft verspürte sie den Impuls, sich angeekelt und entsetzt zurückzuziehen und dieses Kind, das sie nicht akzeptierte, in seinem Elend allein zurückzulassen. In solchen Augenblicken bat ich ihre Beschützer zurückzutreten, damit Joan sich weiter anhören konnte, was ihr kleines Mädchen ihr mitteilen wollte.

Aufgrund meiner Ermutigung sah sie sich schließlich in der Lage, in die Situation einzugreifen und das Mädchen an einen sicheren Ort zu bringen. Sie teilte dem Täter mit fester Stimme mit, sie werde nicht zulassen, dass er sich noch jemals dem Kind nähere. Statt dessen Existenz weiterhin zu leugnen, wirkte sie nun aktiv an seiner Befreiung mit. Wie bei der EMDR-Arbeit wurde das Trauma auch in diesem Fall aufgelöst, weil es Joan gelang, mit ihrer Vorstellung in Kontakt zu treten und die Szenen, in denen sie vor langer Zeit erstarrt war, zu modifizieren. An die Stelle hilfloser Passivität trat entschiedenes selbstbestimmtes Handeln.

Sobald Joan sich ihre Impulse und Verhaltensweisen wieder zu eigen machte, erkannte sie die Inhaltslosigkeit ihrer Beziehung zu ihrem Mann Brian und fing an, auf deren Veränderung zu beharren. Ich schlug ihr vor, mit Brian zusammen zu einer Sitzung zu kommen. Daraufhin erschien sie zu acht Sitzungen mit ihm gemeinsam, und im Anschluss daran vereinbarte ich mit Brian Einzelsitzungen.

Schwartz ist der Auffassung, die IFS-Therapie könne den Familienmitgliedern helfen, füreinander als »Mentoren« zu fungieren, wenn sie zu beobachten lernen, wie die verschiedenen Anteile eines Familienmitglieds mit denen eines anderen interagieren. Dies konnte ich bei Joan und Brian beobachten. Brian war anfangs sehr stolz darauf, dass er Joans Verhalten so lange ertragen hatte: Das Gefühl, dass sie ihn brauche, hatte ihn davon abgehalten, jemals über eine Scheidung nachzudenken. Doch da sie sich nun mehr Intimität wünschte, fühlte er sich von ihr unter Druck gesetzt und unzulänglich – was bei ihm einen panischen Anteil zutage förderte, der sich aus dem Kontakt zurückzog und gegen Gefühle eine Mauer errichtete.

Allmählich fing Brian an, darüber zu reden, dass er in einer Alkoholikerfamilie aufgewachsen war, in der Verhaltensweisen wie die von Joan als normal angesehen und weitgehend ignoriert wurden. Im Vordergrund standen eher die Aufenthalte des Vaters in Entzugskliniken und die langen stationären Behandlungen der Mutter wegen Depression und Suizidversuchen. Als ich Brians panischen Anteil fragte, was passieren würde, wenn er Brian gestatte, etwas zu fühlen, gab dieser zu, er fürchte, dann von Schmerzen überwältigt zu werden – vom Schmerz seiner Kindheit und vom Schmerz wegen seiner Beziehung zu Joan.

In den nächsten Wochen traten weitere Anteile in Erscheinung. Zuerst tauchte ein Beschützer auf, der sich vor Frauen fürchtete und entschlossen war, Brian niemals zum Opfer ihrer Manipulationen werden zu lassen. Dann entdeckten wir einen starken Betreuer-Anteil, der sich um Brians Mutter und seine jüngeren Geschwister gekümmert hatte. Dieser Anteil vermittelte Brian das Gefühl, etwas wert zu sein und eine Aufgabe zu erfüllen, und bot ihm eine Möglichkeit, mit seinem Entsetzen fertigzuwerden. Schließlich war Brian zu einer Konfrontation mit seinem Verbannten bereit, dem verängstigten und im Grunde mutterlosen Kind, um das sich niemand kümmerte.

Dies war eine sehr kurz gefasste Darstellung einer in der Realität sehr langen Exploration mit vielen Dimensionen, beispielsweise der, dass Joans Kritikerin von Zeit zu Zeit erneut auftauchte. Doch die IFS-Therapie half Joan und Brian von Anfang an, sich selbst und einander aus der Perspektive eines objektiven, interessierten und mitfühlenden Selbst zuzuhören. Sie waren nicht mehr in der Vergangenheit gefangen, und ihnen öffnete sich ein ganzes Spektrum neuer Möglichkeiten.

Die Macht des Selbst-Mitgefühls: Die IFS-Therapie im Rahmen der Behandlung rheumatoider Arthritis

Nancy Shadick ist Rheumatologin am *Brigham and Women's Hospital* in Boston, wo sie die rheumatoide Arthritis (RA) erforscht und regen Anteil daran nimmt, wie ihre Patienten ihre Krankheit erleben. Als sie anlässlich eines von Richard Schwartz geleiteten Workshops die IFS-Therapie kennenlernte, beschloss sie, diese in eine Untersuchung über Möglichkeiten psychosozialer Intervention bei RA-Patienten einzubeziehen.

RA ist eine Autoimmunkrankheit, die Entzündungen im ganzen Körper hervorruft. Diese verursachen chronische Schmerzen und beeinträchtigen die Funktionsfähigkeit. Medikamente können das Fortschreiten der Krankheit verzögern und die Schmerzen lindern, aber sie zu heilen ist bisher nicht möglich, und die Krankheit kann zu Depression, Angst und Isolation führen und ganz generell die Lebensqualität beeinträchtigen. Ich verfolgte diese Studie mit großem Interesse, weil mir auch schon aufgefallen war, dass zwischen Traumata und Autoimmunkrankheiten eine Beziehung besteht.

In Zusammenarbeit mit der erfahrenen IFS-Therapeutin Nancy Sowell plante Dr. Shadick eine auf neun Monate angelegte randomisierte Untersuchung, in der eine Gruppe von RA-Patienten sowohl im Gruppenrahmen als auch individuell Instruktionen in der IFS-Arbeit erhalten sollte, eine Kontrollgruppe hingegen regelmäßig E-Mails und Telefonanrufe erhielt, in denen sie über Krankheitssymptome und den Umgang mit ihnen informiert wurde. Beide Gruppen nahmen während der Studie ihre regulären Medikamente und wurden von Zeit zu Zeit von Rheumatologen untersucht, die nicht wussten, zu welcher der beiden Gruppen die einzelnen Probanden gehörten.

In der IFS-Gruppe sollten die Patienten lernen, ihre unvermeidliche Angst, Hoffnungslosigkeit und Wut zu akzeptieren und zu verstehen und diese Gefühle wie Mitglieder ihrer eigenen »inneren Familie« zu behandeln. Sie sollten die Kunst des inneren Dialogs erlernen, mit deren Hilfe sie ihren Schmerz erkennen, die damit verbundenen Gedanken und Emotionen identifizieren und sich diesen inneren Zuständen dann mit Interesse und Mitgefühl nähern sollten.

Ein grundsätzliches Problem wurde schon sehr früh erkennbar: Wie so viele Traumatisierte waren die RA-Patienten Alexithymiker. Nancy Sowell berichtete mir später, dass die Patienten sich nie über ihren Schmerz oder ihre Beeinträchtigungen beklagten, solange sie nicht völlig davon überwältigt wurden. Gefragt, wie sie sich fühlten, antworteten sie fast immer: »Mir geht es gut.« Ihre stoischen Anteile halfen ihnen offenbar, mit ihrer Situation fertigzuwerden, aber diese Manager sorgten auch dafür, dass sie das Leugnen nicht aufzugeben brauchten. Einige hatten ihre Körperempfindungen und Emotionen so rigoros ausgesperrt, dass sie nicht sinnvoll mit ihren Ärzten zusammenarbeiten konnten.

Um die Arbeit in Gang zu bringen, stellten die Leiter der Studie die IFS-Anteile sehr dramatisch vor, indem sie Möbel umstellten und die Manager, Verbannten und Feuerbekämpfer durch verschiedene Requisiten repräsentierten. Im Laufe der folgenden Wochen fingen die Gruppenmitglieder zunächst an, über die Manager zu reden, die ihnen empfohlen hatten, »gute Miene zum bösen Spiel zu machen«, weil sowieso niemand etwas über ihren Schmerz hören wolle. Dann forderten die Leiter der Studie die stoischen Anteile auf zurückzutreten. Außerdem zollten sie dem wütenden Anteil, der brüllen und Chaos anrichten wollte, Anerkennung, außerdem dem Anteil, der ständig im Bett bleiben wollte, und dem Verbannten, der sich wertlos fühlte, weil er nicht reden durfte. Es stellte sich heraus, dass von fast allen Teilnehmern in der Kindheit erwartet worden war, nicht gesehen und gehört zu werden. Um ihrer Sicherheit willen hatten sie ihre Bedürfnisse verbergen müssen.

Die IFS-Einzeltherapie half den Patienten, die Sprache der Anteile auf alltägliche Probleme anzuwenden. Beispielsweise fühlte eine Frau sich in beruflichen Konflikten gefangen, weil einer ihrer Manageranteile darauf beharrte, ihr einziger Ausweg bestehe darin, sich so zu überarbeiten, dass ihre RA aufflammte. Mithilfe des Therapeuten gelangte sie zu der Einsicht, dass sie sich um ihre Bedürfnisse kümmern konnte, ohne dadurch krank zu werden.

Die IFS-Gruppe und die Kontrollgruppe wurden im Laufe der neunmonatigen Untersuchung dreimal und ein Jahr nach Abschluss der Arbeit noch einmal evaluiert. Nach den neun Monaten ergaben Selbsteinschätzungen bei der IFS-Gruppe im Vergleich mit der Kontrollgruppe deutliche Verbesserungen hinsichtlich ihres Schmerzes, der physischen Funktionsfähigkeit und des Selbst-Mitgefühls. Außerdem wurden signifikante Verbesserungen hinsichtlich Depression und Selbstwirksamkeit festgestellt. Die Erfolge der IFS-Gruppe bezüglich der Schmerzwahrnehmung und depressiver Symptome hatten in der Kontrolluntersuchung ein Jahr später weiter Bestand, obwohl sich durch objektive Messungen keine Verbesserungen hinsichtlich des Schmerzes und der allgemeinen Funktionsfähigkeit mehr feststellen ließen. Am stärksten hatte sich somit die Fähigkeit der Patienten, mit ihrer Krankheit zu leben, verändert. In den Schlussfolgerungen zu ihrer Untersuchung hoben Shadick und Sowell hervor, dass die IFS-Therapie dem Selbst-Mitgefühl zentrale Bedeutung beimesse.

Diese Studie hatte nicht als erste gezeigt, dass psychologische Interventionen RA-Patienten helfen können. Hinsichtlich kognitiv-behavioraler Therapien und achtsamkeitsbasierter Praktiken wurde ebenfalls eine positive Wirkung auf Schmerz, Gelenkentzündungen, körperliche Beeinträchtigungen und Depression festgestellt.[19] Doch keine dieser Studien hat sich mit einer sehr wichtigen Frage beschäftigt: Wirkt sich eine Stärkung des psychischen Sicherheitsempfindens und von Geborgenheitsgefühlen positiv auf die Funktionsfähigkeit des Immunsystems aus?

Die Befreiung des verbannten Kindes

Peter leitete eine onkologische Abteilung in einem angesehenen medizinischen Forschungszentrum, das immer wieder als das beste in den USA beurteilt wurde. Er saß in meinem Behandlungsraum, infolge regelmäßigen Squash-Trainings in bester körperlicher Verfassung, und sein Selbstvertrauen hatte die Grenze zur Arroganz deutlich überschritten. Dieser Mann sah ganz und gar nicht so aus, als würde er an einer PTBS leiden. Er sagte, er wolle nur von mir wissen, wie er seiner Frau helfen könne, weniger »empfindlich« zu sein. Sie hatte gedroht, ihn zu verlassen, wenn er nicht an seinem »herzlosen Verhalten«, wie sie es nannte, etwas ändere. Peter versicherte mir, ihre Wahrnehmung der Situation sei deutlich verzerrt, denn es falle ihm doch offensichtlich nicht schwer, kranken Menschen gegenüber Empathie zu zeigen.

Er genoss es, über seine Arbeit zu berichten, und war stolz, weil Assistenzärzte und Praktikanten begierig darauf waren, mit ihm zusammenzuarbeiten. Offensichtlich genoss er auch den Klatsch darüber, dass seine Mitarbeiter sich vor ihm fürchteten. Er bezeichnete sich als »brutal ehrlich«, als echten Wissenschaftler und als jemanden, der sich nur die Fakten anschaue und – mit einem bedeutungsvollen Blick in meine Richtung – mit Narren nicht lange fackele. Er stelle hohe Anforderungen, aber keine höheren, als er an sich selbst stelle, und er versicherte mir, er brauche niemandes Liebe, nur Respekt.

Peter erzählte mir auch, sein psychiatrisches Praktikum in der Medical School habe ihn davon überzeugt, dass Psychiater nach wie vor Hexerei praktizierten, und durch seinen kurzen Einblick in die Praxis der Paartherapie habe sich dieser Eindruck bei ihm weiter verfestigt. Aus seiner Verachtung gegenüber Menschen, die ihren Eltern oder der Gesellschaft die Verantwortung für ihre Probleme anlasteten, machte er kein Geheimnis. Er habe zwar als Kind selbst einiges durchgemacht, sei aber fest entschlossen, sich nie als Opfer zu sehen.

Peters Härte und seine Liebe zur Präzision gefielen mir zwar, doch drängte sich mir die Frage auf, ob wir auch bei ihm etwas entdecken würden, was ich nur zu oft gesehen hatte: machtbesessene innere Manager, die Gefühle der Hilflosigkeit wie ein Bollwerk abprallen ließen.

Auf meine Frage nach seiner Familie erzählte Peter, sein Vater leite eine Fabrik. Er war Holocaust-Überlebender und konnte sehr brutal und anspruchsvoll sein, hatte aber auch eine sanfte und sentimentale Seite, deretwegen Peter mit ihm verbunden geblieben war und die ihn dazu inspiriert hatte, Arzt zu werden. Als er mir von seiner Mutter erzählte, wurde ihm plötzlich klar, dass sie echte Fürsorge durch strenge Haushaltsführung ersetzt hatte; aber Peter leugnete, dass ihm das etwas ausgemacht habe. In der Schule hatte er immer die besten Zensuren bekommen, und er hatte sich geschworen, so zu leben, dass er niemals Zurückweisungen und Demütigungen erleben würde – obwohl er ironischerweise Tag für Tag mit Tod und Zurückweisung lebte, nämlich mit dem Tod auf der Krebsstation und im ständigen Kampf um die Finanzierung und Publikation seiner Forschungsarbeit.

An unserer nächsten Sitzung nahm auch Peters Frau teil. Sie beschrieb, wie er sie ständig kritisiere – ihre Art, sich zu kleiden, ihre Kindererziehung, ihre Lektüregewohnheiten, ihre Intelligenz und ihre Freunde. Peter war nur selten zu Hause und blieb emotional immer verschlossen. Weil er so viele wichtige Verpflichtungen zu erfüllen hatte und weil er so schnell explosiv reagierte, ging seine Familie ständig auf Zehenspitzen um ihn herum. Seine Frau war entschlossen, ihn zu verlassen und ein neues Leben zu beginnen, wenn er sich nicht radikal ändere. In Reaktion darauf sah ich Peter zum ersten Mal offensichtlich erschüttert. Er versicherte mir und seiner Frau, er wolle, dass wir an der Situation arbeiteten.

In unserer nächsten Sitzung forderte ich ihn auf, sich zu entspannen, die Augen zu schließen, die Aufmerksamkeit nach innen zu richten und dann den kritisierenden Anteil – den seine Frau identifiziert hatte – zu fragen, was er fürchte, was geschehen werde, wenn er auf seine unbarmherzigen Beurteilungen verzichte. Nach etwa dreißig Sekunden sagte er, er fühle sich unwohl, wenn er mit sich selbst rede. Er wolle nicht irgendeinen neuen New-Age-Gimmick ausprobieren – er sei zu mir gekommen, weil es ihm um eine »empirisch verifizierte Therapie« gehe. Ich versicherte ihm, dass ich ebenso wie er empirisch fundierte Therapien bevorzugte und sie auch erforschte und dass das, was ich ihm vorgeschlagen hatte, eine von diesen sei. Er schwieg etwa eine Minute lang und flüsterte dann: »Ich würde verletzt werden.« Ich drängte ihn, den Kritiker zu fragen, was das bedeute. Immer noch mit geschlossenen Augen antwortete Peter: »Wenn man andere kritisiert, wagen sie nicht, einen zu verletzen.« Und dann: »Wenn man perfekt ist, kann niemand einen kritisieren.« Ich forderte ihn auf, seinem Kritiker dafür zu danken, dass er ihn vor Verletzungen und Demütigungen geschützt habe, und als er daraufhin wieder still wurde, sah ich, dass sich seine Schultern entspannt hatten und dass seine Atmung langsamer und tiefer geworden war.

Dann erklärte er mir, ihm sei klar, dass sich seine Aufgeblasenheit negativ auf seine Beziehungen zu Kollegen und Studenten auswirke; er fühle sich während der Mitarbeiterkonferenzen einsam und verachtet und bei Partys des Krankenhauses unwohl. Als ich ihn fragte, ob er die Art, wie sein wütender Anteil andere Menschen bedrohe, ändern wolle, bestätigte er, dass er sich das wünsche. Dann fragte ich ihn, wo in seinem Körper dieser Anteil zu lokalisieren sei, und er nannte den Bereich in der Mitte seines Brustkorbs. Um ihn dazu zu bringen, sich weiter nach innen zu fokussieren, fragte ich ihn, wie er sich diesem Anteil gegenüber fühle. Er antwortete, dieser ängstige ihn.

Ich forderte ihn auf, weiter auf diesen Anteil fokussiert zu bleiben und festzustellen, wie er sich ihm gegenüber nun fühle. Er sagte, er sei neugierig, mehr über ihn herauszufinden. Ich fragte Peter nach dem Alter des Anteils. Er antwortete, dieser sei ungefähr sieben Jahre alt. Dann instruierte ich ihn, seinen Kritiker zu bitten, ihm zu zeigen, was er schütze. Eine lange Stille folgte, während der er weiter die Augen geschlossen hielt. Dann sagte er, er sehe eine Szene aus seiner Kindheit vor sich. Sein Vater schlage einen kleinen Jungen, ihn, und er stehe an der Seite und denke, wie dumm es von diesem Kind gewesen sei, seinen Vater zu provozieren. Auf meine Frage, wie er sich gegenüber dem Jungen, der verletzt werde, fühle, sagte er, er verachte ihn. Er sei ein Schwächling und Jammerlappen; wenn er gegenüber der hochfahrenden Art seines Vater auch nur den geringsten Anflug von Trotz gezeigt habe, habe er später unweigerlich kapituliert und wimmernd beteuert, er werde immer ein guter kleiner Junge sein. Er habe keinen Mumm in den Knochen gehabt, kein Feuer im Bauch. Ich fragte den Kritiker-Anteil, ob er bereit sei, zur Seite zu treten, damit wir sehen könnten, was in dem kleinen Jungen vor sich gehe. In Reaktion darauf wurde der Kritiker noch wütender und bezeichnete den

Jungen als Schwächling und Feigling. Noch einmal fragte ich Peter, ob der Kritiker bereit sei, zur Seite zu treten und den Jungen zu Wort kommen zu lassen. Der Patient verstummte daraufhin völlig und erklärte am Ende der Sitzung, er werde wahrscheinlich nie mehr einen Fuß in meine Praxis setzen.

In der folgenden Woche kam er dann doch wieder. Seine Frau war, wie sie angedroht hatte, zu einem Anwalt gegangen und hatte die Scheidung beantragt. Peter war völlig am Ende und wirkte ganz und gar nicht mehr wie der perfekte Arzt, den ich kennen- und in vielerlei Hinsicht zu fürchten gelernt hatte. Mit dem Verlust seiner Familie konfrontiert, wirkte er völlig verstört und fand nur Trost in der Vorstellung, dass er sich schlimmstenfalls immer noch das Leben nehmen könne.

Wir begaben uns erneut in das Innere seines Systems und identifizierten den Anteil, der Angst davor hatte, verlassen zu werden. Sobald der Patient sich in seinen achtsamen Selbstzustand versetzt hatte, drängte ich ihn, den verängstigten kleinen Jungen zu bitten, ihm die Lasten, die er zu tragen hatte, zu zeigen. Wieder war Peters erste Reaktion Abscheu angesichts der Schwäche des Jungen; doch nachdem ich ihn gebeten hatte, diesen Anteil dazu zu bringen zurückzutreten, sah er ein Bild von sich als kleinem Jungen in seinem Elternhaus, wie er in seinem Zimmer allein war und vor Angst schrie. Peter schaute sich diese Szene einige Minuten lang an und weinte die meiste Zeit über still. Ich fragte ihn, ob der Junge ihm alles gesagt habe, was er ihn habe wissen lassen wollen. Peter antwortete, es gebe noch andere Szenen, etwa die, dass er seinem Vater an der Haustür entgegenlaufe, um ihn zu umarmen, und dass dieser ihn dann geschlagen habe, weil er seiner Mutter nicht gehorcht habe.

Von Zeit zu Zeit unterbrach Peter den Prozess und erklärte, seine Eltern hätten nichts besser machen können, weil sie Holocaust-Überlebende seien mit allem, was dies bedeute. Wieder schlug ich ihm vor, die Beschützeranteile zu suchen, die ihn störten, während er den Schmerz des Jungen bezeugte, und sie zu bitten, sich zeitweise in einen anderen Raum zurückzuziehen. Und jedes Mal gelang es ihm, zu seiner Trauer zurückzukehren.

Ich empfahl Peter, dem Jungen zu sagen, er verstehe nun, wie übel dieses Erlebnis für ihn gewesen sei. Daraufhin schwieg er lange mit einem Ausdruck von Traurigkeit. Ich bat ihn, dem Jungen zu zeigen, dass er ihm wichtig sei. Es kostete mich einiges an Überredungskunst, ihn dazu zu bringen, seine Arme um den Jungen zu legen. Mich überraschte, dass dieser oft so schroff und herzlos wirkende Mann genau wusste, wie er sich um den kleinen Jungen kümmern musste.

Ein wenig später hielt ich Peter dazu an, sich wieder in die Szene zu versetzen und den Jungen mitzunehmen. Peter stellte sich vor, als erwachsener Mann seinem Vater gegenüberzutreten und ihm zu sagen: »Wenn du dem Jungen noch einmal dumm kommst, bringe ich dich um.« Dann nahm er das Kind in seiner Vorstellung mit zu einem wunderschönen Campingplatz, wo der Junge von ihm behütet spielen und mit Ponys herumtoben konnte.

Unsere Arbeit war damit aber noch nicht abgeschlossen. Nachdem Peters Frau den Scheidungsantrag zurückgezogen hatte, tauchten einige alte Gewohnheiten Peters wieder auf, und wir mussten dem isolierten Jungen hin und wieder erneut einen Besuch abstatten, um sicherzustellen, dass für Peters verletzte Anteile gesorgt wurde, besonders wenn er sich durch Erlebnisse zu Hause oder an seinem Arbeitsplatz verletzt fühlte. Diese Phase wird in der IFS-Terminologie »Entlastung« genannt; in ihr werden die verbannten Anteile so genährt, dass sie gesunden können. Mit jeder neuen Entlastung entspannte sich Peters ehemals beißender innerer Kritiker und wurde allmählich zu einem Mentor, statt weiter Richter zu sein. Peter begann nun auch, sich um die Wiederherstellung seiner Beziehungen zu seiner Familie und seinen Kollegen zu bemühen, und er litt nicht mehr unter Spannungskopfschmerzen.

Eines Tages erzählte mir Peter, er habe in seinem ganzen Erwachsenenleben versucht, sich von seiner Vergangenheit zu lösen, und er empfinde es als eine Art Ironie, dass er seiner Vergangenheit erst habe näherkommen müssen, um sich von ihr lösen zu können.

18 | DIE LÖCHER FÜLLEN
Strukturen schaffen

> Die größte Entdeckung meiner Generation ist, dass Menschen ihr Leben verändern können, indem sie ihre geistigen Einstellungen verändern.
>
> William James

> Es handelt sich eben nicht darum, dass etwas *anderes gesehen* wird, sondern dass man *anders sieht.* Es ist, wie wenn der räumliche Sehakt durch eine neue Dimension geändert worden wäre.
>
> C. G. Jung, GW 11, S. 548, § 891
> (Vorwort zu D. T. Suzuki, *Die Große Befreiung*)

Es ist eine Sache, Erinnerungen an ein Trauma zu verarbeiten, aber etwas völlig anderes, sich mit der inneren Leere zu konfrontieren – mit den »Löchern in der Seele«, die entstehen, weil Menschen nicht gewollt oder nicht gesehen worden sind und weil ihnen nicht gestattet wurde, die Wahrheit zu sagen. Wenn die Gesichter Ihrer Eltern bei Ihrem Anblick nie aufleuchteten, können Sie nicht wissen, wie es sich anfühlt, geliebt und geschätzt zu werden. Wenn Sie aus einer unbegreiflichen, von Heimlichkeit und Furcht geprägten Welt kommen, ist es für Sie nahezu unmöglich, Worte zu finden, um auszudrücken, was Sie durchgemacht haben. Falls Sie als Kind unerwünscht waren und ständig ignoriert wurden, ist es für Sie sehr schwer, ein viszerales Gefühl der eigenen Handlungsfähigkeit und ein Selbstwertgefühl zu entwickeln.

Die Studien, die Judith Herman, Chris Perry und ich durchgeführt haben (siehe Kapitel 9), zeigen, dass Menschen, die sich als Kinder unerwünscht fühlten, ebenso wie diejenigen, die sich nicht daran erinnern können, sich in der Kindheit und Jugend bei irgendjemandem sicher gefühlt zu haben, von einer herkömmlichen Psychotherapie nicht optimal profitieren – wahrscheinlich weil die Betreffenden nicht in der Lage sind, alte Spuren des Gefühls, umsorgt zu werden, zu aktivieren.

Ich konnte dies sogar bei einigen meiner engagiertesten und sprachgewandtesten Patienten beobachten. Trotz ihrer harten Arbeit in der Therapie und trotz ihrer persönlichen und beruflichen Leistungen konnten sie den verheerenden Einfluss einer Mutter, die zu depressiv war, um ihnen Beachtung zu schenken, oder eines Vaters, der sie behandelte, als wünschte er sich, sie wären nie geboren worden, nicht auslöschen. Das Leben dieser Menschen würde sich nur dann grundlegend ändern, wenn es ihnen gelänge, diese impliziten Landkarten zu rekonstruieren. Aber wie? Wie können wir Menschen helfen, sich viszeral mit Gefühlen vertraut zu machen, die sie als Kinder nicht erlebt haben?

Einen ersten Eindruck von einer möglichen Antwort auf diese Frage gewann ich, als ich im Juni 1994 in einem kleinen College in Beverley an der felsigen Küste von Massachusetts an der Gründungskonferenz der *United States Association for Body Psychotherapy* teilnahm. Merkwürdigerweise hatte man mich gebeten, auf dieser Konferenz den psychiatrischen Mainstream zu repräsentieren und über die Nutzung von Gehirnscans zur Visualisierung psychischer Zustände zu referieren. Doch als ich das Foyer betrat, wo sich die Teilnehmer zum morgendlichen Kaffee versammelt hatten, wurde mir klar, dass ich es hier mit völlig anderen Leuten als auf psychopharmakologischen und psychotherapeutischen Konferenzen zu tun hatte. Die Art, wie die Teilnehmer miteinander redeten, und ihre Körperhaltungen und Gesten strahlten Vitalität und Engagement aus – jene körperliche Reziprozität, die für Eingestimmtheit charakteristisch ist.

Schon bald kam ich mit Albert Pesso ins Gespräch, einem stämmigen ehemaligen Tänzer, der mit der *Martha Graham Dance Company* aufgetreten und mittlerweile Anfang siebzig war. Mit seinen buschigen Augenbrauen strahlte er Güte und Zuversicht aus. Er sagte mir, er habe eine Möglichkeit entdeckt, die Beziehung von Menschen zu ihrem innersten Kern, ihrem somatischen Selbst, zu verändern. Sein Enthusiasmus wirkte ansteckend, aber ich blieb skeptisch und fragte ihn, ob er sicher sei, dass er die Einstellungen der Amygdala verändern könne. Unbeeindruckt von der Tatsache, dass niemand seine Methode jemals wissenschaftlich untersucht hatte, versicherte er mir selbstbewusst, dies könne er.

Pesso sollte auf der Konferenz einen Workshop in *»PBSP Psychomotor Therapy«*[1] leiten, und er lud mich ein, daran teilzunehmen. Was ich dort kennenlernte, war mit keiner Form von Gruppenarbeit, die ich bisher kannte, vergleichbar. Er setzte sich gegenüber einer Frau mit Namen Nancy, die er »Protagonistin« nannte, auf einen niedrigen Stuhl, während die übrigen Gruppenteilnehmer auf Kissen um ihn herum Platz nahmen. Dann forderte er Nancy auf, ihre Probleme zu beschreiben, wobei er gelegentlich ihre Sprechpausen nutzte, um zu »bezeugen«, was er beobachtete – so wie beispielsweise: »Ein Zeuge kann sehen, wie niedergeschlagen Sie sind, wenn Sie darüber sprechen, dass Ihr Vater seine Familie verlassen hat.« Mich beeindruckte, wie sorgfältig er subtile Veränderungen der Körperhaltung Nancys, ihres Gesichtsausdrucks, des Klangs ihrer Stimme und ihres Blicks, die nonverbalen Ausdrucksformen von Emotionen, registrierte. (Dies wird in der psychomotorischen Therapie *»microtracking«* genannt.)

Jedes Mal wenn Pesso eine »Zeugenaussage« machte, entspannten sich Nancys Gesicht und Körper ein wenig, als ob sie sich dadurch getröstet fühlte, dass jemand sie sah und sie dadurch bestätigte. Pessos ruhige Kommentare schienen ihren Mut, weiterzumachen und sich in tiefere Bereiche vorzuwagen, zu stärken. Als Nancy zu weinen anfing, stellte er fest, dass niemand so viel Schmerz ganz allein ertragen müssen sollte, und er fragte sie, ob sie wolle, dass jemand sich neben sie setze. (Er nannte diese Person eine »Kontaktperson«.) Nancy nickte, und nachdem sie sich gründlich im Raum umgeschaut hatte, deutete sie auf eine freundlich wirkende Frau mittleren Alters. Dann fragte Pesso Nancy, wo sich die Kontaktperson hinsetzen solle. »Hierhin«, antwortete Nancy bestimmt und deutete auf ein Kissen, das unmittelbar rechts neben ihr lag.

Ich war fasziniert. Menschen verarbeiten räumliche Beziehungen in der rechten Gehirnhälfte, und unsere Neuroimaging-Studien hatten gezeigt, dass die Nachwirkungen von Traumata ebenfalls grundsätzlich in der rechten Hemisphäre zu verorten sind (siehe Kapitel 3). Fürsorge, Missbilligung und Gleichgültigkeit werden alle hauptsächlich durch das Mienenspiel, den Stimmcharakter und Körperbewegungen ausgedrückt. Nach neuesten Erkenntnissen finden 90 Prozent der menschlichen Kommunikation im nonverbalen rechtshemisphärischen Bereich statt,[2] und auf diesen Bereich zielte Pessos Arbeit offenbar hauptsächlich. Im weiteren Verlauf des Workshops beeindruckte mich auch, dass die Präsenz der Kontaktperson Nancy zu helfen schien, die zutage tretenden schmerzhaften Erlebnisse zu ertragen.[3]

Doch am ungewöhnlichsten erschien mir, wie Pesso Tableaus – die er »Strukturen« nannte – der Vergangenheit der Protagonistin kreierte. Während Nancy über ihr Leben berichtete, wurden andere Gruppenteilnehmer aufgefordert, die Rollen für sie wichtiger Personen zu spielen, beispielsweise die ihrer Eltern und anderer Mitglieder ihrer Familie, sodass ihre innere Welt allmählich im dreidimensionalen Raum Form annahm. Andere Gruppenmitglieder wurden beauftragt, die Eltern, die die Protagonistin sich wünschte, zu spielen: Eltern, die ihr die Unterstützung und Liebe und den Schutz gaben, die ihr in wichtigen Augenblicken gefehlt hatten. So wurde die Protagonistin zur Regisseurin ihres eigenen Theaterstücks, in dem sie in ihrer Umgebung eine Vergangenheit kreierte, die sie nie erlebt hatte. Nach dem Aufbau dieses imaginären Szenarios erlebte sie offensichtlich eine tiefe körperliche und psychische Entlastung. Konnte diese Technik Jahrzehnte nach dem ursprünglichen negativen Beeinflussen von Geist und Gehirn durch das Trauma den Prägungen des Entsetzens und des Gefühls, verlassen worden zu sein, neue Prägungen der Sicherheit und des Behagens zur Seite stellen?

Fasziniert von den verheißungsvollen Eindrücken, die Pessos Arbeit bei mir hinterlassen hatte, nahm ich voller Erwartungen seine Einladung in sein Bauernhaus auf einem Berg im südlichen New Hampshire an. Nach einem Lunch unter einer alten Eiche forderte Al mich auf, mit ihm in seine rote schindelgedeckte Scheune zu gehen, die er zum Studio hatte umbauen lassen, um mit ihm zusammen an einer Struktur zu arbeiten. Ich hatte eine mehrjährige Psychoanalyse hinter mir und erwartete deshalb keine großen Offenbarungen. Ich war ein gestandener Profi in den Vierzigern mit eigener Familie und sah meine Eltern als alte Leute, die sich bemühten, ihren Lebensabend möglichst angenehm zu gestalten. Ganz sicher glaubte ich damals nicht, dass sie noch einen nennenswerten Einfluss auf mich hätten.

Da niemand anwesend war, der sich an einem Rollenspiel hätte beteiligen können, forderte Al mich zunächst auf, ein Objekt oder ein Möbelstück auszuwählen, das meinen Vater repräsentieren sollte. Ich wählte eine riesige schwarze Ledercouch und bat Al, diese ein wenig links von der Mitte in ungefähr 2,50 Meter Abstand aufgerichtet vor mich zu stellen. Dann fragte er mich, ob ich auch meine Mutter in den Raum bringen wollte. Um sie zu repräsentieren, wählte ich eine schwere Lampe aus, die ungefähr genauso hoch war wie die aufgerichtete Couch. Im Laufe der Sitzung versammelten sich noch andere wichtige Personen aus meinem Leben: mein bester Freund, repräsentiert durch eine winzige Kleenex-Schachtel, die rechts von mir stand, meine Frau in Gestalt eines kleinen Kissens, das neben dem »Freund« lag, und meine beiden Kinder in Gestalt von zwei weiteren kleinen Kissen.

Nach einer Weile schaute ich mir diese Projektion meiner inneren Landschaft genauer an: zwei massige, dunkle und bedrohliche Objekte, die meine Eltern repräsentierten, und eine Anzahl kleinerer Objekte, die meine Frau, meine Kinder und Freunde verkörperten. Ich war verblüfft; ich hatte mein inneres Bild von meinen strengen calvinistischen Eltern aus der Zeit, als ich ein kleiner Junge gewesen war, rekonstruiert. Ich empfand eine Anspannung in meiner Brust, und ich war mir sicher, dass meine Stimme noch angespannter klingen musste. Was die Raumempfindung meines Gehirns offenbart hatte, konnte ich nicht leugnen: Die Struktur hatte es mir ermöglicht, meine implizite Beschreibung der Welt zu visualisieren.

Als ich Al berichtete, was ich soeben enthüllt hatte, nickte er und fragte mich, ob ich ihm gestatte, meine Perspektive zu verändern. Ich spürte, dass meine Skepsis wieder zurückkehrte, doch weil ich Al andererseits mochte und neugierig auf seine Arbeit war, erklärte ich mich zögernd einverstanden. Dann stellte er sich mit seinem Körper direkt zwischen mich und Couch und Lampe, sodass sie aus meinem Blickfeld verschwanden. Sofort spürte ich eine tiefe Erleichterung in meinem Körper – die Angespanntheit in meinem Brustkorb verschwand, und auch meine Atmung wurde entspannter. In diesem Augenblick beschloss ich, Pessos Schüler zu werden.[4]

Innere Landkarten umstrukturieren

Wenn wir unsere innere Welt in den dreidimensionalen Raum einer Struktur projizieren, können wir sehen, was in unserem Geist vor sich geht, und wir gewinnen ein wesentlich klareres Bild von unseren früheren Reaktionen auf Menschen und Ereignisse. Positionieren wir dann für die wichtigen Menschen in unserem Leben Platzhalter, werden wir wahrscheinlich vom unerwarteten Auftauchen von Erinnerungen, Gedanken und Emotionen überrascht. Wir können dann damit experimentieren, die verschiedenen Objekte auf dem entstandenen äußeren »Schachbrett« umherzubewegen, und sehen, wie sich dies auf uns auswirkt.

Obgleich bei dieser Arbeit mit Strukturen ein Dialog stattfindet, gibt es in der psychomotorischen Therapie keine Erklärung oder Deutung. Die Arbeit ermöglicht den Patienten nur, zu spüren, was sie in der Vergangenheit empfunden haben, zu visualisieren, was sie gesehen haben, und zu sagen, was sie zum Zeitpunkt des Geschehens nicht haben sagen können. Es ist, als könnten wir im Film unseres Lebens rückwärtsgehen und die wichtigen Szenen umschreiben. Die Patienten können die Rollenspieler auffordern, Dinge zu tun, die sie selbst in der Vergangenheit nicht getan haben, beispielsweise den Vater davon abhalten, die Mutter zu schlagen. Solche Tableaus können starke Emotionen hervorrufen. Wenn Sie beispielsweise Ihre »reale Mutter« in einer Ecke platzieren, wo sie starr vor Entsetzen kauert, verspüren Sie vielleicht eine tiefe Sehnsucht, sie zu schützen, und

Ihnen wird klar, wie machtlos Sie sich als Kind gefühlt haben. Aber wenn Sie anschließend eine ideale Mutter kreieren, die Ihrem Vater die Stirn bietet und die weiß, wie sie es vermeiden kann, in einer Beziehung, in der sie misshandelt wird, gefangen zu sein, erleben Sie möglicherweise ein viszerales Gefühl der Erleichterung und eine Entlastung von dem alten Gefühl der Schuld und Hilflosigkeit. Oder Sie stellen Ihren Bruder zur Rede, der Sie als Kind brutal behandelt hat, und anschließend kreieren Sie einen idealen Bruder, der Sie schützt und zu Ihrem Vorbild wird.

Die Aufgabe des Regisseurs/Therapeuten und der übrigen Gruppenmitglieder besteht darin, dem Protagonisten die Unterstützung zu bieten, die er braucht, um zu erforschen, was immer er bisher allein nicht zu erforschen gewagt hat. Die sichere Situation in der Gruppe ermöglicht Ihnen, Dinge zu erkennen, die Sie bisher vor sich selbst verborgen haben – gewöhnlich die Dinge, derentwegen Sie sich am meisten schämen. Wenn Sie sich nicht mehr zu verbergen brauchen, ermöglicht Ihnen die Struktur, die Scham dorthin zu befördern, wo sie hingehört – zu den Gestalten vor Ihnen, den Repräsentanten der Menschen, die Sie verletzt und Ihnen als Kind das Gefühl vermittelt haben, völlig hilflos zu sein.

Sich sicher zu fühlen bedeutet, dass Sie zu Ihrem Vater (bzw. zu dem Platzhalter, der ihn repräsentiert) Dinge sagen können, die Sie als Fünfjähriger nie zu ihm hätten sagen können. Und Sie können dem Platzhalter für Ihre depressive und verängstigte Mutter sagen, wie schrecklich Sie sich gefühlt haben, weil Sie nichts für sie haben tun können. Sie können auch mit Distanz und Nähe experimentieren und erforschen, was passiert, wenn Sie die Position der verschiedenen Platzhalter im Raum verändern. Als aktiv Beteiligter können Sie sich auf eine Weise in einer Szene verlieren, wie es beim bloßen Erzählen einer Geschichte nicht möglich ist. Und während Sie die Realität Ihres Erlebens repräsentieren, leistet der Zeuge Ihnen Gesellschaft und spiegelt Veränderungen Ihrer Körperhaltung, Ihres Gesichtsausdrucks und des Klangs Ihrer Stimme.

So wie ich selbst es erlebt habe, kann das physische Wiedererleben der Vergangenheit in der Gegenwart und die anschließende Umgestaltung des Erlebten in einem sicheren und unterstützenden »Behälter« so wirksam sein, dass neue, ergänzende Erinnerungen entstehen: simulierte Erlebnisse des Aufwachsens in einer liebevollen Umgebung, in der Sie vor jeder Schädigung geschützt sind. Pessos Strukturen können negative Erinnerungen nicht auslöschen oder auch nur neutralisieren, wie EMDR es tut. Einer Struktur werden nur neue Möglichkeiten hinzugefügt – eine alternative Erinnerung, in der Ihre grundlegenden menschlichen Bedürfnisse erfüllt werden und Ihrer Sehnsucht nach Liebe und Schutz Rechnung getragen wird.

Revision der Vergangenheit

Ich möchte ein Beispiel aus einem Workshop schildern, den ich kürzlich im *Esalen Institute* in Big Sur in Kalifornien geleitet habe.

Maria war eine schlanke und sportliche Philippinerin Mitte vierzig, die während der ersten beiden Tage des Workshops, in denen es um die langfristigen Auswirkungen von Traumata und um das Erlernen von Selbstregulationstechniken ging, eine sehr angenehme Präsenz gezeigt hatte. Doch nun saß sie keine zwei Meter von mir entfernt auf ihrem Kissen und wirkte ziemlich verängstigt und ratlos. Ich fragte mich, ob sie sich nur als Protagonistin gemeldet hatte, um es ihrer Freundin recht zu machen, die sie zu diesem Workshop begleitet hatte.

Zunächst ermutigte ich sie, darauf zu achten, was in ihr vor sich gehe, und über alles zu berichten, was ihr in den Sinn komme. Nach einer langen Stille sagte sie: »Ich spüre eigentlich nichts in meinem Körper, und mein Geist ist völlig leer.« Ich spiegelte ihre innere Anspannung, indem ich antwortete: »Ein Zeuge kann sehen, wie besorgt Sie darüber sind, dass Ihr Geist leer ist und dass Sie nichts mehr fühlen, nachdem Sie sich freiwillig gemeldet haben, um an einer Struktur zu arbeiten. Ist das richtig so?« – »Ja!«, antwortete sie und klang dabei ein wenig erleichtert.

Der »Zeuge« tritt gleich zu Beginn in die Struktur ein und übernimmt die Rolle eines akzeptierenden, nicht urteilenden Beobachters, der dem Protagonisten beisteht, indem er seinen emotionalen Zustand spiegelt und registriert, in welchem Kontext sich dieser Zustand manifestiert hat (so wie in Form meines Hinweises darauf, dass Maria sich freiwillig gemeldet hatte, um an einer Struktur zu arbeiten). Dass Menschen sich geschätzt fühlen, weil sie spüren, dass sie gehört und gesehen werden, ist eine Voraussetzung für das Gefühl der eigenen Sicherheit, das für die Erforschung des gefährlichen Bereichs des Traumas und des Verlassenseins entscheidend ist. Eine Neuroimaging-Studie hat gezeigt, dass auf dem Scan von Menschen, die eine ihren inneren Zustand spiegelnde Äußerung hören, für kurze Zeit die rechtsseitige Amygdala aufleuchtet, als sollte das Zutreffen der Reflexion unterstrichen werden.

Ich empfahl Maria, sich weiter auf ihre Atmung zu fokussieren – dies war eine der Übungen gewesen, an denen wir gemeinsam gearbeitet hatten – und darauf zu achten, was sie dabei in ihrem Körper spürte. Nach erneuter langer Stille begann sie zögernd zu sprechen: »Ich empfinde bei allem, was ich tue, eine gewisse Angst. Es wirkt zwar äußerlich nicht so, als ob ich Angst hätte, aber ich muss mich ständig zusammenreißen. Es fällt mir wirklich sehr schwer, unbeschwert zu sein.« Ich spiegelte daraufhin: »Ein Zeuge kann sehen, wie unwohl Sie sich dabei fühlen, sich dazu anzutreiben, hier zu sein.« Sie nickte, wobei sie ihre Wirbelsäule leicht aufrichtete, was signalisierte, dass sie sich verstanden fühlte: »Ich habe in meiner Kindheit und Jugend geglaubt, meine Familie sei völlig normal. Aber ich habe mich vor meinem Vater immer gefürchtet. Ich fühlte mich von ihm nie umsorgt. Er hat mich zwar nie so kräftig geschlagen wie meine Geschwister, aber ich habe trotzdem ständig starke Angst vor ihm gehabt.« Ich merkte an, ein Zeuge könne sehen, wie verängstigt sie wirke, während sie über ihren Vater spreche, und dann schlug ich ihr vor, ein Mitglied der Gruppe auszuwählen, das ihn repräsentieren sollte.

Maria schaute sich in der Runde um und wählte schließlich Scott aus, einen sanftmütigen Videoproduzenten, der immer sehr lebhaft war und alle anderen Gruppenmitglieder unterstützt hatte. Ich gab Scott folgendes Skript vor: »Ich übernehme die Rolle deines realen Vaters, der dir als kleinem Mädchen Angst eingejagt hat.« Scott wiederholte diesen Satz anschließend. (Man beachte, dass es bei dieser

Arbeit nicht um Improvisation geht, sondern darum, den Dialog und die Anweisungen des Zeugen und des Protagonisten korrekt zu inszenieren.) Dann fragte ich Maria, wo sie ihren realen Vater positionieren wolle. Sie forderte Scott auf, sich vier Meter von ihr entfernt, etwas rechts von ihr, hinzustellen, das Gesicht von ihr abgewandt. Wir arbeiteten nun am Aufbau des Tableaus, und ich bin bei jeder Struktur, die ich auf diese Weise kreiere, beeindruckt, wie präzise die äußeren Projektionen der rechten Hemisphäre sind. Die Protagonisten wissen immer genau, wo im Raum sie die verschiedenen Charaktere positionieren wollen.

Ebenso überrascht mich immer wieder, wie die Platzhalter den signifikanten Personen aus dem Leben der Protagonisten fast augenblicklich eine virtuelle Realität kreieren: Die an der Inszenierung Beteiligten *werden* zu den Menschen, mit denen der Protagonist in der Vergangenheit fertigwerden musste – nicht nur für den Protagonisten, sondern oft auch für die anderen Teilnehmer. Ich forderte Maria auf, sich ihren realen Vater noch einmal lange und gründlich zu vergegenwärtigen, und während sie dastand und ihn anschaute, konnten wir miterleben, wie ihre Emotionen ihm gegenüber zwischen Entsetzen und einem tiefen Mitgefühl schwankten. Sie reflektierte unter Tränen, wie schwer sein Leben gewesen war – wie er als Kind im Zweiten Weltkrieg gesehen hatte, dass Menschen geköpft wurden, und wie man ihn gezwungen hatte, mit Maden verseuchten Fisch zu essen. Die Strukturen fördern eine der unverzichtbaren Voraussetzungen für eine tief reichende therapeutisch wirkende Veränderung: einen tranceartigen Zustand, in dem vielfältige Realitäten nebeneinander bestehen können – »vergangene und gegenwärtige, in dem Wissen, dass Sie ein Erwachsener sind, während Sie sich so fühlen, wie Sie sich als Kind gefühlt haben, Ihre Wut oder Ihr Entsetzen gegenüber einem Menschen ausdrückend, den Sie so empfinden, als wäre er es, der Sie missbraucht oder misshandelt hat, obwohl Ihnen andererseits völlig klar ist, dass Sie mit Scott sprechen, der Ihrem realen Vater in keiner Hinsicht ähnelt, wobei Sie gleichzeitig die komplexen Emotionen Loyalität, Zärtlichkeit, Wut und Sehnsucht spüren, die Kinder ihren Eltern gegenüber haben«.

Während Maria über die Beziehung, die sie als kleines Mädchen zu ihrem Vater hatte, zu sprechen begann, spiegelte ich weiter ihren Gefühlsausdruck. Sie sagte, der Vater habe ihre Mutter oft geschlagen. Er hatte ständig kritisiert, wie sie sich ernährte, wie ihr Körper aussah und wie sie den Haushalt führte, und wenn der Vater sie beschimpfte, hatte Maria immer Angst um ihre Mutter gehabt. Sie beschrieb ihre Mutter als liebevoll und warmherzig, und ohne die Mutter hätte sie nicht überleben können. Die Mutter war jederzeit bereit gewesen, Maria zu trösten, wenn ihr Vater sie geschlagen hatte, aber sie hatte nie etwas unternommen, um ihre Kinder vor der Wut des Vaters zu schützen. »Ich glaube, meine Mutter war selbst sehr ängstlich. Ich hatte das Gefühl, dass sie es deshalb nicht wagte, uns zu schützen.«

Ich schlug vor, Marias Mutter in den Raum zu rufen. Maria schaute sich in der Gruppe um und lächelte strahlend, als sie Kristin, eine blonde, skandinavisch aussehende Künstlerin, bat, die Rolle ihrer realen Mutter zu spielen. Kristin akzeptierte daraufhin formell ihre Mitwirkung in der Struktur: »Ich übernehme die Rolle deiner realen Mutter, die warmherzig und liebevoll war und ohne die du nicht überlebt hättest, die dich aber nicht vor der schlechten Behandlung durch deinen Vater hat schützen können.« Maria bat Kristin, sich auf ein Kissen zu ihrer Rechten zu setzen, wesentlich näher, als ihr realer Vater saß.

Ich forderte Maria auf, Kristin anzuschauen, und fragte sie dann: »Was geschieht, wenn Sie Kristin anschauen?« Maria sagte wütend: »Nichts!« Ich merkte daraufhin an: »Ein Zeuge würde sehen, wie Sie erstarren, während Sie Ihre reale Mutter anschauen und wütend sagen, dass Sie nichts fühlen.« Nach längerem Schweigen fragte ich erneut: »Was geschieht jetzt?« Maria wirkte noch etwas niedergeschlagener und wiederholte: »Nichts.« Daraufhin fragte ich sie: »Möchten Sie Ihrer Mutter etwas sagen?« Schließlich sagte sie: »Ich weiß, dass du dein Bestmögliches getan hast«, und einige Augenblicke später: »Ich hätte mir gewünscht, von dir beschützt zu werden.« Als sie leise zu weinen anfing, fragte ich sie: »Was geht in Ihnen vor?« Maria antwortete: »Wenn ich nach meinem Brustkorb taste, spüre ich, dass mein Herz ziemlich stark pocht. Ich bin traurig, weil meine

Mutter es nicht geschafft hat, sich gegen meinen Vater zur Wehr zu setzen und uns zu schützen. Sie hat sich einfach verschlossen und so getan, als sei alles in bester Ordnung. Wahrscheinlich hat sie das tatsächlich so gesehen, und genau das macht mich heute wütend. Ich möchte zu ihr sagen: ›Mami, wenn ich sehe, wie du auf Vater reagierst, wenn er böse ist … wenn ich dein Gesicht sehe, dann wirkst du angeekelt, und ich weiß nicht, warum du nicht einfach sagst: Leck mich! Du weißt nicht, wie man kämpft – du bist so ein Schwächling –, ein Teil von dir ist weder gut noch lebendig. Ich weiß nicht einmal, was ich sagen will. Ich will nur, dass du anders bist – nichts von dem, was du tust, ist richtig, als ob du alles akzeptieren würdest, auch wenn etwas absolut nicht okay ist.‹« Daraufhin merkte ich an: »Ein Zeuge würde sehen, wie grimmig Sie sind, wenn Sie Ihre Mutter dazu drängen, sich gegen Ihren Vater zur Wehr zu setzen.« Dann sagte Maria, sie habe sich gewünscht, dass ihre Mutter mit den Kindern davongelaufen wäre und sie außer Reichweite ihres schreckenerregenden Vaters gebracht hätte.

Ich schlug nun Maria vor, ein anderes Gruppenmitglied als Repräsentantin ihrer idealen Mutter zu wählen. Sie schaute sich in der Gruppe um und wählte dann Ellen aus, eine Therapeutin, die auch Trainerin für östliche Kampfkünste war. Maria bat sie, auf einem Kissen zu ihrer Rechten zwischen ihrer realen Mutter und sich Platz zu nehmen und ihren Arm um sie zu legen. Ich fragte: »Was möchten Sie, das Ihre reale Mutter zu Ihrem Vater sagt?« Sie antwortete: »Ich möchte, dass sie zu ihm sagt: ›Wenn du so redest, werde ich dich verlassen und die Kinder mitnehmen. Wir werden hier nicht herumsitzen und uns diesen Mist anhören.‹« Ellen wiederholte, was Maria formuliert hatte. Dann fragte ich: »Und was geschieht jetzt?« Maria antwortete: »Das gefällt mir. Ich spüre kaum noch Druck in meinem Kopf. Ich kann frei atmen. Und in meinem Körper spüre ich jetzt feine Energiebewegungen. Das ist sehr angenehm.« Ich sagte daraufhin: »Ein Zeuge kann sehen, wie erfreut Sie sind, während Sie Ihre Mutter sagen hören, dass sie nicht mehr bereit ist, sich die beleidigenden Äußerungen Ihres Vaters anzuhören, und dass sie von ihm weggehen will.« Maria fing an zu schluchzen und sagte: »Ich hätte mich als kleines

Mädchen geborgen fühlen und glücklich sein können.« Am äußersten Rand meines Blickfeldes sah ich, dass mehrere Gruppenmitglieder still weinten – die Möglichkeit, in Sicherheit und glücklich aufzuwachsen, hatte offenbar ihre eigenen Sehnsüchte angerührt.

Nach einer Weile sagte ich, es sei an der Zeit, Marias idealen Vater ins Spiel zu bringen. Ich sah die Freude in Marias Augen, während sie in der Gruppe nach ihrem idealen Vater suchte. Sie wählte Danny aus. Ich gab ihm sein Skript, und er sagte sanft zu ihr: »Ich übernehme die Rolle deines idealen Vaters, der dich geliebt, sich um dich gekümmert und dich nicht erschreckt hätte.« Maria forderte ihn auf, sich in ihrer Nähe links von ihr hinzusetzen, und sie strahlte. Sie rief aus: »Meine gute Mutter und mein guter Vater!« Ich antwortete: »Lassen Sie die Freude zu, die Sie spüren, während Sie sich einen idealen Vater anschauen, der sich liebevoll um Sie gekümmert hätte.« Maria weinte und sagte: »Das ist wunderbar«, und dann umarmte sie Danny und lächelte ihn durch ihre Tränen hindurch an. »Ich kann mich an einen sehr zärtlichen Augenblick mit meinem Vater erinnern, und so, wie es damals war, empfinde ich es jetzt auch. Ich möchte gern auch meine Mutter in meiner Nähe haben.« Beide idealen Eltern gingen zärtlich auf Maria ein und hielten sie sanft. Ich überließ sie eine Weile ihren Gefühlen, damit sie das Erlebte völlig verinnerlichen konnte.

Zum Abschluss sagte Danny: »Wenn ich damals dein idealer Vater gewesen wäre, hätte ich dich genau so geliebt und dir keinen Schmerz zugefügt.« Und Ellen erklärte: »Wenn ich deine ideale Mutter gewesen wäre, hätte ich mich für dich und mich eingesetzt und dich geschützt, und niemand hätte dir schaden können.« Alle Beteiligten äußerten sich dann noch ein letztes Mal, legten formell ihre Rollen nieder und stellten klar, dass sie nun wieder sie selbst seien.

Entwurf eines neuen Lebens

Niemand wächst unter idealen Bedingungen auf – wobei wir nicht einmal wissen, wie ideale Umstände beschaffen sein könnten. Mein verstorbener Freund David Servan-Schreiber hat einmal gesagt:

»Jedes Leben ist auf seine ganz besondere Weise schwierig.« Doch wenn wir selbstsichere und fähige Erwachsene werden wollen, ist es mit Sicherheit von Nutzen, bei zuverlässigen Eltern aufzuwachsen, die sich uns gegenüber konsistent verhalten, die Freude an uns und unserem Entdeckungsdrang hatten; Eltern, die uns halfen, unser Kommen und Gehen zu organisieren, und die für uns hinsichtlich der Selbstfürsorge und des Auskommens mit anderen Menschen Vorbilder waren.

Mängel in einem dieser Bereiche wirken sich wahrscheinlich später im Leben aus. Kindern, die ignoriert oder immer wieder gedemütigt wurden, mangelt es in der Regel an Respekt vor sich selbst. Kinder, die keine Selbstsicherheit entwickeln konnten, haben als Erwachsene wahrscheinlich Schwierigkeiten, einen eigenen Standpunkt zu vertreten. Und die meisten Erwachsenen, die als Kinder brutal behandelt wurden, tragen eine glimmende Wut in sich, die sie nur mit hohem Energieaufwand unter Kontrolle halten können.

Auch unsere Beziehungen leiden unter einem solchen Start ins Leben. Je mehr Schmerz und Entbehrung wir früh erlitten haben, umso eher deuten wir das, was andere Menschen tun, als gegen uns gerichtet und umso weniger Verständnis haben wir für ihre Kämpfe, Unsicherheiten und Sorgen. Wenn wir nicht in der Lage sind, die Komplexität ihres Lebens zu würdigen, sehen wir leicht alles, was sie tun, als Bestätigung dessen, dass man uns verletzen und enttäuschen wird.

In den Kapiteln über die biologischen Grundlagen des Traumas haben wir gesehen, wie Traumata und Verlassenwerden Menschen von ihrem Körper als einer Quelle der Freude und des Behagens oder gar als einen Teil von sich selbst, der umsorgt und genährt werden muss, trennen. Wenn wir uns nicht darauf verlassen können, dass unser Körper uns Sicherheit signalisiert oder uns warnt, und wir stattdessen chronisch von körperlichen Regungen überwältigt werden, fühlen wir uns in unserer Haut und in der Welt nicht mehr zu Hause. Solange die Weltbeschreibung von Menschen auf Traumata, Missbrauch, Misshandlungen und Vernachlässigung basiert, suchen die Betreffenden wahrscheinlich nach Abkürzungen, die in das Vergessen führen. Sie fürchten, erneut Zurückweisung, Verspottung und Deprivation zu erleben, und es widerstrebt ihnen, neue Möglichkeiten auszuprobieren, denn sie sind sicher, dass diese Misserfolg nach sich ziehen werden. Der Widerwille gegen Experimente mit neuen Möglichkeiten lässt Menschen in einer Matrix der Furcht, Isolation und Entbehrung verharren, sodass es ihnen unmöglich ist, sich auf Erlebnisse einzulassen, die ihre Weltsicht von Grund auf verändern würden.

Dies ist einer der Gründe für den besonderen Wert der strukturierten Erlebnisse der psychomotorischen Therapie. Die Teilnehmer können die Kakofonie und Verwirrung der Vergangenheit mithilfe dieser Methode gefahrlos untersuchen. Das führt zu konkreten Aha-Erlebnissen: »Ja, genauso war es. Damit musste ich mich herumschlagen. Und so hätte ich mich gefühlt, wenn ich gehalten und geliebt worden wäre.« Wenn Menschen im tranceartigen Container einer Struktur das sensorische Erlebnis ermöglicht wird, dass sie als Dreijährige geschätzt und geschützt werden, so können sie ihre inneren Erlebnisse in einem neuen Licht betrachten, so wie es in dem Satz »Ich kann spontan mit anderen Menschen interagieren, ohne dass ich fürchten muss, zurückgewiesen oder verletzt zu werden« zum Ausdruck kommt.

Strukturen nutzen die außerordentliche Macht der Vorstellung, jene inneren Erzählungen zu transformieren, die unsere Funktionsfähigkeit in der Welt verstärken und einschränken. Bei adäquater Unterstützung wird es möglich, die Geheimnisse, über die zu sprechen einst zu gefährlich war, nicht nur einem Therapeuten, einem Beichtvater unserer Zeit, sondern in der Vorstellung auch den Menschen, die uns verletzt und verraten haben, zu offenbaren.

Die Dreidimensionalität der Struktur verwandelt das Verborgene, Verbotene und Gefürchtete in sichtbare, konkrete Wirklichkeit. In dieser Hinsicht ähnelt die Methode Pessos ein wenig der IFS-Arbeit, die im vorigen Kapitel beschrieben wurde. Die IFS-Therapie fördert Anteile zutage, die Menschen abgespalten haben, um zu überleben, und ermöglicht uns, mit diesen Anteilen zu reden und uns mit ihnen zu identifizieren, sodass das Selbst in ungeschädigter Form sichtbar wird. Eine Struktur hingegen kreiert ein dreidimensionales Bild dessen, was Sie bewältigen mussten, und ermöglicht Ihnen so, eines Tages zu einem anderen Resultat zu gelangen.

Die meisten Menschen scheuen es, sich in Schmerzen und Enttäuschungen, die sie in der Vergangenheit erlebt haben, zurückzuversetzen, weil sie fürchten, dass dadurch nur eine Situation reaktiviert wird, die sie als unerträglich empfunden haben. Doch wenn sie bei diesem Vorgang gespiegelt und von einem Zeugen begleitet werden, nimmt allmählich eine neue Realität Gestalt an. Akkurat gespiegelt zu werden ist etwas völlig anderes, als ignoriert, kritisiert und herabgesetzt zu werden. Es ermöglicht Ihnen, zu fühlen, was Sie fühlen, und zu wissen, was Sie wissen – und das ist eine der entscheidenden Voraussetzungen für jede Genesung.

Traumata bringen Menschen dazu, sich auf die Deutung der Gegenwart im Lichte einer unveränderlichen Vergangenheit zu fixieren. Die in einer Struktur rekreierte Szene kann dem, was geschehen ist, genau entsprechen oder auch nicht; in jedem Fall jedoch repräsentiert die Struktur Ihre innere Landkarte und die unsichtbaren Regeln, an denen Sie sich in Ihrem Leben orientiert haben.

Das Wagnis, die Wahrheit auszusprechen

Kürzlich habe ich im Rahmen einer Therapiegruppe eine andere Struktur aufgebaut. Ein 26-jähriger Mann, Mark, hatte als Dreizehnjähriger zufällig seinen Vater beim Telefonsex mit seiner Tante, der Schwester seiner Mutter, ertappt. Mark war aufgrund dieses Erlebnisses verwirrt gewesen und hatte sich beschämt, verletzt, verraten und durch sein Wissen gelähmt gefühlt. Als er versucht hatte, mit seinem Vater über die Sache zu reden, war dieser wütend geworden und hatte alles abgestritten: Der Vater warf Mark eine schmutzige Fantasie vor, und Mark beschuldigte den Vater, er versuche, die Familie zu zerstören. Mark hatte es nie gewagt, seiner Mutter von seinem Erlebnis zu erzählen, aber die Familiengeheimnisse und die Heuchelei in der Familie vergifteten von jener Zeit an das Zusammenleben, und Mark hatte das Gefühl, niemandem mehr vertrauen zu können. Nach der Schule verbrachte er seine isolierte Zeit meist auf Basketballplätzen in der Nachbarschaft oder in seinem Zimmer vor dem Fernseher. Als er 21 Jahre alt war, starb seine Mutter – an gebrochenem Herzen, wie Mark glaubte –, und sein Vater heiratete die Tante. Mark wurde weder zur Beerdigung seiner Mutter noch zur Hochzeit seines Vaters eingeladen.

Geheimnisse wie diese werden zu inneren Giften – Realitäten, die man sich nicht eingestehen und über die man nicht sprechen darf, die aber trotzdem das eigene Leben prägen. Als Mark sich der Gruppe anschloss, wusste ich nichts über seine Geschichte, aber dass er emotional sehr distanziert wirkte, war mir sofort aufgefallen, und beim Check-in am Anfang der Gruppensitzungen erklärte er immer wieder, er fühle sich von allen anderen Gruppenmitgliedern wie durch einen dichten Nebel getrennt. Deshalb fragte ich mich besorgt, was wohl auftauchen würde, wenn er uns hinter seine starre und ausdruckslose äußere Erscheinung schauen lassen würde.

Als ich Mark einlud, über seine Familie zu reden, sagte er nur ein paar Worte und wirkte danach noch verschlossener als vorher. Daraufhin forderte ich ihn auf, ein anderes Gruppenmitglied zu bitten, für ihn als »Kontaktfigur« zu fungieren und ihn so zu unterstützen. Er wählte Richard, einen weißhaarigen Mann, und bat ihn, auf einem Kissen direkt neben ihm Platz zu nehmen, sodass er Richards Schulter berührte. Als er dann begann, seine Geschichte zu erzählen, platzierte er Joe als seinen realen Vater in dreieinhalb Meter Abstand vor sich, und anschließend bat er Carolyn, die er als Repräsentantin seiner Mutter auswählte, sich in eine Ecke zu hocken und ihr Gesicht zu verbergen. Für die Rolle seiner Tante wählte er Amanda aus, die er anwies, sich mit vor der Brust verschränkten Armen und trotzigem Ausdruck an eine Seite des Raums zu stellen und auf diese Weise all die berechnenden, skrupellosen und hinterhältigen Frauen zu repräsentieren, die hinter Männern her sind.

Als Mark sich das Tableau anschaute, das er zusammengestellt hatte, saß er aufrecht und mit weit geöffneten Augen da. Der Nebel war offensichtlich verschwunden. Ich sagte: »Ein Zeuge kann sehen, wie bestürzt Sie betrachten, womit Sie fertigwerden mussten.« Mark nickte zustimmend, blieb eine Weile still und wirkte traurig. Dann schaute er seinen »Vater« an und platzte heraus: »Du Arschloch, du Scheinheiliger, du hast mein Leben ruiniert!« Ich lud Mark ein, seinem »Vater« all die Dinge zu sagen, die er ihm schon immer hatte sagen wollen. Es folgte eine lange Liste von Beschuldigungen. Ich instruierte den »Vater«, körperlich zu reagieren, als ob er verprügelt würde, sodass Mark die Wirkung seiner Schläge sehen konnte. Es überraschte mich nicht, als Mark spontan äußerte, er habe immer gefürchtet, seine Wut könnte außer Kontrolle geraten; und diese Angst habe ihn davon abgehalten, in der Schule, im Beruf und in Beziehungen einen eigenen Standpunkt zu vertreten.

Nachdem Mark auf diese Weise seinen »Vater« mit dessen Verhalten konfrontiert hatte, fragte ich ihn, ob er Richard nun eine neue Rolle übertragen wolle: die seines idealen Vaters. Als er sich damit einverstanden erklärte, instruierte ich Richard, Mark direkt in die Augen zu schauen und zu sagen: »Wäre ich damals dein idealer Vater gewesen, hätte ich dir zugehört und dir nicht vorgeworfen, du hättest eine schmutzige Fantasie.« Als Richard dies sagte, fing Mark an zu zittern. »Oh, mein Gott, mein Leben wäre völlig anders verlaufen, wenn ich meinem Vater hätte vertrauen und mit ihm über das, was im Gange war, hätte reden können. Ich hätte dann einen Vater gehabt.« Dann instruierte ich Richard zu sagen: »Wäre ich damals dein idealer Vater gewesen, hätte ich deine Wut an mich herangelassen, und du hättest deinem Vater vertrauen können.« Mark entspannte sich merklich und sagte, dies hätte die Situation für ihn völlig verändert.

Dann wendete Mark sich an die Repräsentantin seiner Tante. Die Gruppe reagierte völlig fassungslos, als er sie mit einer Flut von Schmähungen überschüttete: »Du hinterhältige Hure, du Verräterin! Du hast deine Schwester betrogen und mein Leben ruiniert. Und unsere Familie noch dazu.« Danach fing Mark an zu schluchzen. Er sagte, er sei gegenüber allen Frauen, die Interesse an ihm gezeigt hatten, immer zutiefst misstrauisch gewesen. Die Arbeit an Marks Struktur nahm noch eine weitere halbe Stunde in Anspruch, in der wir die Voraussetzungen dafür schufen, dass er seine ideale Tante, die ihre

Schwester nicht betrog, sondern ihr half, die isolierte Immigrantenfamilie zusammenzuhalten, und seine ideale Mutter schaffen konnte, der es gelang, sich das Interesse und die Hingabe ihres Mannes zu erhalten, und die nicht an gebrochenem Herzen starb. Mark beendete die Struktur, indem er die Szene, die er geschaffen hatte, schweigend und mit einem zufriedenen Lächeln betrachtete.

Im weiteren Verlauf der Gruppenarbeit erwies sich Mark als ein offenes und kooperatives Gruppenmitglied, und drei Monate später teilte er mir in einer E-Mail mit, das Erlebnis in der Gruppe habe sein Leben verändert. Er war kurz vorher zu seiner ersten Freundin gezogen, und trotz einiger hitziger Diskussionen über die neue Situation war es ihm gelungen, sich ihre Sicht der Dinge anzuhören, ohne in die Defensive zu geraten, in seine alte Furcht oder Wut zurückzufallen oder das Gefühl zu entwickeln, sie versuche, ihn hereinzulegen. Er war erstaunt, dass es für ihn in Ordnung war, nicht der gleichen Meinung wie sie zu sein, und dass es ihm gelungen war, seinen eigenen Standpunkt zu vertreten. Schließlich bat er mich, ihm einen Therapeuten in der Nähe seines Wohnortes zu nennen, der ihm helfen könnte, mit den gewaltigen Veränderungen, die er in seinem Leben initiiert hatte, fertigzuwerden. Glücklicherweise konnte ich ihm einen geeigneten Kollegen nennen.

Mittel gegen schmerzhafte Erinnerungen

Wie die *Model-Mugging*-Kurse, über die ich in Kapitel 13 berichtet habe, ermöglichen auch die Strukturen in der psychomotorischen Therapie die Entwicklung virtueller Erinnerungen, die den schmerzhaften realen Erinnerungen an die Vergangenheit zur Seite gestellt werden und die den Patienten sensorische Erlebnisse des Gesehen-, Gehalten- und Unterstütztwerdens vermitteln, welche Erinnerungen an Verletzungen und Verrat neutralisieren können. Um sich verändern zu können, müssen sich Menschen viszeral mit Realitäten vertraut machen, die den statischen Gefühlen des durch ein Trauma erstarrten oder panischen Selbst entgegengesetzt sind, und sie durch

Gefühle ersetzen, die auf dem Erleben von Sicherheit, Meisterung, Freude und Verbundenheit basieren. Im Kapitel über EMDR wurde erläutert, dass das Träumen unter anderem die Funktion hat, Assoziationen zu kreieren, die frustrierende aktuelle Ereignisse mit dem restlichen Leben verweben. Im Gegensatz zu unseren Träumen unterliegen psychomotorische Strukturen den Gesetzen der Physik, aber auch sie können die Vergangenheit umgestalten.

Natürlich können wir nicht ungeschehen machen, was geschehen ist, aber wir können neue emotionale Szenarien entwickeln, die so intensiv und real sind, dass sie einige der alten zu entschärfen und zu relativieren vermögen. Die heilenden Tableaus der für die von Pesso entwickelte Methode charakteristischen Strukturen ermöglichen ein Erlebnis, das vielen, die diese Arbeit kennenlernen, zuvor als unmöglich erschien: in einer Welt willkommen geheißen zu werden, in der Menschen sich freuen, dass sie da sind, sie schützen, ihre Bedürfnisse erfüllen und ihnen das Gefühl, zu Hause zu sein, vermitteln.

19 | DAS GEHIRN NEU VERNETZEN
Neurofeedback

> Ist es Tatsache – oder nur ein Traum –, dass die Elektrizität die Materie in einen einzigen großen Nerv verwandelte, der Tausende von Meilen atemberaubend schnell durchzuckt?
>
> NATHANIEL HAWTHORNE
> *Das Haus mit den sieben Giebeln,* Manesse 2014, S. 392

> Die Fähigkeit, die wandernde Aufmerksamkeit immer wieder willkürlich zurückzubringen, ist die wahre Wurzel des Verstandes, des Charakters und des Willens.
>
> WILLIAM JAMES, *Psychologie,*
> Leipzig, Quelle & Meyer 1909, S. 227

Im Sommer nach meinem ersten Jahr in der Medical School arbeitete ich auf Teilzeitbasis als Forschungsassistent in Ernest Hartmanns Schlaflabor im *Boston State Hospital.* Ich hatte dort die Aufgabe, Studienteilnehmer vorzubereiten und ihr EEG zu analysieren. Wenn die Teilnehmer abends in das Labor kamen, befestigte ich Elektroden an ihrem Kopf und um ihre Augen, wobei Letztere die während des Träumens auftretenden schnellen Augenbewegungen (*rapid eye movements* – REM) registrieren sollten. Anschließend brachte ich sie in ihren Schlafraum, wünschte ihnen eine gute Nacht und schaltete den Polygrafen ein, eine sperrige Maschine mit 32 Stiften, welche die Gehirnaktivität der Probanden auf eine Papierrolle aufzeichneten.

Obwohl die Untersuchten fest schliefen, setzten die Neuronen in ihrem Gehirn ihre hektische innere Kommunikation fort, und diese wurde vom Polygrafen die ganze Nacht über aufgezeichnet. Ich selbst setzte mich dann mit den EEGs der vorangegangenen Nacht hin und versuchte, sie auszuwerten, wobei ich sporadisch im Radio die Baseballergebnisse verfolgte; außerdem weckte ich die Probanden über eine Gegensprechanlage jeweils auf, wenn der Polygraf eine REM-Schlafphase anzeigte. Ich fragte sie dann, wovon sie geträumt hatten, und schrieb auf, was sie berichteten. Am Morgen half ich ihnen, einen Fragebogen über die Qualität ihres Schlafs auszufüllen, und danach entließ ich sie.

Diese ruhigen Nächte in Hartmanns Laboratorium führten zu zahlreichen Erkenntnissen über den REM-Schlaf und trugen entscheidend zum Verständnis von Schlafprozessen bei, was den in Kapitel 15 beschriebenen wichtigen Entdeckungen den Weg ebnete. Doch die langjährige Hoffnung, EEG-Messungen würden uns helfen, besser zu verstehen, wie die elektrische Aktivität im Gehirn zur Entstehung psychischer Probleme beiträgt, blieb bis vor Kurzem unerfüllt.

Kartieren der elektrischen Schaltkreise des Gehirns

Vor der pharmakologischen Revolution herrschte die Auffassung vor, die Aktivität des Gehirns sei sowohl von chemischen als auch von elektrischen Signalen abhängig. Die später zunehmende Dominanz der Pharmakologie drängte das Interesse an der Elektrophysiologie des Gehirns für mehrere Jahrzehnte stark zurück.

Die ersten Aufzeichnungen elektrischer Aktivität des Gehirns gelangen im Jahre 1924 dem deutschen Psychiater Hans Berger. Die schulmedizinischen Autoritäten der damaligen Zeit begegneten der neuen Technik anfangs mit Skepsis, doch im Laufe der Zeit wurde die Elektroenzephalographie zu einem unverzichtbaren Werkzeug für die Diagnose der Anfallsaktivität bei Epileptikern. Berger entdeckte, dass verschiedene Gehirnwellenmuster unterschiedliche mentale Aktivitäten spiegeln. (So führten z. B. Bemühungen, ein mathematisches Problem zu lösen, zu starken Aktivitäten auf einem mäßig schnellen Frequenzband im Bereich der sogenannten Betawellen.) Er hoffte, die

Wissenschaft werde irgendwann bestimmte psychische Probleme anhand bestimmter charakteristischer Unregelmäßigkeiten des EEGs identifizieren können. Diese Erwartung wurde im Jahre 1938 durch die ersten Berichte über EEG-Muster bei »Kindern mit Verhaltensproblemen« bestärkt.[1] Bei den meisten dieser hyperaktiven und impulsiven Kinder waren die Gehirnwellen in den Schläfenlappen langsamer als normal. Dieses Resultat ist seither unzählige Male bestätigt worden, und im Jahre 2013 hat die *Food and Drug Administration* langsame Gehirnwellenaktivität im Schläfenlappen als Biomarker für ADHS anerkannt. Die langsame elektrische Aktivität in diesem Gehirnbereich erklärt, warum die exekutiven Funktionen solcher Kinder unzulänglich sind: Ihr rationales Gehirn hat keine ausreichende Kontrolle über ihr emotionales Gehirn, was auch der Fall ist, wenn Missbrauch/Misshandlungen oder eine andere Art von Traumatisierung die emotionalen Gehirnzentren übertrieben wachsam auf die geringsten Anzeichen von Gefahr reagieren und dann sofort eine Kampf- oder Fluchtreaktion organisieren lässt.

Zu Beginn meiner beruflichen Laufbahn hoffte auch ich, das EEG würde uns zu präziseren Diagnosen verhelfen, und zwischen 1980 und 1990 habe ich viele meiner Patienten aufgefordert, ein EEG erstellen zu lassen, weil ich herausfinden wollte, ob ihrer emotionalen Instabilität eine neurologische Anomalie zugrunde lag. Die Berichte, die ich über diese Untersuchungen erhielt, waren gewöhnlich mit dem Kommentar »unspezifische Schläfenlappenanomalien« versehen.[2] Das half mir nicht sonderlich weiter, und weil wir damals solche unklaren Muster nur mithilfe von Psychopharmaka verändern konnten, die mehr negative Nebenwirkungen als positive Wirkungen hatten, hörte ich auf, meine Patienten routinemäßig zur Erstellung eines EEG aufzufordern.

Im Jahre 2000 weckte eine Studie meines Freundes Alexander McFarlane und seiner Kollegen (die in Adelaide in Australien forschen) erneut mein Interesse, weil sie hinsichtlich der Informationsverarbeitung bei traumatisierten und »normalen« Australiern deutliche Unterschiede dokumentierte. Die Forscher hatten für ihre Studie einen standardisierten Test mit Namen *Oddball-Paradigma* benutzt, bei dem die Probanden aufgefordert werden, einen Gegenstand zu identifizieren, der in eine Reihe ansonsten in irgendeiner Hinsicht verwandter Objekte nicht hineinpasst (z. B. eine Trompete in eine Gruppe von Tischen und Stühlen). Keines der im Rahmen dieses Tests benutzten Bilder von Objekten hatte etwas mit einem Trauma zu tun.

Bei der Gruppe der »normalen« Testteilnehmer arbeiteten wichtige Teile des Gehirns an der Produktion eines kohärenten Musters von Filtern, Fokus und Analyse zusammen. Bei den traumatisierten Probanden hingegen waren die Gehirnwellen weniger stark koordiniert, und sie ergaben kein kohärentes Muster. Insbesondere erzeugten sie kein Gehirnwellenmuster, das Menschen hilft, sich durch Ausfiltern irrelevanter Informationen (die aufwärtsgerichtete Kurve mit der Bezeichnung N200) auf die gestellte Aufgabe zu konzentrieren. Außerdem war die zentrale Informationsverarbeitungskonfiguration des Gehirns (die abwärtsgerichtete Spitze mit der Bezeichnung P300) schlecht definiert; die Tiefe der Welle entscheidet darüber, wie gut wir neue Daten aufnehmen und analysieren können. Dies waren wichtige neue Informationen darüber, wie Traumatisierte nichttraumabezogene Informationen verarbeiten, und sie sind für das Verständnis der alltäglichen Informationsverarbeitung von großer Bedeutung. Diese

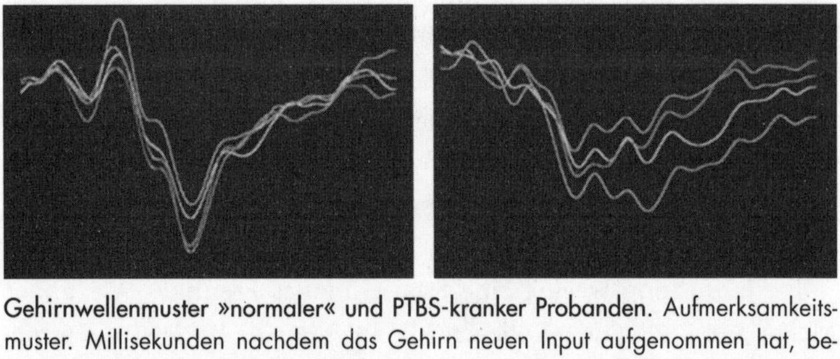

Gehirnwellenmuster »normaler« und PTBS-kranker Probanden. Aufmerksamkeitsmuster. Millisekunden nachdem das Gehirn neuen Input aufgenommen hat, beginnt es, der neu eingetroffenen Information einen Sinn zuzuschreiben. Normalerweise arbeiten dabei alle Gehirnregionen synchron zusammen (links), doch bei PTBS-Kranken sind die Gehirnwellen weniger gut koordiniert; ihrem Gehirn fällt es schwer, irrelevante Informationen auszufiltern und sich auf den entscheidenden Reiz zu konzentrieren.

Gehirnwellenmuster könnten die Schwierigkeiten vieler Traumatisierter, aus Erfahrungen zu lernen und sich mit vollem Einsatz ihren alltäglichen Aufgaben zu widmen, erklären. Ihr Gehirn ist einfach nicht darauf eingestellt, sorgfältig darauf zu achten, was im gegenwärtigen Augenblick geschieht.

Sandy McFarlanes Studie erinnerte mich an eine Äußerung Pierre Janets aus dem Jahre 1889: »Traumatischer Stress ist eine Krankheit, die Menschen unfähig macht, in der Gegenwart völlig lebendig zu sein.« Jahre später, als ich den Film *The Hurt Locker* (deutsch: *Tödliches Kommando*) sah, in dem es um die Erlebnisse der Soldaten im

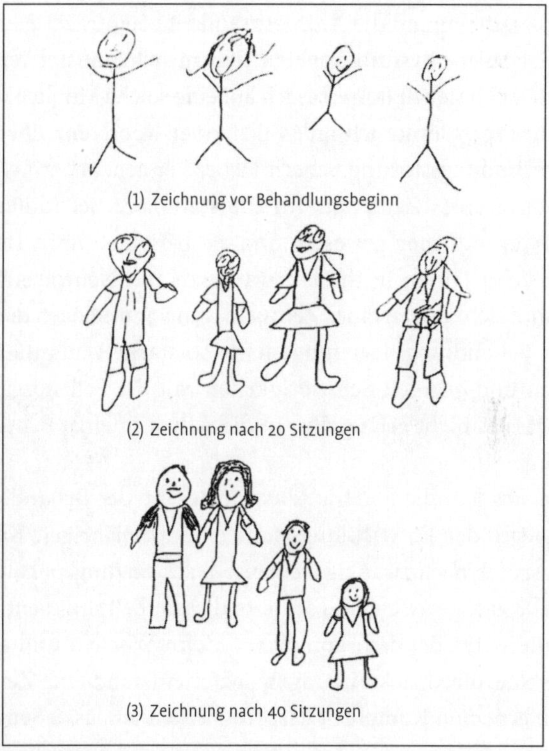
(1) Zeichnung vor Behandlungsbeginn
(2) Zeichnung nach 20 Sitzungen
(3) Zeichnung nach 40 Sitzungen

Von Strichmännchen zu deutlich erkennbaren Menschen. Nach viermonatigem Neurofeedback entspricht die Familienzeichnung eines zehnjährigen Jungen dem Entwicklungsstand eines normalen Sechsjährigen.

Irak ging, fiel mir sofort Sandys Studie ein: Solange diese Männer mit extremem Stress hatten fertigwerden müssen, hatten sie ihre Aufgaben mit ungeheurer Präzision ausführen können; doch als sie ins Zivilleben zurückkehrten, sahen sie sich nicht in der Lage, in einem Supermarkt einfachste Entscheidungen zu treffen. Mittlerweile liegen uns alarmierende Statistiken über die Zahl heimkehrender Kriegsveteranen vor, die aufgrund eines GI-Stipendiums ein College besuchen, dieses Studium aber nicht abschließen. (Einigen Schätzungen zufolge scheitern über 80 Prozent.) Ihre wohlbekannten Probleme hinsichtlich des Fokussierens und der Aufmerksamkeit tragen zu diesen schlechten Resultaten mit Sicherheit stark bei.

McFarlanes Studie könnte erklären, warum eine PTBS die Fähigkeit zu fokussieren und die Aufmerksamkeit beeinträchtigen könnte. Ließen sich solche dysfunktionalen Gehirnwellenmuster verändern? Es dauerte noch sieben Jahre, bis ich auf eine solche Möglichkeit stieß.

Im Jahre 2007 lernte ich anlässlich einer Konferenz über Kinder mit einer Bindungsstörung Sebern Fisher kennen. Sebern war klinische Leiterin eines Zentrums für die stationäre Behandlung stark gestörter Jugendlicher gewesen, und sie berichtete mir, sie arbeite seit etwa zehn Jahren in ihrer Privatpraxis mit Neurofeedback. Sie zeigte mir Zeichnungen eines Zehnjährigen vor und nach der Neurofeedback-Behandlung. Der Junge hatte so starke Wutanfälle, Lernstörungen und generell Schwierigkeiten mit der Selbstorganisation gehabt, dass es nicht gelang, ihn in die Arbeit in einer Schule zu integrieren.[3]

Sein erstes Familienporträt, das vor Beginn der Behandlung entstand, spiegelt den Entwicklungsstand eines Dreijährigen. Keine fünf Wochen später, nach zwanzig Neurofeedback-Sitzungen, hatten seine Wutanfälle nachgelassen, und seine zu diesem Zeitpunkt entstandene Zeichnung wirkt deutlich komplexer. Zehn Wochen und abermals zwanzig Neurofeedback-Sitzungen später entstand eine Zeichnung, die einen erneuten Komplexitätssprung erkennen lässt. Sein Verhalten hatte sich zu diesem Zeitpunkt weitestgehend normalisiert.

Ich hatte noch keine Behandlung kennengelernt, die eine so dramatische Veränderung der mentalen Funktionsfähigkeit in so kurzer

Zeit hätte erreichen können. Deshalb ergriff ich die Gelegenheit beim Schopfe, als Sebern mir eine Neurofeedback-Demonstration anbot.

Die Symphonie des Gehirns sehen

Sebern zeigte mir in ihrer Praxis in Northampton, Massachusetts, ihre Neurofeedback-Ausrüstung – zwei Desktop-Computer und einen kleinen Verstärker – und einige der Daten, die sie gesammelt hatte. Dann befestigte sie an den beiden Seiten meines Kopfes je eine Elektrode und eine weitere an meinem rechten Ohr. Schon bald sah ich auf dem Bildschirm des Computers, der vor mir stand, Gehirnwellenkurven wie diejenigen, die ich drei Jahrzehnte vorher im Schlaflabor auf der Papierrolle des Polygrafen gesehen hatte. Seberns Laptop konnte die elektrische Symphonie meines Gehirns schneller und präziser identifizieren, als wir es mit der Ausrüstung in Hartmanns Laboratorium hatten tun können, die zu jener Zeit wahrscheinlich mehrere Millionen Dollar gekostet hatte.

Sebern erklärte, das Neurofeedback spiegele dem Gehirn seine eigene Funktionsweise: die Oszillationen und Rhythmen, die den Strömungen und Gegenströmungen des Geistes zugrunde liegen. Neurofeedback regt das Gehirn an, bestimmte Gehirnwellenfrequenzen zu verstärken und andere zu verringern; dadurch entstehen neue Muster, welche die natürliche Komplexität des Gehirns und seine Tendenz zur Selbstregulation verstärken.[4] Sie erklärte mir: »Im Grunde machen wir wahrscheinlich vorhandene, aber bisher ungenutzte Oszillationsfähigkeiten des Gehirns nutzbar und ermöglichen die Entwicklung neuer.«

Sebern veränderte bestimmte Einstellungen, »um die Belohnungs- und Hemmungsfrequenzen zu beeinflussen«, wie sie erklärte, damit das Feedback bestimmte Gehirnwellenmuster verstärkte und andere abschwächte. Auf dem Computerbildschirm war nun etwas zu sehen, was an ein Videospiel erinnerte: Drei Raumschiffe in unterschiedlichen Farben tauchten auf. Der Computer erzeugte unregelmäßig Töne, und die Raumschiffe bewegten sich ziemlich willkürlich. Ich entdeckte, dass sie stehen blieben, wenn ich blinzelte, und dass sie sich parallel bewegten, während ein regelmäßiges Piepsen ertönte, wenn ich ruhig auf den Bildschirm schaute. Dann forderte Sebern mich auf, das grüne Raumschiff vor die beiden anderen zu manövrieren. Ich lehnte mich vor, um mich zu konzentrieren, aber je intensiver ich mich bemühte, umso weiter fiel das grüne Raumschiff hinter die beiden anderen zurück. Sebern lächelte und erklärte, das Ergebnis werde wesentlich besser ausfallen, wenn ich mich einfach entspannen und das Feedback des Computers aufnehmen würde. Ich lehnte mich also zurück, und nach einer Weile wurden die Töne tatsächlich ruhiger, und das grüne Raumschiff schob sich allmählich vor die beiden anderen. Ich fühlte mich ruhig und fokussiert – und mein Raumschiff hatte sein Ziel erreicht.

In mancher Hinsicht ähnelt Neurofeedback dem Beobachten des Gesichts eines anderen Menschen während eines Gesprächs. Wenn Sie Ihr Gegenüber lächeln oder leicht nicken sehen, werden Sie belohnt und fahren fort, Ihre Geschichte zu erzählen oder zu erklären, worauf Sie hinauswollen. Doch sobald Ihr Gesprächspartner gelangweilt wirkt oder die Blickrichtung verändert, kürzen Sie Ihre Geschichte ab oder wechseln zu einem völlig anderen Thema. Beim Neurofeedback besteht die Belohnung nicht in einem Lächeln, sondern in einem Ton oder einer Bewegung auf dem Bildschirm, und die Hemmung ist viel neutraler, als ein Stirnrunzeln es wäre – sie ist einfach ein unerwünschtes Muster.

Dann stellte Sebern mir einen weiteren Aspekt des Neurofeedbacks vor: dass es mithilfe dieser Methode möglich ist, Aktivitäten in bestimmten Teilen des Gehirns zu verfolgen. Nachdem sie die Elektroden von meinen Schläfen zur linken Augenbraue versetzt hatte, fühlte ich mich sehr klar und fokussiert. Sie erklärte mir, sie belohne Betawellen im Frontalkortex, die den klaren und wachen Zustand hervorriefen. Als sie die Elektroden auf der Oberfläche meines Kopfes platzierte, empfand ich mehr Distanz von den Computerbildern und war mir der Empfindungen in meinem Körper bewusster. Anschließend zeigte sie mir ein Diagramm, das dokumentierte, wie sich meine Gehirnwellen verändert hatten, während ich subtile Veränderungen meines mentalen Zustandes und meiner körperlichen Empfindungen registriert hatte.

Wie könnte man Neurofeedback im Rahmen einer Traumabehandlung nutzen? Sebern erklärte: »Wir hoffen, mittels Neurofeedback die Gehirnschaltkreise beeinflussen zu können, die Zustände der Angst und Züge von Ängstlichkeit, Scham und Wut begünstigen und erhalten. Das repetitive Feuern dieser Schaltkreise ist für Traumata charakteristisch.« Die Patienten müssen sich an der Veränderung der habituellen Gehirnwellenmuster, die Traumata und ihre Nachwirkungen erzeugen, aktiv beteiligen. Wenn sich die Furchtmuster auflösen, ist das Gehirn besser vor automatischen Stressreaktionen geschützt und kann sich besser auf normale Ereignisse fokussieren. Schließlich ist Stress keine inhärente Eigenschaft der Ereignisse selbst, sondern eine Funktion dessen, wie wir die Ereignisse bezeichnen und wie wir auf sie reagieren. Neurofeedback stabilisiert das Gehirn, stärkt seine Resilienz und ermöglicht uns so, verschiedenartige Reaktionsmöglichkeiten zu entwickeln.

Wie das Neurofeedback entstanden ist

Neurofeedback war im Jahre 2007 keine neue Technik mehr. Schon Ende der 1950er-Jahre entdeckte Joe Kamiya, Professor der Psychologie an der *University of Chicago*, der das Phänomen der inneren Wahrnehmung studierte, dass Menschen durch Feedback lernen können, zu erkennen, wann sie Alphawellen produzieren, also Wellen, die mit Entspannungszuständen in Verbindung gebracht werden. (Einige der Probanden brauchten vier Tage, um eine hundertprozentige Trefferquote zu erreichen.) Kamiya demonstrierte, dass sie auch in Reaktion auf ein simples Tonsignal willentlich in einen Alphazustand eintreten konnten.

Im Jahre 1968 veröffentlichte die Zeitschrift *Psychology Today* einen Artikel über Kamiyas Arbeit, und die Entdeckung, dass ein Alphawellentraining Stress und stressbasierte Probleme lindern kann, wurde in weiten Kreisen bekannt.[5] Die erste wissenschaftliche Studie, aus der hervorging, dass sich Neurofeedback auf pathologische Zustände auswirken kann, führte Barry Sterman an der UCLA durch. Die *National Aeronautics and Space Administration* hatte ihn beauftragt, die Toxizität eines Raketenantriebsstoffs, Monomethylmydrazin (MMH), zu untersuchen, von dem bekannt war, dass er Halluzinationen und Krampfanfälle hervorrufen kann. Sterman hatte vorher einige Katzen darauf trainiert, einen bestimmten EEG-Frequenzbereich zu produzieren, das sogenannte SMR-Band *(sensorimotor rhythm).* (Katzen wechseln in diesen wachen und fokussierten Zustand, wenn sie darauf warten, gefüttert zu werden.) Er entdeckte, dass diese Katzen, die ein Neurofeedback-Training erhalten hatten, im Gegensatz zu normalen Laborkatzen im Falle eines Kontakts mit MMH keine Krampfanfälle entwickelten. Auf irgendeine Weise hatte das Training ihr Gehirn stabilisiert.

Im Jahre 1971 verband Sterman das erste Mal einen Menschen mit dem Neurofeedbackgerät, die 23-jährige Mary Fairbanks. Sie litt seit ihrem achten Lebensjahr an Epilepsie und hatte zweimal oder öfter im Monat *Grand-Mal*-Anfälle. Sie trainierte mit dem Gerät zweimal täglich eine Stunde lang. Nach drei Monaten waren die Anfälle praktisch verschwunden. Aufgrund dieses Erfolgs erhielt Sterman ein Stipendium von den *National Institutes of Health* für eine systematische Studie. Die beeindruckenden Resultate dieser Arbeit wurden im Jahre 1978 in der Zeitschrift *Epilepsia* veröffentlicht.[6]

Diese Periode des Experimentierens und des Optimismus hinsichtlich der Möglichkeiten des menschlichen Geistes endete Mitte der 1970er-Jahre, der Zeit, in der viele neue Psychopharmaka entwickelt wurden. Psychiatrie und Neurowissenschaft begannen damals, ein chemisches Modell von Geist und Gehirn zu bevorzugen, und infolgedessen wurden andere Behandlungsansätze in den Hintergrund gedrängt.

Seither hat sich das Neurofeedback in immer neuen Schüben weiterentwickelt, wobei ein Großteil der Grundlagenforschung dazu in Europa, Russland und Australien geleistet wurde. Obwohl es in den USA mittlerweile etwa zehntausend Neurofeedbackpraktiker gibt, wird dieses Verfahren bisher nicht ausreichend durch Forschungsgelder unterstützt, und der Mangel an aussagekräftigen wissenschaftlichen Studien verhindert, dass es in stärkerem Maße als Behandlungsmethode akzeptiert wird. Ein Grund für das mangelnde Interesse der Öffentlichkeit könnte sein, dass es zahlreiche konkurrierende Neurofeedbacksysteme gibt; ein anderer Grund ist im begrenzten Kommerzialisierungspotenzial zu sehen. Weil nur wenige Möglichkeiten der Nutzung von Neurofeedback von Krankenversicherungen akzeptiert werden, ist das Verfahren für Konsumenten kostspielig, und viele Praktiker sehen sich nicht in der Lage, die für umfangreiche wissenschaftliche Studien erforderlichen Mittel zu mobilisieren.

Ein Obdachlosenasyl wird zur Krankenpflegestation

Sebern hatte mir ermöglicht, mit drei ihrer Patienten zu sprechen. Alle erzählten erstaunliche Geschichten, doch als ich der 27-jährigen Lisa zuhörte, die an einem College in der Nähe Krankenpflege studierte, wurde mir das fantastische Potenzial dieser Behandlungsmethode erst in seinem ganzen Ausmaß bewusst. Lisa verfügte über den besten Resilienzfaktor, den Menschen haben können: Sie war eine sehr ansprechende Person – einnehmend, neugierig und offensichtlich intelligent. Sie konnte sehr gut Blickkontakt herstellen und war geradezu begierig mitzuteilen, was sie über sich selbst herausgefunden hatte. Das Beste aber war, dass sie wie so viele Traumatisierte, die ich kennengelernt habe, einen sehr abgründigen Humor und einen köstlichen Sinn für menschliche Verrücktheit hatte.

In Anbetracht dessen, was ich über ihre Geschichte wusste, erschien es mir wie ein Wunder, dass sie so ruhig und selbstbeherrscht war. Sie hatte viele Jahre in Wohngruppen und psychiatrischen Institutionen verbracht und ging in den Notaufnahmestationen im westlichen Massachusetts ein und aus – sie war das Mädchen, das immer wieder von Rettungsfahrzeugen gebracht wurde, entweder halb tot nach dem Konsum verschreibungspflichtiger Medikamente oder stark blutend aufgrund von Verletzungen, die sie selbst sich zugefügt hatte.

Sie begann ihre Erzählung wie folgt: »Ich habe immer die Kinder beneidet, die wussten, was passieren würde, wenn ihre Eltern sich betranken. Sie sahen das Chaos, das folgen würde, zumindest kommen. Bei mir zu Hause war das anders. Wegen allem und jedem konnte bei meiner Mutter die Hölle losbrechen – beim gemeinsamen Abendessen, beim Fernsehen, wenn ich von der Schule nach Hause kam, wenn ich mich morgens anzog –, und ich wusste nie, was sie tun oder wie sie mich verletzen würde. Alles war völlig willkürlich.«

Der Vater hatte die Familie verlassen, als Lisa drei Jahre alt gewesen war. Von dieser Zeit an war sie der Willkür ihrer psychotischen Mutter ausgesetzt gewesen. »Folter« ist kein unangemessener Ausdruck, wenn man die schlechte Behandlung charakterisieren will, die Lisa hatte ertragen müssen. Sie berichtete: »Ich lebte in einem Raum im Dachgeschoss, und es gab dort noch einen zweiten Raum, in den ich ging, um auf den Teppich zu pinkeln, weil ich zu große Angst hatte, nach unten auf die Toilette zu gehen. Ich zog meinen Puppen alle Kleider aus, trieb Stifte in ihren Körper und setzte sie dann in mein Fenster.«

Mit zwölf Jahren war Lisa von zu Hause weggelaufen, aber von der Polizei aufgegriffen und zu ihrer Mutter zurückgebracht worden. Nach diesem Fluchtversuch griff das Jugendamt ein, mit der Folge, dass sie die nächsten sechs Jahre in psychiatrischen Kliniken, Pflegeheimen, Wohngruppen, Pflegefamilien und auf der Straße verbrachte. Keine der Unterbringungen hatte über längere Zeit Bestand, weil Lisa so dissoziativ und selbstdestruktiv war, dass sie ihre Betreuer immer wieder in Schrecken versetzte. Weil sie gegen sich selbst gewalttätig wurde oder Mobiliar zerstörte und sich später an das, was sie getan hatte, nicht mehr erinnern konnte, wurde sie als manipulative Lügnerin angesehen. Rückblickend erklärte Lisa mir, ihr hätten einfach die sprachlichen Möglichkeiten gefehlt, um mitzuteilen, was in ihr vorging.

Als sie achtzehn Jahre alt wurde, endete die Zuständigkeit des Jugendamts, und sie sah sich gezwungen, unabhängig von ihrer Familie und ohne jede Ausbildung, ohne Geld und ohne irgendwelche Fertigkeiten zu leben. Kurz nach ihrer Entlassung aus der staatlichen Betreuung lernte sie Sebern kennen, die gerade ihre erste Neurofeedbackausrüstung bekommen hatte und sich an Lisa aus einem stationären

Behandlungszentrum erinnerte, in dem sie einmal gearbeitet hatte. Sie hatte immer eine Schwäche für dieses verloren wirkende Mädchen gehabt, und sie lud Lisa ein, das neue Gerät auszuprobieren.

Sebern erinnerte sich: »Als Lisa das erste Mal zu mir kam, war Herbst. Sie ging mit leerem Blick umher und trug ständig einen Kürbis bei sich. Es war einfach niemand da. Ich war mir nicht einmal sicher, ob die junge Frau, die da vor mir stand, ein organisierendes Selbst hatte.« Für Lisa war jede Form von Redetherapie ungeeignet. Wenn Sebern sie nach etwas fragte, was sie unter Stress setzte, verstummte sie oder geriet in Panik. Lisa erklärte: »Jedes Mal wenn wir herauszufinden versuchten, wie es mir in meiner Kindheit und Jugend ergangen war, bekam ich einen Zusammenbruch. Ich wachte dann mit Schnittwunden und Verbrennungen auf und konnte nichts essen. Schlafen konnte ich auch nicht.«

Ihr Entsetzen war allgegenwärtig gewesen. »Ich hatte ständig Angst. Ich konnte es nicht ertragen, berührt zu werden. Ich war permanent schreckhaft und nervös. Und ich konnte in Gegenwart anderer Menschen nicht die Augen schließen. Nichts hätte mich davon überzeugen können, dass ich nicht im Moment, in dem ich die Augen schloss, von jemandem geschlagen oder getreten würde. Das macht einen verrückt. Du weißt, du bist mit jemandem, dem du vertraust, in einem Raum, und dein Verstand sagt dir, dass dir nichts passieren wird, aber der restliche Körper sagt etwas anderes, und du kannst dich einfach nicht entspannen. Wenn jemand seinen Arm um mich legte, ging ich auf der Stelle in die Luft.« Sie befand sich in einem Schockzustand, dem sie nicht entrinnen konnte.

Lisa erinnerte sich, dass sie schon als kleines Mädchen dissoziiert hatte, aber nach der Pubertät war alles noch schlimmer geworden: »Ich wachte morgens immer wieder mit Schnittverletzungen auf, und in der Schule war ich unter verschiedenen Namen bekannt. Ich konnte keinen festen Freund haben, denn im dissoziierten Zustand traf ich mich mit anderen Jungen, und später konnte ich mich nicht daran erinnern. Ich wurde oft ohnmächtig, und wenn ich die Augen wieder öffnete, fand ich mich manchmal in ziemlich merkwürdigen Situationen wieder.« Wie viele schwer traumatisierte Menschen konnte auch Lisa sich nicht selbst in einem Spiegel erkennen.[7] Ich hatte noch nie jemanden so klar beschreiben hören, wie es ist, kein kontinuierliches Selbstempfinden zu haben.

Niemand hätte Lisas Realität bestätigen können. »Als ich siebzehn Jahre alt war, lebte ich in einer Wohngruppe für schwer gestörte Jugendliche. Eines Tages fügte ich mir mit dem Deckel einer Blechdose ziemlich üble Schnittverletzungen zu. Daraufhin brachten sie mich in eine Notaufnahme, aber ich konnte dem Arzt dort nicht sagen, wie ich mich verletzt hatte – ich erinnerte mich einfach nicht daran. Der Notarzt war davon überzeugt, dass es keine dissoziative Identitätsstörung gebe … Viele, die in der Psychiatrie arbeiten, sagen, so etwas gebe es nicht. Also nicht nur, dass du nicht darunter leidest, sondern dass die Störung gar nicht existiert.«

Als Lisa aufgrund ihres Alters aus dem stationären Behandlungsprogramm entlassen wurde, hörte sie sofort auf, Psychopharmaka einzunehmen. Sie sagte: »Ich weiß, dass das nicht alle machen können, aber bei mir war es wohl die richtige Entscheidung. Ich kenne Menschen, die solche Mittel brauchen, aber bei mir war das nicht so. Nachdem ich sie abgesetzt und mit dem Neurofeedback angefangen hatte, wurde ich viel klarer.«

Als Sebern Lisa zum Neurofeedback eingeladen hatte, wusste sie absolut nicht, was sie erwartete, denn Lisa war die erste dissoziative Patientin, an der sie das neue Verfahren ausprobierte. Sie trafen sich zweimal wöchentlich, und zunächst arbeitete Sebern daran, bei Lisa kohärentere Gehirnwellenmuster im rechten Schläfenlappen, dem Furchtzentrum des Gehirns, zu belohnen. Nach ein paar Wochen merkte Lisa, dass sie im Beisein anderer Menschen nicht mehr so angespannt war und dass sie den Waschraum im Keller des Gebäudes, in dem sie wohnte, nicht mehr so sehr fürchtete. Dann trat ein größerer Durchbruch ein: Sie hörte auf zu dissoziieren. Sie erinnerte sich: »In meinem Kopf hatte ich ständig ein Summen und ein leises Gespräch gehört. Deshalb hatte ich Angst, ich könnte schizophren sein. Nach einem halben Jahr Neurofeedback verschwanden diese Geräusche. Ich nehme an, dass der Zustand der Integration eintrat. Alles wurde zusammengefügt.«

Nachdem Lisa ein beständigeres Selbstempfinden entwickelt hatte, konnte sie über ihre Erlebnisse sprechen: »Ich kann nun über Dinge wie meine Kindheit sprechen. Deshalb kann ich jetzt zum ersten Mal in einer Therapie an mir arbeiten. Vorher hatte ich nicht genug Distanz und konnte mich nicht ausreichend beruhigen. Wenn man in etwas noch drinsteckt, kann man nicht gut darüber reden. Ich konnte keine Bindung entwickeln und mich nicht so öffnen, wie man es können muss, um eine Beziehung zu einem Therapeuten aufzubauen.« Diese Offenbarung verblüffte mich: Schließlich gibt es sehr viele Patienten, die zur Behandlung kommen, sie aber abbrechen müssen, weil sie »noch drin« und deshalb nicht in der Lage sind, eine tragfähige Beziehung zu ihrem Therapeuten aufzubauen. Aber wenn Menschen nicht wissen, wer sie sind, sehen sie natürlich auch die Realität der Menschen in ihrer Umgebung nicht.

Lisa fuhr fort: »Eine Bindungsbeziehung war für mich mit viel Angst verbunden. Wenn ich einen Raum betrat, versuchte ich mir grundsätzlich zu merken, wie ich wieder aus ihm herauskommen konnte, und ich bemühte mich, jedes Detail über einen Menschen zu registrieren. Ich versuchte verzweifelt, alles im Blick zu behalten, was mich verletzen könnte. Jetzt kenne ich Menschen auf andere Weise. Ich brauche mir nicht mehr aus Angst jedes Detail über sie zu merken. Wenn man keine Angst hat, verletzt zu werden, kann man Menschen anders kennen.«

Diese redegewandte junge Frau war aus den Tiefen der Verzweiflung und Verwirrung aufgetaucht und hatte eine Klarheit und Fokussiertheit entwickelt, wie ich es noch nie bei Patienten erlebt hatte. Mir war klar, dass wir das Potenzial des Neurofeedbacks im *Trauma Center* erforschen mussten.

Wie wir anfingen, mit Neurofeedback zu arbeiten

Zunächst mussten wir entscheiden, welches von fünf unterschiedlichen Neurofeedback-Systemen wir nutzen wollten, und dann erprobten wir an einem langen Wochenende aneinander die Prinzipien und Praktiken dieser Technik.[8] Acht Mitglieder unseres Teams und drei Trainer opferten ihre Freizeit, um sich mit EEGs, Elektroden und computergeneriertem Feedback vertraut zu machen. Am zweiten Morgen des Trainings, als ich mit meinem Kollegen Michael zusammenarbeitete, platzierte ich eine Elektrode auf der rechten Seite seines Kopfes, direkt über dem sensumotorischen Bereich seines Gehirns, und belohnte die Frequenzen von 11–14 Hertz. Kurz nach Sitzungsende bat Michael die Gruppe um ihre Aufmerksamkeit. Er sagte, er habe soeben etwas Erstaunliches erlebt. In Gegenwart anderer Menschen, sogar seiner Kollegen, habe er sich immer ein wenig unwohl und unsicher gefühlt. Obwohl niemand es gemerkt hatte – er war ein von allen sehr geschätzter Kollege –, musste er ständig mit dem quälenden Gefühl, in Gefahr zu sein, fertigwerden. Dieses Gefühl war nun verschwunden, und er fühlte sich sicher, entspannt und offen. Im Laufe der nächsten drei Jahre verwandelte sich Michael, der immer sehr zurückhaltend gewesen war, in einen aktiv an Diskussionen teilnehmenden und die Gruppe mit seinen Erkenntnissen herausfordernden Kollegen, und er wurde zu einer der treibenden Kräfte der Entwicklung unseres Neurofeedbackprogramms.

Unterstützt von der *ANS Foundation* starteten wir unsere erste Untersuchung, an der 17 Patienten teilnahmen, die auf vorherige andere Behandlungen nicht angesprochen hatten. Als Ziel wählten wir den rechten Schläfenlappen ihres Gehirns, den Bereich, den wir durch unsere ersten Gehirnscan-Studien (siehe auch: Kapitel 3)[9] als durch traumatischen Stress besonders aktiviert identifiziert hatten, und gaben den Studienteilnehmern im Laufe von zehn Wochen zwanzig Neurofeedback-Sitzungen.

Weil die meisten dieser Patienten unter Alexithymie litten, war es für sie nicht leicht, über ihre Reaktionen auf die Behandlungen zu berichten. Doch ihre Aktivitäten sprachen für sich. Sie kamen regelmäßig zu allen Behandlungsterminen, selbst wenn sie durch Schneestürme fahren mussten. Keiner brach die Behandlung ab, und nach Abschluss der zwanzig Sitzungen hatten sich nicht nur ihre PTBS-Werte deutlich verbessert,[10] sondern auch ihr persönliches Wohlgefühl, ihr emotionales Gleichgewicht und ihr Selbstgewahrsein hatten sich positiv entwickelt.[11] Sie waren weniger hektisch, schliefen besser und fühlten sich allgemein ruhiger und fokussierter.

Bei Selbstberichten besteht immer die Gefahr, dass sie unzuverlässig sind; objektive Verhaltensänderungen sind wesentlich bessere Indikatoren dafür, wie gut eine Behandlung gewirkt hat. Der erste Patient, den ich mit Neurofeedback behandelt habe, ist hierfür ein gutes Beispiel. Er war ein Freiberufler in den Fünfzigern, der sich als heterosexuell bezeichnete, aber zwanghaft homosexuellen Kontakt zu Fremden suchte, wenn er sich verlassen und missverstanden fühlte. Seine Ehe war daran zerbrochen, und er war mittlerweile HIV-positiv; er bemühte sich verzweifelt, sein Verhalten unter Kontrolle zu bringen. In einer vorangegangenen Therapie hatte er ausgiebig darüber gesprochen, dass er im Alter von acht Jahren von einem Onkel sexuell missbraucht worden war. Wir vermuteten, dass sein Zwang mit diesem Missbrauch zusammenhing, aber der Hinweis darauf änderte nichts an seinem Verhalten. Nach mehr als einem Jahr regulärer Psychotherapie bei einem kompetenten Therapeuten hatte sich bei ihm nichts geändert.

Eine Woche nachdem ich angefangen hatte, sein Gehirn so zu trainieren, dass es im rechten Schläfenlappen langsamere Gehirnwellen produzierte, hatte der Patient einen heftigen Streit mit einer neuen Freundin, aber statt danach wie gewohnt den Ort aufzusuchen, wo er sich seine homosexuellen Partner für den Sex suchte, ging er zum Fischen. Ich schrieb diese Reaktion zunächst einem Zufall zu, aber im Laufe der nächsten zehn Wochen suchte er inmitten seiner stürmischen Beziehung weiter Trost beim Fischen und fing an, eine Hütte am Seeufer zu renovieren. Als wir die Neurofeedback-Sitzungen wegen unserer Urlaubsplanung drei Wochen lang ausfallen lassen mussten, tauchte sein Zwangsverhalten plötzlich wieder auf. Demnach hatte sein Gehirn das neue Muster noch nicht ausreichend stabilisiert. Wir trainierten weitere sechs Monate mit ihm, und heute, vier Jahre später, kommt er alle sechs Monate zu einem Check-up. Sein Drang zu gefährlichen sexuellen Aktivitäten ist völlig verschwunden.

Wie konnte das Gehirn dieses Patienten plötzlich Trost im Fischen statt in zwanghafter sexueller Aktivität finden? Ich muss zugeben, dass wir das im Moment noch nicht wissen. Neurofeedback verändert die Verbindungsmuster im Gehirn; und der Geist entwickelt aufgrund der neuen Verbindungen neue Aktivitätsmuster.

Die grundlegenden Fakten über Gehirnwellenmuster von langsam bis schnell

Jede Linie eines EEGs zeichnet die Aktivität in einem anderen Teil des Gehirns auf: Das Resultat ist ein Konglomerat unterschiedlicher Rhythmen, die eine Skala von langsam bis schnell ergeben.[12] Das EEG besteht aus den Messungen verschiedener Höhen (Amplituden) und Wellenlängen (Frequenzen). Als Frequenz bezeichnet man die Zahl steigender und fallender Wellenbewegungen pro Sekunde, und sie wird in Hertz (Hz) oder Zyklen pro Sekunde (cps) gemessen. Jede Frequenz eines EEGs ist für Verständnis und Behandlung von Traumata wichtig, und die Grundlagen dieser Messmethode sind relativ leicht zu verstehen.

Deltawellen, die langsamsten Gehirnwellenfrequenzen (0,5 – 4 Hz), treten am häufigsten im Schlaf auf. Das Gehirn befindet sich dann in einer Art Leerlauf, und der Geist hat sich nach innen zurückgezogen. Wenn Menschen im Wachzustand zu viele langsame Gehirnwellen

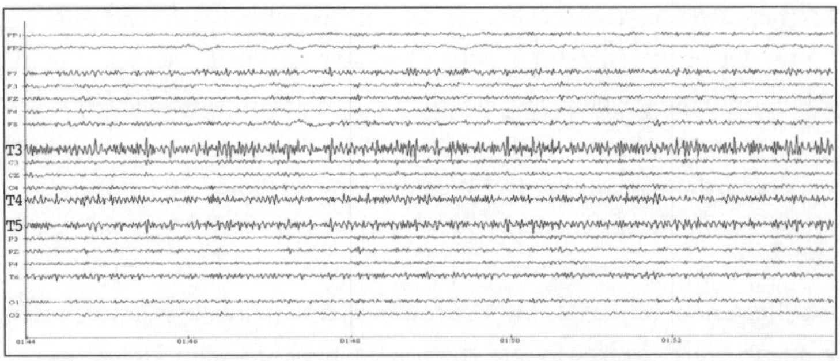

Das Elektroenzephalogramm (EEG). Es gibt zwar keine typische Signatur für PTBS, aber bei vielen Traumatisierten ist die Aktivität in den Schläfenlappen stark erhöht, wie das EEG dieses Patienten zeigt (T3, T4, T5). Neurofeedback kann die abnormen Gehirnmuster normalisieren und dadurch die emotionale Stabilität erhöhen.

produzieren, denken sie verschwommen, ihr Urteilsvermögen ist schlecht und ihre Impulskontrolle unzulänglich. Bei achtzig Prozent der Kinder mit ADHS und bei vielen PTBS-Patienten entstehen in den Schläfenlappen übermäßig viele langsame Gehirnwellen.

Träume beschleunigen die Gehirnwellen. Theta-Frequenzen (4–8 Hz) herrschen in den Randbereichen des Schlafs vor, beispielsweise in jenem »hypnopompen« Zustand, den ich in Zusammenhang mit EMDR in Kapitel 15 beschrieben habe; außerdem sind sie für hypnotische Trancezustände charakteristisch. Thetawellen rufen einen Geisteszustand hervor, der weder durch die Logik noch durch die alltäglichen Anforderungen des Lebens eingeschränkt ist und der deshalb die Herstellung neuartiger Verbindungen und Assoziationen ermöglicht. Eine der vielversprechendsten EEG-Neurofeedback-Behandlungen für PTBS, das Alpha-Theta-Training, nutzt diese Qualität, um erstarrte Assoziationen aufzulösen und so die Entwicklung neuer Verbindungen zu fördern. Andererseits treten Theta-Frequenzen auch auf, wenn wir deprimiert sind.

Alphawellen (8–12 Hz) sind mit einem Gefühl des Friedens und der inneren Ruhe verbunden.[13] Sie sind allen vertraut, die Achtsamkeitsmeditation praktizieren. (Ein Patient hat mir einmal gesagt, Neurofeedback habe bei ihm »die gleiche Wirkung wie Meditation auf Steroide«.) Ich benutze das Alpha-Training in meiner Praxis am

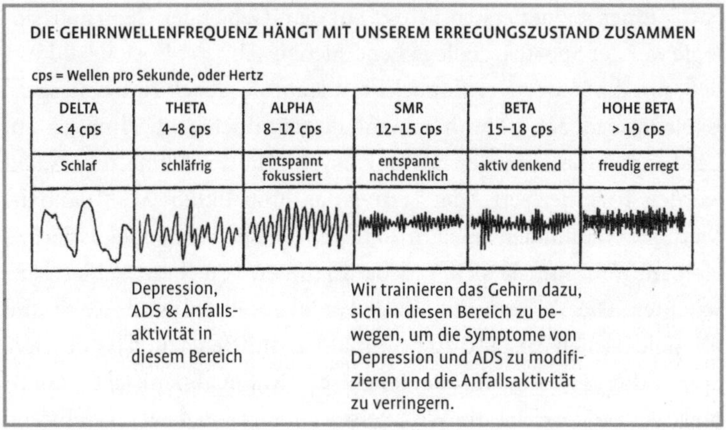

häufigsten, um Menschen zu helfen, die entweder zu gefühllos oder zu stark erregt sind, um einen Zustand fokussierter Entspannung erreichen zu können. Das *Walter Reed National Military Medical Center* erwarb kürzlich Geräte für das Alpha-Training, um Soldaten mit PTBS zu behandeln; allerdings liegen noch keine Resultate dieser Arbeit vor.

Betawellen haben die schnellsten Frequenzen (13–30 Hz). Wenn sie dominieren, ist das Gehirn auf die Außenwelt hin orientiert. Betawellen ermöglichen uns, eine Aufgabe im Zustand fokussierter Aufmerksamkeit auszuführen. Doch hohe Betawellen (über 20 Hz) werden mit starker Erregung, Angst und Angespanntheit des Körpers assoziiert – wir suchen die Umgebung dann ständig nach potenziellen Gefahren ab.

Dem Gehirn zu fokussieren helfen

Neurofeedback-Training kann die Kreativität, die Kontrolle bei sportlichen Aktivitäten und das innere Gewahrsein verbessern, und dies gilt auch für Menschen, die in einem dieser Bereiche schon sehr erfolgreich sind.[14] Als wir anfingen, uns mit Neurofeedback zu beschäftigen, stellten wir fest, dass man an der *Boston University* nur in der sportmedizinischen Abteilung schon von dieser Methode gehört hatte. Einer meiner ersten Lehrer auf dem Gebiet der Gehirnphysiologie war der Sportpsychologe Len Zaichkowsky, der Boston bald verließ, um die Vancouver Canucks mit Neurofeedback zu trainieren.[15]

Neurofeedback ist wahrscheinlich gründlicher im Hinblick auf Leistungsverbesserungen als auf psychische Probleme untersucht worden. In Italien setzte der Trainer des Fußballklubs AC Milano die Methode ein, um den Spielern zu helfen, entspannt und fokussiert zu bleiben, während sie sich Videoaufnahmen von ihren Fehlern anschauten. Die Verbesserung ihrer Fähigkeit, ihren psychischen und physiologischen Zustand zu beeinflussen, führte dazu, dass mehrere Spieler dieses Vereins für die italienische Nationalmannschaft nominiert wurden, welche die Weltmeisterschaft 2006 gewann, während der AC Milano im darauffolgenden Jahr Champions-League-Sieger wurde.[16] Neurofeedback war auch Bestandteil der wissenschaftlichen und technologischen Begleitung des Programms *Own the Podium*, eine mit 117 Millionen Dollar geförderte Initiative, die Kanada eine dominierende Rolle bei den Olympischen Winterspielen 2010 in Vancouver sichern sollte. Tatsächlich gewannen die Kanadier bei diesem Wettbewerb die meisten Goldmedaillen und wurden in der Ländergesamtwertung die Drittbesten.

Auch musikalische Leistungen können vom Neurofeedback profitieren. Ein Gremium des britischen *Royal College of Music* stellte fest, dass Studenten, die bei John Gruzelier von der *University of London* zehn Neurofeedback-Sitzungen erhielten, verglichen mit Studenten, die diese nicht erhalten hatten, bei der Aufführung eines Musikstücks eine zehnprozentige Verbesserung erzielten. Dies ist in einem Bereich, in dem ein so scharfer Wettbewerb herrscht, ein gewaltiger Unterschied.[17]

Weil Neurofeedback den Fokus, die Aufmerksamkeit und die Konzentration verbessert, ist es nicht verwunderlich, dass dieses Verfahren das Interesse von Spezialisten für die Aufmerksamkeitsdefizit-/Hyperaktivitätsstörung (ADHS) weckte. Mindestens 36 Studien belegen, dass Neurofeedback eine wirksame und zeitlich begrenzte Behandlung von ADHS sein kann – die ungefähr so wirksam ist wie konventionelle Psychopharmaka.[18] Sobald das Gehirn gelernt hat, neuartige Muster elektrischer Kommunikation zu produzieren, braucht die Neurofeedback-Behandlung nicht mehr fortgesetzt zu werden; dies unterscheidet seine Wirkung grundsätzlich von der von Psychopharmaka, welche die grundlegende Aktivität des Gehirns nicht verändern und nur so lange wirken, wie die Patienten sie einnehmen.

Wo in meinem Gehirn besteht das Problem?

Eine komplexe computerisierte EEG-Analyse mit Namen quantitatives EEG (qEEG) verfolgt die Gehirnwellenaktivität Millisekunde für Millisekunde, und die Software zeichnet diese Aktivität in Form eines farbigen Diagramms auf, das zeigt, welche Frequenzen in Schlüsselbereichen des Gehirns am stärksten und am schwächsten sind.[19] Das qEEG zeigt auch, wie gut die einzelnen Gehirnregionen miteinander kommunizieren oder zusammenarbeiten. Da mehrere große qEEG-Datenbanken von normalen und abnormen Gehirnwellenmustern existieren, können wir das qEEG eines Patienten mit den Resultaten von Tausenden von anderen Menschen mit ähnlichen Problemen vergleichen. Und nicht zuletzt ist das qEEG im Gegensatz zu fMRI-Scans und ähnlichen Verfahren relativ preisgünstig und ortsunabhängig anwendbar.

Das qEEG liefert überzeugende Beweise für die Willkür der Abgrenzung der aktuellen diagnostischen Kategorien des DSM. Die DSM-Spezifikationen für psychische Krankheiten stehen nicht im Einklang mit den jeweiligen spezifischen Mustern der Gehirnaktivierung. Psychische Zustände, die für viele Diagnosen charakteristisch sind, beispielsweise Verwirrung, starke Erregung und Gefühle des Körperverlusts, lassen sich bestimmten qEEG-Mustern zuordnen. Grundsätzlich gilt, dass die Zahl der Probleme, die ein Patient hat, in einer Beziehung zur Zahl der qEEG-Anomalien steht.[20]

Unsere Patienten empfinden es als sehr nützlich, diese Muster lokaler elektrischer Aktivität in ihrem Gehirn in Form eines Diagramms zu sehen. Wir können ihnen zeigen, welche Muster für ihre Probleme beim Fokussieren oder für ihre mangelnde Emotionskontrolle verantwortlich sind. Sie sehen, warum verschiedene Gehirnbereiche trainiert werden müssen, um unterschiedliche Frequenzen und Kommunikationsmuster zu generieren. Diese Erklärungen helfen ihnen, die auf Selbstbeschuldigungen basierenden Bemühungen, ihr Verhalten zu beeinflussen, aufzugeben und zu einer anderen Art der Informationsverarbeitung zu wechseln.

Ed Hamlin, der uns beigebracht hat, qEEGs zu interpretieren, hat mir kürzlich geschrieben: »Viele Menschen sprechen auf das Neurofeedback-Training an, aber am besten und schnellsten reagieren diejenigen darauf, die sehen, in welcher Beziehung das Feedback zu etwas, das sie selbst tun, steht. Wenn ich z. B. versuche, jemandem zu helfen, seine Fähigkeit, präsent zu sein, zu verbessern, können wir verfolgen, wie der Betreffende dabei weiterkommt. Aufgrund dieser Möglichkeit kumulieren die positiven Auswirkungen erst richtig. Zu erleben, dass man die Aktivität des eigenen Gehirns mit dem eigenen Geist verändern kann, wirkt sehr befähigend.«

Wie verändert ein Trauma die Gehirnwellenaktivität?

In unser Neurofeedbacklabor kommen Menschen, die seit Langem unter traumatischen Belastungen leiden und die auf andere Behandlungsverfahren nur partiell angesprochen haben. Ihre qEEGs weisen sehr unterschiedliche Muster auf. Oft ist bei ihnen die Aktivität im rechten Schläfenlappen, dem Furchtzentrum des Gehirns, stark erhöht, verbunden mit einer zu starken Aktivität langsamer Gehirnwellen im Stirnbereich. Dies zeigt, dass ihr permanent übererregtes emotionales Gehirn ihre mentale Aktivität dominiert. Unsere Untersuchungen haben ergeben, dass die Beruhigung des Furchtzentrums traumabasierte Probleme verringert und die exekutiven Funktionen verbessert. Dies führt nicht nur zu einer deutlichen Verringerung der PTBS-Werte, sondern auch zu einer starken Verbesserung der geistigen Klarheit und der Fähigkeit, die Reaktion auf relativ geringfügige Provokationen unter Kontrolle zu behalten.[21]

Bei anderen traumatisierten Patienten sind auf Hyperaktivität hinweisende Muster zu erkennen, sobald sie die Augen schließen: Nicht zu sehen, was in ihrer Umgebung geschieht, versetzt sie in Panik und bringt ihre Gehirnwellen völlig aus dem Lot. Wir bringen ihnen dann bei, Gehirnwellenmuster zu produzieren, die einem entspannteren Zustand entsprechen. Eine weitere Gruppe reagiert übermäßig stark auf Geräusche und Licht, ein Anzeichen dafür, dass ihr Thalamus Schwierigkeiten hat, unwichtige Informationen auszufiltern. Bei diesen Patienten konzentriert sich unsere Arbeit darauf, Kommunikationsmuster im rückwärtigen Bereich des Gehirns zu verändern.

Während wir uns im *Trauma Center* darauf konzentrieren, optimale Behandlungen für seit Langem bestehende traumabasierte Belastungszustände zu entwickeln, untersucht Alexander McFarlane, wie Kampfeinsätze die vorher normalen Gehirne von Soldaten verändern. Das australische Verteidigungsministerium beauftragte seine Forschergruppe festzustellen, wie sich die Abkommandierung von Soldaten zum Kampfeinsatz im Irak und in Afghanistan auf deren mentale und biologische Funktionsfähigkeit und damit auch auf ihre Gehirnwellenmuster auswirkte.

Zu Beginn dieser Untersuchungen maßen McFarlane und Kollegen die qEEGs von 179 Soldaten der kämpfenden Truppe vor und vier Monate nach ihrem Einsatz im Mittleren Osten. So konnte festgestellt werden, dass die Gesamtzahl der mit Kampfaktivitäten verbrachten Monate im Laufe von drei Jahren in einer Relation zur fortschreitenden Verringerung der Alphawellenaktivität auf der Rückseite des Gehirns stand. In diesem Bereich, in dem der Zustand des Körpers überwacht und so elementare Prozesse wie Schlaf und Hunger gesteuert werden, ist die Alphawellenaktivität in der Regel am stärksten, insbesondere bei geschlossenen Augen. Alphawellen werden mit Entspannung in Verbindung gebracht, und die Abnahme der Alphawellenproduktion bei den untersuchten Soldaten spiegelt einen Zustand permanenter Unruhe. Gleichzeitig war bei den Probanden hinsichtlich der Gehirnwellen im vorderen Teil des Gehirns, wo normalerweise der Betawellenanteil besonders hoch ist, eine fortschreitende Verlangsamung zu beobachten, die bei jedem Kampfeinsatz zunahm. Die Soldaten entwickelten im Stirnbereich allmählich eine Gehirnwellenaktivität, die derjenigen bei Kindern mit ADHS ähnelt, was die exekutiven Funktionen und die Fähigkeit zu fokussierter Aufmerksamkeit beeinträchtigt.

Das Resümee des beobachteten Zustandes lautet, dass das Arousal, das uns eigentlich die Energie liefern soll, die wir zur Bewältigung unserer alltäglichen Aufgaben brauchen, diesen Soldaten nicht mehr hilft, sich auf simple Aufgaben zu konzentrieren, sondern sie einfach nur rastlos macht. Momentan ist es noch nicht gelungen, aus McFarlanes Studie abzuleiten, in welchen Fällen solche Soldaten eine PTBS entwickeln, und es ist auch nicht klar, inwieweit die Gehirne dieser Menschen es schaffen werden, sich wieder an das Tempo des normalen Zivillebens anzupassen.

Neurofeedback und Lernstörungen

Längerfristige Missbrauchs-, Misshandlungs- und Vernachlässigungserlebnisse in der Kindheit beeinträchtigen den Aufbau adäquater Verbindungen in den für die Integration von Sinneseindrücken zuständigen Gehirnsystemen. Manchmal führt dies zur Entstehung von Lernbehinderungen, was in Form von schadhaften Verbindungen zwischen dem auditorischen und dem wortverarbeitenden System und einer schlechten Hand-Augen-Koordination zum Ausdruck kommen kann. Solange die Jugendlichen in unseren stationären Behandlungsprogrammen in einem Zustand der Erstarrung verharren oder zu explosiven Ausbrüchen neigen, ist die Stärke ihrer Probleme mit der Verarbeitung alltäglicher Informationen schwer zu erkennen; sind ihre Verhaltensprobleme erfolgreich behandelt worden, treten ihre Lernschwierigkeiten oft deutlich zutage. Selbst wenn diese traumatisierten Kinder und Jugendlichen in der Lage wären, still zu sitzen und aufmerksam zu sein, wären viele von ihnen aufgrund ihrer unzureichenden Lernfähigkeiten trotzdem benachteiligt.[22]

Lisa beschrieb, wie ihr Trauma die Konnektivität ihrer grundlegenden Verarbeitungsfunktionen beeinträchtigt hatte. Wenn sie ausgehe, verlaufe sie sich jedes Mal, und sie erinnerte sich an Situationen, in denen ihr eine deutliche Verzögerung bei der Verarbeitung auditorischer Informationen aufgefallen war, die es ihr unmöglich machte, den Anweisungen ihrer Lehrer zu folgen. Sie sagte: »Stellen Sie sich einmal vor, Sie säßen in einem Klassenraum, und der Lehrer käme zu Ihnen und sagte: ›Guten Morgen. Schlagen Sie Seite 272 auf, und arbeiten Sie an den Aufgaben eins bis fünf.‹ Wenn Sie in solchen Situationen mit dem Verständnis des Gesagten auch nur einen Sekundenbruchteil hinterherhinken, kommt alles durcheinander. Es war mir unmöglich, mich zu konzentrieren.«

Neurofeedback half ihr, diese Lernschwierigkeiten zu beheben. »Ich habe durch das Training gelernt, den Überblick zu behalten, beispielsweise beim Lesen von Landkarten. Unmittelbar nach Beginn der Therapie habe ich etwas Interessantes erlebt, als ich von Amherst nach Northampton [weniger als zehn Meilen] zu einem Treffen mit

Sebern wollte. Eigentlich hätte ich verschiedene Busse nehmen müssen, aber letztendlich bin ich ein paar Meilen am Highway entlanggelaufen. So desorganisiert war ich damals: Ich konnte den Fahrplan nicht lesen und die Zeit nicht im Auge behalten. Ich war zu erregt und nervös und deshalb gleichzeitig ständig müde. Es war mir nicht möglich, meine Aufmerksamkeit zu fokussieren und den Überblick über die aktuelle Situation zu behalten. Ich konnte mein Gehirn einfach nicht dementsprechend organisieren.«

Diese Äußerung vermittelt einen Eindruck davon, mit welchen Herausforderungen sich die Erforschung des Gehirns und des Geistes konfrontiert sieht: Wie können wir Menschen helfen zu lernen, ihr Leben im Hinblick auf Zeit und Raum, Distanz und Beziehungen zu organisieren, Fähigkeiten, die ihr Gehirn in den ersten Lebensjahren entwickelt, deren normale Entwicklung jedoch durch ein Trauma gestört wurde? Weder Psychopharmaka noch herkömmliche Therapien aktivieren nachweislich die Neuroplastizität, die erforderlich ist, um die genannten Fähigkeiten nach Verstreichen des dafür eigentlich vorgesehenen Entwicklungsfensters herauszubilden. Nun ist es an der Zeit, sich der Frage zuzuwenden, ob Neurofeedback Erfolg haben kann, wenn andere Interventionen versagt haben.

Alpha-Theta-Training

Alpha-Theta-Training ist ein besonders faszinierendes Neurofeedback-Verfahren, weil es die in Kapitel 15 beschriebenen hypnagogen Zustände – die Essenz einer hypnotischen Trance – induzieren kann.[23] Herrschen im Gehirn Thetawellen vor, ist der Geist auf die innere Welt frei fließender Imagination fokussiert. Alphawellen können als Brücke zwischen der äußeren und inneren Welt und umgekehrt fungieren. Beim Alpha-Theta-Training werden die Alpha- und Theta-Frequenzen abwechselnd belohnt.

Im Falle einer PTBS besteht die Schwierigkeit darin, dem Geist neue Möglichkeiten zu erschließen, sodass er die Gegenwart nicht mehr als ständiges Wiedererleben der Vergangenheit versteht. Trancezustände, in denen Theta-Aktivität dominiert, können zur Lockerung der konditionierten Verbindungen zwischen bestimmten Reizen und Reaktionen beitragen, beispielsweise zur Auflösung der Assoziation lauter Explosionsgeräusche mit Gewehrfeuer als Todesboten. Eine neue Assoziation könnte die Explosionsgeräusche mit dem Feuerwerk am Abend des 4. Juli assoziieren, den in den USA viele Menschen im Kreise ihrer Lieben am Strand verbringen.

In dem durch das Alpha-Theta-Training geförderten Dämmerzustand können Patienten traumatische Ereignisse gefahrlos wieder erleben und mit neuen Assoziationen verknüpfen. Manchmal berichten Patienten über ungewöhnliche Vorstellungsbilder und/oder tiefe Erkenntnisse über ihr Leben, die sie in diesem Zustand haben; andere werden einfach entspannter und flexibler. Jeder Zustand, in dem Menschen Vorstellungsbilder, Gefühle und Emotionen, die mit Furcht und Hilflosigkeit verbunden sind, gefahrlos erleben können, erschließt wahrscheinlich neuartiges Potenzial und eine umfassendere Perspektive.

Kann ein Alpha-Theta-Training auf Übererregung basierende Muster verändern? Nach den bisher vorliegenden Forschungsergebnissen scheint das möglich. Eugene Peniston und Paul Kulkosky, Forscher am *VA Medical Center* in Fort Lyon, Colorado, behandelten 29 Vietnamveteranen, die seit zwölf bis fünfzehn Jahren unter chronischer kriegsbedingter PTBS litten, mit Neurofeedback. Fünfzehn dieser Männer wurden nach dem Zufallsprinzip einer Gruppe zugeteilt, die ein Alpha-Theta-Training erhielt, während die vierzehn übrigen eine Kontrollgruppe bildeten, die eine medizinische Standardversorgung erhielt – Psychopharmaka in Verbindung mit Einzel- und Gruppentherapie. Die Angehörigen beider Gruppen waren wegen ihrer PTBS durchschnittlich mehr als fünfmal stationär behandelt worden. Das Neurofeedback versetzte die Teilnehmer der Experimentalgruppe in Dämmerzustände des Lernens, indem es die Produktion von Alpha- und Thetawellen belohnte. Die Männer saßen mit geschlossenen Augen in einem Lehnsessel und lernten, sich durch die Töne des Neurofeedbackgeräts in einen Zustand tiefer Entspannung versetzen zu lassen. Außerdem sollten sie positive mentale Vorstellungsbilder produzieren (beispielsweise davon, dass sie nüchtern waren oder dass sie zuversichtlich und glücklich lebten), während sie sich einem tranceartigen Alpha-Theta-Zustand näherten.

Diese 1991 publizierte Studie erzielte eines der besten Resultate bei der Behandlung von PTBS, die jemals im Rahmen einer Studie erzielt worden waren. Bei der mit Neurofeedback behandelten Gruppe kam es zu einem deutlichen Rückgang der PTBS-Symptome, der körperlichen Beschwerden sowie von Depression, Angst und Paranoia. Nach der Behandlungsphase wurden die Veteranen und ihre Familien dreißig Monate lang monatlich kontaktiert. Nur drei der fünfzehn mit Neurofeedback behandelten Veteranen berichteten in dieser Zeit über belastende Flashbacks und Albträume, und alle drei entschlossen sich, das Angebot von zehn »Auffrischungssitzungen« anzunehmen; nur einer von ihnen musste zusätzlich stationär behandelt werden. Vierzehn der fünfzehn brauchten nach der Neurofeedback-Behandlung deutlich geringere Dosen an Psychopharmaka als vorher.

Bei allen Veteranen in der Vergleichsgruppe kam es in der Follow-up-Periode zu einer Verstärkung der PTBS-Symptome, und alle mussten in dieser Zeit mindestens zweimal stationär behandelt werden; außerdem war bei zehn von ihnen eine Erhöhung der Medikamentendosis erforderlich.[24] Die Studie wurde von anderen Forschern repliziert, sie ist aber außerhalb der an Neurofeedback interessierten Kreise erstaunlich wenig bekannt.[25]

Neurofeedback, PTBS und Abhängigkeit

Etwa ein Drittel bis die Hälfte aller schwer Traumatisierten entwickelt mit Substanzmissbrauch zusammenhängende Probleme.[26] Seit der Zeit Homers betäuben Soldaten ihren Schmerz, ihre Reizbarkeit und ihre Depressionen mit Alkohol. Eine neuere Studie, die mit Opfern von Kfz-Unfällen durchgeführt wurde, ergab, dass die Hälfte der Untersuchten auf Drogen- oder Alkoholkonsum beruhende Probleme hatten. Alkoholmissbrauch macht Menschen leichtsinnig und bringt sie so in die Gefahr einer erneuten Traumatisierung (wohingegen

Trunkenheit während eines gewalttätigen Angriffs andererseits die Entstehung einer PTBS unwahrscheinlicher macht).

Zwischen PTBS und Substanzmissbrauch besteht eine Wechselbeziehung: Drogen und Alkohol können Traumasymptome zwar zeitweilig lindern, doch der Entzug dieser Stoffe verstärkt die ohnehin schon erhöhte Erregung und intensiviert dadurch Albträume, Flashbacks und Reizbarkeit. Es gibt nur zwei Möglichkeiten, diesen Teufelskreis zu durchbrechen: Man kann die PTBS-Symptome mit Methoden wie EMDR auflösen, und man kann das Hyperarousal behandeln, das sowohl durch eine PTBS als auch durch den Entzug von Drogen und Alkohol verursacht werden kann. Manchmal werden Medikamente wie Naltrexon verschrieben, um Hyperarousal zu verringern, aber dies gelingt nur manchmal.

Eine der ersten Frauen, mit denen ich ein Neurofeedback-Training durchführte, war seit Langem kokainabhängig. Sie hatte eine entsetzliche Kindheit erlebt, in der sie sexuell missbraucht und von ihren Eltern im Stich gelassen worden war. Zu meiner Überraschung löste sich ihre Kokainabhängigkeit nach den ersten beiden Neurofeedback-Sitzungen auf und stellte sich in den fünf Jahren bis zur Follow-up-Untersuchung nicht wieder ein. Weil ich noch nie erlebt hatte, dass jemand eine starke Drogenabhängigkeit so schnell überwand, suchte ich in der wissenschaftlichen Literatur nach einer Erklärung dafür.[27] Die meisten Untersuchungen zu diesem Thema, die ich fand, waren über zwei Jahrzehnte alt; in neuerer Zeit sind zumindest in den USA nur sehr wenige Neurofeedbackstudien über die Behandlung von Abhängigkeiten publiziert worden.

Zwischen 75 und 80 Prozent der Absolventen einer Entziehungskur wegen Alkohol- oder Drogenabhängigkeit erleiden einen Rückfall. Eine Studie von Peniston und Kulkosky – über die Auswirkungen eines Neurofeedback-Trainings mit Veteranen, die sowohl unter Alkoholabhängigkeit als auch unter einer PTBS litten[28] – konzentrierte sich auf dieses Problem. Fünfzehn Veteranen erhielten ein Alpha-Theta-Training, eine Kontrollgruppe eine Standardbehandlung ohne Neurofeedback. Anschließend wurden die Untersuchungsteilnehmer drei Jahre lang beobachtet, und in dieser Zeit gaben acht Mitglieder

der mit Neurofeedback behandelten Gruppe den Alkoholkonsum völlig auf, einem Teilnehmer wurde bei seinem einzigen Rückfall in den Alkoholkonsum schlecht, und danach betrank er sich nie mehr. Die meisten Teilnehmer in dieser Gruppe waren auch deutlich weniger depressiv als vorher. Peniston berichtete, die festgestellten Veränderungen hätten gezeigt, dass die Probanden generell »warmherziger, intelligenter, emotional stabiler, in Gesellschaft aktiver, entspannter und generell zufriedener waren«.[29] Im Gegensatz dazu mussten alle Mitglieder der Kontrollgruppe innerhalb von 18 Monaten nach der Studie erneut stationär behandelt werden.[30] Seither sind einige Studien über die Wirkung von Neurofeedback auf Substanzabhängigkeiten veröffentlicht worden,[31] aber diese wichtige Form der Anwendung dieser Methode muss noch gründlicher erforscht werden, um mehr über Potenzial und Grenzen der Methode herauszufinden.

Die Zukunft des Neurofeedbacks

In meiner Praxis benutze ich Neurofeedback hauptsächlich zur Behandlung von übermäßiger Erregung, Verwirrung und Konzentrationsproblemen bei Menschen, die unter einem Entwicklungstrauma leiden. Allerdings hat diese Technik auch bei zahlreichen in diesem Buch nicht thematisierten Problemen und Zuständen gute Resultate erzielt, unter anderem bei der Linderung von Spannungskopfschmerzen, der Verbesserung der kognitiven Funktionen nach traumatischen Gehirnverletzungen, bei der Verringerung von Angst und Panikattacken, der Vertiefung meditativer Zustände, der Behandlung von Autismus, der Verbesserung der Kontrolle über epileptische Anfälle und der Selbstregulation im Falle affektiver Störungen. Im Jahre 2013 wurde Neurofeedback in 17 Einrichtungen des Militärs und der VA zur Behandlung von PTBS benutzt,[32] und die wissenschaftliche Untersuchung seiner Wirkung bei kürzlich aus Kampfeinsätzen zurückgekehrten Soldaten hat gerade erst begonnen. Frank Duffy, der Leiter der Laboratorien für klinische Neurophysiologie und Entwicklungsneurophysiologie des *Boston Children's Hospital* schreibt: »Die

Literatur, in der Studien mit negativen Resultaten völlig fehlen, deutet darauf hin, dass Neurofeedback in vielen Bereichen therapeutischer Arbeit eine wichtige Rolle spielt. Ich nehme an, dass jedes Medikament, dessen Wirksamkeit man in so vielen Bereichen hätte nachweisen können, allgemein akzeptiert und reichlich genutzt würde.«[33]

Bezüglich der Entwicklung geeigneter Behandlungsprotokolle für Neurofeedback sind noch viele Fragen zu klären, aber die Wissenschaft bewegt sich allmählich in eine Richtung, die eine gründlichere Erforschung dieser Aspekte für wichtig und richtig hält. Im Jahre 2010 hat Thomas Insel, der Leiter des *National Institute of Mental Health*, im *Scientific American* einen Artikel mit dem Titel »Faulty Circuits« veröffentlicht, in dem er für eine Rückkehr zu einer Sicht des Geistes und des Gehirns plädiert, die Rhythmen und Mustern elektrischer Kommunikation mehr Bedeutung beimisst: »Gehirnregionen, die bei der Ausführung normaler (und abnormer) mentaler Operationen zusammenarbeiten, sind mit elektrischen Schaltkreisen vergleichbar – die neuesten Untersuchungen zeigen, dass vielen psychischen Störungen die Dysfunktion kompletter Schaltkreise zugrunde liegen könnte.«[34] Drei Jahre später verkündete Insel, das NIMH »orientiere sich in seiner Forschungsarbeit nicht mehr an den DSM-Kategorien«,[35] sondern konzentriere sich auf »Störungen des menschlichen Konnektoms«.[36]

Francis Collins, Direktor der *National Institutes of Health* (zu denen auch das NIMH gehört), erklärte: »Das Konnektom ist das exquisit verbundene Netzwerk von Neuronen im Gehirn. Wie beim Genom, beim Mikrobiom und bei anderen interessanten ›Om‹-Bereichen ist die Kartierung auch beim Konnektom erst durch die Entwicklung hochkomplexer neuer Geräte und Techniken möglich geworden, und auch die Entschlüsselung der elektrischen Signale, die es durchströmen, um Gedanken, Gefühle und Verhaltensweisen zu erzeugen, wurde erst durch neueste Techniken möglich.«[37] Inzwischen wird das Konnektom unter der Schirmherrschaft des NIMH genau kartiert.

Während wir auf die Ergebnisse dieser Bemühungen warten, möchte ich noch ein letztes Mal auf Lisa zurückkommen, jene Frau, die mich auf das enorme Potenzial des Neurofeedbacks aufmerksam gemacht hat. Auf meine Bitte hin, einmal zusammenzufassen, was die Neurofeedback-Behandlung bei ihr bewirkt habe, sagte sie: »Sie hat mich beruhigt. Sie hat bei mir die Dissoziation gestoppt. Ich kann jetzt meine Gefühle nutzen; ich laufe nicht mehr vor ihnen davon. Ich bin auch nicht mehr die Geisel meiner Gefühle. Ich kann sie nicht ein- oder ausschalten, aber ich kann sie wegpacken. Ich mag wegen des Missbrauchs, den ich erlebt habe, traurig sein, aber ich kann dieses Gefühl auch wegpacken. Ich kann dann eine Freundin anrufen, brauche mit ihr aber nicht über meine Gefühle zu reden, wenn ich es nicht will, oder ich kann Hausarbeiten erledigen oder meine Wohnung reinigen. Emotionen bedeuten für mich jetzt etwas. Ich habe auch nicht mehr ständig Angst, und *wenn* ich Angst habe, kann ich darüber reflektieren. Wenn die Angst aus der Vergangenheit stammt, kann ich ihren Ursprung dort finden, oder ich kann mir anschauen, in welcher Beziehung sie zu meinem gegenwärtigen Leben steht. Und es geht auch nicht nur um negative Emotionen wie Wut und Angst – ich kann auch über Liebe, Intimität und sexuelle Anziehung reflektieren. Ich befinde mich nicht mehr ständig im Kampf-oder-Flucht-Modus. Mein Blutdruck ist nicht mehr so hoch. Ich bin nicht mehr darauf vorbereitet, im nächsten Moment in die Luft zu gehen oder mich gegen einen Angriff verteidigen zu müssen. Das Neurofeedback hat mir ermöglicht, eine Beziehung aufzubauen. Es hat mir zu der Freiheit verholfen, mein Leben so zu leben, wie ich es will, weil ich mich nicht mehr ständig damit beschäftige, dass ich verletzt worden bin und was mir dadurch angetan worden ist.«

Vier Jahre nachdem ich Lisa getroffen und unser Gespräch aufgenommen hatte, schloss Lisa ihre Krankenschwesternausbildung als eine der Jahrgangsbesten ab, und mittlerweile arbeitet sie ganztägig in einem lokalen Krankenhaus.

20 | DIE EIGENE STIMME FINDEN
Gemeinschaftsrhythmen und Theater

> Beim Theaterspiel geht es nicht darum, in eine bestimmte Rolle zu schlüpfen, sondern man muss diese Rolle in sich selbst finden: Sie selbst sind die Rolle, Sie brauchen sie nur in sich zu finden – allerdings in einer sehr stark erweiterten Version von sich selbst.
>
> TINA PACKER

Viele Wissenschaftler, die ich kenne, sind durch die gesundheitlichen Probleme ihrer Kinder dazu inspiriert worden, neue Arten des Verständnisses von Geist, Gehirn und Therapie zu entwickeln. Die Genesung meines Sohnes von einer mysteriösen Krankheit, die wir mangels einer besseren Bezeichnung *Chronic Fatigue Syndrome* (chronische Erschöpfung) nennen, hat mich von den Möglichkeiten, das Theaterspiel therapeutisch zu nutzen, überzeugt.

Nick verbrachte den größten Teil des siebten und achten Schuljahrs nicht in der Schule, sondern im Bett, aufgedunsen durch Allergien und Medikamente und zu erschöpft, um zur Schule gehen zu können. Als Eltern mussten wir mit ansehen, wie er sich immer tiefer in seiner Identität als von Selbsthass getriebenes und isoliertes Kind verfing, und wir suchten verzweifelt nach einer Möglichkeit, ihm zu helfen. Als seine Mutter merkte, dass er gegen 17.00 Uhr abends ein wenig mehr Energie hatte, meldeten wir ihn für einen Improvisationstheaterkurs an, wo er zumindest mit Jungen und Mädchen seines Alters interagieren konnte. Er nahm an den Treffen der Gruppe und an ihren Schauspielübungen teil und übernahm schon bald seine erste Rolle, als »Action« in der *West Side Story*, ein ziemlich tougher Kerl, der jederzeit bereit ist, sich zu raufen, und der bei dem Song *»Gee, Officer Krupke«* die Lead-Stimme singt. Eines Tages erwischte ich ihn zu Hause, wie er mit einem Offiziersstöckchen umherstolzierte und übte, wie es ist, ein Mensch mit Macht zu sein. Entwickelte er gerade eine körperliche Freude an der Vorstellung, er sei jemand, den man respektieren müsse?

Später wurde er für die Rolle des »Fonz« aus der Fernsehserie *Happy Days* ausgewählt. Von Mädchen verehrt zu werden und ein Publikum zu verzaubern wurde zu einem wichtigen Wendepunkt im Prozess seiner Genesung. Anders als alles, was er mit den vielen Therapeuten erlebt hatte, die mit ihm darüber geredet hatten, wie schlecht es ihm ging, hatte das Theater ihm die Möglichkeit gegeben, sehr tief und vor allem körperlich zu erleben, wie es ist, jemand anders zu sein als der übersensible Junge mit einer Lernstörung, der er allmählich geworden war. Ein geschätztes Mitglied einer Gruppe zu sein ermöglichte ihm, viszeral Macht und Kompetenz zu erleben. Ich glaube, dass diese neu verkörperte Version seiner selbst ihm den entscheidenden Anstoß gab, zu dem kreativen, liebevollen Erwachsenen zu werden, der er heute ist.

Unser Gefühl, handlungsfähig zu sein, die Stärke unseres Gefühls, Dinge beeinflussen zu können, hängt von unserer Beziehung zu unserem Körper und seinen Rhythmen ab: Unser Wachen und Schlafen und wie wir essen, sitzen und gehen entscheiden darüber, wie unsere Tage verlaufen. Um unsere eigene Stimme zu finden, müssen wir *in* unserem Körper sein – wir müssen tief atmen und zu unseren inneren Empfindungen in Kontakt treten können. Dies ist das Gegenteil von Dissoziation, von »außerhalb des eigenen Körpers sein« und davon, sich selbst verschwinden zu lassen. Und es ist das Gegenteil von Depression, von zusammengesunkenem Sitzen vor einem Bildschirm, der uns passive Unterhaltung liefert. Handlungsfähigkeit beinhaltet, dass wir in der Lage sind, unseren Körper zu nutzen, um unseren Platz im Leben einzunehmen.

Das »Theater des Krieges«

Nicks Transformation war nicht der erste Fall, in dem ich Zeuge der positiven Wirkung des Theaterspiels wurde. Im Jahre 1988 behandelte ich drei PTBS-kranke Veteranen, die ich bei der VA kennengelernt hatte, bei denen ich plötzlich einen Zuwachs an Vitalität und Optimismus und eine deutliche Verbesserung der familiären Beziehungen bemerkte. Zunächst schrieb ich dies meinen zunehmenden Fähigkeiten als Therapeut zu. Doch dann stellte sich heraus, dass alle drei an einer Theaterproduktion beteiligt waren.

Um die missliche Lage obdachloser Veteranen zu veranschaulichen, hatten sie den in der Nähe lebenden Bühnenautor David Mamet überredet, mit ihrer Gruppe zusammen ein Theaterstück über ihre Erfahrungen zu entwickeln. Mamet überredete dann wiederum Al Pacino, Donald Sutherland und Michael J. Fox, für eine Benefizveranstaltung mit dem Titel *Sketches of War* nach Boston zu kommen und mitzuhelfen, das Geld aufzutreiben, das erforderlich war, um die VA-Klinik, in der ich meine drei Patienten kennengelernt hatte, in eine Unterkunft für obdachlose Veteranen umzuwandeln.[1] Mit professionellen Schauspielern auf einer Bühne zu stehen, über ihre Kriegserinnerungen zu sprechen und ihre Gedichte vorzutragen wirkte auf die Veteranen eindeutig transformierender, als jede Therapie es hätte sein können.

Seit Langem nutzen Menschen Gemeinschaftsrituale, um mit starken und beängstigenden Gefühlen besser fertigzuwerden. Das altgriechische Theater, das älteste, über das uns schriftliche Dokumente vorliegen, ist offenbar aus religiösen Riten hervorgegangen, bei denen Tanz, Gesang und die Reinszenierung von Mythen eine Rolle spielten. Im fünften Jahrhundert v. Chr. war das Theater für das öffentliche Leben von zentraler Bedeutung. Weil sich die Zuschauer hufeisenförmig um die Bühne gruppierten, konnten sie sehen, wie die übrigen Anwesenden auf das Schauspiel reagierten und welche Gefühle es bei ihnen hervorrief.

Schon das griechische Drama könnte die Funktion einer rituellen Reintegration von Kriegern in die Gemeinschaft erfüllt haben. Als Aischylos die Trilogie *Orestie* schrieb, befand sich Athen an sechs Fronten im Krieg. Die Tragödie nahm ihren Lauf, als der aus dem Kampf zurückkehrende Kriegerkönig Agamemnon von seiner Frau Klytämnestra ermordet wurde, weil er vor seinem Aufbruch in den Trojanischen Krieg ihre gemeinsame Tochter geopfert hatte. Da der

Militärdienst für jeden erwachsenen männlichen Bürger Athens Pflicht war, bestand das Publikum, das dieses Drama sah, mit Sicherheit aus Kriegsveteranen und aktiven Soldaten, und auch die Schauspieler müssen Soldaten gewesen sein.

Sophokles war im Krieg Athens gegen die Perser kommandierender General gewesen, und sein Schauspiel *Ajax*, das mit dem Selbstmord eines der größten Helden des Trojanischen Krieges endet, liest sich wie eine Lehrbuchbeschreibung von traumatischem Stress. Im Jahre 2008 veranstaltete der Bühnenschriftsteller und Regisseur Bryan Doerries in San Diego eine Lesung des *Ajax* vor 500 Marines und war erstaunt darüber, wie positiv diese Aufführung von seinem Publikum aufgenommen wurde. (Wie bei so vielen Menschen, die sich beruflich mit Traumata beschäftigen, lagen auch Doerries' Initiative persönliche Motive zugrunde; weil er im College die Klassiker studiert hatte, wandte er sich den griechischen Texten zu, um Trost zu finden, nachdem eine Freundin von ihm an zystischer Fibrose verstorben war.) Sein Projekt *The Theater of War* entwickelte sich aus der erwähnten ersten Veranstaltung mit Marines, und seither ist dieses zweieinhalbtausend Jahre alte Theaterstück, gefördert durch das US-Verteidigungsministerium, in den USA und in anderen Ländern über zweihundert Mal aufgeführt worden, um auf die schwierige Situation von Kriegsveteranen aufmerksam zu machen, den Dialog mit ihren Familien und Freunden zu fördern und so mehr Verständnis für sie zu wecken.[2]

Den Aufführungen des *Theater of War* folgen jeweils öffentliche Diskussionen. Ich selbst habe eine Vorstellung des *Ajax* miterlebt, kurz nachdem die Nachrichtenmedien auf einen Anstieg der Suizide bei Kriegsveteranen im Laufe der drei vorangegangenen Jahre um 27 Prozent berichtet hatten. Etwa 40 Menschen – unter ihnen Vietnamveteranen, Soldatenfrauen und kürzlich aus dem Militärdienst entlassene Männer, die im Irak und in Afghanistan gewesen waren – fanden sich hinter dem Mikrofon ein. Viele von ihnen zitierten Passagen aus dem Theaterstück, wenn sie über ihre schlaflosen Nächte, ihre Drogensucht und die Entfremdung von ihren Familien sprachen. Die Atmosphäre war sehr angeregt, und nach der Diskussion drängten sich die Anwesenden im Foyer, wo viele einander weinend in den Armen lagen und andere in intensive Gespräche vertieft waren.

Doerries sagte später: »Jeder, der mit extrem starkem Schmerz, starkem Leiden oder dem Tod in Berührung gekommen ist, hat keine Schwierigkeiten, das griechische Drama zu verstehen. In ihm geht es ganz einfach darum, für die Geschichten von Veteranen Zeugnis abzulegen.«[3]

Keeping Together in Time

Kollektive Bewegung und Musik stellen unser Leben in einen umfassenderen Kontext, verbinden es mit einem Sinn, der über unser individuelles Schicksal hinausgeht. Religiöse Rituale sind stets mit rhythmischen Bewegungen verbunden, ob in Form des rhythmischen Vor- und Zurückschwingens des Oberkörpers beim Gebet an der Klagemauer in Jerusalem oder der gesungenen Liturgie und der Gestik in der katholischen Messe, der Bewegungsmeditation buddhistischer Zeremonien und der rhythmischen Gebetsrituale, die gläubige Muslime fünfmal täglich ausführen.

Musik spielte auch in der Bürgerrechtsbewegung in den USA eine wichtige Rolle. Jeder, der diese Zeit miterlebt hat, wird niemals die Reihen untergehakter Marschteilnehmer vergessen, die »*We Shall Overcome*« sangen, während sie ruhig auf die Polizisten zugingen, die in großer Zahl abkommandiert worden waren, um die Protestierenden aufzuhalten. Musik verbindet Menschen, die als Einzelne verängstigt sein mögen, gemeinsam aber zu mächtigen Kämpfern für ihre eigenen Interessen und die Interessen anderer werden. Wie die Sprache sind auch Tanzen, Marschieren und Singen einzigartige Möglichkeiten, Hoffnung und Mut zu erzeugen.

Die machtvolle Wirkung gemeinschaftlicher Rhythmen konnte ich in Aktion beobachten, als ich erlebte, wie Erzbischof Desmond Tutu im Jahre 1996 die öffentlichen Sitzungen der Wahrheits- und Versöhnungskommission leitete. Bei diesen Veranstaltungen bildeten kollektiver Gesang und Tanz den Rahmen. Zeugen berichteten über die unvorstellbaren Gräueltaten, die sie und ihre Familien erlebt hatten. Wurde einer der Zeugen von seinen Gefühlen überwältigt, unterbrach Tutu die Zeugenaussage und geleitete die Anwesenden zu Gebet, Gesang und Tanz, bis der Zeuge zu schluchzen aufhörte, sich wieder fasste und sich körperlich wieder stabilisierte. Auf diese Weise setzten sich die Teilnehmer abwechselnd dem Wiedererleben ihres Entsetzens aus und rangen um eine angemessene verbale Beschreibung dessen, was sie erlebt hatten. Ich halte es Tutu und den übrigen Mitgliedern der Kommission zugute, dass sie eine Orgie der Rache verhindert haben, wie sie so häufig stattfindet, wenn Opfer endlich die Freiheit wiedererlangen.

Vor einigen Jahren entdeckte ich *Keeping Together in Time*[4], ein Buch, das der große Historiker William H. McNeill gegen Ende seiner beruflichen Karriere geschrieben hat. Er untersucht darin die historische Rolle von Tanz und militärischem Drill bei dem von ihm so genannten »*muscular bonding*«, und sein kurzes Buch wirft neues Licht auf die Bedeutung des Theaters, des Gemeinschaftstanzes und der Bewegung. Außerdem verdanke ich ihm die Lösung eines Rätsels, über das ich lange gegrübelt habe. Da ich in den Niederlanden aufgewachsen bin, habe ich mich immer gefragt, wie eine Gruppe einfacher niederländischer Bauern und Fischer es geschafft haben konnte, sich vom mächtigen spanischen Imperium zu befreien. Der Achtzigjährige Krieg, der vom Ende des 16. bis zur Mitte des 17. Jahrhunderts dauerte, begann mit einer Anzahl von Guerillaaktionen, und zunächst sah es ganz so aus, als ob es dabei auch bleiben würde, weil die undisziplinierten und schlecht bezahlten niederländischen Soldaten unter den Salven der spanischen Musketen das Weite suchten.

Dies änderte sich, als Prinz Moritz von Oranien die Führung der niederländischen Rebellen übernahm. Er war Anfang zwanzig und hatte erst kürzlich sein Studium des Lateinischen abgeschlossen, in dem er fünfzehnhundert Jahre alte Handbücher über militärische Taktiken gelesen hatte. So erfuhr er, dass der römische General Lycurgus in den römischen Legionen das Marschieren im Gleichschritt eingeführt hatte und dass der Historiker Plutarch die Unbesiegbarkeit der Römer dieser Art zu marschieren zugeschrieben hatte: »Es war gleichzeitig ein prächtiger und Entsetzen hervorrufender Anblick, sie zum Klang ihrer Flöten marschieren zu sehen, ohne jede Unordnung in den Reihen, ohne jede Gemütserregung und ohne jede Veränderung des Gesichtsausdrucks, wie sie ruhig und heiter mit dem Klang der Musik in den Kampf um Leben und Tod zogen.«[5]

Prinz Moritz führte in seiner bunt zusammengewürfelten Armee den militärischen Drill in geschlossener Formation ein, begleitet vom Spiel von Trommeln, Flöten und Trompeten. Dieses Ritual vermittelte seinen Männern nicht nur ein Gemeinschaftsgefühl und ermöglichte ihnen eine sinnvolle Aktivität, sondern sie lernten auf diese Weise auch, komplizierte Manöver auszuführen. Der Drill in geschlossener Formation wurde später in ganz Europa übernommen, und die verschiedenen Waffengattungen des US-Militärs unterhalten bis heute großzügig Marching-Bands, obwohl die Truppen nicht mehr zum Klang von Pfeifen und Trommeln in den Kampf ziehen.

Der im winzigen Baltenstaat Estland geborene Neurowissenschaftler Jaak Panksepp erzählte mir eine erstaunliche Geschichte über die »Singende Revolution« Estlands. Im Juni 1987, an einem jener endlosen subarktischen Sommerabende, gaben mehr als zehntausend Besucher einander auf dem Gelände des *Tallinn Song Festivals* die Hände und stimmten jene patriotischen Lieder an, die ihnen ein halbes Jahrhundert vorher mit dem Beginn der sowjetischen Besetzung verboten worden waren. Die Gesangsfeste und Proteste in diesem Land wurden fortgesetzt, und am 11. September 1988 versammelten sich dreihunderttausend Menschen, ungefähr ein Viertel der Bevölkerung Estlands, zum Singen und um öffentlich der Forderung Ausdruck zu verleihen, das Land in die Unabhängigkeit zu entlassen. Im August 1991 proklamierte der estnische Kongress die Reinstitutionalisierung des estnischen Staates, und als sowjetische Panzer die Unabhängigkeit durch eine Intervention zu verhindern versuchten, schützten die Bürger als menschliche Schutzschilde den Radio- und Fernsehsender von Tallinn. Ein Kolumnist schrieb damals in der *New York Times*: »Man stelle sich die Szene aus dem Film *Casablanca* vor, in der die französischen Gäste die Marseillaise singen, um gegen die Deutschen zu protestieren, und multipliziere die Wirkung dieses Aktes mit der

Zahl Tausend, wenn man sich auch nur ansatzweise die Macht der Singenden Revolution vorstellen will.«[6]

Traumabehandlung mithilfe von Theaterarbeit

Bisher wurde erstaunlich wenig darüber geforscht, wie Gemeinschaftszeremonien sich auf Geist und Gehirn auswirken und die Entstehung von Traumata völlig verhindern oder deren Nachwirkungen lindern können. Ich habe drei Programme der Traumabehandlung mithilfe von Theaterspiel kennengelernt: *Urban Improv* in Boston[7] und das *Trauma-Drama*-Programm, das Urban Improv in Schulen in Boston und unseren stationären Behandlungszentren initiiert hat;[8] das *Possibility Project* von Paul Griffin in New York City;[9] und *Shakespeare & Company* in Lenox, Massachusetts, eine Organisation, die ein Programm für jugendliche Straftäter mit Namen *Shakespeare in the Courts* entwickelt hat.[10] In diesem Kapitel werde ich mich mit der Arbeit dieser drei Gruppen beschäftigen; es gibt aber auch noch viele andere therapeutische Theaterprogramme in den USA und in anderen Ländern, die alle das Theaterspiel zu einer viel genutzten Ressource für die Genesung haben werden lassen.

Trotz ihrer Unterschiede basieren alle genannten Programme auf der Konfrontation mit den schmerzhaften Realitäten des Lebens und auf symbolischer Transformation durch gemeinschaftliches Handeln. Liebe und Hass, Aggression und Hingabe, Loyalität und Verrat sind der Stoff des Theaters wie auch des Traumas. Wir sind darauf dressiert, uns von dem, was wir tatsächlich fühlen, abzuschneiden. Tina Packer, die charismatische Gründerin von *Shakespeare & Company*, beschreibt dies wie folgt: »Schauspieler auszubilden bedeutet, Menschen beizubringen, gegen ihre Neigung, die Wahrheit zu verleugnen, anzugehen – nicht nur, indem sie so tiefe Gefühle zulassen, sondern auch, indem sie diese Gefühle in jedem Augenblick ihrem Publikum vermitteln und so auch ihm die Möglichkeit geben, diese Gefühle an sich heranzulassen, statt sich ihnen zu verschließen.«

Traumatisierte fürchten tiefe Gefühle. Sie haben Angst davor, ihre

Emotionen zu erleben, weil Emotionen zu Kontrollverlust führen. Im Theater hingegen geht es darum, Emotionen körperlich auszudrücken, ihnen eine Stimme zu geben, sich rhythmisch zu engagieren, verschiedene Rollen zu übernehmen und diese zu verkörpern.

Wie wir gesehen haben, besteht die Essenz des Traumas darin, sich völlig verlassen und vom Menschengeschlecht abgeschnitten zu fühlen. Theaterspiel ist eine kollektive Konfrontation mit den realen Gegebenheiten der menschlichen Situation. Paul Griffin hat mir einmal in einem Gespräch über sein Theaterprogramm für Kinder in Pflegeeinrichtungen gesagt: »Die Tragödien des Theaters handeln davon, wie Menschen mit Verrat, Angriffen und Zerstörung fertigwerden. Diese Kinder verstehen ohne Probleme, was es mit Lear, Othello, Macbeth und Hamlet auf sich hat.« Tina Packer erklärt: »Es geht darum, den ganzen Körper zu nutzen und andere Körper dazu zu bringen, zu den eigenen Empfindungen, Emotionen und Gedanken in Resonanz zu treten.« Das Theater ermöglicht Traumatisierten, zueinander in Kontakt zu treten, indem sie ihre gemeinsame Menschlichkeit zutiefst erleben.

Traumatisierte fürchten Konflikte. Sie haben Angst, die Kontrolle zu verlieren und erneut Verlierer zu sein. Konflikte spielen im Theater eine zentrale Rolle – innere Konflikte, interpersonale Konflikte, familiäre Konflikte, gesellschaftliche Konflikte und ihre Folgen. Traumatisierte versuchen, zu vergessen und zu verbergen, wie verängstigt, wütend oder hilflos sie sind. Im Theater geht es um die Suche nach Möglichkeiten, die Wahrheit zu sagen und dem Publikum tiefe Wahrheiten zu vermitteln. Dies macht es notwendig, auf der Suche nach der eigenen Wahrheit Blockaden zu durchbrechen und das eigene Erleben zu erforschen, um ihm auf der Bühne mithilfe der Stimme und des Körpers zum Ausdruck zu verhelfen.

Engagement sicher machen

Theaterprogramme dieser Art sind nicht für angehende Schauspieler gedacht, sondern für wütende, verängstigte und aufsässige Teenager oder für zurückgezogene, alkoholkranke und ausgebrannte Veteranen. Wenn sie zu den Proben erscheinen, sacken sie in ihren Stühlen zusammen, weil sie fürchten, die anderen Teilnehmer könnten in ihnen sofort Versager erkennen. Traumatisierte Jugendliche sind gehemmt und können sich nicht ausdrücken, und ihr Verhalten ist ziellos. Sie sind zu erregt, um registrieren zu können, was in ihrer Umgebung vor sich geht. Sie gehen beim geringsten Anlass in die Luft und bringen ihre Gefühle eher durch Taten als durch Worte zum Ausdruck.

Alle Regisseure, mit denen ich zusammengearbeitet habe, sind sich einig, dass es bei dieser Art von Arbeit darum geht, sehr langsam vorzugehen und die Teilnehmer Schritt für Schritt an die Dinge heranzuführen. Die erste Schwierigkeit besteht darin, sie dazu zu bringen, im Arbeitsraum präsent zu sein. Kevin Coleman, der Leiter von *Shakespeare in the Courts*, hat seine Arbeit mit Teenagern wie folgt beschrieben:

> Zuerst bringen wir sie dazu, aufzustehen und im Raum umherzugehen. Dann werden sie aufgefordert, nicht einfach ziellos und ohne auf irgendetwas zu achten im Raum umherzugehen, sondern sich dessen bewusst zu werden, dass auch noch andere Menschen anwesend sind. Allmählich gewinnt die Arbeit dann durch gezielte Aufforderungen an Komplexität: »Geht auf den Zehen oder Fersen oder geht rückwärts. Und wenn ihr jemanden anrempelt, dann schreit und lasst euch fallen.« Nach etwa dreißig solcher Aufforderungen wedeln sie mit den Armen in der Luft, und wir befinden uns mitten in einem Aufwärmtraining für den ganzen Körper, aber dahin sind wir nach und nach gekommen. Wenn man zu große Sprünge zu machen versucht, scheitert man.
>
> Man muss den Patienten klarmachen, dass es für sie sicherer ist, wenn sie einander beachten. Sobald ihr Körper ein wenig freier geworden ist, sage ich manchmal: »Stellt keinen Blickkontakt zu anderen Anwesenden her; schaut nur auf den Boden.« Die meisten denken dann: »Prima, das mache ich sowieso schon«, aber dann sage ich: »Fangt jetzt an, auf die Menschen, an denen ihr vorüberkommt, zu achten, aber lasst sie nicht merken, dass ihr euch nach

ihnen umschaut.« Und dann: »Nehmt jetzt für eine Sekunde Blickkontakt auf.« Und dann: »Jetzt kein Blickkontakt ... und jetzt Kontakt ... und jetzt kein Kontakt. Und nun stellt Blickkontakt her und *haltet* ihn – zu lange. Ob er zu lang war, erkennt ihr daran, dass ihr mit der betreffenden Person dann entweder ausgehen oder euch prügeln wollt. Tritt eins von beidem ein, war der Blickkontakt eindeutig zu lang.«

Einen so langen Blickkontakt stellen wir im Alltagsleben nicht her, nicht einmal, wenn wir mit einem Menschen reden. Schließlich wissen wir nicht, ob wir uns bei der betreffenden Person sicher fühlen können. Die beschriebene Vorgehensweise ermöglicht, gefahrlos Blickkontakt aufzunehmen, ohne dabei selbst zu verschwinden oder von jemandem angeschaut zu werden. Schritt für Schritt, Schritt für Schritt ...

Traumatisierte Jugendliche befinden sich deutlich in einem Zustand innerer Disharmonie. Im Theaterspielprogramm des *Trauma Center* helfen wir ihnen durch Spiegelungsübungen, sich mit den Menschen in ihrer Umgebung in Einklang zu versetzen. Beispielsweise erheben sie den rechten Arm, und ihr Partner spiegelt dies; und wenn sie sich drehen, dreht sich ihr Partner ebenfalls. Sie lernen so zu beobachten, wie sich ihre Körperbewegungen und ihr Gesichtsausdruck verändern, wie sich ihre natürlichen Bewegungen von denjenigen anderer unterscheiden und wie sie sich bei der Ausführung ungewohnter Bewegungen und Ausdrucksarten fühlen. Das Spiegeln verringert ihren Drang, sich manisch damit zu beschäftigen, was andere Menschen über sie denken, und hilft ihnen, sich viszeral, statt nur kognitiv, auf deren Erleben einzulassen. Wenn das Spiegeln mit Kichern endet, zeigt das deutlich, dass unsere Teilnehmer sich sicher fühlen.

Echte Partner können sie nur werden, wenn sie auch lernen, einander zu vertrauen. Eine Übung, bei der einer der Beteiligten eine Augenbinde trägt und sein Partner ihn an der Hand führt, ist für die Jugendlichen, mit denen wir arbeiten, besonders schwer auszuführen. Für sie ist es oft ebenso beängstigend, die Führung zu übernehmen – also dass jemand in einer Situation, in der er verletzlich ist, ihnen vertraut –, wie es das Tragen einer Augenbinde und die Notwendigkeit, sich von jemandem führen zu lassen, ist. Anfangs schaffen sie dies manchmal nur zehn oder zwanzig Sekunden lang, aber wir verlängern die Zeitspanne allmählich auf bis zu fünf Minuten. Nach der Übung möchten einige zunächst eine Weile allein bleiben, weil es für sie emotional so überwältigend ist, diese Verbindungen zu spüren.

Den traumatisierten Kindern, Jugendlichen und Veteranen, mit denen wir arbeiten, ist es peinlich, gesehen zu werden, sie fürchten sich davor, mit ihren Gefühlen in Kontakt zu sein, und sie halten einander auf Abstand. Die Aufgabe jedes Regisseurs ist ebenso wie die jedes Therapeuten, Abläufe so zu verlangsamen, dass die Schauspieler eine Beziehung zu sich selbst inklusive ihres Körpers aufbauen können. Theaterarbeit ist eine einzigartige Möglichkeit, sämtliche Emotionen und Körperempfindungen zu erschließen, welche die Patienten nicht nur mit den habituellen Ausdrucksformen ihres Körpers in Kontakt bringen, sondern ihnen auch ermöglichen, alternative Verhaltensformen zu erforschen.

Urban Improv

Mein Sohn liebte seine Theatergruppe, die von *Urban Improv* (UI) organisiert wurde, einer seit Langem bestehenden künstlerischen Institution Bostons. Er blieb während seiner gesamten Highschool-Zeit mit dieser Gruppe in Kontakt und bewarb sich im Sommer nach seinem ersten College-Jahr für die Mitarbeit bei UI. In dieser Zeit lernte er das Gewaltpräventionsprogramm der Gruppe kennen, das seit 1992 in Hunderten von Workshops in lokalen Schulen durchgeführt worden war. UI hatte ein Forschungsstipendium erhalten, um die Wirkung des Programms untersuchen zu können, und suchte einen Leiter für die Durchführung dieser Studie. Nick sagte den Chefs von UI, Kippy Dewey und Cissa Campion, sein Vater sei die Idealbesetzung für diesen Posten. Tatsächlich und zu meiner Freude beschlossen sie, mich zu engagieren.

Daraufhin besuchte ich zusammen mit dem multikulturellen Ensemble von UI, das einen Leiter, vier professionelle Schauspieler/Lehrer und einen Musiker umfasste, Schulen. Urban Improv entwickelt vorgefertigte Sketche, die bestimmte Probleme darstellen, mit denen Studenten und Schüler täglich konfrontiert werden: Ausschluss aus einer Gruppe Gleichaltriger, Eifersucht, Rivalität und Wut sowie familiäre Konflikte. In Sketchen für ältere Studenten werden auch Themen wie Dating, Geschlechtskrankheiten, Homophobie und Gewalt unter Gleichaltrigen aufgegriffen. In einer typischen Präsentation stellen professionelle Schauspieler eine Gruppe Jugendlicher dar, die einem Neuen nicht gestatten wollen, beim Mittagessen in der Cafeteria an ihrem Tisch zu sitzen. Nähert sich die Szene einem kritischen Punkt – beispielsweise dem, dass der neue Student auf die Demütigungen der »Alteingesessenen« reagiert –, unterbricht der Leiter die Szene. Nun wird ein Klassenmitglied aufgefordert, die Rolle eines der Schauspieler zu übernehmen und darzustellen, wie er oder sie sich in der betreffenden Situation fühlen und verhalten würde. Solche Szenarien ermöglichen den Studenten, Alltagsprobleme mit einer gewissen emotionalen Distanz zu betrachten und hinsichtlich ihrer Lösung mit verschiedenen Möglichkeiten zu experimentieren: Stellen sie die Peiniger zur Rede? Reden sie mit einem Freund? Verständigen sie den Klassenlehrer? Erzählen sie ihren Eltern, was passiert ist?

Anschließend probiert ein anderer Freiwilliger eine andere Möglichkeit aus, sodass die Studenten sich ein Bild von der Wirkung anderer Entscheidungen machen können. Alltagsgegenstände und Kostüme helfen den Teilnehmern, in neuen Rollen Risiken einzugehen, und dies gilt auch für die spielerische Atmosphäre, in der das Ganze stattfindet, und für die Unterstützung vonseiten der Schauspieler. In anschließenden Diskussionsrunden beantworten die Studenten Fragen wie: »In welcher Hinsicht ähnelte diese Szene dem, was in deiner Schule passiert?« – »Wie verschaffst du dir den Respekt, den du brauchst?« – »Wie legt ihr eure Meinungsverschiedenheiten bei?« Diese Diskussionen werden zu einem lebhaften Austausch, da viele Studenten ihre Gedanken und Ideen dazu beisteuern.

Unser *Trauma-Center*-Team evaluierte dieses Programm für zwei Klassenstufen und 17 teilnehmende Schulen. Klassen, die am UI-Programm teilnahmen, wurden mit ähnlichen, nicht daran teilnehmenden Klassen verglichen. In der vierten Klasse beobachteten wir signifikant positive Reaktionen. Gemessen mithilfe der standardisierten Bewertungsskalen für Aggression, Kooperation und Selbstkontrolle, ließen die Teilnehmer in der UI-Gruppe deutlich weniger Kämpfe und Wutausbrüche, mehr Kooperation und Selbstsicherheit im Umgang mit Gleichaltrigen und mehr Aufmerksamkeit und Engagement im Unterricht erkennen.[11]

Zu unserer Überraschung stimmten diese Resultate nicht mit denjenigen der Schüler der achten Klasse überein. Welches zwischenzeitliche Ereignis hatte sich auf ihre Reaktionen ausgewirkt? Zunächst konnten wir uns nur an unseren persönlichen Eindrücken orientieren. Beim Besuch der vierten Klasse war mir die Unschuld der Schüler und ihre Bereitschaft, sich zu beteiligen, aufgefallen. Die Schüler der achten Klasse hingegen waren oft missmutig und defensiv und schienen ihre Spontaneität und ihren Enthusiasmus eingebüßt zu haben. Der Beginn der Pubertät spielte bei dieser Veränderung ziemlich sicher eine Rolle, aber gab es auch noch andere Faktoren?

Wir forschten weiter und stellten fest, dass die älteren Kinder mehr als doppelt so viele Traumata erlebt hatten wie die jüngeren: Jeder Achtklässler dieser typischen amerikanischen Inner-City-Schulen hatte schwere Gewalttätigkeit miterlebt. Zwei Drittel hatten fünf oder mehr solcher Vorfälle mit angesehen, darunter Messerstechereien, Schießereien, Morde und häusliche Gewalt. Unsere Daten zeigten, dass Achtklässler, die in so starkem Maß mit Gewalt konfrontiert worden waren, viel aggressiver waren als Schüler, die so etwas noch nie erlebt hatten, und dass sich das Programm nicht signifikant auf das Verhalten Ersterer auswirkte.

Das Team des *Trauma-Centers* beschloss, zu untersuchen, ob es dieses Manko durch ein längeres und intensiveres Programm, das sich auf Team-Building und Emotionsregulationsübungen konzentrierte, verändern könnte. Dazu benutzten wir Skripts, die sich direkt auf die Arten von Gewalt, die diese Kinder erlebt hatten, bezogen. Einige Monate lang trafen sich Mitglieder unseres Teams unter der Leitung von Joseph Spinazzola wöchentlich mit den UI-Schauspielern, um Skripts zu entwickeln. Die Schauspieler brachten unseren Psychologen das Improvisieren, das Spiegeln und die präzise körperliche Einstimmung bei, damit sie überzeugend das Wegschmelzen, Konfrontieren, Sichniederkauern und Zusammenbrechen darstellen konnten. Und wir erklärten den Schauspielern, wie Trauma-Trigger wirken und wie man Trauma-Reinszenierungen erkennt und mit ihnen umgeht.[12]

Im Winter und Frühling des Jahres 2005 testeten wir das neu entstandene Programm in einer spezialisierten Tagesschule, die von den *Boston Public Schools* und dem *Massachusetts Department of Correction* gemeinsam betrieben wurde. Dies war eine chaotische Umgebung, in der die Schüler oft zwischen Schule und Gefängnis pendelten. Alle stammten aus Gegenden mit sehr hoher Kriminalität und entsetzlicher Gewalttätigkeit. Ich hatte noch nie zuvor eine so aggressive und missmutige Gruppe von Schülern gesehen. Wir erhielten einen erschreckenden Einblick in die Realität unzähliger Mittelschul- und Highschool-Lehrer, die täglich mit Schülern fertigwerden müssen, deren erste Reaktion auf neuartige Herausforderungen immer darin besteht, dass sie um sich schlagen oder sich trotzig zurückziehen.

Entsetzt stellten wir fest, dass die Schüler in Szenen, in denen jemand physisch in Gefahr war, stets für den Aggressor Partei ergriffen. Weil sie bei sich selbst kein Anzeichen von Schwäche dulden konnten, akzeptierten sie auch die Schwäche anderer nicht. Für potenzielle Opfer hatten sie nur Verachtung übrig und brüllten Dinge wie: »Bring das Miststück um, sie hat es nicht anders verdient!« Dies äußerte jemand bezogen auf einen Sketch über Gewalttätigkeit beim Dating.

Einige der professionellen Schauspieler wollten zuerst das Handtuch werfen – es war für sie einfach zu schmerzhaft, mit anzusehen, wie gemein diese Jugendlichen waren –, aber sie standen es durch, und ich beobachtete verblüfft, wie sie die Schüler allmählich dazu brachten, mit neuen Rollen zu experimentieren – auch wenn sie dies zunächst widerwillig taten. Gegen Ende des Programms erklärten sich einige Schüler sogar freiwillig bereit, Rollen zu übernehmen, in denen sie ihre Verletzlichkeit oder Angst zum Ausdruck bringen mussten. Als sie ihr Abschlusszertifikat erhielten, schenkten einige den Schauspielern schüchtern Zeichnungen, um ihre Wertschätzung zum Ausdruck zu bringen. Bei manchen der an dem Experiment Beteiligten entdeckte ich Tränen, möglicherweise sogar bei mir selbst.

Unser Versuch, traumabezogene Schauspielarbeit zu einem regulären Bestandteil des Curriculums der achten Klasse in den Schulen in Boston zu machen, wurde leider durch eine Mauer bürokratischen Widerstandes unmöglich gemacht. Der Ansatz lebt aber als fester Bestandteil der stationären Behandlungsprogramme des *Justice Resource Institute* weiter, während aus unseren Schulen Musik, Theater, bildende Kunst und Sport – zeitlose Arten, die Entwicklung von Kompetenz und kollektiven Bindungen zu fördern – zunehmend verschwinden.

Das Possibility Project

Im Rahmen von Paul Griffins *Possibility Project* in New York City arbeiten die Teilnehmer nicht mit vorbereiteten Skripts, sondern sie treffen sich neun Monate lang wöchentlich für drei Stunden und schreiben in dieser Zeit selbst ein abendfüllendes Musical, das sie später vor mehreren Hundert Zuschauern aufführen. Im Laufe seiner zwanzigjährigen Geschichte hat das *Possibility Project* einen stabilen Mitarbeiterstab und starke Traditionen entwickelt. Jedes Produktionsteam besteht aus Mitwirkenden, die kürzlich ihr Zertifikat erhalten haben und die, unterstützt von professionellen Schauspielern, Tänzern und Musikern, ein Libretto schreiben, das Bühnenbild entwickeln, eine Choreografie erarbeiten und für die neu mit der Arbeit beginnende Klasse die Proben organisieren. Die soeben Zertifizierten sind für die Neuankömmlinge sehr gute Rollenmodelle. Paul erklärte mir: »Wenn die Schüler neu zu uns in das Programm kommen, glauben sie, sie seien unfähig, etwas zustande zu bringen; die Mitarbeit an der Entwicklung eines solchen Programms ist für sie eine Erfahrung, die ihre Zukunft transformiert.«

Im Jahre 2010 startete Paul ein neues Programm speziell für Jugendliche in Pflegeeinrichtungen. Mit welchen Problemen bei dieser Population gerechnet werden muss, ist voraussehbar: Fünf Jahre nach Erreichen der Volljährigkeit sind etwa 60 Prozent von ihnen schon wegen eines Verbrechens verurteilt worden, 75 Prozent erhalten dann Sozialhilfe, und nur 6 Prozent haben einen Abschluss an einem Community College (einer Art Volkshochschule) geschafft.

Das *Trauma Center* behandelt viele in Pflegeinstitutionen lebende Kinder und Jugendliche, aber Griffin erschloss mir eine neue Sicht ihres Lebens: »Wenn man die Situation von Kindern und Jugendlichen in Pflegeverhältnissen verstehen will, ist das so, als wollte man ein fremdes Land kennenlernen. Stammt man nicht von dort, kann man die Sprache nicht sprechen. Für Jugendliche in Pflegeinstitutionen steht das Leben auf dem Kopf.« Die Sicherheit und Liebe, die andere Kinder für eine Selbstverständlichkeit halten, müssen diese Kinder selbst erzeugen. Wenn Griffin sagt: »Das Leben steht auf dem Kopf«, meint er damit, dass diese Kinder und Jugendlichen, wenn man sie liebevoll und großzügig behandelt, oft nicht wissen, was sie damit anfangen oder wie sie darauf reagieren sollen. Eine schlechte Behandlung ist ihnen vertrauter, und Zynismus können sie verstehen.

Griffin erklärt: »Weil sie im Stich gelassen wurden, können sie niemandem vertrauen. Und Kinder, die in Pflegeheimen und Pflegefamilien gelebt haben, wissen, was es heißt, verlassen worden zu sein. Man erreicht bei ihnen nichts, bis sie einem vertrauen.« Kinder, die in Pflegeverhältnissen aufwachsen, müssen oft damit fertigwerden, dass verschiedene Personen für sie zuständig sind. Wollen sie beispielsweise die Schule wechseln, müssen sie sich darüber mit ihren Pflegeeltern, mit Beamten der Schulbehörde, mit dem Jugendamt und manchmal auch noch mit einem Richter einigen. Dies spornt sie dazu an, politisch clever zu werden, und sie lernen nur zu gut, anderen Menschen etwas vorzuspielen.

In der Welt der Pflegebetreuung ist heutzutage vielfach von »Permanenz« die Rede. Oft heißt es: »Ein mitfühlender Erwachsener – mehr ist nicht erforderlich.« Doch dass Teenager sich von Erwachsenen distanzieren, ist völlig normal, und Griffin ist der Auffassung, dass für Teenager die beste Form von Permanenz eine verlässliche Gruppe von Freunden ist – und genau die versucht sein Programm den Jugendlichen zu bieten. Ein anderes gängiges Modewort im Pflegebereich ist »Unabhängigkeit« (engl.: *independence*), dem Paul das Wort »*Inter*dependence« gegenüberstellt. Er erklärt: »Wir alle sind interdependent. Die Vorstellung, dass wir unsere Jugendlichen auffordern, völlig allein in die Welt zu gehen und sich als unabhängig zu bezeichnen, ist verrückt. Wir müssen ihnen beibringen, interdependent zu sein, und das bedeutet, dass wir sie lehren müssen, Beziehungen aufzubauen.«

Paul stellte fest, dass Jugendliche, die in Pflegeverhältnissen aufwachsen, naturbegabte Schauspieler sind. Wenn man tragische Charaktere spielt, muss man Emotionen ausdrücken und eine Realität schaffen, die einem Ort tiefer Trauer und Verletztheit entspringt. Junge Menschen in Pflegebetreuung? Sie kennen nichts anderes. Für sie geht es jeden Tag um Leben und Tod. Im Laufe der Zeit führt die Zusammenarbeit im Rahmen von Griffins Programm dazu, dass die Teilnehmer im Leben ihrer Mitspieler wichtige Rollen zu spielen beginnen. Phase I des Programms ist dem Aufbau der Gruppe gewidmet. In der ersten Probe werden Vereinbarungen über grundlegende Dinge getroffen: über Verantwortung und Respekt sowie über den Ausdruck von Zuneigung und den Ausschluss sexueller Kontakte innerhalb der Gruppe. Anschließend beginnen die Gruppenmitglieder mit der Arbeit, indem sie gemeinsam singen und sich bewegen und sich so in Einklang bringen.

Darauf folgt Phase II: Die Gruppenmitglieder teilen einander ihre Lebensgeschichten mit. Sie hören einander zu, entdecken Ähnlichkeiten in ihrer Vorgeschichte, durchbrechen die Einsamkeit und Isolation des Traumas. Paul gab mir einen Film, der zeigte, wie dies in einer Gruppe vor sich ging. Werden die Jugendlichen zunächst aufgefordert, etwas zu sagen oder zu tun, um sich auf diese Weise vorzustellen, erstarren sie, ihr Gesicht wird ausdruckslos, sie richten ihren Blick auf den Boden und tun, was sie können, um sich unsichtbar zu machen.

Wenn sie zu reden beginnen, wenn sie eine Stimme entdecken, für die sie selbst zentral sind, beginnen sie auch mit dem Entwickeln einer eigenen Show. Paul erklärte ihnen, dass die Produktion von ihrem Input abhängig sei: »Wenn ihr ein Musical oder Theaterstück schreiben wolltet, was würdet ihr darin darstellen? Bestrafung? Rache? Verrat? Verlust? Diese Show zu schreiben ist einzig und allein eure Sache.« Alles, was sie sagen, wird aufgeschrieben, und einige beginnen damit, das, was sie sagen, zu Papier zu bringen. Auf diese Weise schält sich allmählich ein Skript heraus, und das Produktionsteam berücksichtigt den genauen Wortlaut der Äußerungen der Schüler in den Songs und Dialogen des Stücks. So lernen die Gruppenmitglieder, dass andere Menschen ihnen zuhören werden, wenn sie in der Lage sind, ihre Erlebnisse adäquat zu verkörpern. Sie lernen zu fühlen, was sie fühlen, und zu wissen, was sie wissen.

Wenn die Proben beginnen, verlagert sich der Fokus der Arbeit natürlich. Dann steht nicht mehr die Geschichte des Schmerzes, der Entfremdung und der Angst der Pflegekinder im Mittelpunkt, sondern es geht um die Frage: »Wie kann ich als Schauspieler, Sänger, Tänzer, Choreograf oder Beleuchtungs- und Bühnenbild-Designer mein Bestes geben?« Die Fähigkeit, etwas zu leisten, wird zum vorrangigen Thema: Kompetenz ist die beste Waffe gegen traumabedingte Hilflosigkeit.

Natürlich gilt das für uns alle. Wenn es im Beruf nicht gut läuft, wenn ein Projekt, an dem uns viel liegt, fehlschlägt, wenn jemand, auf den wir zählen, uns verlässt oder stirbt, gibt es kaum etwas Nützlicheres, als die eigenen Muskeln zu bewegen und etwas zu tun, was fokussierte Aufmerksamkeit erfordert. Schulen in Problemvierteln und psychiatrische Programme verlieren das oft aus dem Blick. Sie versuchen zu erreichen, dass sich die Jugendlichen »normal« verhalten – ohne an der Entwicklung jener Kompetenzen zu arbeiten, die es ihnen überhaupt erst ermöglichen, sich normal zu fühlen.

Theaterprogramme lehren auch, den Zusammenhang zwischen Ursache und Wirkung zu verstehen. Das Leben eines Kindes in Pflegebetreuung verläuft völlig unvorhersehbar. Ohne jede Vorankündigung kann praktisch alles passieren: Ein Trigger kann aktiviert werden, und es kann zu einem Ausraster kommen; ein Elternteil kann eingesperrt oder getötet werden; man kann aus einem Heim in ein anderes verlegt werden; man kann wegen Dingen angebrüllt werden, derentwegen man im letzten Pflegeverhältnis gelobt wurde. Im Rahmen einer Theaterproduktion haben diese Jugendlichen die Konsequenzen ihrer Entscheidungen und Handlungen direkt vor Augen. Paul erklärte: »Wenn man ihnen das Gefühl vermitteln will, dass sie Dinge beeinflussen können, muss man ihnen Macht über ihr Schicksal geben, statt an ihrer Stelle ins Geschehen einzugreifen. Man kann den jungen Menschen, mit denen man arbeitet, ebenso wenig helfen, wie man sie »reparieren« oder retten kann. Man kann mit ihnen zusammenarbeiten und ihnen helfen, ihre Vision zu verstehen, und diese mit ihnen zusammen realisieren. Indem man das tut, gibt man ihnen die Kontrolle über ihr Leben zurück. Wir heilen Traumata, ohne dass irgendjemand dieses Wort jemals erwähnt.«

Zu Shakespeare verurteilt

Für die Teenager, die an Sitzungen von *Shakespeare in the Courts* teilnehmen, gibt es keine Improvisation und auch nicht die Möglichkeit, Skripts zu entwickeln, die sich auf ihr eigenes Leben beziehen. Sie wurden von einem Gericht für schuldig befunden, gewalttätig geworden zu sein, in starkem Maße Alkohol konsumiert zu haben, gestohlen oder sich in anderer Form an fremdem Eigentum vergriffen zu haben, und ein Jugendgericht von Berkshire County hatte sie dazu verurteilt, an einer sechswöchigen, wöchentlich vier Nachmittage beanspruchenden intensiven Schauspielausbildung teilzunehmen. Shakespeare ist für solche Jugendlichen wie ein fremdes Land. Kevin Coleman hat mir berichtet, dass sie, wenn sie das erste Mal bei ihm auftauchen – wütend, misstrauisch und in einem Schockzustand –, sich völlig sicher sind, dass sie eine Gefängnisstrafe vorgezogen hätten. Stattdessen mussten sie den Text des Hamlet oder des Marcus Antonius oder von Heinrich V. lernen und dann eine kondensierte Form eines Shakespeare-Stücks vor einem Publikum aufführen, das aus ihrer Familie, ihren Freunden und aus Repräsentanten des Jugendstrafvollzugs besteht.

Weil diese Jugendlichen die Auswirkungen ihrer schwierigen Kindheit und Jugend nicht verbal beschreiben können, agieren sie ihre Emotionen in Form von Gewalttätigkeit aus. Um Shakespeare-Stücke aufzuführen, müssen die Schauspieler den Schwertkampf beherrschen, der ihnen wie auch andere Kampfkünste die Möglichkeit bietet, Aggression und andere Formen körperlicher Machtdemonstration in kontrollierter Form auszudrücken. Im Zentrum dieser Arbeit steht, dafür zu sorgen, dass alle Beteiligten in Sicherheit sind. Jugendliche mögen den Schwertkampf, aber um zu gewährleisten, dass keine der beiden beteiligten Seiten in Gefahr gerät, müssen sie miteinander verhandeln und sich um sprachlichen Ausdruck bemühen.

Shakespeare schrieb seine Stücke in einer Zeit des Übergangs, in der die vorher primär mündliche Überlieferung von der schriftlichen Kommunikation abgelöst wurde – in einer Zeit, in der die meisten Menschen noch mit einem »X« unterschrieben. Die Kinder und Jugendlichen, die an diesem Theaterprogramm teilnehmen, sind mit ihrer persönlichen Übergangszeit konfrontiert; viele sind kaum in der Lage, sich adäquat auszudrücken, und einigen fällt es sogar schwer, auch nur etwas zu lesen. Wenn sie verstärkt »unanständige« Wörter benutzen, dann tun sie dies nicht nur, um zu zeigen, dass sie besonders abgebrüht sind, sondern auch, weil sie keine anderen sprachlichen Möglichkeiten haben, um zu kommunizieren, wer sie sind oder was sie fühlen. Wenn sie den Reichtum und das Potenzial der Sprache entdecken, empfinden sie oft viszeral Freude.

Die Schauspieler untersuchen zunächst, was genau Shakespeare in einem bestimmten Stück sagt – Zeile für Zeile. Der Gruppenleiter souffliert ihnen die Worte nacheinander ins Ohr. Anfangs können viele dieser Jugendlichen kaum eine Zeile herausbringen. Fortschritte stellen sich nur sehr zögerlich ein, und die Schauspieler verinnerlichen das, was sie sagen sollen, nur sehr langsam. Ziel der Arbeit ist, die Mitwirkenden zu inspirieren, ihre Reaktionen auf die Worte zu spüren – und so die Rolle zu entdecken. Im Mittelpunkt steht nicht, den Text zu lernen, sondern sich zu fragen: »Was bedeutet dieser Text *für mich persönlich*? Wie wirke *ich* auf die anderen Schauspieler? Und was geschieht mit mir, wenn ich ihren Text höre?«[13]

Dieser Prozess kann das Leben der Mitwirkenden verändern, wie ich es im VA Medical Center in Bath, New York, in einem Workshop erlebt habe, den Schauspieler durchführten, die von *Shakespeare & Company* ausgebildet worden waren. Larry, ein 59-jähriger Vietnamveteran, der in den vorangegangenen Jahren 27-mal zur Entgiftung stationär behandelt worden war, hatte die Rolle des Brutus in einer Szene aus dem Stück *Julius Cäsar* gewählt. Zu Beginn der Probenarbeit hatte er hastig seinen Text gemurmelt; offenbar hatte er große Angst davor gehabt, was andere Menschen über ihn denken könnten.

Gedenkt des März, der Iden gedenkt:
Hat nicht selbst der große Julius geblutet um der Gerechtigkeit willen?
Welcher Schurke griff ihn an, stach zu,
Und nicht der Gerechtigkeit wegen!

Es dauerte Stunden, die Rede zu proben, die mit den obigen Zeilen beginnt. Zuerst stand der Schauspieler mit hängenden Schultern da und wiederholte die Worte, die der Regisseur ihm ins Ohr flüsterte: »*Gedenkt* – woran erinnerst du dich? Erinnerst du dich an zu viel? Oder an nicht genug? *Gedenkt*. Woran willst du dich nicht erinnern? Wie ist es, zu gedenken?« Larry sprach mit gebrochener Stimme; sein Blick war auf den Boden gerichtet, und auf seiner Stirn standen Schweißperlen.

Nach einer kurzen Pause und einem Schluck Wasser ging die Arbeit weiter. »*Gerechtigkeit* – hast du Gerechtigkeit erlebt? Hast du jemals um der Gerechtigkeit willen geblutet? Was bedeutet Gerechtigkeit für dich? *Geschlagen*. Hast du schon einmal jemanden geschlagen? Bist du selbst geschlagen worden? Wie war das für dich? Was wünschst du dir, dass du getan hättest? *Stechen*. Hast du schon einmal jemanden gestochen? Hattest du jemals das Gefühl, dass dir jemand in den Rücken sticht? Hast du selbst jemanden in den Rücken gestochen?« In diesem Moment stürzte Larry aus dem Raum.

Am nächsten Tag kam er wieder zur Probe, und wir setzten die Arbeit fort. Larry stand da, schwitzte stark, sein Herz raste, ihm gingen Millionen von Assoziationen durch den Kopf, und sechs Monate später – das letzte Mal, dass ich von ihm hörte – arbeitete er immer noch daran. Zu lernen, wie man tiefe Emotionen erlebt und erträgt, ist unverzichtbar, wenn man von einem Trauma genesen will.

Bei *Shakespeare in the Courts* greift die während der Proben benutzte spezielle Sprache auch auf die Gespräche der Mitwirkenden hinter der Bühne über. Kevin Coleman wies darauf hin, dass in ihren Gesprächen immer wieder der Ausdruck »Ich fühle mich wie …« vorkommt. Er fuhr fort: »Wenn man die eigenen emotionalen Erlebnisse mit Urteilen verwechselt, wird die Arbeit vage. Fragt man die Mitwirkenden: ›Wie hat sich das angefühlt?‹, sagen sie prompt: ›Es fühlte sich gut/schlecht an.‹ Und beides sind Urteile. Deshalb sagen wir am Ende einer Szene nie: ›Wie hat sich das angefühlt?‹, weil das so wirkt wie eine Aufforderung, in den urteilenden Teil des Gehirns überzuwechseln.«

Stattdessen fragt Coleman: »Haben Sie bemerkt, dass bei Ihnen während einer Szene irgendwelche konkreten Gefühle aufgetaucht sind?« Dadurch lernen die Gruppenteilnehmer, emotionale Erlebnisse zu beschreiben: »Ich habe mich wütend gefühlt, als er das sagte.« – »Ich habe mich verängstigt gefühlt, als er mich anschaute.« Sich zu verkörpern und – mangels eines geeigneteren Ausdrucks – zu »versprachlichen« hilft den Schauspielern zu erkennen, dass sie viele verschiedene Emotionen haben. Und je mehr sie bemerken, umso neugieriger werden sie.

Wenn die Proben beginnen, müssen die Jugendlichen lernen, aufrecht zu stehen und unbefangen über eine Bühne zu gehen. Und sie müssen so zu sprechen lernen, dass man sie überall im Zuschauerraum hören kann, was schon an und für sich eine sehr große Leistung ist. Die Aufführung am Schluss der Arbeit ist auch eine Konfrontation mit der Gemeinschaft. Die Jugendlichen treten auf die Bühne, erleben dort ein anderes Niveau von Verletzlichkeit, Gefahr oder Sicherheit und stellen fest, wie sehr sie sich selbst vertrauen können. Allmählich übernimmt das Bedürfnis, Erfolg zu haben, zu zeigen, dass sie es schaffen können, die Regie. Kevin erzählte mir von einem Mädchen, das im Hamlet die Ophelia spielte. Am Tag der Aufführung sah er sie hinter der Bühne auf den Augenblick warten, in dem sie vor das Publikum treten sollte, und sie hielt sich einen Abfalleimer vor den Bauch. (Sie erklärte, sie sei so nervös, dass sie fürchte, sich übergeben zu müssen.) Sie war immer wieder aus Heimen davongelaufen und hatte dies auch bei *Shakespeare in the Courts* getan. Weil das Programm sich dem Prinzip verpflichtet fühlt, die Jugendlichen wenn eben möglich nicht aus der Gruppe zu werfen, hatten die Polizei und die Bewährungshelfer sie mehrmals zurückgebracht. An irgendeinem Punkt hatte sie offenbar gemerkt, dass ihre Rolle für die Gruppe sehr wichtig war; oder sie hatte den besonderen Wert dieses Erlebnisses für sie selbst gespürt. Zumindest an jenem Tag entschied sich das Mädchen, nicht davonzulaufen.

Therapie und Theater

Ich habe Tina Packer einmal in einem Raum voller Traumaspezialisten erklären hören: »Therapie und Theater sind Intuition in Aktion. Sie sind das Gegenteil von Forschung, bei der man sich bemüht, aus dem persönlichen Erleben und sogar aus dem Erleben der Patienten herauszutreten, um die Validität von Annahmen zu überprüfen. Eine Therapie wird wirksam durch eine tiefe subjektive Resonanz und durch jenes Gefühl der Wahrheit und Aufrichtigkeit, das tief im Körper verborgen ist.« Ich hoffe immer noch, dass wir eines Tages werden beweisen können, dass Tina unrecht hat und dass sich die Strenge wissenschaftlicher Methoden mit der Macht verkörperter Intuition verbinden lässt.

Edward, einer der Lehrer von *Shakespeare & Company*, erzählte mir von einer Situation, die er als junger Schauspieler in einem Workshop Packers für Fortgeschrittene erlebt hatte. Die Gruppe hatte am Morgen Übungen ausgeführt, die die Rumpfmuskulatur entspannen sollten, damit die Atmung natürlich fließen und tief werden konnte. Edward bemerkte bei jeder Atembewegung in einem bestimmten Bereich seines Brustkorbs eine Welle der Traurigkeit. Der Coach fragte ihn, ob er in diesem Bereich einmal verletzt worden sei, und Edward verneinte dies.

Er hatte für Packers Nachmittagsklasse eine Rede aus *Richard II.* vorbereitet. In ihr wurde der König aufgefordert, seine Krone dem Lord zu geben, der ihn entmachtet hatte. Während eines anschließenden Gesprächs kam Edward die Erinnerung daran, dass seine Mutter sich die Rippen gebrochen hatte, als sie mit ihm schwanger gewesen war, und dass er dies immer als Grund für seine verfrühte Geburt angesehen hatte.

Er sagte:

> Als ich dies Tina erzählte, stellte sie mir alle möglichen Fragen über meine ersten Lebensmonate. Ich sagte, ich erinnerte mich nicht daran, in einem Brutkasten gewesen zu sein, aber ich hätte Erinnerungen an spätere Situationen, in denen ich zu atmen aufgehört und deshalb im Krankenhaus in einem Sauerstoffzelt gelegen hatte. Ich erinnere mich an eine Fahrt im Auto meines Onkels, der rote Ampeln überfuhr, um möglichst schnell in die Notfallambulanz zu kommen. Es war, als hätte ich im Alter von drei Jahren unter dem Syndrom plötzlicher Kindstod gelitten.
>
> Tina stellte mir immer wieder Fragen, und ich war ziemlich frustriert und wütend, weil sie in allem herumstocherte, was ich aufgebaut hatte, um diesen Schmerz zu neutralisieren. Dann sagte sie: »War es schmerzhaft für Sie, als die Ärzte all diese Nadeln in sie gestochen haben?«
>
> In diesem Moment fing ich an zu heulen. Ich versuchte, den Raum zu verlassen, aber zwei andere Schauspieler – ziemlich große Kerle – hielten mich fest. Schließlich schafften sie es, mich auf einen Stuhl zu setzen. Ich zitterte stark. Dann sagte Tina: »Du bist deine Mutter, und du wirst diese Rede halten. Du bist deine Mutter, und du gebärst dich selbst. Und du redest dir selbst ein, dass du es schaffen wirst. Du wirst nicht sterben. Du musst dich selbst überzeugen. Du musst dieses kleine Neugeborene davon überzeugen, dass du nicht sterben wirst.«
>
> Dies machte ich bei Richards Rede zu meiner Intention. Als ich

die Rede das erste Mal mit in den Kurs brachte, sagte ich mir, ich wolle die Rolle richtig spielen, nicht, dass etwas, das tief in mir aufwallte, diese Worte aussprechen müsse. Als es dies schließlich tat, wurde klar, dass mein Baby wie Richard war. Ich war nicht bereit, meinen Thron aufzugeben. Es war, als hätten in diesem Moment Megatonnen von Energie und Anspannung meinen Körper verlassen. Plötzlich öffneten sich Pfade und strebten zum Ausdruck, die durch dieses Baby blockiert worden waren, das seinen Atem anhielt und so große Angst hatte, es könnte sterben.

Das Genie Tinas bestand darin, dass es ihr gelang, mich dazu zu bringen, zu meiner Mutter zu werden, die mir sagte, es werde mir gut gehen. Es war fast, als würde ich in der Zeit zurückgehen und meine Geschichte verändern. Dass mir versichert wurde, ich würde mich eines Tages so sicher fühlen, dass ich meinen Schmerz ausdrücken könnte, machte dieses Erlebnis zu einem sehr kostbaren Teil meines Lebens.

An jenem Abend hatte ich zum ersten Mal in meinem Leben in Gegenwart eines anderen Menschen einen Orgasmus. Und ich weiß, dass der Grund dafür war, dass ich etwas losgelassen habe – eine Anspannung in meinem Körper –, dass dies mir ermöglichte, stärker in der Welt zu sein.

Epilog
Entscheidungen, die getroffen werden müssen

Wir sind auf dem besten Weg, eine traumabewusste Gesellschaft zu werden. Fast täglich publiziert einer meiner Kollegen eine neue Studie über traumabasierte Beeinträchtigungen der Aktivitäten von Geist, Gehirn und Körper. Die ACE-Studie zeigte, wie Missbrauch, Misshandlungen und Vernachlässigung im Kindesalter Gesundheit und Sozialverhalten negativ beeinflussen. Und James Heckman erhielt einen Nobelpreis, weil er nachweisen konnte, dass frühe Interventionen bei Kindern aus armen und problematischen Familien gewaltige Kosten einsparen, weil aufgrund dessen die Zahl erfolgreicher Highschool-Abschlüsse deutlich steigt, die Kriminalität verringert wird, die Beschäftigtenzahlen erhöht werden, während Gewalt in der Familie und in der Öffentlichkeit stark verringert wird. Auf der ganzen Welt treffe ich auf Menschen, die diese Forschungsergebnisse ernst nehmen und selbst unermüdlich an der Entwicklung und Anwendung effektiverer Interventionen arbeiten, nämlich engagierte Lehrer, Sozialarbeiter, Ärzte, Psychotherapeuten, Krankenpfleger, Philanthropen, Schauspieldirektoren, Justizvollzugsbeamte, Polizeibeamte und Meditationslehrer. Wenn Sie mit der Lektüre meines Buches bis zu diesem Punkt gekommen sind, zählen auch Sie schon zur traumabewussten Gesellschaft.

Fortschritte in der Neurowissenschaft haben uns zu einem besseren Verständnis dessen verholfen, wie Traumata die Gehirnentwicklung, die Selbstregulation und die Fähigkeit, fokussiert und mit anderen Menschen in Einklang zu bleiben, verändern. Mithilfe komplizierter Imaging-Verfahren ist es gelungen herauszufinden, wie und wo PTBS im Gehirn entsteht, sodass wir jetzt verstehen, warum Traumatisierte sich durch Geräusche und Lichter gestört fühlen und weshalb sie manchmal Wutanfälle bekommen oder sich bei der kleinsten Provokation aus dem Kontakt zurückziehen. Wir wissen heute, wie Ereignisse im Laufe des ganzen Lebens eines Menschen Struktur und Funktion seines Gehirns und sogar die Gene verändern, die er an seine Kinder weitergibt. Und wenn wir viele der Prozesse verstehen, die traumatischen Belastungszuständen zugrunde liegen, so ermöglicht uns dies die Entwicklung der verschiedensten Interventionen, die jene Gehirnbereiche, die bei der Selbstregulation, Selbstwahrnehmung und Aufmerksamkeit eine Rolle spielen, wieder funktionsfähig machen. Wir wissen inzwischen nicht nur viel über Möglichkeiten, Traumata zu behandeln, sondern auch darüber, wie wir ihre Entstehung von vornherein verhindern können.

Und doch bin ich, nachdem ich wieder einmal an einer Totenwache für einen Teenager, der bei einer Schießerei in Boston umgekommen war, teilgenommen oder Berichte über die neuesten Budgetkürzungen in den Schulen verarmter Städte und Wohngebiete gelesen habe, der Verzweiflung nahe. Wenn unser Kongress herzlose Maßnahmen wie die Abschaffung der Nahrungsmittelcoupons für Kinder beschließt, deren Eltern arbeitslos oder inhaftiert sind; wenn in manchen Regionen kategorisch abgelehnt wird, die allgemeine Krankenversorgung sicherzustellen; wenn die Psychiatrie es rundweg ablehnt anzuerkennen, dass zwischen psychischem Leiden und den sozialen Umständen ein Zusammenhang besteht; wenn die Regierung sich grundsätzlich weigert, den Verkauf und Besitz von Waffen zu verbieten, die einzig und allein dazu dienen, viele Menschen zu töten; und wenn wir es dulden, dass erschreckend viele Menschen in unserem Land ihr Leben und unsere Ressourcen in Gefängnissen vergeuden, dann bedeutet dies nichts anderes, als dass wir in vielerlei Hinsicht in finstere Zeiten zurückgefallen sind.

Diskussionen über die PTBS konzentrieren sich immer noch vorwiegend auf Soldaten, die aus dem Kampf zurückgekehrt sind, weiterhin auf Opfer von Terroranschlägen und Überlebende schrecklicher Unfälle. Doch Traumata umfassen viel mehr gesundheitliche Probleme, die insgesamt das Wohl der Menschen in unserem Land am stärksten gefährden könnten. Seit 2001 sind wesentlich mehr Amerikaner durch Taten ihrer Partner oder anderer Familienmitglieder umgekommen als durch die Kriege im Irak und in Afghanistan. Und amerikanische Frauen leiden doppelt so häufig unter häuslicher Gewalt, wie sie an Brustkrebs erkranken. Die *American Academy of Pediatrics* schätzt, dass doppelt so viele Kinder durch Schusswaffen wie durch Krebs umkommen. In ganz Boston sehe ich Anzeigen des *Jimmy Fund*, der sich für die Bekämpfung von Krebs bei Kindern einsetzt, sowie Einladungen zu Märschen, durch welche die Erforschung von Brustkrebs und Leukämie unterstützt werden soll; doch andererseits scheinen wir uns zu schämen, uns massiv zu engagieren, um Kindern und Erwachsenen zu helfen, mit jener Angst, Wut und Hilflosigkeit fertigzuwerden, die nachweislich vorhersehbare Folgen von Traumatisierungen sind.

Wenn ich Vorträge über Traumata und ihre Behandlung halte, bitten mich manchmal Zuhörer, die Politik außen vor zu lassen und mich auf die Darstellung neurowissenschaftlicher und therapeutischer Aspekte zu beschränken. Ich wünschte mir selbst, ich könnte Traumata und Politik voneinander trennen, aber solange wir in einem Zustand des Leugnens verharren und nur Traumata behandeln, deren Ursprünge aber ignorieren, sind unsere Bemühungen zum Scheitern verurteilt. In der heutigen Welt entscheidet Ihre Postleitzahl in stärkerem Maße als Ihre DNS darüber, ob es Ihnen gelingen wird, ein Leben in Sicherheit und bei guter Gesundheit zu führen. Das Einkommen, die Familienstruktur, die Wohnsituation, die berufliche Position und die Ausbildungschancen sind nicht nur ausschlaggebend dafür, in welchem Maße Menschen Gefahr laufen, traumatische Belastungszustände zu entwickeln, sondern auch dafür, ob und in welchem Maße sie in den Genuss effektiver Hilfe bei der Überwindung ihrer Probleme gelangen. Armut, Arbeitslosigkeit, schlechte Schulen, soziale Isolation, die enorme Verbreitung von Schusswaffen und schlechte Wohnverhältnisse begünstigen allesamt die Entstehung von Traumata. Und bestehende Traumata begünstigen die Entstehung weiterer Traumata. Und verletzte Menschen verletzen andere Menschen.

Mein wichtigstes Erlebnis bezüglich der Heilung kollektiver Traumata war meine Teilnahme an den Versammlungen der *South Afri-*

can Truth and Reconciliation Commission, die auf dem Prinzip *Ubuntu* basierten, einem Wort der Xhosa-Sprache, das bedeutet, dass man das, was man hat, mit anderen teilt, so wie es der Satz »Mein Menschsein ist untrennbar mit dem deinen verbunden« zum Ausdruck bringt. Ubuntu trägt der Tatsache Rechnung, dass wahre Heilung nur möglich ist, wenn wir anerkennen, dass wir als Menschen ein gemeinsames Schicksal haben.

Wir alle sind soziale Wesen. Unser Gehirn präferiert gemeinsames Arbeiten und Spielen. Traumata machen das System soziales Engagement funktionsunfähig und beeinträchtigen die Kooperation, das Geben und Nehmen nährender Zuwendung und die Fähigkeit, als Mitglied einer Gemeinschaft seinen Beitrag zum Wohl aller zu leisten. Wir haben in diesem Buch gesehen, wie viele psychische Probleme – von der Drogenabhängigkeit bis hin zu selbstschädigendem Verhalten – entstehen, weil Menschen versuchen, auf diese Weise mit Emotionen fertigzuwerden, die sie aufgrund eines Mangels an ausreichendem menschlichem Kontakt und entsprechender Unterstützung als unerträglich empfinden. Doch die Institutionen, die sich um traumatisierte Kinder und Erwachsene kümmern, lassen das System emotionales Engagement – und damit die Grundlage unseres Seins – nur zu oft unbeachtet und fokussieren sich stattdessen ausschließlich darauf, »dysfunktionales Denken« zu korrigieren und unangenehme Emotionen und störende Verhaltensweisen zu unterdrücken.

Menschen können lernen, ihr Verhalten zu beeinflussen und zu verändern; aber sie können es nur dann, wenn sie sich so sicher fühlen, dass sie in der Lage sind, mit neuen Lösungen zu experimentieren. Der Körper vergisst nicht und nichts: Wenn Traumata in Form herzzerreißender Empfindungen zum Ausdruck gelangen, ist unser Ziel zunächst vorrangig, den Betroffenen aus ihrem Kampf-oder-Flucht-Zustand herauszuhelfen, ihre Gefahrenwahrnehmung zu reorganisieren und sie in ihrem Umgang mit anderen Menschen zu unterstützen. Wenn uns das Wohl traumatisierter Kinder am Herzen liegt, sollten wir auf gar keinen Fall die schulischen Aktivitäten einschränken, die den soeben genannten Primärzielen zugutekommen können: Chorsingen, Körpererziehung, Pausen sowie alles andere, was mit Bewegung, Spiel und anderen Arten von Aktivitäten, die Freude bereiten, verbunden ist.

Wie in diesem Buch gezeigt wurde, vergrößern Angehörige meines Berufs die Probleme Traumatisierter durch ihr Verhalten oft, statt sie zu verringern. Viele Psychiater fertigen ihre Patienten heutzutage wie am Fließband ab, da sie sich für einen Patienten kaum noch mehr als fünfzehn Minuten Zeit nehmen und ihm gegen Schmerz, Angst oder Depression lediglich Tabletten verschreiben. Die Botschaft, die sie unablässig verkünden, lautet: »Überlasst es uns, euch wieder hinzubekommen; tut einfach, was wir euch sagen; nehmt dieses Mittel, und kommt in drei Monaten wieder – aber trinkt auf keinen Fall Alkohol und konsumiert keine Drogen, um eure Probleme zu lindern.« Solche »Kurzbehandlungen« machen es unmöglich, Patienten bei der Entwicklung von Selbstfürsorge und Selfleadership zu helfen. Ein tragisches Beispiel für diese Strategie ist die massenhafte Verschreibung von Schmerzmitteln, durch die heute in den USA mehr Menschen umkommen als durch Schießereien oder Autounfälle.

Der zunehmende Einsatz solcher Mittel wird der realen Situation nicht gerecht: Womit versuchen die betreffenden Patienten fertigzuwerden? Welche inneren und äußeren Ressourcen stehen ihnen zur Verfügung? Wie beruhigen sie sich? Haben sie eine fürsorgliche Beziehung zu ihrem eigenen Körper? Und was tun sie, um ihr körperliches Empfinden von Macht, Vitalität und Entspannung zu fördern? Sind sie zu dynamischen Interaktionen mit anderen Menschen in der Lage? Wer kennt und liebt sie wirklich und kümmert sich um sie? Auf wen können sie sich verlassen, wenn sie Angst haben, wenn ihr Baby krank ist oder wenn sie selbst erkranken? Haben sie eine Bezugsgruppe, auf die sie sich verlassen können? Und spielen sie im Leben der Menschen, mit denen sie Umgang pflegen, eine wichtige Rolle? Welche konkreten Fertigkeiten brauchen sie, um fokussieren, aufmerksam sein oder Entscheidungen treffen zu können? Haben sie das Gefühl, dass ihr Leben einen Sinn und Zweck hat? Was können sie besonders gut? Wie können wir ihnen helfen, das Gefühl zu entwickeln, selbst über ihr Leben zu bestimmen?

Ich würde nur zu gerne glauben, dass alle Formen sozialer Unterstützung für Familien allmählich nicht nur als wünschenswert, sondern auch als realisierbar erscheinen werden, wenn sich unsere Gesellschaft wirklich auf die Bedürfnisse von Kindern konzentriert – eine Thematik, die in unserem Land immer noch sehr umstritten ist. Was würde sich ändern, wenn alle amerikanischen Kinder die Möglichkeit hätten, eine qualitativ hochwertige Kinderbetreuung in Anspruch zu nehmen, der ihre Eltern sie während der Arbeit oder des Studiums bedenkenlos überlassen können? Was würde sich in unserem Schulsystem ändern, wenn alle Kinder gute Vorschulen besuchen könnten, in denen Kooperation, Selbstregulation und Konzentrationsfähigkeit gefördert werden (im Gegensatz zur Konzentration auf das Bestehen von Prüfungen, die Kinder wahrscheinlich ohnehin bestehen, wenn man ihnen ermöglicht, ihrer natürlichen Neugier zu folgen und ihrem Wunsch, etwas Gutes zu leisten, nachzugehen, statt dass sie sich infolge von Hoffnungslosigkeit, Furcht und Hyperarousal verschließen)?

Ich besitze ein Familienfoto, das mich im Alter von fünf Jahren zusammen mit meinen älteren (offensichtlich klügeren) und jüngeren (offensichtlich abhängigen) Geschwistern zeigt. Auf diesem Bild halte ich stolz ein Spielzeugboot aus Holz hoch und grinse von einem Ohr bis zum anderen: »Seht nur, was für ein wunderbares Kind ich bin, und schaut euch an, was für ein unglaubliches Boot ich habe! Wollt ihr nicht zu mir kommen und mit mir spielen?« Wir alle, aber ganz besonders alle Kinder, brauchen ein solches Selbstvertrauen – das Vertrauen darauf, dass andere uns kennen, bestätigen und schätzen werden. Ohne diese Zuwendung können wir nicht das Gefühl entwickeln, zu eigenständigem Handeln fähig zu sein, das uns ermöglicht zu versichern: »Daran glaube ich; dafür stehe ich; dafür werde ich mich einsetzen.« Solange wir uns im Herzen und im Geist der Menschen, die uns lieben, sicher gehalten fühlen, erklettern wir Berge, durchqueren wir Wüsten und bleiben wir ganze Nächte wach, um ein Projekt zum Abschluss zu bringen. Kinder und Erwachsene tun für Menschen, denen sie vertrauen und deren Meinung ihnen wichtig ist, alles.

Fühlen wir uns jedoch verlassen, wertlos oder unsichtbar, spielt nichts von alldem für uns eine Rolle. Furcht zerstört Neugier und das Bedürfnis nach spielerischen Aktivitäten. Wenn wir uns eine gesunde Gesellschaft wünschen, müssen wir Kinder großziehen, die ohne Gefahr spielen und lernen können. Weiterentwicklung ohne Neugier ist ebenso wenig möglich, wie wir anpassungsfähig sein können, ohne durch Versuch und Irrtum erforschen zu können, wer wir sind und was für uns wichtig ist. Zurzeit haben über 50 Prozent der Kinder, die durch *Head Start* versorgt werden, drei oder mehr ungünstige Kindheitserlebnisse als diejenigen, die in der ACE-Studie berücksichtigt werden, gehabt: Inhaftierung eines Mitgliedes ihrer Ursprungsfamilie, Depression, Gewalterlebnisse, Missbrauch oder Misshandlungen, Drogenkonsum der Eltern zu Hause oder zeitweilige Obdachlosigkeit.

Menschen, die sich sicher mit anderen Menschen verbunden fühlen, haben kaum Grund, ihr Leben durch Drogenkonsum oder übermäßigen Fernsehkonsum zu vergeuden; sie brauchen sich auch nicht mit Kohlehydraten vollzustopfen oder andere Menschen anzugreifen. Aber wenn sich nichts von dem, was sie tun, auf ihr Leben positiv auszuwirken scheint, fühlen sie sich gefangen und werden für die Verlockungen von Medikamentenkonsum, Gangs, extremistischen Religionen und gewaltverherrlichenden politischen Bewegungen anfällig – für alles, was ihnen Linderung zu verschaffen verspricht. Die ACE-Studie hat gezeigt, dass Missbrauch, Misshandlung und Vernachlässigung von Kindern die am besten vermeidbaren Ursachen psychischer Krankheiten, die häufigste Ursache von Drogen- und Alkoholmissbrauch und ein großes Risiko für Todesfälle aufgrund von Diabetes, Herzkrankheiten, Krebs, Schlaganfällen und Suizid sind.

Meine Kollegen und ich konzentrieren einen großen Teil unserer Arbeit auf den Bereich, in dem Traumata eine besonders verheerende Wirkung entfalten: auf die Arbeit mit Kindern und Jugendlichen. Seit wir uns im Jahre 2001 zum *National Child Traumatic Stress Network* zusammengeschlossen haben, hat sich dieses Netzwerk zu einer landesweit über 150 Zentren umfassenden Organisation entwickelt, und jedes dieser Zentren hat Programme für Schulen, den Jugendstrafvollzug, die Kinderbetreuung durch Jugendämter, Institutionen des Militärs und betreutes Wohnen in Wohngruppen entwickelt.

Das *Trauma Center* ist eine der Einrichtungen, die sich der *Treatment Development and Evaluation* (»Entwicklung und Evaluation neuer Behandlungsverfahren«) widmen. Meine Kollegen Joe Spinazzola, Margaret Blaustein und ich haben umfassende Programme für Kinder und Jugendliche entwickelt, die wir mittlerweile unter Mitwirkung traumakundiger Kollegen in Hartford, Chicago, Houston, San Francisco, Anchorage, Los Angeles und New York anwenden. Unser Team wählt alle zwei Jahre eine bestimmte Region aus, in der besonders intensiv gearbeitet werden soll. Dabei greifen wir auf lokale Kontakte zurück, um Organisationen und Institutionen zu finden, die zu engagierter und offener Kooperation bereit sind und hohes Ansehen genießen; diese fungieren als Multiplikatoren für die Verbreitung neuer Behandlungsmöglichkeiten. Beispielsweise habe ich einmal zwei Jahre mit Kollegen in Missoula, Montana, zusammengearbeitet, um ihnen zu helfen, ein kultursensitives Traumaprogramm für *Blackfoot*-Indianerreservate zu entwickeln.

Das Wichtigste für traumatisierte, missbrauchte/misshandelte und vernachlässigte Kinder ist, dass sie eine gute Ausbildung in Schulen erhalten, in denen sie gesehen und anerkannt werden, wo sie lernen, sich selbst zu regulieren, und wo sie das Gefühl entwickeln können, selbstständig handlungsfähig zu sein. Schulen können im besten Fall als Inseln der Sicherheit in einer chaotischen Welt fungieren. In ihnen können Kinder lernen, wie ihr Gehirn und ihr Körper funktionieren und wie sie ihre Emotionen verstehen und mit ihnen umgehen können. Schulen spielen eine wichtige Rolle, wenn sie Kindern die Resilienz vermitteln, die sie brauchen, um mit den traumatischen Ereignissen in ihren Wohnvierteln und Familien fertigzuwerden. Wenn Eltern zwei Berufstätigkeiten übernehmen müssen, um sich und ihre Familie ernähren zu können, oder wenn sie zu beeinträchtigt, überwältigt oder deprimiert sind, um sich um die Bedürfnisse ihrer Kinder angemessen kümmern zu können, müssen ihre Kinder in den Schulen Selfleadership erlernen und eine innere Kontrollüberzeugung entwickeln können.

Wenn unser Team eine Schule besucht, reagieren die dortigen Lehrer oft mit Bemerkungen wie: »Wenn ich Sozialarbeiter hätte werden wollen, hätte ich Sozialarbeit studiert. Ich bin aber hier, weil ich als Lehrer arbeiten will.« Viele von ihnen wissen bereits aus leidvoller persönlicher Erfahrung, dass sie den Schülern in einer Klasse nichts beibringen können, wenn bei vielen von ihnen ständig die Alarmglocken läuten. Selbst bei den engagiertesten Lehrern und in den besten Schulsystemen breiten sich oft Frustration und Ineffektivität aus, weil so viele Schüler zu traumatisiert sind, um etwas lernen zu können. Konzentrieren sich Lehrer in solch einer Situation ausschließlich darauf, die Prüfungsnoten zu verbessern, können sie sich nicht ausreichend um die Verhaltensprobleme dieser Schüler kümmern. Zum Glück lassen sich die Grundprinzipien traumafokussierter Interventionen jedoch in praktische Alltagsroutinen und Verfahren übersetzen, welche die gesamte Kultur einer Schule zu transformieren vermögen.

Die meisten Lehrer, mit denen wir arbeiten, sind verblüfft, wenn sie hören, dass missbrauchte, misshandelte oder vernachlässigte Schüler jedes Abweichen von routinemäßigen Verhaltensweisen als gefährlich deuten und dass die extremen Reaktionen der Betreffenden gewöhnlich Formen des Ausdrucks von traumatischem Stress sind. Kinder, die sich den festgelegten Verhaltensregeln einer Schule widersetzen, lassen sich kaum durch verbale Rügen oder gar durch Ausschluss vom Unterricht zur Räson bringen – Letzteres wird in amerikanischen Schulen in geradezu epidemischem Ausmaß versucht. Die Sicht der Lehrer ändert sich, wenn ihnen klar wird, dass das störende Verhalten der Kinder ein Resultat fehlgeschlagener Versuche, andere auf ihr Leid aufmerksam zu machen, und fehlgeleiteter Bemühungen, das eigene Überleben zu sichern, ist.

Mehr als alles andere ist die Fähigkeit, sich in Gegenwart anderer Menschen sicher zu fühlen, ein Wesensmerkmal psychischer Gesundheit. Verbindungen zu anderen Menschen, die ein Gefühl der Sicherheit und Geborgenheit vermitteln, sind für ein Leben, das Menschen als sinnvoll und befriedigend empfinden, von fundamentaler Bedeutung. Entscheidend für den Unterricht in einer Klasse ist, ob er die Reziprozität fördert: dass alle Beteiligten wirklich zuhören und gehört werden, wirklich sehen und gesehen werden. Wir versuchen, allen, die in einer Schule arbeiten – den Büroangestellten, dem Schulleiter, den Busfahrern, den Lehrern und den Mitarbeitern in der Cafeteria –, beizubringen, die Wirkung von Traumata auf Kinder zu erkennen und zu verstehen und durch ihr Tun die Sicherheit und Voraussehbarkeit und das Gehört- und Gesehenwerden zu fördern. Wir wirken auch darauf hin, dass die Kinder jeden Morgen mit ihrem Namen begrüßt werden und dass die Lehrer zu allen Schülern in Blickkontakt treten. Genauso wie in unseren Workshops, bei unserer Arbeit in Gruppen und im Rahmen unserer Theaterprogramme befürworten wir auch bei der Arbeit in Schulen tägliche Check-ins – die Einführung einer Zeitspanne vor Unterrichtsbeginn, in der alle Anwesenden sagen können, was ihnen momentan durch den Kopf geht.

Viele Kinder, mit denen wir arbeiten, haben sprachlich noch nie erfolgreich kommunizieren können, weil sie es gewöhnt waren, dass Erwachsene sie anschrien, sie herumkommandierten, verärgert waren oder sich Ohrhörer in die Ohren stopften. Zu unseren ersten Maßnahmen zählt, die Lehrer dazu anzuleiten, ihren Schülern neue Arten, über Gefühle zu reden, Erwartungen auszudrücken und um Hilfe zu bitten, beizubringen. Statt »Stopp!« zu brüllen, wenn ein Kind einen Wutanfall bekommt, oder es zu zwingen, sich allein in eine Ecke zu setzen, raten wir ihnen, darauf zu achten, was das Kind erlebt, und es sprachlich auszudrücken, beispielsweise: »Würdest du lieber zu deinem Lieblingsort gehen oder dich zu mir setzen wollen?«, und ihm zu helfen, seine Gefühle in Worte zu fassen und seine Stimme zu finden. Dies kann in Form eines Satzes wie »Was passiert, wenn du nach dem Unterricht nach Hause kommst?« geschehen. Manchmal dauert es Monate, bis ein Kind merkt, dass es sich nicht in Gefahr bringt, wenn es die Wahrheit sagt (schon allein, weil es absolute Sicherheit nicht gibt), aber Kinder müssen ebenso wie Erwachsene lernen, die Wahrheit eines Erlebnisses zu erkennen, wenn sie von einem Trauma geheilt werden sollen.

In vielen Schulen werden Kinder, die Wutanfälle bekommen, »träumen« oder aggressiv werden – dies alles sind Symptome für traumatische Belastungszustände –, immer noch bestraft. Die Schule fungiert dann nicht als sicherer Hafen, sondern wird zu einem zusätzlichen Trauma-Trigger. Durch wütende Konfrontationen und durch Bestrafungen lässt sich inakzeptables Verhalten bestenfalls zeitweilig unterbinden, doch weil sich dadurch das gehirneigene Alarmsystem und die Stresshormone nicht zur Ruhe bringen lassen, kommt es bei der nächsten Provokation mit Sicherheit erneut zum Ausbruch.

In solchen Fällen muss der Lehrer zunächst die Tatsache anerkennen, dass das betreffende Kind aufgebracht ist; anschließend sollte er es beruhigen und erst dann nach der Ursache der Aufgebrachtheit forschen und über Möglichkeiten, das Problem zu lösen, nachdenken. Bekommt beispielsweise ein Schüler der ersten Klasse einen Wutanfall oder schlägt seine Lehrer oder wirft Gegenstände durch den Klassenraum, empfehlen wir dem Lehrer, dem Schüler klare Grenzen zu setzen und ihm sanft vorzuschlagen: »Hast du Lust, dich in diese Decke zu hüllen, um dich zu beruhigen?« (Wahrscheinlich brüllt das Kind daraufhin: »Nein!«, kriecht aber anschließend doch unter die Decke und beruhigt sich allmählich.) Voraussehbarkeit und Klarheit der Erwartungen sind sehr wichtig, und Verhaltenskonsistenz ist entscheidend. Kinder aus chaotischen Verhältnissen haben oft keine Vorstellung davon, wie Menschen sinnvoll zusammenarbeiten können, und inkonsistentes Verhalten verstärkt die Verwirrung. Traumasensible Lehrer erkennen bald, dass ein Anruf bei Eltern, deren Kind aufsässig ist, nur dazu führt, dass das Kind geschlagen und dadurch erneut traumatisiert wird.

Unser Ziel bei all diesen Bemühungen ist, die Erkenntnisse der Neurowissenschaft für die Lösung alltäglicher Probleme zu nutzen. Wenn wir uns beispielsweise genügend beruhigen wollen, um die Kontrolle über unser Leben zurückgewinnen, müssen wir Gehirnbereiche aktivieren, die unsere inneren Empfindungen registrieren, also jene Selbstbeobachtungsinstanz in uns, um die es in Kapitel 4 ging. Ein Lehrer könnte im Sinne dieser Zielsetzung sagen: »Sollen wir jetzt ein paarmal tief atmen, oder sollen wir den Atemstern benutzen?« (Der Atemstern ist eine farbenfrohe Atemhilfe aus Aktenordnern.)

Man kann das Kind auch in eine schwere Decke gehüllt in einer Ecke sitzen lassen, während es über Kopfhörer beruhigende Musik hört. Sichere Orte helfen Kindern, sich zu beruhigen, indem sie ihnen anregende Sinnesempfindungen ermöglichen: die Struktur von Leinen oder Samt, mit weichen Bürsten und flexiblem Spielzeug gefüllte Schuhkartons. Wenn das Kind wieder reden kann, wird es gebeten, einer einzelnen Person zu erzählen, was in ihm vor sich geht, bevor es in die Gruppe zurückkehrt.

Schon Kinder im Alter von drei Jahren können Seifenblasen produzieren und lernen, dass sie sich ruhiger und fokussierter fühlen, wenn sie ihre Atmung auf sechs Atemzüge pro Minute verringern und sich auf das Ausatmen konzentrieren, während die Luft über die Oberlippe aus ihrem Körper strömt. Unser Team von Yogalehrern arbeitet mit Kindern, die sich der Adoleszenz nähern, speziell daran, sich mit ihrem Körper »anzufreunden« und mit starken körperlichen Empfindungen umzugehen. Wir wissen, dass einer der häufigsten Gründe für gewohnheitsmäßigen Drogenkonsum bei Teenagern darin besteht, dass sie physische Empfindungen, die Angst, Wut und Hilflosigkeit signalisieren, nicht ertragen können.

Viele Kinder, die ständig zwischen hektischer Aktivität und Immobilität schwanken, können die Kunst der Selbstregulation erlernen. Kinder sollten nicht nur lesen, schreiben und rechnen lernen; man sollte ihnen auch beibringen, ihrer selbst gewahr zu sein, sich selbst zu regulieren und zu kommunizieren. Ebenso wie wir sie in Geschichte und Geografie unterrichten, müssen wir ihnen die Funktionsweise ihres Gehirns und Körpers erklären. Erwachsene wie Kinder müssen, um die Kontrolle über sich selbst zu erlangen, mit den Vorgängen in ihrem Inneren vertraut werden und zu erkennen lernen, was sie verängstigt, in Aufregung versetzt oder erfreut.

Emotionale Intelligenz beginnt mit der Entwicklung der Fähigkeit, die eigenen Gefühle zu identifizieren und sich auf die Emotionen der Menschen in der Umgebung einzustimmen. Wir fangen bei dieser Arbeit mit etwas sehr Einfachem an: mit dem Spiegeln. In einen Spiegel zu schauen hilft Kindern, sich darüber klar zu werden, wie sie aussehen, wenn sie traurig, wütend, gelangweilt oder enttäuscht sind.

Wir fragen sie dann: »Wie fühlst du dich, wenn du so ein Gesicht siehst?« Wir erklären ihnen, wie ihr Gehirn aufgebaut ist, wozu Emotionen gut sind, wo in ihrem Körper sie zu lokalisieren sind und wie sie anderen Menschen ihre Gefühle mitteilen können. Sie lernen, dass ihre Gesichtsmuskeln Anhaltspunkte dafür liefern, wie sie sich fühlen, und anschließend experimentieren sie mit Auswirkungen ihres Gesichtsausdrucks auf andere Menschen.

Außerdem stärken wir die Entwicklung des Gehirns, indem wir den Kindern beibringen, ihre Körperempfindungen zu erkennen und zu benennen. Ist beispielsweise ihr Brustkorb angespannt, so weist das wahrscheinlich darauf hin, dass sie nervös sind; ihre Atmung wird dann flach, und sie fühlen sich verkrampft. Wie fühlt sich Wut an, und was können sie tun, um die damit verbundenen Körperempfindungen zu verändern? Was geschieht, wenn sie tief atmen oder seilspringen oder auf einen Sandsack einschlagen? Hilft es, bestimmte Akupressurpunkte zu beklopfen? Wir versuchen, Kindern, Lehrern und anderen Betreuungspersonen eine Art Werkzeugkasten an die Hand zu geben, der ihnen hilft, mit ihren emotionalen Reaktionen umzugehen.

Um die Reziprozität zu fördern, nutzen wir andere Spiegelübungen, die als Grundlage sicherer interpersonaler Kommunikation fungieren. Kinder üben sich darin, den Gesichtsausdruck anderer Kinder nachzuahmen. Später imitieren sie die Gesten und Laute anderer Menschen, und schließlich stehen sie auf und bewegen sich im Einklang mit anderen. Um gut mit anderen spielen zu können, müssen sie darauf achten, dass sie einander wirklich sehen und hören. Spiele wie »Simon sagt« rufen viel Gekicher hervor, ein Zeichen für Sicherheit und Entspanntheit. Wenn Teenager keine Lust zu solchen »dämlichen Spielen« haben, nicken wir verständnisvoll und bitten sie, uns zu helfen, kleinen Kindern, die »ihre Hilfe brauchen«, Spiele beizubringen.

Lehrer und Führungskräfte lernen, dass eine so simple Aktivität wie einen Beach-Ball möglichst lange in der Luft zu halten Gruppen hilft, fokussierter und kohäsiver zu werden und mehr Spaß zu erleben. Dies sind preiswerte Interventionen. Für ältere Kinder gibt es in einigen Schulen Computer, die weniger als 200 Dollar kosten und an denen die Schüler mithilfe von Computerspielen das Fokussieren üben und ihre HRV verbessern können (siehe hierzu Kapitel 16), so wie wir es auch in unserer Klinik machen.

Kinder wie Erwachsene müssen erleben, dass es lohnend ist, an der Grenze des eigenen Leistungsvermögens zu arbeiten. Resilienz entsteht durch Handlungsbereitschaft: durch das Wissen, dass das, was man tut, etwas Entscheidendes verändert. Viele von uns erinnern sich, was Teamsportarten, Chorsingen in der Schule und die Mitwirkung in einer Marching-Band für sie bedeutete, insbesondere wenn unsere Coaches oder Trainer an uns glaubten, uns zu Höchstleistungen antrieben und uns beibrachten, dass wir besser sein konnten, als wir es jemals für möglich gehalten hätten. Die Kinder, die wir durch unsere Arbeit erreichen, brauchen dieses Erlebnis.

Sport, Musizieren, Tanz und Schauspiel fördern Handlungsbereitschaft und Gemeinsinn. Und sie konfrontieren Kinder mit neuartigen Herausforderungen und ungewohnten Rollen. In einer völlig am Boden liegenden postindustriellen Stadt in New England lehren meine Freunde Carolyn und Eli Newberger *El Sistema*, ein Orchestermusikprogramm, das in Venezuela entwickelt wurde. Einige meiner Studenten leiten in einer Gegend mit hoher Kriminalität Capoeira-Kurse, und meine Kollegen vom *Trauma Center* führen das Trauma-Drama-Programm weiter. Voriges Jahr habe ich drei Wochen damit verbracht, zwei Jungen zu helfen, eine Szene aus *Julius Cäsar* vorzubereiten. Ein verweichlichter, schüchterner Junge spielte Brutus, und er musste seine gesamte Kraft bündeln, um sich Cassius widersetzen zu können; dieser wurde vom Klassenrüpel gespielt, und wir mussten ihm beibringen, einen korrupten General zu spielen, der um Gnade fleht. Die Szene erwachte erst zum Leben, nachdem der Rüpel über die Gewalttätigkeit seines Vaters und über seinen Schwur, sich nie irgendjemandem gegenüber schwach zu zeigen, gesprochen hatte. (Die meisten Rüpel sind selbst schlecht behandelt worden, und sie hassen Kinder, die sie an ihre eigene Verletzlichkeit erinnern.) Brutus' mächtige Stimme hingegen tauchte auf, nachdem ihm klar geworden war, dass er sich unsichtbar gemacht hatte, um mit der Gewalt in seiner Ursprungsfamilie fertigzuwerden.

Solche intensiven gemeinschaftlichen Bemühungen zwingen Kinder, zu kollaborieren, Kompromisse einzugehen und auf die aktuell anstehende Aufgabe fokussiert zu bleiben. Oft herrscht sehr starke Anspannung, aber die Kinder bleiben bei der Sache, weil ihnen am Respekt ihrer Coaches oder Lehrer gelegen ist und weil sie das Team nicht enttäuschen wollen – alles Gefühle, die das Gegenteil jener Verletzlichkeit sind, die für willkürliche Misshandlungen, Unsichtbarkeit durch Vernachlässigung und die entsetzliche Isolation, die durch Traumata entsteht, charakteristisch ist.

Unsere NCTSN-Programme erfüllen ihren Zweck: Die Kinder verlieren ihre Angst und ihre emotionale Reaktivität, und sie sind weniger aggressiv oder zurückgezogen; sie kommen ganz generell besser mit ihrem Leben zurecht, und ihre schulischen Leistungen bessern sich; ihr Aufmerksamkeitsdefizit, ihre Hyperaktivität und ihre Probleme wegen »oppositionellen Trotzverhaltens« nehmen ab; und die Eltern berichten, dass ihre Kinder besser schlafen. Zwar erleben sie immer noch schreckliche Dinge am eigenen Leib oder in ihrer Umgebung, aber sie können über solche Ereignisse reden; sie haben das Vertrauen entwickelt und die Ressourcen erschlossen, die sie brauchen, um sich die notwendige Hilfe zu suchen. Interventionen sind dann erfolgreich, wenn sie unsere natürlichen Quellen der Kooperation und unsere angeborenen Reaktionen auf Sicherheit, Reziprozität und Imagination nutzen.

Traumata konfrontieren uns ständig mit unserer Fragilität und mit dem herzlosen Verhalten von Menschen ihren Mitmenschen gegenüber, aber auch mit unserer außerordentlichen Resilienz. Ich habe mich dieser Arbeit so lange widmen können, weil sie mich gezwungen hat, unsere Quellen der Freude, der Kreativität, der Sinnfindung und der Verbundenheit zu erforschen – all die Dinge, die das Leben lebenswert machen. Ich kann mir allmählich vorstellen, wie ich mit den Situationen umgegangen wäre, die viele meiner Patienten erlebt und erlitten haben, und ich sehe ihre Symptome als einen Teil ihrer Stärke – dass es ihnen gelungen ist zu überleben. Und trotz ihres Leidens sind viele von ihnen liebevolle Partner und Eltern, beispielhafte Lehrer, Krankenpfleger, Wissenschaftler und Künstler geworden.

Die meisten großen Impulsgeber sozialer Veränderungen haben persönliche Kenntnis dessen, was Traumata sind. In diesem Zusammenhang fallen mir Oprah Winfrey, Maya Angelou, Nelson Mandela und Elie Wiesel ein. Lesen Sie die Biografien solcher Visionäre, und Sie werden darin Einsichten und Leidenschaften finden, die entstanden sind, weil die Betreffenden mit verheerenden Erlebnissen fertigwerden mussten.

Das Gleiche gilt für Gesellschaften. Viele unserer wichtigsten Fortschritte sind aus dem Erleben von Traumata erwachsen: die Abschaffung der Sklaverei aus dem Amerikanischen Bürgerkrieg, die amerikanische Sozialversicherung als Reaktion auf die Große Depression, und das GI-Gesetz, dem wir unsere einstmals große und wohlhabende Mittelschicht zu verdanken haben, aus dem Zweiten Weltkrieg. Das Trauma ist heute das drängendste Gesundheitsproblem unserer Gesellschaft, und wir wissen mittlerweile, wie wir Traumata effektiv behandeln können. An uns ist es, das, was wir wissen, in die Tat umzusetzen.

Danksagung

Dieses Buch ist als Resultat dreißigjährigen Bemühens zu verstehen, dass Menschen mit traumatischen Erlebnissen fertigwerden, dass sie diese überleben und dass sie es schaffen, davon geheilt zu werden – dreißigjähriger klinischer Arbeit mit traumatisierten Männern, Frauen und Kindern; unzähliger Diskussionen mit Kollegen und Studenten und der Beteiligung an der wissenschaftlichen Erforschung der Frage, wie Geist, Gehirn und Körper mit überwältigenden Erlebnissen fertigwerden und davon genesen.

Ich möchte zunächst die Menschen erwähnen, die mir geholfen haben, dieses Buch zu organisieren und schließlich zu veröffentlichen. Vor allem danke ich Toni Burbank, meiner Lektorin, mit der ich zwei Jahre lang jede Woche viele Male über die thematische Abgrenzung, den Aufbau und die spezifischen Inhalte des nun vorliegenden Buches kommuniziert habe. Toni hat wirklich verstanden, worum es in diesem Buch geht. Auch meiner Agentin, Brettne Bloom, danke ich dafür, dass sie die Bedeutung der hier beschriebenen Arbeit verstanden, beim Verlag Viking ein Zuhause dafür gefunden und mir in entscheidenden Augenblicken die erforderliche Unterstützung gegeben hat. Rick Kot, meinem Lektor bei Viking, danke ich für sein wertvolles Feedback und für die Unterstützung, die er mir durch sein Lektorat hat zuteilwerden lassen.

Meine Kollegen und Studenten im *Trauma Center* haben meiner Arbeit an diesem Buch eine Grundlage gegeben, indem sie mir und meiner Arbeit ein Zuhause und ein Unterstützungssystem geboten und als Laboratorium für meine Ideen fungiert haben. Außerdem haben sie mich ständig an die nüchterne Realität unserer Arbeit in den letzten drei Jahrzehnten erinnert. Ich kann sie hier nicht alle nennen, aber Joseph Spinazzola, Margaret Blaustein, Roslin Moore, Richard

Jacobs, Liz Warner, Wendy D'Andrea, Jim Hopper, Fran Grossman, Alex Cook, Marla Zucker, Kevin Becker, David Emerson, Steve Gross, Dana Moore, Robert Macy, Liz Rice-Smith, Patty Levin, Nina Murray, Mark Gapen, Carrie Pekor, Debbie Korn und Betta de Boer van der Kolk haben mir durch ihre kritische Begleitung geholfen, meine Vorhaben zu realisieren. Natürlich gilt dies auch für Andy Pond und Susan Wayne vom *Justice Resource Institute*.

Meine wichtigsten Begleiter und Ratgeber in meinem Bemühen, traumatische Belastungen zu verstehen und zu erforschen, waren Alexander McFarlane, Onno van der Hart, Ruth Lanius und Paul Frewen, Rachel Yehuda, Stephen Porges, Glenn Saxe, Jaak Panksepp, Janet Osterman, Julian Ford, Brad Stolback, Frank Putnam, Bruce Perry, Judith Herman, Robert Pynoos, Berthold Gersons, Ellert Nijenhuis, Annette Streeck-Fischer, Marylene Cloitre, Dan Siegel, Eli Newberger, Vincent Felitti, Robert Anda und Martin Teicher sowie diejenigen unter meinen Kollegen, die mich über die Bindungstheorie informiert haben: Edward Tronick, Karlen Lyons-Ruth und Beatrice Beebe.

Peter Levine, Pat Ogden und Al Pesso haben schon im Jahre 1994 meinen Aufsatz über die Bedeutung des Körpers bei traumatischem Stress gelesen und mir dann angeboten, mich über den Körper betreffende Fragen zu unterrichten. Ich lerne immer noch von ihnen, und dieser Lernprozess wird inzwischen durch die Yoga- und Meditationslehrer Stephen Cope, Jon Kabat-Zinn und Jack Kornfield ergänzt.

Sebern Fisher hat mir als Erste das Neurofeedback nahegebracht. Ed Hamlin und Larry Hirshberg haben dieses Verständnis später erweitert. Richard Schwartz hat mir das *System der inneren Familie (Internal Family Systems Model* – IFS) erläutert und mir geholfen, das Kapitel über das IFS zu schreiben. Kippy Dewey und Cissa Campion haben mich mit der Theaterarbeit bekannt gemacht; Tina Packer hat mir beizubringen versucht, wie man Theater spielt; und Andrew Borthwick-Leslie hat mich auf wichtige Details dieser Arbeit hingewiesen.

Ohne die Unterstützung von Adam Cummings, Amy Sullivan und Susan Miller hätten viele der in diesem Buch beschriebenen Projekte niemals in die Tat umgesetzt werden können.

Licia Sky hat die Situation geschaffen, die mir ermöglichte, mich auf die Arbeit an diesem Buch zu konzentrieren; sie hat mir wertvolles Feedback zu allen Kapiteln gegeben; und sie hat viele Illustrationen beigesteuert und zu den Abschnitten über Körpergewahrsein und den klinischen Fallgeschichten einiges beigetragen. Meine treue Sekretärin Angela Lin bewährte sich in zahllosen Schaffenskrisen, indem sie dafür sorgte, dass das Schiff immer mit voller Kraft fahren konnte. Bei Ed und Edith Schonberg habe ich oft Schutz vor dem Sturm gefunden; Barry und Lorrie Goldensohn haben mir als literarische Kritiker und durch ihre Inspiration geholfen; und meine Kinder Hana und Nicholas haben mir gezeigt, dass jede neue Generation in einer Welt lebt, die sich von der vorherigen radikal unterscheidet, und dass jedes Leben einzigartig ist – eine kreative Schöpfung, die sich jeder Erklärung im Sinne genetischer, sozialer und kultureller Fundamente entzieht.

Zum Schluss muss ich meine Patienten erwähnen, denen ich dieses Buch widme – ich wünschte mir, sie alle namentlich nennen zu können. Fast alles, was ich weiß, haben sie mir beigebracht, denn sie waren mein maßgebliches Lehrbuch. Und auch die Bestärkung durch jene Lebenskraft soll nicht unerwähnt bleiben, die uns Menschen dazu treibt, unser Leben so zu gestalten, dass wir ihm ungeachtet der Hindernisse, mit denen wir konfrontiert werden, einen Sinn geben können.

Anhang
Consensus Proposed Criteria for Developmental Trauma Disorder

Ziel der Einführung der Diagnose »Entwicklungsbezogene Traumafolgestörung« *(Developmental Trauma Disorder)* ist, die Realität der klinischen Erscheinungsbilder von Kindern und Jugendlichen, die einer chronischen interpersonalen Traumatisierung ausgesetzt waren, zu erfassen und Klinikern dadurch zu helfen, wirksame Interventionen zu entwickeln und zu nutzen, und Forschern Anhaltspunkte für die Erforschung der Neurobiologie und der Übermittlung chronischer interpersonaler Gewalt zu geben. Ungeachtet dessen, ob sich PTBS-Symptome zeigen oder nicht, sind Kinder, die in einer Situation chronischer Gefährdung und Misshandlung sowie in unzulänglichen Betreuungssystemen aufgewachsen sind, mit dem heutigen Diagnosesystem aus verschiedenen Gründen schlecht bedient. Oft kommt es entweder zu gar keiner Diagnose oder aber zu mehreren nicht aufeinander bezogenen Diagnosen. Dies führt zu einer Ausrichtung der Behandlung auf die Verhaltenskontrolle, ohne dass ein interpersonales Trauma oder unzureichende Sicherheit als Ätiologie der Symptome anerkannt wird. Die Folge ist, dass Möglichkeiten, die den Symptomen zugrunde liegende Entwicklungsstörung zu behandeln, zu wenig Aufmerksamkeit geschenkt wird.

Der Vorschlag für Kriterien einer entwicklungsbezogenen Traumafolgestörung (*Consensus Proposed Criteria for Developmental Trauma Disorder)* wurde im Februar 2009 von einer von Bessel A. van der Kolk, MD, und Robert S. Pynoos, MD, geleiteten und mit dem *National Child Traumatic Stress Network* (NCTSN) verbundenen Task Force entwickelt und vorgelegt, der außerdem Dante Cicchetti, PhD, Marylene Cloitre, PhD, Wendy D'Andrea, PhD, Julian D. Ford, PhD, Alicia F. Lieberman, PhD, Frank W. Putnam, MD, Glenn Saxe, MD, Joseph Spinazzola, PhD, Bradley C. Stolbach, PhD, und Martin Teicher, MD,

PhD, angehörten. Die für die Diagnose einer entwicklungsbezogenen Traumafolgestörung empfohlenen Kriterien basieren auf einer umfassenden Auswertung der empirischen Literatur sowie auf den klinischen Erkenntnissen von Experten, auf wissenschaftlichen Studien der dem NCTSN angehörenden Kliniker und auf der vorläufigen Analyse der Daten von Tausenden von Kindern in zahlreichen Betreuungseinrichtungen für Kinder und Jugendliche, darunter Behandlungszentren des NCTSN, psychiatrische Institutionen und Jugendstrafanstalten. Weil Validität, Prävalenz, Symptomschwellen oder klinischer Nutzen noch mithilfe einer prospektiven Datensammlung oder Datenanalyse untersucht werden müssen, sind die hier vorgestellten Kriterien nicht als formelle diagnostische Kategorie zu verstehen, die in der hier vorgelegten Beschreibung in das DSM übernommen werden sollte. Es geht vielmehr um die Beschreibung der klinisch signifikantesten Symptome, so wie sie bei vielen Kindern und Jugendlichen nach dem Erleben eines komplexen Traumas beobachtet wurden. An den vorgeschlagenen Kriterien orientieren sich die seit 2009 bis heute stattfindenden Felduntersuchungen zur entwicklungsbezogenen Traumafolgestörung.

Consensus Proposed Criteria for Developmental Trauma Disorder*

A. *Exposition.* Das Kind oder der Jugendliche hat mehrfach oder über längere Zeit selbst oder als Zeuge schädliche Ereignisse erlebt, und zwar mindestens über ein Jahr, beginnend in der Kindheit oder zu Anfang der Adoleszenz. Dazu können zählen:

A.1. das direkte eigene Erleben oder Miterleben (als Zeuge) wiederholter und schwerwiegender Episoden interpersonaler Gewalt und

* B. A. van der Kolk, »Developmental Trauma Disorder: Toward A Rational Diagnosis For Children With Complex Trauma Histories«, Psychiatric Annals, 35, no. 5 (2005): 401–408.

A.2. signifikante Beeinträchtigungen beschützender Betreuung infolge wiederholter Wechsel der primären Betreuer, wiederholte Trennung vom primären Betreuer oder Erleben schwerwiegender und anhaltender emotionaler Misshandlung.

B. *Affektive und physiologische Dysregulation.* Beim Kind sind Beeinträchtigungen wichtiger grundlegender Kompetenzen zu erkennen, beispielsweise hinsichtlich der Erregungssteuerung. Dabei müssen mindestens zwei der folgenden Bedingungen erfüllt sein:

B.1. Unfähigkeit, extreme affektive Zustände (z. B. Furcht, Wut, Scham) zu modulieren, zu tolerieren und aufzulösen, einschließlich langwieriger und extremer Wutanfälle oder Erstarrungszustände.
B.2. Störungen der Fähigkeit, Körperfunktionen zu regulieren (z. B. anhaltende Störungen des Schlafs, der Nahrungsaufnahme und der Ausscheidung); übermäßig starke und ungewöhnlich schwache Reaktion auf Berührungen und Geräusche; Desorganisation bei regelmäßig vorkommenden Situationswechseln.
B.3. Verringertes Gewahrsein oder Dissoziation von Empfindungen, Emotionen und Körperzuständen.
B.4. Beeinträchtigung der Fähigkeit, Emotionen oder Körperzustände zu beschreiben.

C. *Aufmerksamkeits- und Verhaltensdysregulation.* Beim Kind ist eine Beeinträchtigung der normalen Entwicklung bestimmter Grundkompetenzen zu erkennen, die längere Aufmerksamkeit, die Lernfähigkeit sowie die Fähigkeit der Stressbewältigung betreffen, wobei mindestens drei der folgenden Kriterien erfüllt sein müssen:

C.1. Ständige Beschäftigung mit Bedrohungen oder Beeinträchtigung der Fähigkeit, Gefahren zu erkennen, was die Unfähigkeit, Anzeichen für Sicherheit und Gefahr richtig zu deuten, einschließt.

C.2. Beeinträchtigung der Fähigkeit, sich selbst zu schützen, was die Neigung, sich in gefährliche Situationen zu begeben, einschließt.

C.3. Dysfunktionale Versuche der Selbstberuhigung (z. B. Schaukelbewegungen oder andere rhythmische Bewegungen, zwanghaftes Masturbieren).

C.4. Gewohnheitsmäßige (absichtliche oder automatische) Selbstschädigung.

C.5. Unfähigkeit, zielgerichtetes Verhalten zu initiieren oder aufrechtzuerhalten.

D. *Dysregulation bezüglich der eigenen Person oder in Beziehungen.* Beim Kind ist eine Störung der normalen Entwicklung bestimmter Grundkompetenzen zu erkennen, welche die persönliche Identität und das Sicheinlassen auf Beziehungen betreffen, wobei mindestens drei der folgenden Faktoren gegeben sein müssen:

D.1. Starke Fixierung auf die Sicherheit der primären Bezugsperson oder anderer geliebter Menschen (einschließlich frühreifer Fürsorge) oder Schwierigkeiten, nach einer Trennung das Wiederzusammensein mit ihnen zu ertragen.

D.2. Anhaltende negative Selbstsicht, einschließlich Selbstekel, Hilflosigkeit, Wertlosigkeit, Ineffektivität oder Unzulänglichkeit.

D.3. Extremes und anhaltendes Misstrauen, Trotz oder Mangel an Gegenseitigkeit (reziprokem Verhalten) in engen Beziehungen zu Erwachsenen oder Gleichaltrigen.

D.4. Aggressive körperliche oder verbale Reaktionen gegenüber Gleichaltrigen, Bezugspersonen oder anderen Erwachsenen.

D.5. Inadäquate (exzessive oder promiskuitive) Versuche, intime Kontakte herzustellen (was sexuelle oder körperliche Intimität einschließen kann, aber nicht muss), oder exzessives Zufluchtnehmen bei Gleichaltrigen oder Erwachsenen mit dem Ziel, von ihnen geschützt und bestätigt zu werden.

D.6. Beeinträchtigung der Fähigkeit zur Regulierung mitfühlenden Arousals, als Ausdruck eines Mangels an Empathie oder einer Form von Intoleranz oder übertrieben starker Reaktionen gegenüber dem Ausdruck von Leiden anderer.

E. *Symptome des posttraumatischen Spektrums.* Das Kind lässt mindestens ein Symptom in mindestens zwei der drei PTBS-Symptom-Cluster B, C & D erkennen.

F. *Dauer der Störung* (Symptome siehe »die entwicklungsbezogene Traumafolgestörung« [ETS], Kriterien B, C, D und E). Mindestens 6 Monate.

G. *Funktionelle Beeinträchtigung.* Die Störung verursacht klinisch signifikantes Leiden oder entsprechende Beeinträchtigungen in mindestens zwei der folgenden Funktionsbereiche:

- Schule
- Familie
- Peergroup
- Gesetz und Recht
- Gesundheit
- Beruf (für den betroffenen Jugendlichen, der eine Arbeit sucht oder angeboten bekommt oder der Freiwilligenarbeit macht oder eine Berufsausbildung absolviert).

Ressourcen

Allgemeine Informationen über Traumata und ihre Behandlung

- *The Trauma Center at JRI*. Dies ist die Website des *Trauma Center*, dessen medizinischer Leiter ich bin. Dort stehen zahlreiche Ressourcen über die Behandlung bestimmter Patientengruppen, über verschiedene Behandlungsansätze sowie über Vorträge und Kurse zur Verfügung: www.traumacenter.org
- David Baldwins Website *Trauma Information Pages* enthält Informationen für Kliniker und Forscher, die sich mit Traumata beschäftigen: www.trauma-pages.com
- *National Child Traumatic Stress Network* (NCTSN). Das Netzwerk bietet Informationen über effektive Behandlungen für Kinder und Jugendliche an, weiterhin Ausbildungen für die Traumabehandlung sowie Informationen über edukative Maßnahmen, weiterhin Berichte über Untersuchungen und Infomaterial über Traumata für Eltern, Erzieher, Lehrer, Richter, Jugendämter, militärische Dienststellen und Therapeuten: www.nctsnet.org
- *American Psychological Association*. Ressourcen für Traumatisierte und ihre Angehörigen: www.apa.org/topics/trauma
- *Averse Childhood Experiences* (»Schädliche Kindheitserlebnisse«). Folgende Websites widmen sich der Auseinandersetzung mit der ACE-Studie und ihren Folgen: http://acestoohigh.com/got-your-ace-score; www.cdc.gov/violence prevention/acestudy/about.html; http://acestudy.org
- *Gift from Within*. PTBS-Ressourcen für Traumatisierte und ihre Betreuer: www.giftfromwithin.org
- *There & Back Again* ist eine gemeinnützige Organisation, die sich für das Wohl von Angehörigen des Militärs einsetzt. Sie sieht ihre Aufgabe darin, Veteranen bei der Reintegration in das Zivilleben und der Bewältigung der dabei entstehenden Konflikte zu unterstützen: http://thereandbackagain.org
- *Sidran Foundation* enthält Informationen über traumatische Erinnerungen und allgemeine Informationen über den Umgang mit Traumata: www.sidran.org
- *Traumatology*. Elektronische Zeitschrift der *Green Cross Academy of Traumatology*, Hrsg. Charles Figley: www.greencross.org

- *PILOTS Database at Dartmouth* ist eine durchsuchbare Datenbank der weltweit publizierten Literatur über PTBS, die vom *National Center for PTSD* betrieben wird: http://search.proquest.com/pilots/?accountid=28179

Ressourcen der US-amerikanischen Bundesregierung

- *National Center for PTSD* mit Links zu *PTSD Research Quarterly* und zu den verschiedenen *National-Center*-Abteilungen, darunter die für *behavioral science, clinical neuroscience* und *women's health sciences*: www.ptsd.va.gov
- *National Institutes of Mental Health*: www.nimh.nih.gov/health/topics/post-traumatic-stress-disorder-ptsd/index.shtml

Websites über Traumata und ihre Wirkung auf das Gedächtnis

- *www.jimhopper.com* Informationen über die Phasen der Genesung, über die Wiederzugänglichmachung von Erinnerungen und über entsprechende Literatur.
- *The Recovered Memory Project.* Von Ross Cheit entwickeltes Archiv an der *Brown University:* www.brown.edu/academics/taubman-center

Medikationen

- Medikamente bei kriegsbedingter PTBS: Jonathan Shay, MD, PhD, psychiatrischer Leiter der Boston VA Outpatient Clinic: www.dr-bob.org/tips/ptsd.html; www.webmd.com/drugs/condition-1020-Post+Traumatic+Stress+Disorder.aspx?diseaseid=1020&diseasename=Post+Traumatic+Stress+Disorder

Traumaforschung und Verbreitung der wissenschaftlichen Erkenntnisse

- *International Society for Traumatic Stress Studies*: www.istss.com
- *European Society for Traumatic Stress Studies*: www.estss.org
- *International Society for the Study of Trauma and Dissociation* (ISSTD): www.isst-d.org

Organisationen für bestimmte Behandlungsmethoden

- *The EMDR International Association* (EMDRIA): www.emdria.org
- *Sensorimotor Institute* (gegründet von Pat Ogden): www.sensorimotorpsycho therapy.org/home/index.html
- *Somatic experiencing* (gegründet von Peter Levine): www.traumahealing.org/ index.php
- *Internal family systems therapy*: www.selfleadership.org
- *Pesso Boyden system psychomotor therapy*: www.PBSP.com

Theaterprogramme für traumatisierte Kinder und Jugendliche

- *Urban Improv* nutzt Improvisationstheater-Workshops zur Vermittlung von Ansätzen der Gewaltprävention, Konfliktlösung und Entscheidungsfindung: www.urbanimprov.org
- *The Possibility Project.* Based in NYC: http://the-possibility-project.org
- *Shakespeare in the Courts*: www.shakespeare.org/education/for-youth/shake speare-courts

Yoga und Achtsamkeit

- http://givebackyoga.org
- www.kripalu.org
- https://www.mindandlife.org

Weiterführende Literatur

Arbeit mit traumatisierten Kindern

Blaustein, Margaret, & Kristine Kinniburgh. *Treating Traumatic Stress in Children and Adolescents: How to Foster Resilience through Attachment, Self-Regulation, and Competency.* New York: Guilford 2012.

Hughes, Daniel. *Building the Bonds of Attachment.* New York: Jason Aronson 2006.

Perry, Bruce, & Maia Szalavitz. *The Boy Who Was Raised as a Dog: And Other Stories from a Child Psychiatrist's Notebook.* New York: Basic Books 2006.

Terr, Lenore. *Too Scared to Cry: Psychic Trauma in Childhood.* Basic Books 2008.

Terr, Lenore C. *Working with Children to Heal Interpersonal Trauma: The Power of Play.* Hg. Eliana Gil. New York: Guilford Press, 2011.

Saxe, Glenn, Heidi Ellis & Julie Kaplow. *Collaborative Treatment of Traumatized Children and Teens: The Trauma Systems Therapy Approach.* New York: Guilford 2006.

Lieberman, Alicia, & Patricia van Horn. *Psychotherapy with Infants and Young Children: Repairing the Effects of Stress and Trauma on Early Attachment.* New York: Guilford 2011.

Psychotherapie

Siegel, Daniel J. *Mindsight: Die neue Wissenschaft der persönlichen Transformation.* New York: Norton 2010.

Fosha, D., M. Solomon & D. J. Siegel. *The Healing Power of Emotion: Affective Neuroscience, Development and Clinical Practice* (Norton Series on Interpersonal Neurobiology). New York: Norton 2009.

Siegel, D., & M. Solomon: *Healing Trauma: Attachment, Mind, Body and Brain* (Norton Series on Interpersonal Neurobiology). New York: Norton 2003.

Courtois, Christine, & Julian Ford. *Komplexe traumatische Belastungsstörungen und ihre Behandlung.* Paderborn: Junfermann 2011.

Herman, Judith. *Die Narben der Gewalt.* Paderborn: Junfermann 2003.

Neurowissenschaft des Traumas

Panksepp, Jaak, & Lucy Biven. *The Archaeology of Mind: Neuroevolutionary Origins of Human Emotions* (Norton Series on Interpersonal Neurobiology). New York: Norton 2012.

Davidson, Richard, & Sharon Begley. *The Emotional Life of Your Brain: How Its Unique Patterns Affect the Way You Think, Feel, and Live – and How You Can Change Them*. New York: Hachette 2012.

Porges, Stephen. *Die Polyvagal-Theorie. Neurophysiologische Grundlagen der Therapie*. Paderborn: Junfermann 2010.

Fogel, Alan. *Body Sense: The Science and Practice of Embodied Self-Awareness* (Norton Series on Interpersonal Neurobiology). New York: Norton 2009.

Schore, Allan N. *Affect Regulation and the Origin of the Self: The Neurobiology of Emotional Development*. New York: Psychology Press 1994.

Damasio, Antonio R. *Ich fühle, also bin ich. Die Entschlüsselung des Bewusstseins*. München: List 1999.

Körperorientierte Therapieansätze

Cozolino, Louis. *The Neuroscience of Psychotherapy: Healing the Social Brain* (Norton Series on Interpersonal Neurobiology). New York: Norton 2010.

Ogden, Pat, & Kekuni Minton. *Trauma und Körper: Ein sensumotorisch orientierter psychotherapeutischer Ansatz*. Paderborn: Junfermann 2010.

Levine, Peter A. *Sprache ohne Worte: Wie unser Körper Trauma verarbeitet und uns in die innere Balance zurückführt*. München: Kösel 2011.

Levine, Peter A., & Ann Frederic. *Trauma-Heilung: Unsere Fähigkeit, traumatische Erfahrungen zu transformieren*. Essen: Synthesis 1999.

Curran, Linda. *101 Trauma-Informed Interventions: Activities, Exercises and Assignments to Move the Client and Therapy Forward*. PESI 2013.

EMDR

Parnell, Laura. *Attachment-Focused EMDR: Healing Relational Trauma*. New York: Norton 2013.

Shapiro, Francine. *Frei werden von der Vergangenheit: Trauma-Selbsthilfe nach der EMDR-Methode*. München: Kösel 2013.

Shapiro, Francine, & Margot Silk Forrest. *EMDR in Aktion: Die neue Kurzzeit-Therapie in der Praxis.* Paderborn: Junfermann 2007.

Arbeit an der Dissoziation

Schwartz, Richard C. *Systemische Therapie mit der inneren Familie.* München: Pfeifer 1997.

Van der Hart, Onno, E. R. Nijenhuis & F. Steele. *Das verfolgte Selbst. Strukturelle Dissoziation und die Behandlung chronischer Traumatisierung.* Paderborn: Junfermann 2008.

Paartherapie

Gottman, John. *The Science of Trust: Emotional Attunement for Couples.* New York: Norton 2011.

Yoga

Emerson, David, & Elizabeth Hopper. *Trauma-Yoga. Heilung durch sorgsame Körperarbeit. Therapiebegleitende Übungen.* Lichtenau: G. P. Probst 2012.

Emerson, David. *Trauma-Yoga in der Therapie. Die Einbeziehung des Körpers in die Traumabehandlung – eine Anleitung für Therapeuten.* Lichtenau: G. P. Probst 2015.

Cope, Stephen. *Yoga – Die Suche nach dem wahren Selbst.* Freiburg: Arbor 2013 (www.arbor-verlag.de).

Neurofeedback

Fisher, Sebern. *Neurofeedback in the Treatment of Developmental Trauma: Calming the Fear-Driven Brain.* New York: Norton 2014.

Demos, John N. *Getting Started with Neurofeedback.* New York: Norton 2005.

Evans, James R. *Handbook of Neurofeedback: Dynamics and Clinical Applications.* CRC Press 2013.

Über die Auswirkungen von Traumata auf den Körper

Mate, Gabor. *When the Body Says No: Understanding the Stress-Disease Connection.* New York: Random House 2011.

Sapolsky, Robert. *Warum Zebras keine Migräne kriegen: Wie Stress den Menschen krank macht.* München: Piper 1996.

Meditation und Achtsamkeit

Zinn, Jon Kabat. *Gesund durch Meditation: Das große Buch der Selbstheilung.* München: O. W. Barth 1991.

Kornfield, Jack. *Frag den Buddha, und geh den Weg des Herzens.* München: Kösel 1995.

Goldstein, Joseph, & Jack Kornfield. *Einsicht durch Meditation.* München: O. W. Barth 1989.

Psychomotorische Therapie

Pesso, Albert, & John S. Crandell. *Moving Psychotherapy: Theory and Application of Pesso System-Psychomotor Therapy.* Brookline Books 1991.

Pesso, Albert. *Dramaturgie des Unbewussten. Eine Einführung in die psychomotorische Therapie.* Stuttgart: Klett-Cotta 1986.

Pesso, Albert. *Die Bühnen des Bewusstseins. PBSP – ein ressourcenorientierter, neurobiologisch fundierter Ansatz der Körper-, Emotions- und Familientherapie.* München: CIP-Medien 2008.

Anmerkungen

Prolog

1. V. Felitti *et al.*, »Relationship of Childhood Abuse and Household Dysfunction to Many of the Leading Causes of Death in Adults: The Adverse Childhood Experiences (ACE) Study«, *American Journal of Preventive Medicine* 14, Nr. 4 (1998): 245–58.

1. Was wir von Vietnamveteranen lernen können

1. A. Kardiner, *The Traumatic Neuroses of War* (New York: P. Hoeber 1941). Später entdeckte ich, dass sowohl in der Zeit des Ersten als auch des Zweiten Weltkriegs viele Bücher über Kriegstraumata erschienen waren. Doch wie Abram Kardiner im Jahre 1947 schrieb: »Die Thematik der neurotischen Störungen infolge eines Krieges war in den letzten 25 Jahren stark der Willkür des Interesses der Öffentlichkeit und den wechselhaften Vorlieben der Psychiatrie ausgeliefert. Das Interesse der Öffentlichkeit, das nach dem Ersten Weltkrieg sehr groß war, hält ebenso wenig an wie das der Psychiatrie. Deshalb wurde diese Art von Störungen nicht kontinuierlich erforscht.«
2. Op. cit., S. 7.
3. B. A. van der Kolk, »Adolescent Vulnerability to Post Traumatic Stress Disorder«, *Psychiatry* 48 (1985): 365–70.
4. S. A. Haley, »When the Patient Reports Atrocities: Specific Treatment Considerations of the Vietnam Veteran«, *Archives of General Psychiatry* 30 (1974): 191–96.
5. E. Hartmann, B. A. van der Kolk & M. Olfield, »A Preliminary Study of the Personality of the Nightmare Sufferer«, *American Journal of Psychiatry* 138 (1981): 794–97; B. A. van der Kolk *et al.*, »Nightmares and Trauma: Life-long and Traumatic Nightmares in Veterans«, *American Journal of Psychiatry* 141 (1984): 187–90.
6. B. A. van der Kolk & C. Ducey, »The Psychological Processing of Traumatic Experience: Rorschach Patterns in PTSD«, *Journal of Traumatic Stress* 2 (1989): 259–74.
7. Im Gegensatz zu normalen Erinnerungen sind traumatische Erinnerungen eher Bruchstücke oder Fragmente von Empfindungen, Emotionen, Reaktionen und Vorstellungsbildern, die in der Gegenwart immer wieder durchlebt wer-

den. Die von Dori Laub und Nanette C. Auerhahn an der *Yale University* durchgeführten Untersuchungen über Erinnerungen an den Holocaust sowie Lawrence L. Langers Buch *Holocaust Testimonies: The Ruins of Memory* und vor allem Pierre Janets in den Jahren 1889, 1893 und 1905 erschienene Beschreibungen des Wesens traumatischer Erinnerungen halfen uns, unsere eigenen Beobachtungen in einen Zusammenhang zu stellen. Mit dieser Arbeit beschäftigt sich das Kapitel über Erinnerungen.

8. D. J. Henderson, »Incest«, in: *Comprehensive Textbook of Psychiatry*, Hg. A. M. Freedman & H. I. Kaplan, 2. Aufl. (Baltimore: Williams & Wilkins 1974), 1536.
9. Ibd.
10. K. H. Seal *et al.*, »Bringing the War Back Home: Mental Health Disorders Among 103 788 U. S. Veterans Returning from Iraq and Afghanistan Seen at Department of Veterans Affairs Facilities«, *Archives of Internal Medicine* 167, Nr. 5 (2007): 476–82; C. W. Hoge, J. L. Auchterlonie & C. S. Milliken, »Mental Health Problems, Use of Mental Health Services, and Attrition from Military Service After Returning from Deployment to Iraq or Afghanistan«, *Journal of the American Medical Association* 295, Nr. 9 (2006): 1023–32.
11. D. G. Kilpatrick & B. E. Saunders, *Prevalence and Consequences of Child Victimization: Results from the National Survey of Adolescents: Final Report* (Charleston, SC: National Crime Victims Research and Treatment Center, Department of Psychiatry and Behavioral Sciences, Medical University of South Carolina 1997).
12. U. S. Department of Health and Human Services, Administration on Children, Youth and Families, *Child Maltreatment* 2007, 2009. Siehe auch: U. S. Department of Health and Human Services, Administration for Children and Families, Administration on Children, Youth and Families, Children's Bureau, *Child Maltreatment* 2010–2011.

2. Revolutionen im Verständnis von Geist und Gehirn

1. G. Ross Baker *et al.*, »The Canadian Adverse Events Study: The Incidence of Adverse Events among Hospital Patients in Canada«, *Canadian Medical Association Journal* 170, Nr. 11 (2004): 1678–86; A. C. McFarlane *et al.*, »Posttraumatic Stress Disorder in a General Psychiatric Inpatient Population«, *Journal of Traumatic Stress* 14, Nr. 4 (2001): 633–45; Kim T. Mueser *et al.*, »Trauma and Posttraumatic Stress Disorder in Severe Mental Illness«, *Journal of Consulting and Clinical Psychology* 66, Nr. 3 (1998): 493.

2. Eugen Bleuler: *Dementia praecox oder die Gruppe der Schizophrenien.* Nachdruck der Ausgabe Leipzig, Wien: Deuticke 1911. – Tübingen: Ed. Diskord 1988, S. 84.
3. L. Grinspoon, J. Ewalt & R. I. Shader, »Psychotherapy and Pharmacotherapy in Chronic Schizophrenia«, *American Journal of Psychiatry* 124, Nr. 12 (1968): 1645–52. Siehe auch: L. Grinspoon, J. Ewalt & R. I. Shader, *Schizophrenia: Psychotherapy and Pharmacotherapy* (Baltimore: Williams & Wilkins 1972).
4. T. R. Insel, »Neuroscience: Shining Light on Depression«, *Science* 317, Nr. 5839 (2007): 757–58. Siehe auch: C. M. France, P. H. Lysaker & R. P. Robinson, »The ›Chemical Imbalance‹ Explanation for Depression: Origins, Lay Endorsement, and Clinical Implications«, *Professional Psychology: Research and Practice* 38 (2007): 411–20.
5. B. J. Deacon & J. J. Lickel, »On the Brain Disease Model of Mental Disorders«, *Behavior Therapist* 32, Nr. 6 (2009).
6. J. O. Cole *et al.*, »Drug Trials in Persistent Dyskinesia (Clozapine)«, in: *Tardive Dyskinesia, Research and Treatment*, Hg. R. C. Smith, J. M. Davis & W. E. Fahn (New York: Plenum 1979).
7. E. F. Torrey, *Out of the Shadows: Confronting America's Mental Illness Crisis* (New York: John Wiley & Sons 1997). Andere Faktoren spielten eine ebenso wichtige Rolle, wie beispielsweise Präsident Kennedys *Community Mental Health Act* aus dem Jahre 1963, ein Gesetz, durch das sich die Bundesregierung verpflichtete, die Kosten für psychische Erkrankungen zu übernehmen, und das Bundesstaaten belohnt, die psychisch Kranke innerhalb des Gemeinwesens, in dem sie leben, behandeln.
8. American Psychiatric Association, Committee on Nomenclature. Arbeitsgruppe für die Revision des DSM-III. *Diagnostic and Statistical Manual of Mental Disorders* (American Psychiatric Publishing 1980).
9. S. F. Maier & M. E. Seligman, »Learned Helplessness: Theory and Evidence«, *Journal of Experimental Psychology: General* 105, Nr. 1 (1976): Siehe auch: M. E. Seligman, S. F. Maier & J. H. Geer, »Alleviation of Learned Helplessness in the Dog«, *Journal of Abnormal Psychology* 73, Nr. 3 (1968): 256; und: R. L. Jackson, J. H. Alexander & S. F. Maier, »Learned Helplessness, Inactivity, and Associative Deficits: Effects of Inescapable Shock on Response Choice Escape Learning«, *Journal of Experimental Psychology: Animal Behavior Processes* 6, Nr. 1 (1980): 1.
10. G. A. Bradshaw & A. N. Schore, »How Elephants Are Opening Doors: Developmental Neuroethology, Attachment and Social Context«, *Ethology* 113 (2007): 426–36.

11. D. Mitchell, S. Koleszar & R. A. Scopatz, »Arousal and T-Maze Choice Behavior in Mice: A Convergent Paradigm for Neophobia Constructs and Optimal Arousal Theory«, *Learning and Motivation* 15 (1984): 287–301. Siehe auch: D. Mitchell, E. W. Osborne & M. W. O'Boyle, »Habituation Under Stress: Shocked Mice Show Nonassociative Learning in a T-Maze«, *Behavioral and Neural Biology* 43 (1985): 212–17.
12. B. A. van der Kolk *et al.*, »Inescapable Shock, Neurotransmitters and Addiction to Trauma: Towards a Psychobiology of Post Traumatic Stress«, *Biological Psychiatry* 20 (1985): 414–25.
13. C. Hedges, *War Is a Force That Gives Us Meaning* (New York: Random House Digital 2003).
14. B. A. van der Kolk, »The Compulsion to Repeat Trauma: Revictimization, Attachment and Masochism«, *Psychiatric Clinics of North America* 12 (1989): 389–411.
15. R. L. Solomon, »The Opponent-Process Theory of Acquired Motivation: The Costs of Pleasure and the Benefits of Pain«, *American Psychologist* 35 (1980): 691–712.
16. H. K. Beecher, »Pain in Men Wounded in Battle«, *Annals of Surgery* 123, Nr. 1 (Jan. 1946): 96–105.
17. B. A. van der Kolk *et al.*, »Pain Perception and Endogenous Opioids in Post Traumatic Stress Disorder«, *Psychopharmacology Bulletin* 25 (1989): 117–21. Siehe auch: R. K. Pitman *et al.*, »Naloxone Reversible Stress Induced Analgesia in Post Traumatic Stress Disorder«, *Archives of General Psychiatry* 47 (1990): 541–47; und: Solomon, »Opponent-Process Theory of Acquired Motivation«.
18. J. A. Gray & N. McNaughton, »The Neuropsychology of Anxiety: Reprise«, in: *Nebraska Symposium on Motivation* (University of Nebraska Press 1996), 43, 61–134. Siehe auch: C. G. DeYoung & J. R. Gray, »Personality Neuroscience: Explaining Individual Differences in Affect, Behavior, and Cognition«, in: *The Cambridge Handbook of Personality Psychology* (2009), 323–46.
19. M. J. Raleigh *et al.*, »Social and Environmental Influences on Blood Serotonin Concentrations in Monkeys«, *Archives of General Psychiatry* 41 (1984): 505–10.
20. B. A. van der Kolk *et al.*, »Fluoxetine in Post Traumatic Stress«, *Journal of Clinical Psychiatry* (1994): 517–22.
21. Für die Rorschach-Spezialisten unter den Lesern: Das C + CF/FC-Verhältnis wurde umgekehrt.
22. Grace E. Jackson, *Rethinking Psychiatric Drugs: A Guide for Informed Consent* (AuthorHouse 2005); Robert Whitaker, *Anatomy of an Epidemic: Magic Bullets,*

Psychiatric Drugs and the Astonishing Rise of Mental Illness in America (New York: Random House 2011).

23. Ich komme in Kapitel 15 auf dieses Thema zurück. Dort wird eine Studie erläutert, in der wir die Wirkung von Prozac mit der von EMDR verglichen haben. EMDR erzielte bei der Depressionsbehandlung zumindest bei Patienten, die im Erwachsenenalter ein Trauma erlitten hatten, langfristig bessere Resultate als Prozac.
24. J. M. Zito *et al.*, »Psychotropic Practice Patterns for Youth: A 10-Year Perspective«, *Archives of Pediatrics and Adolescent Medicine* 157 (Januar 2003): 17–25.
25. http://en.wikipedia.org/wiki/List_ of_ largest_ selling_ pharmaceutical_ products
26. Lucette Lagnado, »U. S. Probes Use of Antipsychotic Drugs on Children«, *Wall Street Journal*, August 11, 2013.
27. Katie Thomas, »J. & J. to Pay $2.2 Billion in Risperdal Settlement«, *New York Times*, November 4, 2013.
28. M. Olfson *et al.*, »Trends in Antipsychotic Drug Use by Very Young, Privately Insured Children«, *Journal of the American Academy of Child & Adolescent Psychiatry* 49, Nr. 1 (2010): 13–23.
29. M. Olfson *et al.*, »National Trends in the Outpatient Treatment of Children and Adolescents with Antipsychotic Drugs«, *Archives of General Psychiatry* 63, Nr. 6 (2006): 679.
30. A. J. Hall *et al.*, »Patterns of Abuse Among Unintentional Pharmaceutical Overdose Fatalities«, *Journal of the American Medical Association* 300, Nr. 22 (2008): 2613–20.
31. In den letzten zehn Jahren haben zwei Herausgeber der angesehensten medizinischen Fachzeitschrift der USA, des *New England Journal of Medicine*, Dr. Marcia Angell und Dr. Arnold Relman, aufgrund der exzessiven Einflussnahme der Pharmaindustrie auf die medizinische Forschung, die Kliniken und die Ärzte ihr Amt niedergelegt. In einem Brief an die *New York Times*, der am 28. Dezember 2004 veröffentlicht wurde, weisen Angell und Relman darauf hin, dass ein Pharmaunternehmen im vorherigen Jahr 28 Prozent seines Ertrags (über 6 Milliarden Dollar) für Marketing und Administration aufwendete, für Forschung und Entwicklung hingegen nur die Hälfte dieses Betrags, wobei ein Nettoertrag von 30 Prozent für die Pharmaindustrie durchaus typisch sei. Die Verfasser des Briefes stellen abschließend fest: »Die Ärzteschaft sollte sich aus ihrer Abhängigkeit von der Pharmaindustrie befreien und die medizinische Forschung und Entwicklung in die eigenen Hände nehmen.« Dass dies jemals gelingen wird, ist leider ebenso unwahrscheinlich wie die Er-

füllung der Hoffnung, dass sich Politiker in den USA jemals von den Interessen der Spender ihrer Wahlkampf-Budgets unabhängig machen werden.

3. Ein Blick ins Gehirn: Die neurowissenschaftliche Revolution

1. B. Roozendaal, B. S. McEwen & S. Chattarji, »Stress, Memory and the Amygdala«, *Nature Reviews Neuroscience* 10, Nr. 6 (2009): 423–33.
2. R. Joseph, *The Right Brain and the Unconscious* (New York: Plenum Press 1995).
3. Der Film *The Assault* (basierend auf dem Roman *Der Anschlag* von Harry Mulisch), der 1986 den Oscar für den besten fremdsprachigen Film erhielt, veranschaulicht sehr treffend den großen Einfluss tief verwurzelter früher emotionaler Eindrücke auf die Entstehung starker Leidenschaften bei Erwachsenen.
4. Dies ist die Essenz der kognitiv-behavioralen Therapie. Siehe: Foa, Friedman & Keane, *Treatment Guidelines for PTSD* (New York: Guilford 2000).

4. Ums Leben laufen: Die Anatomie des Überlebens

1. R. Sperry, »Changing Priorities«, *Annual Review of Neuroscience* 4 (1981): 1–15.
2. A. A. Lima *et al.*, »The Impact of Tonic Immobility Reaction on the Prognosis of Posttraumatic Stress Disorder«, *Journal of Psychiatric Research* 44, Nr. 4 (März 2010): 224–28.
3. P. Janet, *L'automatisme psychologique* (Paris: Felix Alcan 1889).
4. R. R. Llinás, *I of the Vortex: From Neurons to Self* (Cambridge, MA: MIT Press 2002). Siehe auch: R. Carter & C. D. Frith, *Mapping the Mind* (Berkeley: University of California Press 1998); R. Carter, *The Human Brain Book* (Penguin 2009); und: J. J. Ratey, *A User's Guide to the Brain* (New York: Pantheon Books 2001), 179.
5. B. D. Perry *et al.*, »Childhood Trauma, the Neurobiology of Adaptation, and Use Dependent Development of the Brain: How States Become Traits«, *Infant Mental Health Journal* 16, Nr. 4 (1995): 271–91.
6. Ich fühle mich meinem verstorbenen Freund David Servan-Schreiber zu Dank verpflichtet, der diese Unterscheidung in seinem Buch *Die neue Medizin der Emotionen* zum ersten Mal benutzte.
7. E. Goldberg, *The Executive Brain: Frontal Lobes and the Civilized Mind* (London, Oxford University Press 2001).
8. G. Rizzolatti & L. Craighero »The Mirror-Neuron System«, *Annual Review of Neuroscience* 27 (2004): 169–92. Siehe auch: M. Iacoboni *et al.*, »Cortical Mechanisms of Human Imitation«, *Science* 286, Nr. 5449 (1999): 2526–28; C. Key-

sers & V. Gazzola, »Social Neuroscience: Mirror Neurons Recorded in Humans«, *Current Biology* 20, Nr. 8 (2010): 353–54; J. Decety & P. L. Jackson, »The Functional Architecture of Human Empathy«, *Behavioral and Cognitive Neuroscience Reviews* 3 (2004): 71–100; M. B. Schippers *et al.*, »Mapping the Information Flow from One Brain to Another During Gestural Communication«, *Proceedings of the National Academy of Sciences of the United States of America* 107, Nr. 20 (2010): 9388–93; und: A. N. Meltzoff & J. Decety, »What Imitation Tells Us About Social Cognition: A Rapprochement Between Developmental Psychology and Cognitive Neuroscience«, *Philosophical Transactions of the Royal Society, London* 358 (2003): 491–500.

9. D. Goleman, *Emotionale Intelligenz* (München: Hanser 1996). Siehe auch: V. S. Ramachandran, »Mirror Neurons and Imitation Learning as the Driving Force Behind ›the Great Leap Forward‹ in Human Evolution«, *Edge* (May 31, 2000): http://edge.org/conversation/mirror-neurons-and-imitation-learning-as-the-driving-force-behind-the-great-leap-forward-in-human-evolution (abgefragt am 13. April 2013).
10. G. M. Edelman & J. A. Gally, »Reentry: A Key Mechanism for Integration of Brain Function«, *Frontiers in Integrative Neuroscience* 7 (2013).
11. J. LeDoux, »Rethinking the Emotional Brain«, *Neuron* 73, Nr. 4 (2012): 653–76. Siehe auch: J. S. Feinstein *et al.*, »The Human Amygdala and the Induction and Experience of Fear«, *Current Biology* 21, Nr. 1 (2011): 34–38.
12. Der mediale Präfrontalkortex ist der mittlere Teil des Gehirns (von Neurowissenschaftlern auch als die »Mittellinienstrukturen« bezeichnet). Zu diesem Bereich gehören die aufeinander bezogenen Strukturen des Orbito-Präfrontalkortex, des unteren und dorsomedialen Präfrontalkortex sowie ein großer Bereich mit Namen anteriores Cingulum, die alle den inneren Zustand des Organismus beobachten und bei der Entscheidung über adäquate Reaktionen darauf eine Rolle spielen. Siehe hierzu: D. Diorio, V. Viau & M. J. Meaney, »The Role of the Medial Prefrontal Cortex (Cingulate Gyrus) in the Regulation of Hypothalamic-Pituitary-Adrenal Responses to Stress«, *Journal of Neuroscience* 13, Nr. 9 (September 1993): 3839–47; J. P. Mitchell, M. R. Banaji & C. N. Macrae, »The Link Between Social Cognition and Self-Referential Thought in the Medial Prefrontal Cortex«, *Journal of Cognitive Neuroscience* 17, Nr. 8 (2005): 1306–15; A. D'Argembeau *et al.*, »Valuing One's Self: Medial Prefrontal Involvement in Epistemic and Emotive Investments in Self-Views«, *Cerebral Cortex* 22 (März 2012): 659–67; M. A. Morgan, L. M. Romanski & J. E. LeDoux, »Extinction of Emotional Learning: Contribution of Medial Prefrontal Cortex«, *Neuroscience Letters* 163 (1993): 109–13; L. M. Shin, S. L. Rauch & R. K. Pitman,

»Amygdala, Medial Prefrontal Cortex, and Hippocampal Function in PTSD«, *Annals of the New York Academy of Sciences* 1071, Nr. 1 (2006): 67–79; L. M. Williams *et al.*, »Trauma Modulates Amygdala and Medial Prefrontal Responses to Consciously Attended Fear«, *Neuroimage* 29, Nr. 2 (2006): 347–57; M. Koenig & J. Grafman, »Posttraumatic Stress Disorder: The Role of Medial Prefrontal Cortex and Amygdala«, *Neuroscientist* 15, Nr. 5 (2009): 540–48; und: M. R. Milad, I. Vidal-Gonzalez & G. J. Quirk, »Electrical Stimulation of Medial Prefrontal Cortex Reduces Conditioned Fear in a Temporally Specific Manner«, *Behavioral Neuroscience* 118, Nr. 2 (2004): 389.

13. B. A. van der Kolk, »Clinical Implications of Neuroscience Research in PTSD«, *Annals of the New York Academy of Sciences* 1071 (2006): 277–93.
14. P. D. MacLean, *The Triune Brain in Evolution: Role in Paleocerebral Functions* (New York: Springer 1990).
15. Ute Lawrence, *The Power of Trauma: Conquering Post Traumatic Stress Disorder*, iUniverse 2009.
16. Rita Carter & Christopher D. Frith, *Mapping the Mind* (Berkeley: University of California Press 1998). Siehe auch: A. Bechara *et al.*, »Insensitivity to Future Consequences Following Damage to Human Prefrontal Cortex«, *Cognition* 50, Nr. 1 (1994): 7–15; A. Pascual-Leone *et al.*, »The Role of the Dorsolateral Prefrontal Cortex in Implicit Procedural Learning«, *Experimental Brain Research* 107, Nr. 3 (1996): 479–85; und: S. C. Rao, G. Rainer & E. K. Miller, »Integration of What and Where in the Primate Prefrontal Cortex«, *Science* 276, Nr. 5313 (1997): 821–24.
17. H. S. Duggal, »New-Onset PTSD After Thalamic Infarct«, *American Journal of Psychiatry* 159, Nr. 12 (2002): 2113-a. Siehe auch: R. A. Lanius *et al.*, »Neural Correlates of Traumatic Memories in Posttraumatic Stress Disorder: A Functional MRI Investigation«, *American Journal of Psychiatry* 158, Nr. 11 (2001): 1920–22; und: I. Liberzon *et al.*, »Alteration of Corticothalamic Perfusion Ratios During a PTSD Flashback«, *Depression and Anxiety* 4, Nr. 3 (1996): 146–50.
18. R. Noyes Jr. & R. Kletti, »Depersonalization in Response to Life-Threatening Danger«, *Comprehensive Psychiatry* 18, Nr. 4 (1977): 375–84. Siehe auch: M. Sierra & G. E. Berrios, »Depersonalization: Neurobiological Perspectives«, *Biological Psychiatry* 44, Nr. 9 (1998): 898–908.
19. D. Church *et al.*, »Single-Session Reduction of the Intensity of Traumatic Memories in Abused Adolescents After EFT: A Randomized Controlled Pilot Study«, *Traumatology* 18, Nr. 3 (2012): 73–79; und: D. Feinstein & D. Church, »Modulating Gene Expression Through Psychotherapy: The Contribution of Noninvasive Somatic Interventions«, *Review of General Psychology* 14, Nr. 4 (2010): 283–95. Siehe auch: www.vetcases.com

5. Verbindungen zwischen Körper und Gehirn

1. Charles Darwin: *Der Ausdruck der Gemüthsbewegungen bei dem Menschen und den Thieren* (Franz Greno, Nördlingen 1986, Reprint nach der Stuttgarter Ausgabe von 1872).
2. Charles Darwin: *Die Abstammung des Menschen* (Bremen: Salzwasser Verlag 2010), S. 61.
3. Ibd. Zitiert nach van der Kolk.
4. Charles Darwin: *Der Ausdruck der Gemüthsbewegungen*, a. a. O. Seite 69 f. (Das Zitat enthält Abweichungen von der deutschen Ausgabe, Anm. d. Übers.)
5. P. Ekman, *Facial Action Coding System: A Technique for the Measurement of Facial Movement* (Palo Alto, CA: Consulting Psychologists Press 1978). Siehe auch: C. E. Izard, *The Maximally Discriminative Facial Movement Coding System (MAX)* (Newark, DE: University of Delaware Instructional Resource Center 1979).
6. S. W. Porges, *Die Polyvagal-Theorie: Neurophysiologische Grundlagen der Therapie. Emotionen, Bindung, Kommunikation und ihre Entstehung* (Paderborn: Junfermann 2010).
7. Dies ist der von Stephen Porges und Sue Carter entwickelte Name für das ventral-vagale System. www.pesi.com/ECommerce/ItemDetails.aspx?ResourceCode=RNV046120
   www.youtube.com/watch?v=HiJEL6tc8jI
8. S. S. Tomkins, *Affect, Imagery, Consciousness* (Bd. 1, *The Positive Affects*) (New York: Springer 1962); S. S. Tomkins, *Affect, Imagery, Consciousness* (Bd. 2, *The Negative Affects)* (New York: Springer 1963).
9. P. Ekman, *Gefühle lesen: Wie Sie Emotionen erkennen und richtig interpretieren* (München/Heidelberg: Elsevier/Spektrum 2010); P. Ekman, *The Face of Man: Expressions of Universal Emotions in a New Guinea Village* (New York: Garland STPM Press 1980).
10. Siehe etwa: B. M. Levinson, »Human/Companion Animal Therapy«, *Journal of Contemporary Psychotherapy* 14, Nr. 2 (1984): 131–44; D. A. Willis, »Animal Therapy«, *Rehabilitation Nursing* 22, Nr. 2 (1997): 78–81; und: A. H. Fine, Hg., *Handbook on Animal-Assisted Therapy: Theoretical Foundations and Guidelines for Practice* (Academic Press 2010).
11. P. Ekman, R. W. Levenson & W. V. Friesen, »Autonomic Nervous System Activity Distinguishes Between Emotions«, *Science* 221 (1983): 1208–10.
12. J. H. Jackson, »Evolution and Dissolution of the Nervous System«, in: *Selected Writings of John Hughlings Jackson*, Hg. J. Taylor (London: Stapes Press 1958), 45–118.

13. Dieses Beispiel aus einer Tierhandlung habe ich von Stephen Porges übernommen.
14. S. W. Porges, J. A. Doussard-Roosevelt & A. K. Maiti, »Vagal Tone and the Physiological Regulation of Emotion«, in: *The Development of Emotion Regulation: Biological and Behavioral Considerations*, Hg. N. A. Fox, Monographs of the Society for Research in Child Development, Bd. 59 (2–3, Serial Nr. 240) (1994), 167–86. Siehe: www.amazon.com/The-Development-Emotion-Regulation-Considerations/dp/0226259404
15. V. Felitti *et al.*, »Relationship of Childhood Abuse and Household Dysfunction to Many of the Leading Causes of Death in Adults: The Adverse Childhood Experiences (ACE) Study«, *American Journal of Preventive Medicine* 14, Nr. 4 (1998): 245–58.
16. S. W. Porges, »Orientierung in einer Welt voller Feinde«, in: *Die Polyvagal-Theorie* (Paderborn: Junfermann 2010), S. 43–82.
17. B. A. van der Kolk, »Der Körper vergisst nicht«, in: Van der Kolk *et al.*, *Traumatic Stress* (Paderborn, Junfermann 2000), S. 195–217.

6. Verlust des Körpers, Verlust des Selbst

1. K. L. Walsh *et al.*, »Resiliency Factors in the Relation Between Childhood Sexual Abuse and Adulthood Sexual Assault in College-Age Women«, *Journal of Child Sexual Abuse* 16, Nr. 1 (2007): 1–17.
2. A. C. McFarlane, »The Long Term Costs of Traumatic Stress: Intertwined Physical and Psychological Consequences«, *World Psychiatry* 9, Nr. 1 (2010): 3–10.
3. W. James, »What Is an Emotion?«, *Mind* 9: 188–205.
4. R. L. Bluhm *et al.*, »Alterations in Default Network Connectivity in Posttraumatic Stress Disorder Related to Early-Life Trauma«, *Journal of Psychiatry & Neuroscience* 34, Nr. 3 (2009): 187. Siehe auch: J. K. Daniels *et al.*, »Switching Between Executive and Default Mode Networks in Posttraumatic Stress Disorder: Alterations in Functional Connectivity«, *Journal of Psychiatry & Neuroscience* 35, Nr. 4 (2010): 258.
5. Antonio R. Damasio, *Ich fühle, also bin ich. Die Entschlüsselung des Bewusstseins* (München: Ullstein TB 2002), S. 43. Damasio schreibt tatsächlich: »Ich vermute, dass das Bewusstsein von der Evolution hervorgebracht wurde, weil die Erkenntnis der durch Emotionen hervorgerufenen Gefühle so unentbehrlich ist für die Kunst des Lebens.«, (dt. S. 46).
6. Damasio, *Ich fühle, also bin ich*, S. 43.

7. Ibd., S. 44.
8. A. Damasio, *Selbst ist der Mensch. Körper, Geist und die Entstehung des menschlichen Bewusstseins* (München: Siedler 2011), S. 33.
9. Damasio, *Ich fühle, also bin ich*, S. 329.
10. Antonio R. Damasio *et al.*, »Subcortical and Cortical Brain Activity During the Feeling of Self-Generated Emotions«, *Nature Neuroscience* 3, Bd. 10 (2000): 1049–56.
11. A. A. T. S. Reinders *et al.*, »One Brain, Two Selves«, *NeuroImage* 20 (2003): 2119–25. Siehe auch: E. R. S. Nijenhuis, O. van der Hart & K. Steele, »The Emerging Psychobiology of Trauma-Related Dissociation and Dissociative Disorders«, in: *Biological Psychiatry*, Bd. 2., Hg. H. A. H. D'Haenen, J. A. den Boer & P. Willner (West Sussex, UK: Wiley 2002), 1079–198; J. Parvizi & A. R. Damasio, »Consciousness and the Brain Stem«, *Cognition* 79 (2001): 135–59; F. W. Putnam, »Dissociation and Disturbances of Self«, in: *Dysfunctions of the Self*, Bd. 5, Hg. D. Cicchetti & S. L. Toth (New York: University of Rochester Press 1994), 251–65; und: F. W. Putnam, *Dissociation in Children and Adolescents: A Developmental Perspective* (New York: Guilford 1997).
12. A. D'Argembeau *et al.*, »Distinct Regions of the Medial Prefrontal Cortex Are Associated with Self-Referential Processing and Perspective Taking«, *Journal of Cognitive Neuroscience* 19, Nr. 6 (2007): 935–44. Siehe auch: N. A. Farb *et al.*, »Attending to the Present: Mindfulness Meditation Reveals Distinct Neural Modes of Self-Reference«, *Social Cognitive and Affective Neuroscience* 2, Nr. 4 (2007): 313–22; und: B. K. Hölzel *et al.*, »Investigation of Mindfulness Meditation Practitioners with Voxel-Based Morphometry«, *Social Cognitive and Affective Neuroscience* 3, Nr. 1 (2008): 55–61.
13. P. A. Levine, *Vom Trauma befreien* (München: Kösel 2007); und: P. A. Levine, *Sprache ohne Worte* (München: Kösel 2011).
14. P. Ogden & K. Minton, »Sensorimotor Psychotherapy: One Method for Processing Traumatic Memory«, *Traumatology* 6, Nr. 3 (2000): 149–73; und: P. Ogden, K. Minton & C. Pain, *Trauma und Körper* (Paderborn: Junfermann 2010).
15. D. A. Bakal, *Minding the Body: Clinical Uses of Somatic Awareness* (N. Y.: Guilford 2001).
16. Es gibt sehr viele Studien zu diesem Thema. Eine kleine Auswahl folgt: J. Wolfe *et al.*, »Posttraumatic Stress Disorder and War-Zone Exposure as Correlates of Perceived Health in Female Vietnam War Veterans«, *Journal of Consulting and Clinical Psychology* 62, Nr. 6 (1994): 1235–40; L. A. Zoellner, M. L. Goodwin & E. B. Foa, »PTSD Severity and Health Perceptions in Female Victims of Sexual Assault«, *Journal of Traumatic Stress* 13, Nr. 4 (2000): 635–49;

E. M. Sledjeski, B. Speisman & L. C. Dierker, »Does Number of Lifetime Traumas Explain the Relationship Between PTSD and Chronic Medical Conditions? Answers from the National Comorbidity Survey-Replication (NCS-R)«, *Journal of Behavioral Medicine* 31 (2008): 341–49; J. A. Boscarino, »Posttraumatic Stress Disorder and Physical Illness: Results from Clinical and Epidemiologic Studies«, *Annals of the New York Academy of Sciences* 1032 (2004): 141–53; M. Cloitre *et al.*, »Posttraumatic Stress Disorder and Extent of Trauma Exposure as Correlates of Medical Problems and Perceived Health Among Women with Childhood Abuse«, *Women & Health* 34, *Nr.* 3 (2001): 1–17; D. Lauterbach, R. Vora & M. Rakow, »The Relationship Between Posttraumatic Stress Disorder and Self-Reported Health Problems«, *Psychosomatic Medicine* 67, Nr. 6 (2005): 939–47; B. S. McEwen, »Protective and Damaging Effects of Stress Mediators«, *New England Journal of Medicine* 338, Nr. 3 (1998): 171–79; P. P. Schnurr & B. L. Green, *Trauma and Health: Physical Health Consequences of Exposure to Extreme Stress* (Washington, DC: American Psychological Association 2004).

17. P. K. Trickett, J. G. Noll & F. W. Putnam, »The Impact of Sexual Abuse on Female Development: Lessons from a Multigenerational, Longitudinal Research Study«, *Development and Psychopathology* 23, Nr. 2 (2011): 453.
18. K. Kosten & F. Giller Jr., »Alexithymia as a Predictor of Treatment Response in Post-Traumatic Stress Disorder«, *Journal of Traumatic Stress* 5, Nr. 4 (Oktober 1992): 563–73.
19. G. J. Taylor & R. M. Bagby, »New Trends in Alexithymia Research«, *Psychotherapy and Psychosomatics* 73, Nr. 2 (2004): 68–77.
20. R. D. Lane *et al.*, »Impaired Verbal and Nonverbal Emotion Recognition in Alexithymia«, *Psychosomatic Medicine* 58, Nr. 3 (1996): 203–10.
21. H. & J. H. Krystal, *Integration and Self-Healing: Affect, Trauma, Alexithymia* (New York: Analytic Press 1988).
22. P. Frewen *et al.*, »Clinical and Neural Correlates of Alexithymia in Posttraumatic Stress Disorder«, *Journal of Abnormal Psychology* 117, Nr. 1 (2008): 171–81.
23. D. Finkelhor, R. K. Ormrod & H. A. Turner, »Revictimization Patterns in a National Longitudinal Sample of Children and Youth«, *Child Abuse & Neglect* 31, Nr. 5 (2007): 479–502; J. A. Schumm, S. E. Hobfoll & N. J. Keogh, »Revictimization and Interpersonal Resource Loss Predicts PTSD Among Women in Substance-Use Treatment, *Journal of Traumatic Stress* 17, Nr. 2 (2004): 173–81; J. D. Ford, J. D. Elhai, D. F. Connor & B. C. Frueh, »Poly-Victimization and Risk of Posttraumatic, Depressive, and Substance Use Disorders and Involvement in

Delinquency in a National Sample of Adolescents«, *Journal of Adolescent Health* 46, Nr. 6 (2010): 545–52.

24. P. Schilder, »Depersonalisation«, in: *Entwurf zu einer Psychiatrie auf psychoanalytischer Grundlage* (Leipzig, Wien, Zürich: Internationaler Psychoanalytischer Verlag 1925), S. 38.
25. S. Arzy *et al.*, »Neural Mechanisms of Embodiment: Asomatognosia Due to Premotor Cortex Damage«, *Archives of Neurology* 63, Nr. 7 (2006): 1022–25. Siehe auch: S. Arzy *et al.*, »Induction of an Illusory Shadow Person«, *Nature* 443, Nr. 7109 (2006): 287; S. Arzy *et al.*, »Neural Basis of Embodiment: Distinct Contributions of Temporoparietal Junction and Extrastriate Body Area«, *Journal of Neuroscience* 26, Nr. 31 (2006): 8074–81; O. Blanke *et al.*, »Out-of-Body Experience and Autoscopy of Neurological Origin«, *Brain* 127, Teil 2 (2004): 243–58; und: M. Sierra *et al.*, »Unpacking the Depersonalization Syndrome: An Exploratory Factor Analysis on the Cambridge Depersonalization Scale«, *Psychological Medicine* 35 (2005): 1523–32.
26. A. A. T. Reinders *et al.*, »Psychobiological Characteristics of Dissociative Identity Disorder: A Symptom Provocation Study«, *Biological Psychiatry* 60, Nr. 7 (2006): 730–40.
27. In seinem Buch *Focusing* beschreibt Eugene Gendlin den von ihm entwickelten Begriff *felt sense* (dt. oft: »ganzheitliches inneres Empfinden«): »Ein *felt sense* ist keine geistige, sondern eine physische Erfahrung, ein körperliches Wahrnehmen einer Situation, einer Person oder eines Ereignisses.« (Eugene Gendlin, *Focusing* [Salzburg: Otto Müller Verlag 1978], dt. S. 41).
28. C. Steuwe *et al.*, »Effect of Direct Eye Contact in PTSD Related to Interpersonal Trauma: An fMRI Study of Activation of an Innate Alarm System«, *Social Cognitive and Affective Neuroscience* 9, Nr. 1 (January 2012): 88–97.

7. Auf einer Wellenlänge sein: Bindung und Einstimmung

1. N. Murray, E. Koby & B. van der Kolk, »The Effects of Abuse on Children's Thoughts«, Kapitel 4 in: *Psychological Trauma* (Washington, DC: American Psychiatric Press 1987).
2. Die Bindungsforscherin Mary Main erzählte Sechsjährigen eine Geschichte über ein Kind, dessen Mutter fortgegangen war, und forderte die Kinder dann auf zu erzählen, was danach geschehen sei. Die meisten der Kinder, die als Babys eine sichere Bindung zu ihrer Mutter gehabt hatten, entwickelten eine Fortsetzung der Geschichte mit einem guten Ende, wohingegen die Kinder, bei denen fünf Jahre zuvor eine desorganisierte Bindungsbeziehung festgestellt

worden war, zu Katastrophenfantasien neigten und oft auf starke Ängste hindeutende Handlungsverläufe beschrieben, beispielsweise: »Die Eltern werden sterben«, oder: »Das Kind wird sich umbringen.« Diese Studie wird beschrieben in: Mary Main, Nancy Kaplan & Jude Cassidy, »Security in Infancy, Childhood, and Adulthood: A Move to the Level of Representation«, *Monographs of the Society for Research in Child Development* (1985).

3. J. Bowlby, *Bindung und Verlust*, Bd. 1, *Bindung*, Bd. 2, *Trennung: Angst und Zorn*, Bd. 3, *Verlust: Trauer und Depression* (München: Reinhardt 2006); J. Bowlby, »The Nature of the Child's Tie to His Mother 1«, *International Journal of Psycho-Analysis* 1958, 39, 350–73.
4. C. Trevarthen, »Musicality and the Intrinsic Motive Pulse: Evidence from Human Psychobiology and Rhythms, Musical Narrative, and the Origins of Human Communication«, *Musicae Scientiae*, Sonderheft, 1999, 157–213.
5. A. Gopnik & A. N. Meltzoff, *Words, Thoughts, and Theories* (Cambridge: MIT Press 1997); A. N. Meltzoff & M. K. Moore, »Newborn Infants Imitate Adult Facial Gestures«, *Child Development* 54, Nr. 3 (Juni 1983): 702–9; A. Gopnik, A. N. Meltzoff & P. K. Kuhl, *The Scientist in the Crib: Minds, Brains, and How Children Learn* (New York: HarperCollins 2009).
6. E. Z. Tronick, »Emotions and Emotional Communication in Infants«, *American Psychologist* 44, Nr. 2 (1989): 112. Siehe auch: E. Tronick, *The Neurobehavioral and Social-Emotional Development of Infants and Children* (New York: Norton & Company 2007); E. Tronick & M. Beeghly, »Infants' Meaning-Making and the Development of Mental Health Problems«, *American Psychologist* 66, Nr. 2 (2011): 107; und: A. V. Sravish *et al.*, »Dyadic Flexibility During the Face-to-Face Still-Face Paradigm: A Dynamic Systems Analysis of Its Temporal Organization«, *Infant Behavior and Development* 36, Nr. 3 (2013): 432–37.
7. M. Main, »Overview of the Field of Attachment«, *Journal of Consulting and Clinical Psychology* 64, Nr. 2 (1996): 237–43.
8. D. W. Winnicott, *Kind, Familie und Umwelt* (München: Reinhardt 1969/76). Siehe auch: ders., *Reifungsprozesse und fördernde Umwelt* (München: Kindler 1974); und: ders., *Von der Kinderheilkunde zur Psychoanalyse* (München: Kindler 1976).
9. Wie wir in Kapitel 6 gesehen haben und wie Damasio gezeigt hat, ist dieses Empfinden einer inneren Wirklichkeit zumindest teilweise in der Insel lokalisiert, der Gehirnstruktur, die für die Kommunikation zwischen Körper und Geist von zentraler Bedeutung und bei chronisch Traumatisierten häufig in ihrer Funktionsfähigkeit beeinträchtigt ist.

10. D. W. Winnicott, *Von der Kinderheilkunde zur Psychoanalyse.* Kapitel 8, »Primäre Mütterlichkeit« (Frankfurt a. M.: Fischer 1983/1988), S. 160.
11. S. D. Pollak *et al.*, »Recognizing Emotion in Faces: Developmental Effects of Child Abuse and Neglect«, *Developmental Psychology* 36, Nr. 5 (2000): 679.
12. P. M. Crittenden, »IV Peering into the Black Box: An Exploratory Treatise on the Development of Self in Young Children«, *Disorders and Dysfunctions of the Self* 5 (1994): 79; P. M. Crittenden & A. Landini, *Assessing Adult Attachment: A Dynamic-Maturational Approach to Discourse Analysis* (New York: Norton & Company 2011).
13. Patricia M. Crittenden, »Children's Strategies for Coping with Adverse Home Environments: An Interpretation Using Attachment Theory«, *Child Abuse & Neglect* 16, Nr. 3 (1992): 329–43.
14. Main, 1990, op. cit.
15. Main, 1990, op. cit.
16. Ibd.
17. E. Hesse & M. Main, »Frightened, Threatening, and Dissociative Parental Behavior in Low-Risk Samples: Description, Discussion, and Interpretations«, *Development and Psychopathology* 18, Nr. 2 (2006): 309–343. Siehe auch: E. Hesse & M. Main, »Disorganized Infant, Child, and Adult Attachment: Collapse in Behavioral and Attentional Strategies«, *Journal of the American Psychoanalytic Association* 48, Nr. 4 (2000): 1097–127.
18. Main, »Overview of the Field of Attachment«, op. cit.
19. Hesse & Main, 1995, op. cit., S. 310.
20. Wir haben uns diesen Aspekt aus biologischer Perspektive angeschaut, als wir uns in Kapitel 5 mit der »Immobilisierung ohne Furcht« beschäftigten. S. W. Porges, »Orientierung in einer Welt voller Feinde«, in: *Die Polyvagal-Theorie*, a. a. O.
21. M. H. van IJzendoorn, C. Schuengel & M. Bakermans-Kranenburg, »Disorganized Attachment in Early Childhood: Meta-analysis of Precursors, Concomitants, and Sequelae«, *Development and Psychopathology* 11 (1999): 225–49.
22. IJzendoorn, op. cit.
23. N. W. Boris, M. Fueyo & C. H. Zeanah, »The Clinical Assessment of Attachment in Children Under Five«, *Journal of the American Academy of Child & Adolescent Psychiatry* 36, Nr. 2 (1997): 291–93; K. Lyons-Ruth, »Attachment Relationships Among Children with Aggressive Behavior Problems: The Role of Disorganized Early Attachment Patterns«, *Journal of Consulting and Clinical Psychology* 64, Nr. 1 (1996), 64.

24. Stephen W. Porges *et al.*, »Die Regulation der Vagusbremse bei Säuglingen ermöglicht Voraussagen über spätere Verhaltensprobleme«, in: *Die Polyvagal-Theorie*, a. a. O., S. 109–127.
25. Louise Hertsgaard *et al.*, »Adrenocortical Responses to the Strange Situation in Infants with Disorganized/Disoriented Attachment Relationships«, *Child Development* 66, Nr. 4 (1995): 1100–6; Gottfried Spangler & Klaus E. Grossmann, »Biobehavioral Organization in Securely and Insecurely Attached Infants«, *Child Development* 64, Nr. 5 (1993): 1439–50.
26. Main & Hesse, 1990, op. cit.
27. M. H. van IJzendoorn *et al.*, »Disorganized Attachment in Early Childhood«, op. cit.
28. B. Beebe & F. M. Lachmann, *Infant Research and Adult Treatment: Co-constructing Interactions* (New York: Routledge 2013); B. Beebe, F. Lachmann & J. Jaffe, »Mother-Infant Interaction Structures and Presymbolic Self and Object Representations«, *Psychoanalytic Dialogues* 7, Nr. 2 (1997): 133–82.
29. R. Yehuda *et al.*, »Vulnerability to Posttraumatic Stress Disorder in Adult Offspring of Holocaust Survivors«, *American Journal of Psychiatry* 155, Nr. 9 (1998): 1163–71. Siehe auch: R. Yehuda *et al.*, »Relationship Between Posttraumatic Stress Disorder Characteristics of Holocaust Survivors and Their Adult Offspring«, *American Journal ofPsychiatry* 155, Nr. 6 (1998): 841–43; R. Yehuda *et al.*, »Parental Posttraumatic Stress Disorder as a Vulnerability Factor for Low Cortisol Trait in Offspring of Holocaust Survivors«, *Archives of General Psychiatry* 64, Nr. 9 (2007): 1040; und: R. Yehuda *et al.*, »Maternal, Not Paternal, PTSD Is Related to Increased Risk for PTSD in Offspring of Holocaust Survivors«, *Journal of Psychiatric Research* 42, Nr. 13 (2008): 1104–11.
30. R. Yehuda *et al.*, »Transgenerational Effects of PTSD in Babies of Mothers Exposed to the WTC Attacks During Pregnancy«, *Journal of Clinical Endocrinology and Metabolism* 90 (2005): 4115–18.
31. G. Saxe *et al.*, »Relationship Between Acute Morphine and the Course of PTSD in Children with Burns«, *Journal of the American Academy of Child & Adolescent Psychiatry* 40, Nr. 8 (2001): 915–21. Siehe auch: G. N. Saxe *et al.*, »Pathways to PTSD, Part I: Children with Burns«, *American Journal of Psychiatry* 162, Nr. 7 (2005): 1299–304.
32. C. M. Chemtob, Y. Nomura & R. A. Abramovitz, »Impact of Conjoined Exposure to the World Trade Center Attacks and to Other Traumatic Events on the Behavioral Problems of Preschool Children«, *Archives of Pediatrics and Adolescent Medicine* 162, Nr. 2 (2008): 126. Siehe auch: P. J. Landrigan *et al.*, »Impact of September 11 World Trade Center Disaster on Children and Pregnant Women«, *Mount Sinai Journal of Medicine* 75, Nr. 2 (2008): 129–34.

33. D. Finkelhor, R. K. Ormrod & H. A. Turner, »Polyvictimization and Trauma in a National Longitudinal Cohort«, *Development and Psychopathology* 19, Nr. 1 (2007): 149–66; J. D. Ford *et al.*, »Polyvictimization and Risk of Posttraumatic, Depressive, and Substance Use Disorders and Involvement in Delinquency in a National Sample of Adolescents«, *Journal of Adolescent Health* 46, Nr. 6 (2010): 545–52; J. D. Ford *et al.*, »Clinical Significance of a Proposed Development Trauma Disorder Diagnosis: Results of an International Survey of Clinicians«, *Journal of Clinical Psychiatry* 74, Nr. 8 (2013): 841–49.
34. Family Pathways Project: www.challiance.org/academics/familypathways project.aspx
35. K. Lyons-Ruth & D. Block, »The Disturbed Caregiving System: Relations Among Childhood Trauma, Maternal Caregiving, and Infant Affect and Attachment«, *Infant Mental Health Journal* 17, Nr. 3 (1996): 257–75.
36. K. Lyons-Ruth, »The Two-Person Construction of Defenses: Disorganized Attachment Strategies, Unintegrated Mental States, and Hostile/Helpless Relational Processes«, *Journal of Infant, Child, and Adolescent Psychotherapy* 2 (2003): 105.
37. G. Whitmer, »On the Nature of Dissociation«, *Psychoanalytic Quarterly* 70, Nr. 4 (2001): 807–37. Siehe auch: K. Lyons-Ruth, »The Two-Person Construction of Defenses: Disorganized Attachment Strategies, Unintegrated Mental States, and Hostile/Helpless Relational Processes«, *Journal of Infant, Child, and Adolescent Psychotherapy* 2, Nr. 4 (2002): 107–19.
38. Diana Fosha, *The Transforming Power of Affect* (New York: Basic Books 2000), S. 18. Der Satz, den der Autor John Bowlby zuschreibt, stammt von Diana Fosha und ist eine Paraphrase eines Gedankens von Bowlby aus dem Buch *Attachment across the life-cycle*, Hg. Peter Morris, einem Sammelband, der anlässlich von Bowlbys achtzigstem Geburtstag erschien. Das Nachwort (S. 293–297) Bowlbys zu diesem Band inspirierte Diana Fosha zu dem von Bessel van der Kolk zitierten Satz »*What cannot be communicated to the (m)other cannot be communicated to the self*«. Anm. d. Übers.
39. K. Lyons-Ruth & D. Jacobvitz 1999; Main 1993; K. Lyons-Ruth, »Dissociation and the Parent-Infant Dialogue: A Longitudinal Perspective from Attachment Research«, *Journal of the American Psychoanalytic Association* 51, Nr. 3 (2003): 883–911.
40. L. Dutra *et al.*, »Quality of Early Care and Childhood Trauma: A Prospective Study of Developmental Pathways to Dissociation«, *Journal of Nervous and Mental Disease* 197, Nr. 6 (2009): 383. Siehe auch: K. Lyons-Ruth *et al.*, »Borderline Symptoms and Suicidality/Self-Injury in Late Adolescence: Prospectively

Observed Relationship Correlates in Infancy and Childhood«, *Psychiatry Research* 206, Nr. 2–3 (30. April 2013): 273–81.

41. Eine Metaanalyse des jeweiligen Anteils einer desorganisierten Bindung und schlechter Behandlung der Kinder enthält C. Schuengel *et al.*, »Frightening Maternal Behavior Linking Unresolved Loss and Disorganized Infant Attachment«, *Journal of Consulting and Clinical Psychology* 67, Nr. 1 (1999): 54.
42. K. Lyons-Ruth & D. Jacobvitz, »Attachment Disorganization: Genetic Factors, Parenting Contexts, and Developmental Transformation from Infancy to Adulthood«, in: *Handbook of Attachment: Theory, Research, and Clinical Applications*, 2. Ausg., Hg. J. Cassidy & R. Shaver (New York: Guilford Press 2008), 666–97. Siehe auch: E. O'Connor *et al.*, »Risks and Outcomes Associated with Disorganized/Controlling Patterns of Attachment at Age Three Years in the National Institute of Child Health & Human Development Study of Early Child Care and Youth Development«, *Infant Mental Health Journal* 32, Nr. 4 (2011): 450–72; und: K. Lyons-Ruth *et al.*, »Borderline Symptoms and Suicidality/Self-Injury«.
43. Im Moment wissen wir noch nicht viel darüber, welche Faktoren für diese frühen Regulationsdefizite verantwortlich sind. Doch wichtige Ereignisse, die Qualität anderer Beziehungen und eventuell sogar genetische Faktoren können sie wahrscheinlich im Laufe der Zeit modifizieren. Offensichtlich wäre es angebracht zu untersuchen, wie sehr konsistente und konzentrierte [nachträgliche] elterliche Fürsorge die biologischen Systeme früh missbrauchter, misshandelter oder vernachlässigter Kinder zu regenerieren vermag.
44. E. Warner *et al.*, »Can the Body Change the Score? Application of Sensory Modulation Principles in the Treatment of Traumatized Adolescents in Residential Settings«, *Journal of Family Violence* 28, Nr. 7 (2003): 729–38.

8. In Beziehungen gefangen: Was Missbrauch, Misshandlung und Vernachlässigung kosten

1. W. H. Auden, *The Double Man* (New York: Random House 1941).
2. S. N. Wilson *et al.*, »Phenotype of Blood Lymphocytes in PTSD Suggests Chronic Immune Activation«, *Psychosomatics* 40, Nr. 3 (1999): 222–25. Siehe auch: M. Uddin *et al.*, »Epigenetic and Immune Function Profiles Associated with Posttraumatic Stress Disorder«, *Proceedings of the National Academy of Sciences of the United States of America* 107, Nr. 20 (2010): 9470–75; M. Altemus, M. Cloitre & F. S. Dhabhar, »Enhanced Cellular Immune Response in Women with PTSD Related to Childhood Abuse«, *American Journal of Psychiatry* 160,

Nr. 9 (2003): 1705–7; und: N. Kawamura, Y. Kim & N. Asukai, »Suppression of Cellular Immunity in Men with a Past History of Posttraumatic Stress Disorder«, *American Journal of Psychiatry* 158, Nr. 3 (2001): 484–86.

3. R. Summit, »The Child Sexual Abuse Accommodation Syndrome«, *Child Abuse & Neglect* 7 (1983): 177–93.
4. Eine Studie unter Verwendung des fMRI-Scan-Verfahrens, die an der Universität Lausanne in der Schweiz durchgeführt wurde, ergab, dass Menschen bei solchen Erlebnissen des Austretens aus dem eigenen Körper, wenn sie sich so sehen, als würden sie von der Decke auf sich hinabschauen, den oberen Temporalkortex ihres Gehirns aktivieren. O. Blanke *et al.*, »Linking Out-of-Body Experience and Self-Processing to Mental Own-Body Imagery at the Temporoparietal Junction«, *Journal of Neuroscience* 25, Nr. 3 (2005): 550–57. Siehe auch: O. Blanke & T. Metzinger, »Full-Body Illusions and Minimal Phenomenal Selfhood«, *Trends in Cognitive Sciences* 13, Nr. 1 (2009): 7–13.
5. Wenn ein Erwachsener ein Kind benutzt, um sich sexuell zu befriedigen, gerät das Kind in eine verwirrende Situation und in einen Loyalitätskonflikt: Informiert es andere über den Missbrauch, verrät und verletzt es den Täter (einen Erwachsenen, der für das Kind wichtig ist, weil er ihm Sicherheit und Schutz bietet), aber wenn es den Missbrauch geheim hält, verstärkt es dadurch seine Scham und seine Gefühle eigener Verletzlichkeit. Dieses Dilemma hat Sandor Ferenczi im Jahre 1933 erstmals in seinem Aufsatz »Sprachverwirrung zwischen den Erwachsenen und dem Kind. Die Sprache der Zärtlichkeit und der Leidenschaft« (in: S. Ferenczi, *Bausteine zur Psychoanalyse*, Bd. III, S. 511–525; Bern: Verlag Hans Huber 1939) thematisiert, und es wurde später von zahlreichen anderen Autoren aufgegriffen.

9. Was hat Liebe mit alldem zu tun?

1. Gary Greenberg, *The Book of Woe: The DSM and the Unmaking of Psychiatry* (New York: Penguin 2013).
2. www.thefreedictionary.com/diagnosis
3. Das TAQ kann auf der Website des Trauma Center eingesehen werden: www.traumacenter.org/products/instruments.php.
4. J. L. Herman, J. C. Perry & B. A. van der Kolk, »Childhood Trauma in Borderline Personality Disorder«, *American Journal of Psychiatry* 146, Nr. 4 (April 1989): 490–95.
5. Teicher entdeckte signifikante Veränderungen im Orbitofrontalkortex (OFK), einer Gehirnregion, die für die Entscheidungsfindung und die Steuerung von

Verhaltensweisen wichtig ist, bei denen es auf soziale Sensibilität ankommt. M. H. Teicher *et al.*, »The Neurobiological Consequences of Early Stress and Childhood Maltreatment«, *Neuroscience & Biobehavioral Reviews* 27, Nr. 1 (2003): 33–44. Siehe auch: M. H. Teicher, »Scars That Won't Heal: The Neurobiology of Child Abuse«, *Scientific American* 286, Nr. 3 (2002): 54–61; M. Teicher *et al.*, »Sticks, Stones, and Hurtful Words: Relative Effects of Various Forms of Childhood Maltreatment«, *American Journal of Psychiatry* 163, Nr. 6 (2006): 993–1000; A. Bechara *et al.*, »Insensitivity to Future Consequences Following Damage to Human Prefrontal Cortex«, *Cognition* 50 (1994): 7–15. Beeinträchtigungen in diesem Gehirnbereich haben einen verstärkten Hang zum Fluchen, Probleme mit sozialen Interaktionen, Spielsucht, exzessivem Alkohol-/Drogenkonsum und geringer Empathie zur Folge. M. L. Kringelbach & E. T. Rolls, »The Functional Neuroanatomy of the Human Orbitofrontal Cortex: Evidence from Neuroimaging and Neuropsychology«, *Progress in Neurobiology* 72 (2004): 341–72. Ein weiterer problematischer Bereich, den Teicher identifizierte, ist der Präkuneus, ein Gehirnbereich, der für das Selbstverständnis sowie für die Fähigkeit, sich zu vergegenwärtigen, dass sich die eigenen Wahrnehmungen von denjenigen anderer unterscheiden können, wichtig ist. A. E. Cavanna & M. R. Trimble »The Precuneus: A Review of Its Functional Anatomy and Behavioural Correlates«, *Brain* 129 (2006): 564–83.

6. S. Roth *et al.*, »Complex PTSD in Victims Exposed to Sexual and Physical Abuse: Results from the DSM-IV Field Trial for Posttraumatic Stress Disorder«, *Journal of Traumatic Stress* 10 (1997): 539–55; B. A. van der Kolk *et al.*, »Dissociation, Somatization, and Affect Dysregulation: The Complexity of Adaptation to Trauma«, *American Journal of Psychiatry* 153 (1996): 83–93; D. Pelcovitz *et al.*, »Development of a Criteria Set and a Structured Interview for Disorders of Extreme Stress (SIDES)«, *Journal of Traumatic Stress* 10 (1997): 3–16; S. N. Ogata *et al.*, »Childhood Sexual and Physical Abuse in Adult Patients with Borderline Personality Disorder«, *American Journal of Psychiatry* 147 (1990): 1008–1013; M. C. Zanarini *et al.*, »Axis I Comorbidity of Borderline Personality Disorder«, *American Journal of Psychiatry* 155, Nr. 12. (December 1998): 1733–39; S. L. Shearer *et al.*, »Frequency and Correlates of Childhood Sexual and Physical Abuse Histories in Adult Female Borderline Inpatients«, *American Journal of Psychiatry* 147 (1990): 214–16; D. Westen *et al.*, »Physical and Sexual Abuse in Adolescent Girls with Borderline Personality Disorder«, *American Journal of Orthopsychiatry* 60 (1990): 55–66; M. C. Zanarini *et al.*, »Reported Pathological Childhood Experiences Associated with the Development of Borderline Personality Disorder«, *American Journal of Psychiatry* 154 (1997): 1101–1106.

7. J. Bowlby: *Bindung als sichere Basis. Grundlagen und Anwendung der Bindungstheorie* (München: Ernst Reinhardt Verlag 2008), S. 82.
8. B. A. van der Kolk, J. C. Perry & J. L. Herman, »Childhood Origins of Self-Destructive Behavior«, *American Journal of Psychiatry* 148 (1991): 1665–71.
9. Diese Idee wird durch Erkenntnisse des Neurowissenschaftlers Jaak Panksepp gestützt, der feststellte, dass Rattenjunge, die in der ersten Woche ihres Lebens nicht von ihren Müttern geleckt worden waren, im anterioren Cingulum keine Opioidrezeptoren entwickeln, also in einem Gehirnbereich, der für die Affiliation und das Sicherheitsgefühl wichtig ist. Siehe hierzu: E. E. Nelson & J. Panksepp, »Brain Substrates of Infant-Mother Attachment: Contributions of Opioids, Oxytocin, and Norepinephrine«, *Neuroscience & Biobehavioral Reviews* 22, Nr. 3 (1998): 437–52; sowie: J. Panksepp *et al.*, »Endogenous Opioids and Social Behavior«, *Neuroscience & Biobehavioral Reviews* 4, Nr. 4 (1981): 473–87; und: J. Panksepp, E. Nelson & S. Siviy, »Brain Opioids and Mother-Infant Social Motivation«, *Acta paediatrica* 83, Nr. 397 (1994): 40–46.
10. Der Delegation, die Robert Spitzer aufsuchte, gehörten auch Judy Herman, Jim Chu und David Pelcovitz an.
11. B. A. van der Kolk *et al.*, »Disorders of Extreme Stress: The Empirical Foundation of a Complex Adaptation to Trauma«, *Journal of Traumatic Stress* 18, Nr. 5 (2005): 389–99. Siehe auch: J. L. Herman, »Complex PTSD: A Syndrome in Survivors of Prolonged and Repeated Trauma«, *Journal of Traumatic Stress* 5, Nr. 3 (1992): 377–91; C. Zlotnick *et al.*, »The Long-Term Sequelae of Sexual Abuse: Support for a Complex Posttraumatic Stress Disorder«, *Journal of Traumatic Stress* 9, Nr. 2 (1996): 195–205; S. Roth *et al.*, »Complex PTSD in Victims Exposed to Sexual and Physical Abuse: Results from the DSM-IV Field Trial for Posttraumatic Stress Disorder«, *Journal of Traumatic Stress* 10, Nr. 4 (1997): 539–55; und: D. Pelcovitz *et al.*, »Development and Validation of the Structured Interview for Measurement of Disorders of Extreme Stress«, *Journal of Traumatic Stress* 10 (1997): 3–16.
12. B. C. Stolbach *et al.*, »Complex Trauma Exposure and Symptoms in Urban Traumatized Children: A Preliminary Test of Proposed Criteria for Developmental Trauma Disorder«, *Journal of Traumatic Stress* 26, Nr. 4 (August 2013): 483–91.
13. B. A. van der Kolk *et al.*, »Dissociation, Somatization and Affect Dysregulation: The Complexity of Adaptation to Trauma«, *American Journal of Psychiatry* 153, Suppl. (1996): 83–93. Siehe auch: D. G. Kilpatrick *et al.*, »Posttraumatic Stress Disorder Field Trial: Evaluation of the PTSD Construct – Criteria A Through E«, in: *DSM-IV Sourcebook*, Bd. 4 (Washington: American Psychiatric Press

1998): 803–844; T. Luxenberg, J. Spinazzola & B. A. van der Kolk, »Complex Trauma and Disorders of Extreme Stress (DESNOS) Diagnosis, Part One: Assessment«, *Directions in Psychiatry* 21, Nr. 25 (2001): 373–92; und: B. A. van der Kolk *et al.*, »Disorders of Extreme Stress: The Empirical Foundation of a Complex Adaptation to Trauma«, *Journal of Traumatic Stress* 18, Nr. 5 (2005): 389–99.

14. Diese Fragen sind auf der ACE-Website zu finden: http://acestudy.org/
15. www.cdc.gov/ace/findings.htm; http://acestudy.org/download; V. Felitti *et al.*, »Relationship of Childhood Abuse and Household Dysfunction to Many of the Leading Causes of Death in Adults: The Adverse Childhood Experiences (ACE) Study«, *American Journal of Preventive Medicine* 14, Nr. 4 (1998): 245–58. Siehe auch: R. Reading, »The Enduring Effects of Abuse and Related Adverse Experiences in Childhood: A Convergence of Evidence from Neurobiology and Epidemiology«, *Child: Care, Health and Development* 32, Nr. 2 (2006): 253–56; V. J. Edwards *et al.*, »Experiencing Multiple Forms of Childhood Maltreatment and Adult Mental Health: Results from the Adverse Childhood Experiences (ACE) Study«, *American Journal of Psychiatry* 160, Nr. 8 (2003): 1453–60; S. R. Dube *et al.*, »Adverse Childhood Experiences and Personal Alcohol Abuse as an Adult«, *Addictive Behaviors* 27, Nr. 5 (2002): 713–25; S. R. & S. R. Dube *et al.*, »Childhood Abuse, Neglect, and Household Dysfunction and the Risk of Illicit Drug Use: The Adverse Childhood Experiences Study«, *Pediatrics* 111, Nr. 3 (2003): 564–72.
16. S. A. Strassels, »Economic Burden of Prescription Opioid Misuse and Abuse«, *Journal of Managed Care Pharmacy* 15, Nr. 7 (2009): 556–62.
17. C. B. Nemeroff *et al.*, »Differential Responses to Psychotherapy Versus Pharmacotherapy in Patients with Chronic Forms of Major Depression and Childhood Trauma«, *Proceedings of the National Academy of Sciences of the United States of America* 100, Nr. 24 (2003): 14293–96. Siehe auch: C. Heim, P. M. Plotsky & C. B. Nemeroff, »Importance of Studying the Contributions of Early Adverse Experience to Neurobiological Findings in Depression«, *Neuropsychopharmacology* 29, Nr. 4 (2004): 641–48.
18. B. E. Carlson, »Adolescent Observers of Marital Violence«, *Journal of Family Violence* 5, Nr. 4 (1990): 285–99. Siehe auch: B. E. Carlson, »Children's Observations of Interparental Violence«, in: *Battered Women and Their Families*, Hg. A. R. Roberts (New York: Springer 1984), 147–67; J. L. Edleson, »Children's Witnessing of Adult Domestic Violence«, *Journal of Interpersonal Violence* 14, Nr. 8 (1999): 839–70; K. Henning *et al.*, »Long-Term Psychological and Social Impact of Witnessing Physical Conflict Between Parents«, *Journal of Interpersonal Vio-*

lence 11, Nr. 1 (1996): 35–51; E. N. Jouriles, C. M. Murphy & D. O'Leary, »Interpersonal Aggression, Marital Discord, and Child Problems«, *Journal of Consulting and Clinical Psychology* 57, Nr. 3 (1989): 453–55; J. R. Kolko, E. H. Blakely & D. Engelman, »Children Who Witness Domestic Violence: A Review of Empirical Literature«, *Journal of Interpersonal Violence* 11, Nr. 2 (1996): 281–93; und: J. Wolak & D. Finkelhor, »Children Exposed to Partner Violence«, in: *Partner Violence: A Comprehensive Review of 20 Years of Research*, Hg. J. L. Jasinski & L. Williams (Thousand Oaks, CA: Sage 1998).

19. Die meisten dieser Äußerungen basieren auf Gesprächen mit Vincent Felitti, ergänzt durch J. E. Stevens, »The Adverse Childhood Experiences Study – the Largest Public Health Study You Never Heard Of«, *Huffington Post*, 8. Oktober 2012, siehe: www.huffingtonpost.com/jane-ellen-stevens/the-adverse-childhood-exp_7_b_1944199.html
20. »Populationsattributables Risiko«: der Anteil der Gesamtbevölkerung, dessen Probleme auf bestimmte Risikofaktoren zurückzuführen sind.
21. National Cancer Institute, »Nearly 800 000 Deaths Prevented Due to Declines in Smoking« (Pressemitteilung), 14. März 2012, siehe: www.cancer.gov/newscenter/newsfromnci/2012/TobaccoControlCISNET

10. Das entwicklungsbezogene Trauma: Eine verborgene Epidemie

1. Diese Fälle waren Bestandteil der DTD-Feldstudie, die Julian Ford, Joseph Spinazzola und ich gemeinsam durchgeführt haben.
2. H. J. Williams, M. J. Owen & M. C. O'Donovan, »Schizophrenia Genetics: New Insights from New Approaches«, *British Medical Bulletin* 91 (2009): 61–74. Siehe auch: P. V. Gejman, A. R. Sanders & K. S. Kendler, »Genetics of Schizophrenia: New Findings and Challenges«, *Annual Review of Genomics and Human Genetics* 12 (2011): 121–44; und: A. Sanders *et al.*, »No Significant Association of 14 Candidate Genes with Schizophrenia in a Large European Ancestry Sample: Implications for Psychiatric Genetics«, *American Journal of Psychiatry* 165, Nr. 4 (April 2008): 497–506.
3. R. Yehuda *et al.*, »Putative Biological Mechanisms for the Association Between Early Life Adversity and the Subsequent Development of PTSD«, *Psychopharmacology* 212, Nr. 3 (Oktober 2010): 405–417; K. C. Koenen, »Genetics of Posttraumatic Stress Disorder: Review and Recommendations for Future Studies«, *Journal of Traumatic Stress* 20, Nr. 5 (Oktober 2007): 737–50; M. W. Gilbertson *et al.*, »Smaller Hippocampal Volume Predicts Pathologic Vulnerability to Psychological Trauma«, *Nature Neuroscience* 5 (2002): 1242–47.

4. Koenen, »Genetics of Posttraumatic Stress Disorder«. Siehe auch: R. F. P. Broekman, M. Olff & F. Boer, »The Genetic Background to PTSD«, *Neuroscience & Biobehavioral Reviews* 31, Nr. 3 (2007): 348–62.
5. M. J. Meaney & A. C. Ferguson-Smith, »Epigenetic Regulation of the Neural Transcriptome: The Meaning of the Marks«, *Nature Neuroscience* 13, Nr. 11 (2010): 1313–18. Siehe auch: M. J. Meaney, »Epigenetics and the Biological Definition of Gene x Environment Interactions«, *Child Development* 81, Nr. 1 (2010): 41–79; und: B. M. Lester *et al.*, »Behavioral Epigenetics«, *Annals of the New York Academy of Sciences* 1226, Nr. 1 (2011): 14–33.
6. M. Szyf, »The Early Life Social Environment and DNA Methylation: DNA Methylation Mediating the Long-Term Impact of Social Environments Early in Life«, *Epigenetics* 6, Nr. 8 (2011): 971–78.
7. Moshe Szyf, Patrick McGowan & Michael J. Meaney, »The Social Environment and the Epigenome«, *Environmental and Molecular Mutagenesis* 49, Nr. 1 (2008): 46–60.
8. Mittlerweile liegen umfassende Belege dafür vor, dass Erlebnisse aller Art die Genexpression verändern. Einige Beispiele für Untersuchungen dieser Art sind: D. Mehta *et al.*, »Childhood Maltreatment Is Associated with Distinct Genomic and Epigenetic Profiles in Posttraumatic Stress Disorder«, *Proceedings of the National Academy of Sciences of the United States of America* 110, Nr. 20 (2013): 8302–7; P. O. McGowan *et al.*, »Epigenetic Regulation of the Glucocorticoid Receptor in Human Brain Associates with Childhood Abuse«, *Nature Neuroscience* 12, Nr. 3 (2009): 342–48; M. N. Davies *et al.*, »Functional Annotation of the Human Brain Methylome Identifies Tissue-Specific Epigenetic Variation Across Brain and Blood«, *Genome Biology* 13, Nr. 6 (2012): R43; M. Gunnar & K. Quevedo, »The Neurobiology of Stress and Development«, *Annual Review of Psychology* 58 (2007): 145–73; A. Sommershof *et al.*, »Substantial Reduction of Naive and Regulatory T-Cells Following Traumatic Stress«, *Brain, Behavior, and Immunity* 23, Nr. 8 (2009): 1117–24; N. Provençal *et al.*, »The Signature of Maternal Rearing in the Methylome in Rhesus Macaque Prefrontal Cortex and T-Cells«, *Journal of Neuroscience* 32, Nr. 44 (2012): 15626–42; B. Labonté *et al.*, »Genome-wide Epigenetic Regulation by Early-Life Trauma«, *Archives of General Psychiatry* 69, Nr. 7 (2012): 722–31; A. K. Smith *et al.*, »Differential Immune System DNA Methylation and Cytokine Regulation in Post-traumatic Stress Disorder«, *American Journal of Medical Genetics Part B: Neuropsychiatric Genetics* 156B, Nr. 6 (2011): 700–708; M. Uddin *et al.*, »Epigenetic and Immune Function Profiles Associated with Posttraumatic Stress Disorder«, *Proceedings of the National*

Academy of Sciences of the United States of America 107, Nr. 20 (2010): 9470–75.

9. C. S. Barr *et al.*, »The Utility of the Non-human Primate Model for Studying Gene by Environment Interactions in Behavioral Research«, *Genes, Brain and Behavior* 2, Nr. 6 (2003): 336–40.
10. A. J. Bennett *et al.*, »Early Experience and Serotonin Transporter Gene Variation Interact to Influence Primate CNS Function«, *Molecular Psychiatry* 7, Nr. 1 (2002): 118–22. Siehe auch: C. S. Barr *et al.*, »Interaction Between Serotonin Transporter Gene Variation and Rearing Condition in Alcohol Preference and Consumption in Female Primates«, *Archives of General Psychiatry* 61, Nr. 11 (2004): 1146; und: C. S. Barr *et al.*, »Serotonin Transporter Gene Variation Is Associated with Alcohol Sensitivity in Rhesus Macaques Exposed to Early-Life Stress«, *Alcoholism: Clinical and Experimental Research* 27, Nr. 5 (2003): 812–17.
11. A. Roy *et al.*, »Interaction of FKBP5, a Stress-Related Gene, with Childhood Trauma Increases the Risk for Attempting Suicide«, *Neuropsychopharmacology* 35, Nr. 8 (2010): 1674–83. Siehe auch: M. A. Enoch *et al.*, »The Influence of GABRA2, Childhood Trauma, and Their Interaction on Alcohol, Heroin, and Cocaine Dependence«, *Biological Psychiatry* 67, Nr. 1 (2010): 20–27; und: A. Roy *et al.*, »Two HPA Axis Genes, CRHBP and FKBP5, Interact with Childhood Trauma to Increase the Risk for Suicidal Behavior«, *Journal of Psychiatric Research* 46, Nr. 1 (2012): 72–79.
12. A. S. Masten & D. Cicchetti, »Developmental Cascades«, *Development and Psychopathology* 22, Nr. 3 (2010): 491–95; S. L. Toth *et al.*, »Illogical Thinking and Thought Disorder in Maltreated Children«, *Journal of the American Academy of Child & Adolescent Psychiatry* 50, Nr. 7 (2011): 659–68; J. Willis, »Building a Bridge from Neuroscience to the Classroom«, *Phi Delta Kappan* 89, Nr. 6 (2008): 424; I. M. Eigsti & D. Cicchetti, »The Impact of Child Maltreatment on Expressive Syntax at 60 Months«, *Developmental Science* 7, Nr. 1 (2004): 88–102.
13. J. Spinazzola *et al.*, »Survey Evaluates Complex Trauma Exposure, Outcome, and Intervention Among Children and Adolescents«, *Psychiatric Annals* 35, Nr. 5 (2005): 433–39.
14. R. C. Kessler, C. B. Nelson & K. A. McGonagle, »The Epidemiology of Co-occuring Addictive and Mental Disorders«, *American Journal of Orthopsychiatry* 66, Nr. 1 (1996): 17–31. Siehe auch: Institute of Medicine of the National Academies, *Treatment of Posttraumatic Stress Disorder* (Washington: National Academies Press 2008); und: C. S. North *et al.*, »Toward Validation of the Diagnosis of Posttraumatic Stress Disorder«, *American Journal of Psychiatry* 166, Nr. 1 (2009): 34–40.

15. Joseph Spinazzola *et al.*, »Survey Evaluates Complex Trauma Exposure, Outcome, and Intervention Among Children and Adolescents«, *Psychiatric Annals* (2005).
16. Unsere Arbeitsgruppe besteht aus Bob Pynoos, Frank Putnam, Glenn Saxe, Julian Ford, Joseph Spinazzola, Marylene Cloitre, Bradley Stolbach, Alexander McFarlane, Alicia Lieberman, Wendy D'Andrea, Martin Teicher und Dante Cicchetti.
17. Die vorgeschlagenen Kriterien für die entwicklungsbezogene Traumafolgestörung sind im Anhang wiedergegeben.
18. www.traumacenter.org/products/instruments.php
19. Lesen Sie mehr über Sroufe unter: www.cehd.umn.edu/icd/people/faculty/cpsy/sroufe.html; und mehr über die *Minnesota Longitudinal Study of Risk and Adaptation* und ihre Publikation unter: www.cehd.umn.edu/icd/research/parent-child/; www.cehd.umn.edu/icd/research/parent-child/publications/. Siehe auch: L. A. Sroufe & W. A. Collins, *The Development of the Person: The Minnesota Study of Risk and Adaptation from Birth to Adulthood* (New York: Guilford Press 2009); und: L. A. Sroufe, »Attachment and Development: A Prospective, Longitudinal Study from Birth to Adulthood«, *Attachment & Human Development* 7, Nr. 4 (2005): 349–67.
20. L. A. Sroufe & W. A. Collins, *The Development of the Person*, a. a. O. Harvard-Forscherin Karlen Lyons-Ruth kam im Rahmen einer Studie mit einer Stichprobe von Kindern, die sie 18 Jahre lang begleitete, zu ähnlichen Ergebnissen: Desorganisierte Bindung, Rollenumkehr und Mangel an mütterlicher Kommunikation im Alter von drei Jahren waren die zuverlässigsten Prädiktoren dafür, ob Kinder im Alter von 18 Jahren Leistungen der psychiatrischen Versorgung und Sozialleistungen in Anspruch nehmen mussten.
21. D. Jacobvitz & L. A. Sroufe, »The Early Caregiver-Child Relationship and Attention-Deficit Disorder with Hyperactivity in Kindergarten: A Prospective Study«, *Child Development* 58, Nr. 6 (Dezember 1987): 1496–504.
22. G. H. Elder Jr., T. Van Nguyen & A. Caspi, »Linking Family Hardship to Children's Lives«, *Child Development* 56, Nr. 2 (April 1985): 361–75.
23. Bei körperlich misshandelten Kindern verdreifachte sich die Wahrscheinlichkeit der Diagnose einer Störung des Sozialverhaltens oder von oppositionellem Trotzverhalten. Bei frühkindlicher Vernachlässigung oder bei sexuellem Missbrauch verdoppelte sich die Wahrscheinlichkeit der Entstehung einer Angststörung. Bei psychischer Unerreichbarkeit der Eltern und bei sexuellem Missbrauch verdoppelte sich die Gefahr der späteren Entstehung einer PTBS. Die Wahrscheinlichkeit der Diagnose mehrerer Störungen lag bei den Kindern, die

vernachlässigt worden waren, bei 54 Prozent, bei Kindern, die körperlich misshandelt worden waren, bei 60 Prozent und bei sexuell missbrauchten Kindern bei 73 Prozent.

24. Diese Einschätzung basiert auf dem Werk von Emmy Werner, die seit 1955 vierzig Jahre lang 698 Kinder studiert hatte, die auf der Insel Kauai geboren worden waren. Aus der Studie ging hervor, dass die meisten Kinder, die in instabilen Haushalten aufgewachsen waren, als Erwachsene Probleme mit der Justiz, bezüglich ihrer psychischen und körperlichen Gesundheit und hinsichtlich der Stabilität ihrer eigenen Familie hatten. Ein Drittel aller Kinder aus einem schwierigen familiären Umfeld ließ Resilienz erkennen und entwickelte sich zu liebevollen, kompetenten und selbstsicheren Erwachsenen. *Schützende Faktoren* waren: 1.) ob ein Kind besonders ansprechend gewesen war, 2.) ob es eine starke Verbindung zu einer nichtelterlichen Bezugsperson (beispielsweise zu einer Tante, einem Babysitter oder einem Lehrer) hatte sowie 3.) starkes Engagement in einer Kirchengemeinde oder in einer anderen Gruppe. E. E. Werner & R. S. Smith, *Overcoming the Odds: High Risk Children from Birth to Adulthood* (Ithaca and London: Cornell University Press 1992).

25. P. K. Trickett, J. G. Noll & F. W. Putnam, »The Impact of Sexual Abuse on Female Development: Lessons from a Multigenerational, Longitudinal Research Study«, *Development and Psychopathology* 23 (2011): 453–76. Siehe auch: J. G. Noll, P. K. Trickett & F. W. Putnam, »A Prospective Investigation of the Impact of Childhood Sexual Abuse on the Development of Sexuality«, *Journal of Consulting and Clinical Psychology* 71 (2003): 575–86; P. K. Trickett, C. McBride-Chang & F. W. Putnam, »The Classroom Performance and Behavior of Sexually Abused Females«, *Development and Psychopathology* 6 (1994): 183–94; P. K. Trickett & F. W. Putnam, *Sexual Abuse of Females: Effects in Childhood* (Washington: National Institute of Mental Health 1990–1993); F. W. Putnam & P. K. Trickett, *The Psychobiological Effects of Child Sexual Abuse* (New York: W. T. Grant Foundation 1987).

26. In keiner der 63 Untersuchungen über »affektive Dysregulation« (nach DSM-5-Terminologie *Disruptive Stimmungsregulationsstörung* [DMDD]) wurden irgendwelche Fragen bezüglich Bindung, PTBS, Trauma, Kindesmissbrauch/Kindesmisshandlung oder Vernachlässigung gestellt. Das Wort *»maltreatment«* (für »Misshandlung« und »Missbrauch«) wird beiläufig in einem einzigen der 63 Artikel verwendet. Ebenso wenig wird auf die Fürsorgequalitäten der Eltern, die Familiendynamik oder gar auf die Möglichkeit einer Familientherapie eingegangen.

27. Im Anhang des DSM findet man die sogenannten V-Codes, diagnostische Bezeichnungen ohne offizielle Anerkennung, die Krankenversicherungen nicht honorieren. Dort werden unter anderem auch Kindesmissbrauch, Vernachlässigung im Kindesalter, körperliche Misshandlung und sexueller Missbrauch von Kindern erwähnt.
28. Ibd., S. 121.
29. Während der Entstehung dieses Buches steht das DSM-5 auf Platz 7 der Amazon-Bestsellerliste. Die APA hat mit der Vorgängerversion 100 Millionen Dollar verdient. Die Veröffentlichung des DSM ist für die APA neben Zuwendungen der Pharmaindustrie und Mitgliederbeiträgen die wichtigste Einnahmequelle.
30. Gary Greenberg, *The Book of Woe: The DSM and the Unmaking of Psychiatry* (New York: Penguin 2013), S. 239.
31. In einem offenen Brief an die APA beklagte sich David Elkins, der Vorsitzende einer der Abteilungen der *American Psychological Association*, dass das DSM-5 auf fragwürdigen Beweisen, Fahrlässigkeit im öffentlichen Gesundheitswesen und der Vorstellung, bei psychischen Störungen handle es sich primär um medizinische Probleme, basiert. Dieser Brief wurde von fast 5 000 Personen unterschrieben. Auch der Präsident der *American Counseling Association* schickte im Namen der 115 000 Mitglieder dieses Verbandes, die ebenfalls gezwungen sind, das DSM-5 zu kaufen, einen Brief an den Präsidenten der APA, in dem er die wissenschaftliche Fundierung des DSM-5 bemängelte – und die APA drängte, die Arbeit des wissenschaftlichen Komitees zu veröffentlichen, das mit der Begutachtung der empfohlenen Änderungen beauftragt worden war, und außerdem eine Evaluation »aller Entscheidungsgrundlagen und Daten durch eine Gruppe außenstehender, unabhängiger Experten« zuzulassen.
32. Thomas Insel hatte vorher Studien über das bindungsfördernde Hormon Oxytocin bei nichtmenschlichen Primaten durchgeführt.
33. National Institute of Mental Health, »NIMH Research Domain Criteria (RdoC)«, siehe unter: www.nimh.nih.gov/research-priorities/rdoc/nimh-research-domain-criteria-rdoc.shtml
34. *The Development of the Person: The Minnesota Study of Risk and Adaptation from Birth to Adulthood* (New York: Guilford Press 2005).
35. B. A. van der Kolk, »Developmental Trauma Disorder: Toward a Rational Diagnosis for Children with Complex Trauma Histories«, *Psychiatric Annals* 35, Nr. 5 (2005): 401–8; W. D'Andrea *et al.*, »Understanding Interpersonal Trauma in Children: Why We Need a Developmentally Appropriate Trauma Diagnosis«, *American Journal of Orthopsychiatry* 82 (2012): 187–200; J. D. Ford *et al.*, »Clinical Significance of a Proposed Developmental Trauma Disorder Diagno-

sis: Results of an International Survey of Clinicians«, *Journal of Clinical Psychiatry* 74, Nr. 8 (2013): 841–849. Aktuelle Resultate unserer Studie über die entwicklungsbezogene Traumafolgestörung sind auf unserer Website www.traumacenter.org zu finden.

36. J. J. Heckman, »Skill Formation and the Economics of Investing in Disadvantaged Children«, *Science* 312, Nr. 5782 (2006): 1900–2.

37. D. Olds *et al.*, »Long-Term Effects of Nurse Home Visitation on Children's Criminal and Antisocial Behavior: 15-Year Follow-up of a Randomized Controlled Trial«, *JAMA* 280, Nr. 14 (1998): 1238–44. Siehe auch: J. Eckenrode *et al.*, »Preventing Child Abuse and Neglect with a Program of Nurse Home Visitation: The Limiting Effects of Domestic Violence«, *JAMA* 284, Nr. 11 (2000): 1385–91; D. I. Lowell *et al.*, »A Randomized Controlled Trial of Child FIRST: A Comprehensive Home-Based Intervention Translating Research into Early Childhood Practice«, *Child Development* 82, Nr. 1 (Januar/Februar 2011): 193–208; S. T. Harvey & J. E. Taylor, »A Meta-Analysis of the Effects of Psychotherapy with Sexually Abused Children and Adolescents«, *Clinical Psychology Review* 30, Nr. 5 (Juli 2010): 517–35; J. E. Taylor & S. T. Harvey, »A Meta-Analysis of the Effects of Psychotherapy with Adults Sexually Abused in Childhood«, *Clinical Psychology Review* 30, Nr. 6 (August 2010): 749–67; Olds, Henderson, Chamberlin & Tatelbaum, 1986; B. C. Stolbach *et al.*, »Complex Trauma Exposure and Symptoms in Urban Traumatized Children: A Preliminary Test of Proposed Criteria for Developmental Trauma Disorder«, *Journal of Traumatic Stress* 26, Nr. 4 (August 2013): 483–91.

11. Enthüllen von Geheimnissen: Das Problem der traumatischen Erinnerung

1. Im Gegensatz zu klinischen Konsultationen, bei denen der Arzt einer Schweigepflicht unterliegt, dürfen forensische Gutachten von Rechtsanwälten, Gerichten und Jurys eingesehen werden. Vor Durchführung einer forensischen Evaluation sollte man die Klienten darauf aufmerksam machen, dass nichts von dem, was sie mitteilen, geheim bleiben kann.

2. K. A. Lee *et al.*, »A 50-Year Prospective Study of the Psychological Sequelae of World War II Combat«, *American Journal of Psychiatry* 152, Nr. 4 (April 1995): 516–22.

3. J. L. McGaugh & M. L. Hertz, *Memory Consolidation* (San Francisco: Albion Press 1972); L. Cahill & J. L. McGaugh, »Mechanisms of Emotional Arousal and Lasting Declarative Memory«, *Trends in Neurosciences* 21, Nr. 7 (1998): 294–99.

4. A. F. Arnsten *et al.*, »α-1 Noradrenergic Receptor Stimulation Impairs Prefrontal Cortical Cognitive Function«, *Biological Psychiatry* 45, Nr. 1 (1999): 26–31. Siehe auch: A. F. Arnsten, »Enhanced: The Biology of Being Frazzled«, *Science* 280, Nr. 5370 (1998): 1711–12; S. Birnbaum *et al.*, »A Role for Norepinephrine in Stress-Induced Cognitive Deficits: α-1-adrenoceptor Mediation in the Prefrontal Cortex«, *Biological Psychiatry* 46, Nr. 9 (1999): 1266–74.
5. Y. D. van der Werf *et al.*, »Special Issue: Contributions of Thalamic Nuclei to Declarative Memory Functioning«, *Cortex* 39 (2003): 1047–62. Siehe auch: B. M. Elzinga & J. D. Bremner, »Are the Neural Substrates of Memory the Final Common Pathway in Posttraumatic Stress Disorder (PTSD)?« *Journal of Affective Disorders* 70 (2002): 1–17; L. M. Shin *et al.*, »A Functional Magnetic Resonance Imaging Study of Amygdala and Medial Prefrontal Cortex Responses to Overtly Presented Fearful Faces in Posttraumatic Stress Disorder«, *Archives of General Psychiatry* 62 (2005): 273–81; L. M. Williams *et al.*, »Trauma Modulates Amygdala and Medial Prefrontal Responses to Consciously Attended Fear«, *Neuroimage* 29 (2006): 347–57; R. A. Lanius *et al.*, »Brain Activation During Script-Driven Imagery Induced Dissociative Responses in PTSD: A Functional Magnetic Resonance Imaging Investigation«, *Biological Psychiatry* 52 (2002): 305–311; H. D. Critchley, C. J. Mathias & R. J. Dolan, »Fear Conditioning in Humans: The Influence of Awareness and Autonomic Arousal on Functional Neuroanatomy«, *Neuron* 33 (2002): 653–63; M. Beauregard, J. Levesque & P. Bourgouin, »Neural Correlates of Conscious Self-Regulation of Emotion«, *Journal of Neuroscience* 21 (2001): RC165; K. N. Ochsner *et al.*, »For Better or for Worse: Neural Systems Supporting the Cognitive Down- and Up-Regulation of Negative Emotion«, *NeuroImage* 23 (2004): 483–99; M. A. Morgan, L. M. Romanski & J. E. LeDoux *et al.*, »Extinction of Emotional Learning: Contribution of Medial Prefrontal Cortex«, *Neuroscience Letters* 163 (1993): 109–13; M. R. Milad & G. J. Quirk, »Neurons in Medial Prefrontal Cortex Signal Memory for Fear Extinction«, *Nature* 420 (2002): 70–74; und: J. Amat *et al.*, »Medial Prefrontal Cortex Determines How Stressor Controllability Affects Behavior and Dorsal Raphe Nucleus«, *Nature Neuroscience* 8 (2005): 365–71.
6. B. A. van der Kolk & R. Fisler, »Dissociation and the Fragmentary Nature of Traumatic Memories: Overview and Exploratory Study«, *Journal of Traumatic Stress* 8, Nr. 4 (1995): 505–25.
7. Hysterie wie definiert im *Free Dictionary*, siehe: www.thefreedictionary.com/hysteria

8. A. Young, *The Harmony of Illusions: Inventing Post-traumatic Stress Disorder* (Princeton University Press 1997). Siehe: H. F. Ellenberger, *Die Entdeckung des Unbewussten* (Bern: Huber 1973).
9. T. Ribot, *Diseases of Memory* (Appleton 1887), 108–9; H. F. Ellenberger, *Die Entdeckung des Unbewussten* (Bern: Huber 1973).
10. J. Breuer & S. Freud, »Über den psychischen Mechanismus hysterischer Phänomene«, in: Sigmund Freud, *Gesammelte Werke,* Bd. 1. (London: Imago Publishing 1952).
11. A. Young, *Harmony of Illusions*, a. a. O.
12. J. L. Herman, *Die Narben der Gewalt* (Paderborn: Junfermann 2003), S. 28.
13. A. Young, *Harmony of Illusions.* Siehe auch: J. M. Charcot, *Clinical Lectures on Certain Diseases of the Nervous System,* Bd. 3 (London: New Sydenham Society 1888).
14. http://en.wikipedia.org/wiki/File:Jean-Martin_Charcot_chronophotography.jpg
15. P. Janet, *L'Automatisme psychologique* (Paris: Felix Alcan 1889).
16. Onno van der Hart machte mich mit dem Werk von Janet bekannt und ist wahrscheinlich der beste heute lebende Kenner seiner Schriften. Ich hatte das Glück, mit Onno zusammen eine Zusammenfassung von Janets wichtigsten Ideen entwickeln zu können: B. A. van der Kolk & O. van der Hart, »Pierre Janet and the Breakdown of Adaptation in Psychological Trauma«, *American Journal of Psychiatry* 146 (1989): 1530–40; B. A. van der Kolk & O. van der Hart, »The Intrusive Past: The Flexibility of Memory and the Engraving of Trauma«, *Imago* 48 (1991): 425–54.
17. P. Janet, »L'amnésie et la dissociation des souvenirs par l'emotion« [Amnesie und die Dissoziation von Erinnerungen durch Emotionen], *Journal de Psychologie* 1 (1904): 417–53.
18. P. Janet, *Psychological Healing* (New York: Macmillan 1925), S. 60.
19. P. Janet, *L'Etat mental des hystériques*, 2. Ausg. (Paris: Felix Alcan 1911; Nachdruck Marseille, France: Lafitte Reprints 1983); P. Janet, *The Major Symptoms of Hysteria* (London & New York: Macmillan 1907; Nachdruck New York: Hafner 1965); P. Janet, *L'evolution de la memoire et de la notion du temps* (Paris: A. Chahine 1928).
20. J. L. Titchener, »Post-traumatic Decline: A Consequence of Unresolved Destructive Drives«, *Trauma and Its Wake* 2 (1986): 5–19.
21. J. Breuer & S. Freud, »Über den psychischen Mechanismus hysterischer Phänomene«, a. a. O.
22. S. Freud & J. Breuer, »Zur Ätiologie der Hysterie«, in: S. Freud, *Gesammelte Werke*, Bd. I. (London: Imago Publishing 1952).

23. S. Freud, »Drei Abhandlungen zur Sexualtheorie«, in: S. Freud, *Gesammelte Werke*, Bd. 1. (London: Imago Publishing 1952), S. 91: »Für das Wiederauftreten der sexuellen Tätigkeit sind innere Ursachen und äußere Anlässe maßgebend, … von den inneren Ursachen wird später die Rede sein; die zufälligen Anlässe gewinnen um diese Zeit *eine große und nachhaltige Bedeutung. Voran steht der Einfluss der Verführung, die das Kind vorzeitig als Sexualobjekt behandelt* [Hervorhebung Freuds] und es unter eindrucksvollen Umständen die Befriedigung von den Genitalzonen lehrt, welche sich onanistisch zu erneuern es dann meist gezwungen bleibt. Solche Beeinflussung kann von Erwachsenen oder anderen Kindern ausgehen; *ich kann nicht zugestehen, dass ich in meiner Abhandlung 1896 ›Über die Ätiologie der Hysterie‹ die Häufigkeit oder die Bedeutung desselben überschätzt habe*, wenngleich ich damals noch nicht wusste, dass normal gebliebene Individuen in ihren Kinderjahren die nämlichen Erlebnisse gehabt haben können, und darum die Verführung höher wertete als die in der sexuellen Konstitution und Entwicklung gegebenen Faktoren. Es ist selbstverständlich, dass es der Verführung nicht bedarf, um das Sexualleben des Kindes zu wecken, dass solche Erweckung auch spontan aus inneren Ursachen vor sich gehen kann.« – »Besonderes Interesse hat die Fantasie der Verführung, weil sie nur zu oft keine Fantasie, sondern reale Erinnerung ist.« (S. Freud, »Einführung in die Psychoanalyse«, XXII. Vorlesung, GW Bd. VI, S. 385.)
24. S. Freud, *Hemmung, Symptom und Angst* (1925), zitiert nach van der Kolk.
25. B. A. van der Kolk, *Psychological Trauma* (Washington, DC: American Psychiatric Press 1986).
26. B. A. van der Kolk, »The Compulsion to Repeat the Trauma«, *Psychiatric Clinics of North America* 12, Nr. 2 (1989): 389–411.

12. Die unerträgliche Schwere des Erinnerns

1. A. Young, *The Harmony of Illusions: Inventing Post-traumatic Stress Disorder* (Princeton, NJ: Princeton University Press 1997), S. 84.
2. F. W. Mott, »Special Discussion on Shell Shock Without Visible Signs of Injury«, *Proceedings of the Royal Society of Medicine* 9 (1916): i–xliv. Siehe auch: C. S. Myers, »A Contribution to the Study of Shell Shock«, *Lancet* 1 (1915): 316–20; T. W. Salmon, »The Care and Treatment of Mental Diseases and War Neuroses (›Shell Shock‹) in the British Army«, *Mental Hygiene* 1 (1917): 509–47; und: E. Jones & S. Wessely, *Shell Shock to PTSD: Military Psychiatry from 1900 to the Gulf* (Hove, UK: Psychology Press 2005).
3. J. Keegan, *Der Erste Weltkrieg* (Reinbek: Rowohlt 2001), S. 404 und 511.

4. A. D. Macleod, »Shell Shock, Gordon Holmes and the Great War«, *Journal of the Royal Society of Medicine* 97, Nr. 2 (2004): 86–89; M. Eckstein, *Rites of Spring: The Great War and the Birth of the Modern Age* (Boston: Houghton Mifflin 1989).
5. Lord Southborough, *Report of the War Office Committee of Enquiry into »Shell Shock«* (London: His Majesty's Stationery Office 1922).
6. Booker-Preisgewinnerin Pat Barker hat eine bewegende Trilogie über die Arbeit des Armeepsychiaters W. H. R. Rivers geschrieben: P. Barker, *Niemandsland* (München: Hanser 1997), *Das Auge in der Tür* (München: Hanser 1998), *Die Straße der Geister* (München: Hanser 2000). Weitere Darstellungen der Nachwirkungen des Ersten Weltkriegs sind enthalten in: A. Young, *Harmony of Illusions;* und: B. Shephard, *A War of Nerves, Soldiers and Psychiatrists 1914–1994* (London: Jonathan Cape 2000).
7. J. H. Bartlett, *The Bonus March and the New Deal* (1937); R. Daniels, *The Bonus March: An Episode of the Great Depression* (1971).
8. E. M. Remarque, *Im Westen nichts Neues* (Berlin: Ullstein 1928).
9. Ibd., S. 125.
10. Bericht siehe: http://motlc.wiesenthal.com/site/pp.asp?c=gvKVLcMVIuG&b=395007
11. C. S. Myers, *Shell Shock in France 1914–1918* (Cambridge UK: Cambridge University Press 1940).
12. A. Kardiner, *The Traumatic Neuroses of War* (New York: Hoeber 1941).
13. http://en.wikipedia.org/wiki/Let_There_Be_Light_(film)
14. G. Greer & J. Oxenbould, *Daddy, We Hardly Knew You* (London: Penguin 1990).
15. A. Kardiner & H. Spiegel, *War Stress and Neurotic Illness* (Oxford, England: Hoeber 1947).
16. D. J. Henderson, »Incest«, in: *Comprehensive Textbook of Psychiatry,* 2. Ausg., Hg. A. M. Freedman & H. I. Kaplan (Baltimore: Williams & Wilkins 1974), S. 1536.
17. W. Sargent & E. Slater, »Acute War Neuroses«, *The Lancet* 236, Nr. 6097 (1940): 1–2. Siehe auch: G. Debenham *et al.*, »Treatment of War Neurosis«, *The Lancet* 237, Nr. 6126 (1941): 107–9; und: W. Sargent & E. Slater, »Amnesic Syndromes in War«, *Proceedings of the Royal Society of Medicine* (Section of Psychiatry) 34, Nr. 12 (Oktober 1941): 757–64.
18. Alle wissenschaftlichen Untersuchungen über Erinnerungen an sexuellen Missbrauch in der Kindheit, ganz gleich, ob prospektiv oder retrospektiv, ob an einer klinischen Stichprobe oder einer Stichprobe der normalen Population

durchgeführt, kommen zu dem Ergebnis, dass ein gewisser Prozentsatz der Betroffenen den erlebten Missbrauch vergisst und sich später wieder erinnert. Siehe beispielsweise: B. A. van der Kolk & R. Fisler, »Dissociation and the Fragmentary Nature of Traumatic Memories: Overview and Exploratory Study«, *Journal of Traumatic Stress* 8 (1995): 505–25; J. W. Hopper & B. A. van der Kolk, »Retrieving, Assessing, and Classifying Traumatic Memories: A Preliminary Report on Three Case Studies of a New Standardized Method«, *Journal of Aggression, Maltreatment & Trauma* 4 (2001): 33–71; J. J. Freyd & A. P. DePrince, Hg., *Trauma and Cognitive Science* (Binghamton, NY: Haworth Press 2001), 33–71; A. P. DePrince & J. J. Freyd, »The Meeting of Trauma and Cognitive Science: Facing Challenges and Creating Opportunities at the Crossroads«, *Journal of Aggression, Maltreatment & Trauma* 4, Nr. 2 (2001): 1–8; D. Brown, A. W. Scheflin & D. Corydon Hammond, *Memory, Trauma Treatment and the Law* (New York: Norton 1997); K. Pope & L. Brown, *Recovered Memories of Abuse: Assessment, Therapy, Forensics* (Washington: American Psychological Association 1996); und: L. Terr, *Unchained Memories: True Stories of Traumatic Memories, Lost and Found* (New York: Basic Books 1994).

19. E. F. Loftus, S. Polonsky & M. T. Fullilove, »Memories of Childhood Sexual Abuse: Remembering and Repressing«, *Psychology of Women Quarterly* 18, Nr. 1 (1994): 67–84. L. M. Williams, »Recall of Childhood Trauma: A Prospective Study of Women's Memories of Child Sexual Abuse«, *Journal of Consulting and Clinical Psychology* 62, Nr. 6 (1994): 1167–76.
20. L. M. Williams, »Recall of Childhood Trauma«, a. a. O.
21. L. M. Williams, »Recovered Memories of Abuse in Women with Documented Child Sexual Victimization Histories«, *Journal of Traumatic Stress* 8, Nr. 4 (1995): 649–73.
22. Der berühmte Neurowissenschaftler Jaak Panksepp schreibt in seinem neuesten Buch: »Ausgiebige präklinische Arbeit mit Tiermodellen hat ergeben, dass Erinnerungen, die abgerufen werden, verändert in die Gedächtnisspeicher zurückkehren.« J. Panksepp & L. Biven, *The Archaeology of Mind: Neuroevolutionary Origins of Human Emotions*, Norton Series on Interpersonal Neurobiology (New York: Norton 2012).
23. E. F. Loftus, »The Reality of Repressed Memories«, *American Psychologist* 48, Nr. 5 (1993): 518–37. Siehe auch: E. F. Loftus & K. Ketcham, *The Myth of Repressed Memory: False Memories and Allegations of Sexual Abuse* (New York: Macmillan 1996).
24. J. F. Kihlstrom, »The Cognitive Unconscious«, *Science* 237, Nr. 4821 (1987): 1445–52.

25. E. F. Loftus, »Planting Misinformation in the Human Mind: A 30-Year Investigation of the Malleability of Memory«, *Learning & Memory* 12, Nr. 4 (2005): 361–66.
26. B. A. van der Kolk & R. Fisler, »Dissociation and the Fragmentary Nature of Traumatic Memories: Overview and Exploratory Study«, *Journal of Traumatic Stress* 8, Nr. 4 (1995): 505–25.
27. Wir werden dies in Kapitel 14 eingehender untersuchen.
28. L. L. Langer, *Holocaust Testimonies: The Ruins of Memory* (New Haven: Yale Univers. Press 1991).
29. Ibd., S. 5.
30. L. L. Langer, op. cit., S. 21.
31. L. L. Langer, op. cit., S. 34.
32. J. Osterman & B. A. van der Kolk, »Awareness during Anaesthesia and Posttraumatic Stress Disorder«, *General Hospital Psychiatry* 20 (1998): 274–81. Siehe auch: K. Kiviniemi, »Conscious Awareness and Memory During General Anesthesia«, *Journal of the American Association of Nurse Anesthetists* 62 (1994): 441–49; A. D. Macleod & E. Maycock, »Awareness During Anaesthesia and Post Traumatic Stress Disorder«, *Anaesthesia and Intensive Care* 20, Nr. 3 (1992): 378–82; F. Guerra, »Awareness and Recall: Neurological and Psychological Complications of Surgery and Anesthesia«, in: *International Anesthesiology Clinics, Bd. 24*. Hg. B. T. Hindman (Boston: Little Brown 1986), 75–99; J. Eldor & D. Z. N. Frankel, »Intra-anesthetic Awareness«, *Resuscitation* 21 (1991): 113–19; J. L. Breckenridge & A. R. Aitkenhead, »Awareness During Anaesthesia: A Review«, *Annals of the Royal College of Surgeons of England* 65, Nr. 2 (1983): 93.

13. Heilung vom Trauma: Sich Körper und Geist wieder zu eigen machen

1. *Selfleadership* ist ein Begriff, den Richard Schwartz im Rahmen der Therapie der inneren Familie benutzt, die in Kapitel 17 vorgestellt wird.
2. Die Ausnahmen sind die Ansätze von Pesso und Schwartz, die in den Kapiteln 17 und 18 beschrieben werden. Ich benutze sie selbst und habe persönlich davon profitiert, aber ich habe sie nicht wissenschaftlich erforscht – zumindest noch nicht.
3. A. F. Arnsten, »Enhanced: The Biology of Being Frazzled«, *Science* 280, Nr. 5370 (1998): 1711–12; A. Arnsten, »Stress Signaling Pathways That Impair Prefrontal Cortex Structure and Function«, *Nature Reviews Neuroscience* 10, Nr. 6 (2009): 410–22.
4. D. J. Siegel, *Der achtsame Therapeut* (München: Kösel 2012).

5. J. E. LeDoux, »Emotion Circuits in the Brain«, *Annual Review of Neuroscience* 23, Nr. 1 (2000): 155–84. Siehe auch: M. A. Morgan, L. M. Romanski & J. E. LeDoux, »Extinction of Emotional Learning: Contribution of Medial Prefrontal Cortex«, *Neuroscience Letters* 163, Nr. 1 (1993): 109–113; und: J. M. Moscarello & J. E. LeDoux, »Active Avoidance Learning Requires Prefrontal Suppression of Amygdala-Mediated Defensive Reactions«, *Journal of Neuroscience* 33, Nr. 9 (2013): 3815–23.
6. S. W. Porges, »Stress and Parasympathetic Control«, *Stress Science: Neuroendocrinology* 306 (2010). Siehe auch: S. W. Porges, »Reziproke Einflüsse zwischen Körper und Gehirn bezüglich der Wahrnehmung und des Ausdrucks von Affekt: Eine polyvagale Perspektive«, in: *Die Polyvagal-Theorie*, a. a. O., S. 283–305.
7. B. A. van der Kolk *et al.*, »Yoga as an Adjunctive Treatment for PTSD«, *Journal of Clinical Psychiatry* 75, Nr. 6 (Juni 2014): 559–65.
8. Sebern F. Fisher, *Neurofeedback in the Treatment of Developmental Trauma: Calming the Fear-Driven Brain* (New York: Norton & Company 2014).
9. R. P. Brown & P. L. Gerbarg, »Sudarshan Kriya Yogic Breathing in the Treatment of Stress, Anxiety, and Depression – Part II: Clinical Applications and Guidelines«, *Journal of Alternative & Complementary Medicine* 11, Nr. 4 (2005): 711–17. Siehe auch: C. L. Mandle *et al.*, »The Efficacy of Relaxation Response Interventions with Adult Patients: A Review of the Literature«, *Journal of Cardiovascular Nursing* 10 (1996): 4–26; und: M. Nakao *et al.*, »Anxiety Is a Good Indicator for Somatic Symptom Reduction Through Behavioral Medicine Intervention in a Mind/Body Medicine Clinic«, *Psychotherapy and Psychosomatics* 70 (2001): 50–57.
10. C. Hannaford, *Smart Moves: Why Learning Is Not All in Your Head* (Arlington, VA: Great Ocean Publishers 1995).
11. J. Kabat-Zinn, *Gesund durch Meditation* (München: O. W. Barth 1991). Siehe auch: D. Fosha, D. J. Siegel & M. Solomon, Hg., *The Healing Power of Emotion: Affective Neuroscience, Development & Clinical Practice*, Norton Series on Interpersonal Neurobiology (New York: Norton 2011); und: B. A. van der Kolk, »Posttraumatic Therapy in the Age of Neuroscience«, *Psychoanalytic Dialogues* 12, Nr. 3 (2002): 381–92.
12. Wir wir in Kapitel 5 gesehen haben, zeigen Gehirn-Scans von Menschen, die unter PTBS leiden, eine veränderte Aktivierung in Bereichen, die dem für das autobiografische Gedächtnis und für ein kontinuierliches Selbstempfinden zuständigen Netzwerk angehören.

13. P. A. Levine, *Sprache ohne Worte: Wie unser Körper Trauma verarbeitet und uns in die innere Balance zurückführt* (München: Kösel 2011).
14. P. Ogden, *Trauma und Körper* (Paderborn: Junfermann 2010). Siehe auch: A. Y. Shalev, »Measuring Outcome in Posttraumatic Stress Disorder«, *Journal of Clinical Psychiatry* 61, Supp. 5 (2000): 33–42.
15. J. Kabat-Zinn, *Gesund durch Meditation*. S. ix.
16. S. G. Hofmann *et al.*, »The Effect of Mindfulness-Based Therapy on Anxiety and Depression: A Meta-Analytic Review«, *Journal of Consulting and Clinical Psychology* 78, Nr. 2 (2010): 169–83; J. D. Teasdale *et al.*, »Prevention of Relapse/Recurrence in Major Depression by Mindfulness-Based Cognitive Therapy«, *Journal of Consulting and Clinical Psychology* 68 (2000): 615–23. Siehe auch: Britta K. Hölzel *et al.*, »How Does Mindfulness Meditation Work? Proposing Mechanisms of Action from a Conceptual and Neural Perspective«, *Perspectives on Psychological Science* 6, Nr. 6 (2011): 537–59; und: P. Grossman *et al.*, »Mindfulness-Based Stress Reduction and Health Benefits: A Meta-Analysis«, *Journal of Psychosomatic Research* 57, Nr. 1 (2004): 35–43.
17. Welche Gehirnschaltkreise bei der Achtsamkeitsmeditation angesprochen werden, ist wohlbekannt, ebenso wie die Tatsache, dass sie die Regulation der Aufmerksamkeit verbessern und sich positiv auf die beeinträchtigende Wirkung emotionaler Reaktionen auf Aktivitäten, die Aufmerksamkeit erfordern, auswirken. Siehe: L. E. Carlson *et al.*, »One Year Pre-Post Intervention Follow-up of Psychological, Immune, Endocrine and Blood Pressure Outcomes of Mindfulness-Based Stress Reduction (MBSR) in Breast and Prostate Cancer Outpatients«, *Brain, Behavior, and Immunity* 21, Nr. 8 (2007): 1038–49; und: R. J. Davidson *et al.*, »Alterations in Brain and Immune Function Produced by Mindfulness Meditation«, *Psychosomatic Medicine* 65, Nr. 4 (2003): 564–70.
18. Britta Hölzel und ihre Kollegen haben ausgiebige Untersuchungen über die Wirkung von Meditation auf die Gehirnfunktion durchgeführt und gezeigt, dass Meditation den dorsomedialen PFK, den ventrolateralen PFK und das rostrale anteriore Cingulum (ACC) anspricht. Siehe B. K. Hölzel *et al.*, »Stress Reduction Correlates with Structural Changes in the Amygdala«, *Social Cognitive and Affective Neuroscience* 5 (2010): 11–17; B. K. Hölzel *et al.*, »Mindfulness Practice Leads to Increases in Regional Brain Gray Matter Density«, *Psychiatry Research* 191, Nr. 1 (2011): 36–43; B. K. Hölzel *et al.*, »Investigation of Mindfulness Meditation Practitioners with Voxel-Based Morphometry«, *Social Cognitive and Affective Neuroscience* 3, Nr. 1 (2008): 55–61; und: B. K. Hölzel *et al.*, »Differential Engagement of Anterior Cingulate and Adjacent Medial Frontal Cortex

in Adept Meditators and Non-meditators«, *Neuroscience Letters* 421, Nr. 1 (2007): 16–21.

19. Die für das Körpergewahrsein wichtigste Gehirnstruktur ist die anteriore Insel. Siehe: A. D. Craig, »Interoception: The Sense of the Physiological Condition of the Body«, *Current Opinion on Neurobiology* 13 (2003): 500–505; Critchley, Wiens, Rotshtein, Ohman & Dolan 2004; N. A. S Farb, Z. V. Segal, H. Mayberg, J. Bean, D. McKeon, Z. Fatima *et al.*, »Attending to the Present: Mindfulness Meditation Reveals Distinct Neural Modes of Self-Reference«, *Social Cognitive and Affective Neuroscience* 2 (2007): 313–22.; J. A. Grant, J. Courtemanche, E. G. Duerden, G. H. Duncan & P. Rainville, »Cortical Thickness and Pain Sensitivity in Zen Meditators«, *Emotion* 10, Nr. 1 (2010): 43–53.
20. S. J. Banks *et al.*, »Amygdala-Frontal Connectivity During Emotion-Regulation«, *Social Cognitive and Affective Neuroscience* 2, Nr. 4 (2007): 303–12. Siehe auch: M. R. Milad *et al.*, »Thickness of Ventromedial Prefrontal Cortex in Humans Is Correlated with Extinction Memory«, *Proceedings of the National Academy of Sciences of the United States of America* 102, Nr. 30 (2005): 10706–11; und: S. L. Rauch, L. M. Shin & E. A. Phelps, »Neurocircuitry Models of Posttraumatic Stress Disorder and Extinction: Human Neuroimaging Research – Past, Present, and Future«, *Biological Psychiatry* 60, Nr. 4 (2006): 376–82.
21. A. Freud & D. T. Burlingham, *Heimatlose Kinder* (Frankfurt a. M.: Fischer 1971).
22. Menschen reagieren auf überwältigende Erlebnisse auf drei verschiedene Arten: mit Dissoziation (Wegdriften oder Abschalten), Depersonalisation (sie entwickeln das Gefühl, das Geschehen betreffe sie nicht) und Derealisation (sie entwickeln das Gefühl, das Geschehen sei nicht real).
23. Meine Kollegen im *Justice Resource Institute* haben ein Programm für die stationäre Behandlung von Jugendlichen entwickelt, das im *Van der Kolk Center* in der *Glenhaven Academy* angewandt wird. Im Rahmen dieses Programms werden viele der in diesem Buch vorgestellten traumaorientierten Behandlungen genutzt, darunter Yoga, Sensorische Integration, Neurofeedback and Theaterarbeit. Siehe www.jri.org/vanderkolk/about. Den theoretischen Überbau zu diesem Behandlungsmodell, der die Aspekte Bindung *(attachment)*, Selbstregulation *(self-regulation)* und Kompetenz *(competency)* (ARC) umfasst, wurde von meinen Kolleginnen Margaret Blaustein und Kristine Kinniburgh entwickelt: Margaret E. Blaustein & Kristine M. Kinniburgh, *Treating Traumatic Stress in Children and Adolescents: How to Foster Resilience Through Attachment, Self-Regulation, and Competency* (New York: Guilford Press 2012).

24. C. K. Chandler, *Animal Assisted Therapy in Counseling* (New York: Routledge 2011). Siehe auch: A. J. Cleveland, »Therapy Dogs and the Dissociative Patient: Preliminary Observations«, *Dissociation* 8, Nr. 4 (1995): 247–52; und: A. Fine, *Handbook on Animal Assisted Therapy: Theoretical Foundations and Guidelines for Practice* (San Diego: Academic Press 2010).
25. E. Warner *et al.*, »Can the Body Change the Score? Application of Sensory Modulation Principles in the Treatment of Traumatized Adolescents in Residential Settings«, *Journal of Family Violence* 28, Nr. 7 (2013): 729–38. Siehe auch: A. J. Ayres, *Sensory Integration and Learning Disorders* (Los Angeles: Western Psychological Services 1972); H. Hodgdon *et al.*, »Development and Implementation of Trauma-Informed Programming in Residential Schools Using the ARC Framework«, *Journal of Family Violence* 27, Nr. 8 (2013); J. LeBel *et al.*, »Integrating Sensory and Trauma-Informed Interventions: A Massachusetts State Initiative, Part 1«, *Mental Health Special Interest Section Quarterly* 33, Nr. 1 (2010): 1–4.
26. Dies scheint im Gehirn das vestibulo-zerebellare System zu aktivieren, das für die Selbstregulation wichtig ist und durch frühe Vernachlässigung geschädigt werden kann.
27. Aaron R. Lyon & Karen S. Budd, »A Community Mental Health Implementation of Parent-Child Interaction Therapy (PCIT)«, *Journal of Child and Family Studies* 19, Nr. 5 (2010): 654–68. Siehe auch: Anthony J. Urquiza & Cheryl Bodiford McNeil, »Parent-Child Interaction Therapy: An Intensive Dyadic Intervention for Physically Abusive Families«, *Child Maltreatment* 1, Nr. 2 (1996): 134–44; J. Borrego Jr. *et al.* »Research Publications«, *Child and Family Behavior Therapy* 20: 27–54.
28. B. A. van der Kolk *et al.*, »Fluoxetine in Post-traumatic Stress«, *Journal of Clinical Psychiatry* (1994): 517–22.
29. P. Ogden, K. Minton & C. Pain, *Trauma und Körper* (a. a. O.); P. Ogden & J. Fisher, *Sensorimotor Psychotherapy: Interventions for Trauma and Attachment* (New York: Norton 2014).
30. P. Levine, *Sprache ohne Worte* (a. a. O.); ders., *Trauma-Heilung – Das Erwachen des Tigers* (Essen: Synthesis 1998).
31. Mehr über Impact/Model-Mugging unter: http://modelmugging.org
32. S. Freud, *Erinnern, Wiederholen und Durcharbeiten*, GW X, S. 131.
33. E. Santini, R. U. Muller & G. J. Quirk, »Consolidation of Extinction Learning Involves Transfer from NMDA-Independent to NMDA-Dependent Memory«, *Journal of Neuroscience* 21 (2001): 9009–17.
34. E. B. Foa & M. J. Kozak, »Emotional Processing of Fear: Exposure to Corrective Information«, *Psychological Bulletin* 99, Nr. 1 (1986): 20–35.

35. C. R. Brewin, »Implications for Psychological Intervention«, in: *Neuropsychology of PTSD: Biological, Cognitive, and Clinical Perspectives*, Hg. J. J. Vasterling & C. R. Brewin (New York: Guilford 2005), S. 272.
36. T. M. Keane, »The Role of Exposure Therapy in the Psychological Treatment of PTSD«, *National Center for PTSD Clinical Quarterly* 5, Nr. 4 (1995): 1–6.
37. E. B. Foa & R. J. McNally, »Mechanisms of Change in Exposure Therapy«, in: *Current Controversies in the Anxiety Disorders*, Hg. R. M. Rapee (New York: Guilford 1996), 329–43.
38. J. D. Ford & P. Kidd, »Early Childhood Trauma and Disorders of Extreme Stress as Predictors of Treatment Outcome with Chronic PTSD«, *Journal of Traumatic Stress* 18 (1998): 743–61. Siehe auch: A. McDonagh-Coyle *et al.*, »Randomized Trial of Cognitive-Behavioral Therapy for Chronic Posttraumatic Stress Disorder in Adult Female Survivors of Childhood Sexual Abuse«, *Journal of Consulting and Clinical Psychology* 73, Nr. 3 (2005): 515–24; Institute of Medicine of the National Academies, *Treatment of Posttraumatic Stress Disorder: An Assessment of the Evidence* (Washington: National Academies Press 2008); und: R. Bradley *et al.*, »A Multidimensional Meta-Analysis of Psychotherapy for PTSD«, *American Journal of Psychiatry* 162, Nr. 2 (2005): 214–27.
39. J. Bisson *et al.*, »Psychological Treatments for Chronic Posttraumatic Stress Disorder: Systematic Review and Meta-Analysis«, *British Journal of Psychiatry* 190 (2007): 97–104. Siehe auch: L. H. Jaycox, E. B. Foa & A. R. Morrall, »Influence of Emotional Engagement and Habituation on Exposure Therapy for PTSD«, *Journal of Consulting and Clinical Psychology* 66 (1998): 185–92.
40. »Therapieabbrecher: bei der prolongierten Exposition (n = 53 [38%]), bei der gegenwartszentrierten Therapie (n = 30 [21%]) (P = .002). Auch bei der Kontrollgruppe gab es eine hohe Zahl von Unglücksfällen: 2 nicht suizidale Todesfälle, 9 Einlieferungen in die Psychiatrie zur stationären Behandlung and 3 Suizidversuche.« P. P. Schnurr *et al.*, »Cognitive Behavioral Therapy for Posttraumatic Stress Disorder in Women«, *JAMA* 297, Nr. 8 (2007): 820–30.
41. R. Bradley *et al.*, »A Multidimensional Meta-Analysis of Psychotherapy for PTSD«, *American Journal of Psychiatry* 162, Nr. 2 (2005): 214–27.
42. J. H. Jaycox & E. B. Foa, »Obstacles in Implementing Exposure Therapy for PTSD: Case Discussions and Practical Solutions«, *Clinical Psychology and Psychotherapy* 3, Nr. 3 (1996): 176–84. Siehe auch: E. B. Foa, D. Hearst-Ikeda & K. J. Perry, »Evaluation of a Brief Cognitive-Behavioral Program for the Prevention of Chronic PTSD in Recent Assault Victims«, *Journal of Consulting and Clinical Psychology* 63 (1995): 948–55.

43. Alexander McFarlane, persönliche Mitteilung.
44. R. K. Pitman *et al.*, »Psychiatric Complications During Flooding Therapy for Posttraumatic Stress Disorder«, *Journal of Clinical Psychiatry* 52, Nr. 1 (Januar 1991): 17–20.
45. Jean Decety, Kalina J. Michalska & Katherine D. Kinzler, »The Contribution of Emotion and Cognition to Moral Sensitivity: A Neurodevelopmental Study«, Cerebral Cortex 22, Nr. 1 (2012): 209–20; Jean Decety & C. Daniel Batson, »Neuroscience Approaches to Interpersonal Sensitivity«, 2, Nr. 3–4 (2007).
46. K. H. Seal *et al.*, »VA Mental Health Services Utilization in Iraq and Afghanistan Veterans in the First Year of Receiving New Mental Health Diagnoses«, *Journal of Traumatic Stress* 23 (2010): 5–16.
47. L. Jerome, »(+/–)-3,4-methylenedioxymethamphetamine (MDMA, ›Ecstasy‹) Investigator's Brochure«, Dezember 2007, erhältlich unter www.maps.org/research/mdma/protocol/ib_mdma_new08.pdf (abgerufen am 16. August 2012).
48. John H. Krystal *et al.*, »Chronic 3,4-methylenedioxymethamphetamine (MDMA) use: effects on mood and neuropsychological function«, *The American Journal of Drug and Alcohol Abuse* 18.3 (1992): 331–341.
49. Mithoefer, Michael C. *et al.*, »The safety and efficacy of ± 3,4-methylenedioxymethamphetamine-assisted psychotherapy in subjects with chronic, treatment-resistant posttraumatic stress disorder: the first randomized controlled pilot study«, *Journal of Psychopharmacology* 25.4 (2011): 439–452; M. C. Mithoefer *et al.*, »Durability of Improvement in Post-traumatic Stress Disorder Symptoms and Absence of Harmful Effects or Drug Dependency after 3,4-Methylenedioxymethamphetamine-Assisted Psychotherapy: A Prospective Long-Term Follow-up Study«, *Journal of Psychopharmacology* 27, Nr. 1 (2013): 28–39.
50. J. D. Bremner, »Neurobiology of Post-traumatic Stress Disorder«, in: *Posttraumatic Stress Disorder: A Critical Review*, Hg. R. S. Rynoos (Lutherville, MD: Sidran Press 1994), 43–64.
51. www.nextgov.com/health/2011/01/militarys-drug-policy-threatens-troops-health-doctors-say/48321
52. J. R. T. Davidson, »Drug Therapy of Post-traumatic Stress Disorder«, *British Journal of Psychiatry* 160 (1992): 309–314. Siehe auch: R. Famularo, R. Kinscherff & T. Fenton, »Propranolol Treatment for Childhood Posttraumatic Stress Disorder Acute Type«, *American Journal of Disorders of Childhood* 142 (1988): 1244–47; F. A. Fesler, »Valproate in Combat-Related Posttraumatic Stress Disorder«, *Journal of Clinical Psychiatry* 52 (1991): 361–64; B. H. Herman *et al.*, »Naltrexone Decreases Self-Injurious Behavior«, *Annals of Neurology* 22 (1987):

530–34; und: B. A. van der Kolk *et al.*, »Fluoxetine in Posttraumatic Stress Disorder«.

53. B. van der Kolk *et al.*, »A Randomized Clinical Trial of EMDR, Fluoxetine and Pill Placebo in the Treatment of PTSD: Treatment Effects and Long-Term Maintenance«, *Journal of Clinical Psychiatry* 68 (2007): 37–46.
54. R. A. Bryant *et al.*, »Treating Acute Stress Disorder: An Evaluation of Cognitive Behavior Therapy and Supportive Counseling Techniques«, *American Journal of Psychiatry* 156, Nr. 11 (November 1999): 1780–86; N. P. Roberts *et al.*, »Early Psychological Interventions to Treat Acute Traumatic Stress Symptoms«, *Cochran Database of Systematic Reviews* 3 (March 2010).
55. Dies schließt den Alpha1-Rezeptorenantagonisten Prazosin, den Alpha2-Rezeptorenantagonisten Clonidin und den Beta-Rezeptorenantagonisten Propranolol ein. Siehe: M. J. Friedman & J. R. Davidson, »Pharmacotherapy for PTSD«, in: *Handbook of PTSD: Science and Practice*, Hg. M. J. Friedman, T. M. Keane & P. A. Resick (New York: Guilford Press 2007), S. 376.
56. M. A. Raskind *et al.*, »A Parallel Group Placebo Controlled Study of Prazosin for Trauma Nightmares and Sleep Disturbance in Combat Veterans with Posttraumatic Stress Disorder«, *Biological Psychiatry* 61, Nr. 8 (2007): 928–34; F. B. Taylor *et al.*, »Prazosin Effects on Objective Sleep Measures and Clinical Symptoms in Civilian Trauma Posttraumatic Stress Disorder: A Placebo-Controlled Study«, *Biological Psychiatry* 63, Nr. 6 (2008): 629–32.
57. Lithium, Lamotrigin, Carbamazepine, Depakote, Gabapentin, und Topiramat können helfen, traumabasierte Aggression und Reizbarkeit unter Kontrolle zu bringen. Valproat hat sich mehreren Fallberichten zufolge als bei PTBS wirksam erwiesen, unter anderem bei Kriegsveteranen mit chronischer PTBS: Friedman & Davidson, »Pharmacotherapy for PTSD«; F. A. Fesler, »Valproate in Combat-Related Posttraumatic Stress Disorder«, *Journal of Clinical Psychiatry* 52, Nr. 9 (1991): 361–64. In der folgenden Studie wurde eine Reduzierung der PTBS-Symptome um 37,4 Prozent festgestellt: S. Akuchekian & S. Amanat, »The Comparison of Topiramate and Placebo in the Treatment of Posttraumatic Stress Disorder: A Randomized, Double-Blind Study«, *Journal of Research in Medical Sciences* 9, Nr. 5 (2004): 240–44.
58. G. Bartzokis *et al.*, »Adjunctive Risperidone in the Treatment of Chronic Combat-Related Posttraumatic Stress Disorder«, *Biological Psychiatry* 57, Nr. 5 (2005): 474–79. Siehe auch: D. B. Reich *et al.*, »A Preliminary Study of Risperidone in the Treatment of Posttraumatic Stress Disorder Related to Childhood Abuse in Women«, *Journal of Clinical Psychiatry* 65, Nr. 12 (2004): 1601–1606.

59. Weiterhin bietet sich die Anwendung der folgenden Behandlungsmaßnahmen an, die bei Traumatisierten gewöhnlich den Schlaf verbessern, so das Antidepressivum Trazodon, binaurale Beats, Licht-/Ton-Maschinen wie *Proteus* (www.brainmachines.com), HRV-Monitore wie *Heartmath* (www.heartmath.com) und *iRest*, eine wirksame yogabasierte Intervention (www.irest.us).
60. D. Wilson, »Child's Ordeal Shows Risks of Psychosis Drugs for Young«, *New York Times*, 1. September 2010, abrufbar unter: www.nytimes.com/2010/09/02/business/02kids.html?pagewanted=all&_r=0
61. M. Olfson *et al.*, »National Trends in the Office-Based Treatment of Children, Adolescents, and Adults with Antipsychotics«, *Archives of General Psychiatry* 69, Nr. 12 (2012): 1247–56.
62. E. Harris *et al.*, »Perspectives on Systems of Care: Concurrent Mental Health Therapy Among Medicaid-Enrolled Youths Starting Antipsychotic Medications«, *FOCUS* 10, Nr. 3 (2012): 401–407.
63. B. A. van der Kolk, »Der Körper vergisst nicht – Ansätze einer Psychophysiologie der posttraumatischen Belastungsstörung«, in: B. A. van der Kolk *et al.*, *Traumatic Stress* (Paderborn: Junfermann 2000).
64. B. Brewin, »Mental Illness is the Leading Cause of Hospitalization for Active-Duty Troops«, Nextgov.com, 17. Mai 2012, siehe unter: www.nextgov.com/health/2012/05/mental-illness-leading-cause-hospitalization-active-duty-troops/55797
65. Mental health drug expenditures, Department of Veterans affairs: www.veterans.senate.gov/imo/media/doc/For%20the%20Record%20-%20CCHR%204.30.14.pdf

14. Sprache: Wunder und Tyrannei

1. Dr. Spencer Eth an Bessel A. van der Kolk, März 2002.
2. J. Breuer & S. Freud, »Über den psychischen Mechanismus hysterischer Phänomene«, in: *Studien über Hysterie*, GW I., S. 85.
3. T. E. Lawrence, *Die sieben Säulen der Weisheit* (Berlin: Ullstein 1936/dtv), S. 8.
4. E. B. Foa *et al.*, »The Posttraumatic Cognitions Inventory (PTCI): Development and Validation«, *Psychological Assessment* 11, Nr. 3 (1999): 303–314.
5. K. Marlantes, *Was es heißt, in den Krieg zu ziehen* (Zürich: Arche 2013), S. 53 und 97.
6. Ibd., zitiert nach van der Kolk.
7. Ibd., S. 53 f.

8. H. Keller, *The World I Live in*, Hg. R. Shattuck (New York: NYRB Classics 2004). Siehe auch: R. Shattuck, »A World of Words«, *New York Review of Books*, 26. Februar 2004.
9. H. Keller, *The Story of my Life*, Hg. R. Shattuck & D. Herrmann (New York: Norton 2003).
10. W. M. Kelley *et al.*, »Finding the Self? An Event-Related fMRI Study«, *Journal of Cognitive Neuroscience* 14, Nr. 5 (2002): 785–94. Siehe auch: N. A. Farb *et al.*, »Attending to the Present: Mindfulness Meditation Reveals Distinct Neural Modes of Self-Reference«, *Social Cognitive and Affective Neuroscience* 2, Nr. 4 (2007): 313–22; P. M. Niedenthal, »Embodying Emotion«, *Science* 316, Nr. 5827 (2007): 1002–1005; und: J. M. Allman, »The Anterior Cingulate Cortex«, *Annals of the New York Academy of Sciences* 935, Nr. 1 (2001): 107–117.
11. J. Kagan, Dialog mit dem Dalai Lama, Massachusetts Institute of Technology 2006, siehe unter: www.mindandlife.org/about/history
12. A. Goldman & F. de Vignemont, »Is Social Cognition Embodied?« *Trends in Cognitive Sciences* 13, Nr. 4 (2009): 154–59. Siehe auch: A. D. Craig, »How Do You Feel – Now? The Anterior Insula and Human Awareness«, *Nature Reviews Neuroscience* 10 (2009): 59–70; H. D. Critchley, »Neural Mechanisms of Autonomic, Affective, and Cognitive Integration«, *Journal of Comparative Neurology* 493, Nr. 1 (2005): 154–66; T. D. Wager *et al.*, »Prefrontal-Subcortical Pathways Mediating Successful Emotion Regulation«, *Neuron* 59, Nr. 6 (2008): 1037–50; K. N. Ochsner *et al.*, »Rethinking Feelings: An fMRI Study of the Cognitive Regulation of Emotion«, *Journal of Cognitive Neuroscience* 14, Nr. 8 (2002): 1215–29; A. D'Argembeau *et al.*, »Self-Reflection Across Time: Cortical Midline Structures Differentiate Between Present and Past Selves«, *Social Cognitive and Affective Neuroscience* 3, Nr. 3 (2008): 244–52; Y. Ma *et al.*, »Sociocultural Patterning of Neural Activity During Self-Reflection«, *Social Cognitive and Affective Neuroscience* 9, Nr. 1 (2014): 73–80; R. N. Spreng, R. A. Mar & A. S. Kim, »The Common Neural Basis of Autobiographical Memory, Prospection, Navigation, Theory of Mind, and the Default Mode: A Quantitative Meta-Analysis«, *Journal of Cognitive Neuroscience* 21, Nr. 3 (2009): 489–510; H. D. Critchley, »The Human Cortex Responds to an Interoceptive Challenge«, *Proceedings of the National Academy of Sciences of the United States of America* 101, Nr. 17 (2004): 6333–34; und: C. Lamm, C. D. Batson & J. Decety, »The Neural Substrate of Human Empathy: Effects of Perspective-Taking and Cognitive Appraisal«, *Journal of Cognitive Neuroscience* 19, Nr. 1 (2007): 42–58.
13. J. W. Pennebaker, *Sag, was dich bedrückt: die befreiende Kraft des Redens* (Düsseldorf: Econ TB 1991), zitiert nach van der Kolk.

14. Ibd., zitiert nach van der Kolk.
15. Ibd., S. 5 f.
16. Ibd., S. 72 f.
17. J. W. Pennebaker, J. K. Kiecolt-Glaser & R. Glaser, »Disclosure of Traumas and Immune Function: Health Implications for Psychotherapy«, *Journal of Consulting and Clinical Psychology* 56, Nr. 2 (1988): 239–45.
18. D. A. Harris, »Dance/Movement Therapy Approaches to Fostering Resilience and Recovery Among African Adolescent Torture Survivors«, *Torture* 17, Nr. 2 (2007): 134–55; M. Bensimon, D. Amir & Y. Wolf, »Drumming Through Trauma: Music Therapy with Post-traumatic Soldiers«, *Arts in Psychotherapy* 35, Nr. 1 (2008): 34–48; M. Weltman, »Movement Therapy with Children Who Have Been Sexually Abused«, *American Journal of Dance Therapy* 9, Nr. 1 (1986): 47–66; H. Englund, »Death, Trauma and Ritual: Mozambican Refugees in Malawi«, *Social Science & Medicine* 46, Nr. 9 (1998): 1165–74; H. Tefferi, »Building on Traditional Strengths: The Unaccompanied Refugee Children from South Sudan« (1996); D. Tolfree, *Restoring Playfulness: Different Approaches to Assisting Children Who Are Psychologically Affected by War or Displacement* (Stockholm: Radda Barnen 1996), 158–73; N. Boothby, »Mobilizing Communities to Meet the Psychosocial Needs of Children in War and Refugee Crises«, in: *Minefields in Their Hearts: The Mental Health of Children in War and Communal Violence*, Hg. R. Apfel & B. Simon (New Haven, Yale University Press 1996), 149–64; S. Sandel, S. Chaiklin & A. Lohn, *Foundations of Dance/Movement Therapy: The Life and Work of Marian Chace* (Columbia, MD: American Dance Therapy Association 1993); K. Callaghan, »Movement Psychotherapy with Adult Survivors of Political Torture and Organized Violence«, *Arts in Psychotherapy* 20, Nr. 5 (1993): 411–21; A. E. L. Gray, »The Body Remembers: Dance Movement Therapy with an Adult Survivor of Torture«, *American Journal of Dance Therapy* 23, Nr. 1 (2001): 29–43.
19. A. M. Krantz & J. W. Pennebaker, »Expressive Dance, Writing, Trauma, and Health: When Words Have a Body«, *Whole Person Healthcare* 3 (2007): 201–29.
20. P. Fussell, *The Great War and Modern Memory* (London: Oxford University Press 1975).
21. Diese Resultate wurden in folgenden Studien repliziert: J. D. Bremner, »Does Stress Damage the Brain?«, *Biological Psychiatry* 45, Nr. 7 (1999): 797–805; I. Liberzon *et al.*, »Brain Activation in PTSD in Response to Trauma-Related Stimuli«, *Biological Psychiatry* 45, Nr. 7 (1999): 817–26; L. M. Shin *et al.*, »Visual Imagery and Perception in Posttraumatic Stress Disorder: A Positron Emission Tomographic Investigation«, *Archives of General Psychiatry* 54, Nr. 3 (1997):

233–41; L. M. Shin *et al.*, »Regional Cerebral Blood Flow During Script-Driven Imagery in Childhood Sexual Abuse-Related PTSD: A PET Investigation«, *American Journal of Psychiatry* 156, Nr. 4 (1999): 575–84.

22. Ich bin mir nicht sicher, ob dieser Ausdruck von mir oder von Peter Levine stammt. In einem Video, das ich besitze, schreibt Peter ihn mir zu; aber das meiste von dem, was ich über *Pendulation* gelernt habe, geht definitiv auf ihn zurück.

23. Einige wenige Studien stützen die Auffassung, dass Exposition in Verbindung mit der Stimulation von Akupunkturpunkten bessere Resultate liefert als Expositionsstrategien in Verbindung mit konventionellen Entspannungstechniken (www.vetcases.com). D. Church *et al.*, »Single-Session Reduction of the Intensity of Traumatic Memories in Abused Adolescents After EFT: A Randomized Controlled Pilot Study«, *Traumatology* 18, Nr. 3 (2012): 73–79; und: D. Feinstein & D. Church, »Modulating Gene Expression Through Psychotherapy: The Contribution of Noninvasive Somatic Interventions«, *Review of General Psychology* 14, Nr. 4 (2010): 283–95.

24. T. Gil *et al.*, »Cognitive Functioning in Post-traumatic Stress Disorder«, *Journal of Traumatic Stress* 3, Nr. 1 (1990): 29–45; J. J. Vasterling *et al.*, »Attention, Learning, and Memory Performances and Intellectual Resources in Vietnam Veterans: PTSD and No Disorder Comparisons«, *Neuropsychology* 16, Nr. 1 (2002): 5.

25. In einer Neuroimaging-Studie deaktivierten PTBS-Kranke in Reaktion auf neutrale Worte das Sprachzentrum ihres Gehirns. Die verringerte Aktivität des Broca-Areals, die wir bei PTBS-Patienten festgestellt hatten (siehe Kapitel 3), trat demnach nicht nur in Reaktion auf traumatische Erinnerungen auf, sondern man konnte sie auch beobachten, wenn die Betreffenden aufgefordert wurden, ihre Aufmerksamkeit auf neutrale Wörter zu richten. Demnach haben Traumatisierte generell größere Schwierigkeiten, verbal auszudrücken, was sie bezüglich alltäglicher Ereignisse fühlen und denken. Bei der PTBS-Gruppe wurde außerdem eine verringerte Aktivierung des medialen Präfrontalkortex (mPFK) festgestellt, jenes Bereichs des Frontallappens, der das Selbstgewahrsein vermittelt und die Aktivierung der Amygdala, des »Rauchmelders«, verringert. Dies erschwerte den Betroffenen, jene Furchtreaktion zu unterdrücken, die ihr Gehirn für die Erledigung einer simplen sprachlichen Aufgabe aktivierte, und erschwerte es ihnen außerdem, aufmerksam zu sein und das Alltagsleben zu bewältigen. Siehe: Moores, K. A., Clark, C. R., McFarlane, A. C., Brown, G. C., Puce, A., & Taylor, D. J. (2008), »Abnormal recruitment of working memory updating networks during maintenance of trauma-neutral infor-

mation in post-traumatic stress disorder«, *Psychiatry Research: Neuroimaging*, 163(2), 156–170.

26. J. Breuer & S. Freud, »Über den psychischen Mechanismus hysterischer Phänomene«, in: GW I, a. a. O., S. 85.

27. D. L. Schacter, *Wir sind Erinnerung* (Reinbek: Rowohlt 1999).

15. Sich von der Vergangenheit lösen: EMDR

1. F. Shapiro, *EMDR in Aktion: Die Behandlung traumatisierter Menschen* (Paderborn: Junfermann 1998).

2. B. A. van der Kolk *et al.*, »A Randomized Clinical Trial of Eye Movement Desensitization and Reprocessing (EMDR), Fluoxetine, and Pill Placebo in the Treatment of Posttraumatic Stress Disorder: Treatment Effects and Long-Term Maintenance«, *Journal of Clinical Psychiatry* 68, Nr. 1 (2007): 37–46.

3. J. G. Carlson *et al.*, »Eye Movement Desensitization and Reprocessing (EMDR) Treatment for Combat-Related Posttraumatic Stress Disorder«, *Journal of Traumatic Stress* 11, Nr. 1 (1998): 3–24.

4. J. D. Payne *et al.*, »Sleep Increases False Recall of Semantically Related Words in the Deese-Roediger-McDermott Memory Task«, *Sleep* 29 (2006): A373.

5. B. A. van der Kolk & C. P. Ducey, »The Psychological Processing of Traumatic Experience: Rorschach Patterns in PTSD«, *Journal of Traumatic Stress* 2, Nr. 3 (1989): 259–74.

6. M. Jouvet, *The Paradox of Sleep: The Story of Dreaming*, Übers. Laurence Garey (Cambridge, MA: MIT Press 1999).

7. R. Greenwald, »Eye Movement Desensitization and Reprocessing (EMDR): A New Kind of Dreamwork?«, *Dreaming* 5, Nr. 1 (1995): 51–55.

8. R. Cartwright *et al.*, »REM Sleep Reduction, Mood Regulation and Remission in Untreated Depression«, *Psychiatry Research* 121, Nr. 2 (2003): 159–67. Siehe auch: R. Cartwright *et al.*, »Role of REM Sleep and Dream Affect in Overnight Mood Regulation: A Study of Normal Volunteers«, *Psychiatry Research* 81, Nr. 1 (1998): 1–8.

9. R. Greenberg, C. A. Pearlman & D. Gampel, »War Neuroses and the Adaptive Function of REM Sleep«, *British Journal of Medical Psychology* 45, Nr. 1 (1972): 27–33. Ramon Greenberg und Chester Pearlman fanden wie unser eigenes Laboratorium heraus, dass traumatisierte Veteranen sich aufwecken, sobald sie in eine REM-Schlafphase eintreten. Die Gewohnheit vieler Traumatisierter, Alkohol zu konsumieren, um besser schlafen zu können, verhindert, dass sie von Traumaktivität optimal profitieren (nämlich von der Integration und Trans-

formation von Erinnerungen, zu der es dadurch kommt), wodurch sie selbst etwas zur vollständigen Auflösung ihrer PTBS beitragen könnten.

10. B. van der Kolk *et al.*, »Nightmares and Trauma: A Comparison of Nightmares After Combat with Lifelong Nightmares in Veterans«, *American Journal of Psychiatry* 141, Nr. 2 (1984): 187–90.
11. N. Breslau *et al.*, »Sleep Disturbance and Psychiatric Disorders: A Longitudinal Epidemiological Study of Young Adults«, *Biological Psychiatry* 39, Nr. 6 (1996): 411–18.
12. R. Stickgold *et al.*, »Sleep-Induced Changes in Associative Memory«, *Journal of Cognitive Neuroscience* 11, Nr. 2 (1999): 182–93. Siehe auch: R. Stickgold, »Of Sleep, Memories and Trauma«, *Nature Neuroscience* 10, Nr. 5 (2007): 540–42; und B. Rasch *et al.*, »Odor Cues During Slow-Wave Sleep Prompt Declarative Memory Consolidation«, *Science* 315, Nr. 5817 (2007): 1426–29.
13. E. J. Wamsley *et al.*, »Dreaming of a Learning Task Is Associated with Enhanced Sleep-Dependent Memory Consolidation«, *Current Biology* 20, Nr. 9 (11. Mai 2010): 850–55.
14. R. Stickgold, »Sleep-Dependent Memory Consolidation«, *Nature* 437 (2005): 1272–78.
15. R. Stickgold *et al.*, »Sleep-Induced Changes in Associative Memory«, *Journal of Cognitive Neuroscience* 11, Nr. 2 (1999): 182–93.
16. J. Williams *et al.*, »Bizarreness in Dreams and Fantasies: Implications for the Activation-Synthesis Hypothesis«, *Consciousness and Cognition* 1, Nr. 2 (1992): 172–85. Siehe auch: Stickgold *et al.*, »Sleep-Induced Changes in Associative Memory«.
17. M. P. Walker *et al.*, »Cognitive Flexibility Across the Sleep-Wake Cycle: REM-Sleep Enhancement of Anagram Problem Solving«, *Cognitive Brain Research* 14 (2002): 317–24.
18. R. Stickgold, »EMDR: A Putative Neurobiological Mechanism of Action«, *Journal of Clinical Psychology* 58 (2002): 61–75.
19. Mehrere Studien beschäftigen sich mit der Frage, wie Augenbewegungen zur Verarbeitung und Transformierung traumatischer Erinnerungen beitragen könnten. M. Sack *et al.*, »Alterations in Autonomic Tone During Trauma Exposure Using Eye Movement Desensitization and Reprocessing (EMDR) – Results of a Preliminary Investigation«, *Journal of Anxiety Disorders* 22, Nr. 7 (2008): 1264–71; B. Letizia, F. Andrea & C. Paolo, »Neuroanatomical Changes After Eye Movement Desensitization and Reprocessing (EMDR) Treatment in Posttraumatic Stress Disorder«, *The Journal of Neuropsychiatry and Clinical Neurosciences*, 19, Nr. 4 (2007): 475–76; P. Levin, S. Lazrove & B. van der Kolk, »What Psychological Testing and Neuroimaging Tell Us About the Treatment of Post-

traumatic Stress Disorder by Eye Movement Desensitization and Reprocessing«, *Journal of Anxiety Disorders,* 13, Nr. 1–2 (1999): 159–72; M. L. Harper, T. Rasolkhani Kalhorn & J. F. Drozd, »On the Neural Basis of EMDR Therapy: Insights from Qeeg Studies«, *Traumatology,* 15, Nr. 2 (2009): 81–95; K. Lansing, D. G. Amen, C. Hanks & L. Rudy, »High-Resolution Brain SPECT Imaging and Eye Movement Desensitization and Reprocessing in Police Officers with PTSD«, *The Journal of Neuropsychiatry and Clinical Neurosciences* 17, Nr. 4 (2005): 526–32; T. Ohtani, K. Matsuo, K. Kasai, T. Kato & N. Kato, »Hemodynamic Responses of Eye Movement Desensitization and Reprocessing in Posttraumatic Stress Disorder«, *Neuroscience Research,* 65, Nr. 4 (2009): 375–83; M. Pagani, G. Högberg, D. Salmaso, D. Nardo, Ö. Sundin, C. Jonsson & T. Hallström, »Effects of EMDR Psychotherapy on 99mtc-HMPAO Distribution in Occupation-Related Posttraumatic Stress Disorder«, *Nuclear Medicine Communications* 28 (2007): 757–65; H. P. Söndergaard & U. Elofsson, »Psychophysiological Studies of EMDR«, *Journal of EMDR Practice and Research* 2, Nr. 4 (2008): 282–88.

16. Lernen, den eigenen Körper zu bewohnen: Yoga

1. Akupunktur and Akupressur werden von traumaorientierten Psychotherapeuten häufig zur Behandlung von PTBS genutzt, und es liegen erste Untersuchungen über die Wirkung dieser Techniken auf PTBS-Erkrankungen in klinischer Stärke vor: M. Hollifield *et al.*, »Acupuncture for Posttraumatic Stress Disorder: A Randomized Controlled Pilot Trial«, *Journal of Nervous and Mental Disease* 195, *Nr.* 6 (2007): 504–513. Untersuchungen mithilfe von fMRI-Scans über die Wirkung von Akupunktur auf die Gehirnbereiche, die mit Angst und Furcht assoziiert werden, haben ergeben, dass Akupunktur eine schnelle Regulation dieser Regionen ermöglicht: K. K. Hui *et al.*, »The Integrated Response of the Human Cerebro-Cerebellar and Limbic Systems to Acupuncture Stimulation at ST 36 as Evidenced by fMRI«, *NeuroImage* 27 (2005): 479–96; J. Fang *et al.*, »The Salient Characteristics of the Central Effects of Acupuncture Needling: Limbic-Paralimbic-Neocortical Network Modulation«, *Human Brain Mapping* 30 (2009): 1196–206; D. Feinstein, »Rapid Treatment of PTSD: Why Psychological Exposure with Acupoint Tapping May Be Effective«, *Psychotherapy: Theory, Research, Practice, Training* 47, Nr. 3 (2010): 385–402; D. Church *et al.*, »Psychological Trauma Symptom Improvement in Veterans Using EFT (Emotional Freedom Technique): A Randomized Controlled Trial«, *Journal of Nervous and Mental Disease* 201 (2013): 153–60; D. Church, G. Yount & A. J. Brooks, »The Effect of Emotional Freedom Techniques (EFT) on Stress Biochemistry: A Ran-

domized Controlled Trial«, *Journal of Nervous and Mental Disease* 200 (2012): 891–96; R. P. Dhond, N. Kettner & V. Napadow, »Neuroimaging Acupuncture Effects in the Human Brain«, *Journal of Alternative and Complementary Medicine* 13 (2007): 603–616; K. K. Hui *et al.*, »Acupuncture Modulates the Limbic System and Subcortical Gray Structures of the Human Brain: Evidence from fMRI Studies in Normal Subjects«, *Human Brain Mapping* 9 (2000): 13–25.

2. M. Sack, J. W. Hopper & F. Lamprecht, »Low Respiratory Sinus Arrhythmia and Prolonged Psychophysiological Arousal in Posttraumatic Stress Disorder: Heart Rate Dynamics and Individual Differences in Arousal Regulation«, *Biological Psychiatry* 55, Nr. 3 (2004): 284–90. Siehe auch: H. Cohen *et al.*, »Analysis of Heart Rate Variability in Posttraumatic Stress Disorder Patients in Response to a Trauma-Related Reminder«, *Biological Psychiatry* 44, Nr. 10 (1998): 1054–59; H. Cohen *et al.*, »Long-Lasting Behavioral Effects of Juvenile Trauma in an Animal Model of PTSD Associated with a Failure of the Autonomic Nervous System to Recover«, *European Neuropsychopharmacology* 17, Nr. 6 (2007): 464–77; und: H. Wahbeh & B. S. Oken, »Peak High-Frequency HRV and Peak Alpha Frequency Higher in PTSD«, *Applied Psychophysiology and Biofeedback* 38, Nr. 1 (2013): 57–69.
3. J. W. Hopper *et al.*, »Preliminary Evidence of Parasympathetic Influence on Basal Heart Rate in Posttraumatic Stress Disorder«, *Journal of Psychosomatic Research* 60, Nr. 1 (2006): 83–90.
4. Arieh Shalevs Untersuchungen an der *Hadassah Medical School* in Jerusalem und Roger Pitmans Experimente an der *Harvard University* weisen ebenfalls in diese Richtung: A. Y. Shalev *et al.*, »Auditory Startle Response in Trauma Survivors with Posttraumatic Stress Disorder: A Prospective Study«, *American Journal of Psychiatry* 157, Nr. 2 (2000): 255–61; R. K. Pitman *et al.*, »Psychophysiologic Assessment of Posttraumatic Stress Disorder Imagery in Vietnam Combat Veterans«, *Archives of General Psychiatry* 44, Nr. 11 (1987): 970–75; A. Y. Shalev *et al.*, »A Prospective Study of Heart Rate Response Following Trauma and the Subsequent Development of Posttraumatic Stress Disorder«, *Archives of General Psychiatry* 55, Nr. 6 (1998): 553–59.
5. P. Lehrer, Y. Sasaki & Y. Saito, »Zazen and Cardiac Variability«, *Psychosomatic Medicine* 61, Nr. 6 (1999): 812–21. Siehe auch: R. Sovik, »The Science of Breathing: The Yogic View«, *Progress in Brain Research* 122 (1999): 491–505; P. Philippot, G. Chapelle & S. Blairy, »Respiratory Feedback in the Generation of Emotion«, *Cognition & Emotion* 16, Nr. 5 (2002): 605–627; A. Michalsen *et al.*, »Rapid Stress Reduction and Anxiolysis Among Distressed Women as a Consequence of a Three-Month Intensive Yoga Program«, *Medcal Science Monitor* 11, Nr. 12 (2005):

555–61; G. Kirkwood *et al.*, »Yoga for Anxiety: A Systematic Review of the Research Evidence«, *British Journal of Sports Medicine* 39 (2005): 884–91; K. Pilkington *et al.*, »Yoga for Depression: The Research Evidence«, *Journal of Affective Disorders* 89 (2005): 13–24; und: P. Gerbarg & R. Brown, »Yoga: A Breath of Relief for Hurricane Katrina Refugees«, *Current Psychiatry* 4 (2005): 55–67.

6. B. Cuthbert *et al.*, »Strategies of Arousal Control: Biofeedback, Meditation, and Motivation«, *Journal of Experimental Psychology* 110 (1981): 518–46. Siehe auch: S. B. S. Khalsa, »Yoga as a Therapeutic Intervention: A Bibliometric Analysis of Published Research Studies«, *Indian Journal of Physiology and Pharmacology* 48 (2004): 269–85; M. M. Delmonte, »Meditation as a Clinical Intervention Strategy: A Brief Review«, *International Journal of Psychosomatics* 33 (1986): 9–12; I. Becker, »Uses of Yoga in Psychiatry and Medicine«, in: *Complementary and Alternative Medicine and Psychiatry*, Bd. 19, Hg. P. R. Muskin (Washington: American Psychiatric Press 2008); L. Bernardi *et al.*, »Slow Breathing Reduces Chemoreflex Response to Hypoxia and Hypercapnia, and Increases Baroreflex Sensitivity«, *Journal of Hypertension* 19, Nr. 12 (2001): 2221–29; R. P. Brown & P. L. Gerbarg, »Sudarshan Kriya Yogic Breathing in the Treatment of Stress, Anxiety, and Depression: Part I: Neurophysiologic Model«, *Journal of Alternative and Complementary Medicine* 11 (2005): 189–201; R. P. Brown & P. L. Gerbarg, »Sudarshan Kriya Yogic Breathing in the Treatment of Stress, Anxiety, and Depression: Part II: Clinical Applications and Guidelines«, *Journal of Alternative and Complementary Medicine* 11 (2005): 711–17; C. C. Streeter *et al.*, »Yoga Asana Sessions Increase Brain GABA Levels: A Pilot Study«, *Journal of Alternative and Complementary Medicine* 13 (2007): 419–26; und: C. C. Streeter *et al.*, »Effects of Yoga Versus Walking on Mood, Anxiety, and Brain GABA Levels: A Randomized Controlled MRS Study«, *Journal of Alternative and Complementary Medicine* 16 (2010): 1145–52.
7. Zahlreiche wissenschaftliche Artikel belegen die positive Wirkung von Yoga auf verschiedene Krankheiten. Die folgenden sind nur eine kleine Auswahl: S. B. Khalsa, »Yoga as a Therapeutic Intervention«; P. Grossman *et al.*, »Mindfulness-Based Stress Reduction and Health Benefits: A Meta-Analysis«, *Journal of Psychosomatic Research* 57 (2004): 35–43; K. Sherman *et al.*, »Comparing Yoga, Exercise, and a Self-Care Book for Chronic Low Back Pain: A Randomized, Controlled Trial«, *Annals of Internal Medicine* 143 (2005): 849–56; K. A. Williams *et al.*, »Effect of Iyengar Yoga Therapy for Chronic Low Back Pain«, *Pain* 115 (2005): 107–117; R. B. Saper *et al.*, »Yoga for Chronic Low Back Pain in a Predominantly Minority Population: A Pilot Randomized Controlled Trial«, *Alternative Therapies in Health and Medicine* 15 (2009): 18–27; J. W. Car-

son *et al.*, »Yoga for Women with Metastatic Breast Cancer: Results from a Pilot Study«, *Journal of Pain and Symptom Management* 33 (2007): 331–41.

8. B. A. van der Kolk *et al.*, »Yoga as an Adjunctive Therapy for PTSD«, *Journal of Clinical Psychiatry* 75, Nr. 6 (Juni 2014): 559–65.
9. Ein kalifornisches Unternehmen, *HeartMath*, hat raffinierte Geräte und Computerspiele entwickelt, die sowohl Freude machen als auch sehr effektiv helfen, eine bessere HRV zu erreichen. Bisher ist noch nicht wissenschaftlich untersucht worden, ob einfache Hilfsmittel wie die von *HeartMath* entwickelten PTBS-Symptome verringern können, aber sehr wahrscheinlich ist das der Fall (siehe www.heartmath.org).
10. Zur Zeit der Entstehung dieses Buches sind bei *iTunes* 24 Apps verfügbar, die den Anspruch erheben, die HRV verbessern zu können, so beispielsweise *emWave, HeartMath* und *GPS4Soul.*
11. B. A. van der Kolk, »Clinical Implications of Neuroscience Research in PTSD«, *Annals of the New York Academy of Sciences* 1071, Nr. 1 (2006): 277–93.
12. S. Telles *et al.*, »Alterations of Auditory Middle Latency Evoked Potentials During Yogic Consciously Regulated Breathing and Attentive State of Mind«, *International Journal of Psychophysiology* 14, Nr. 3 (1993): 189–98. Siehe auch: P. L. Gerbarg, »Yoga and Neuro-Psychoanalysis«, in: *Bodies in Treatment: The Unspoken Dimension*, Hg. Frances Sommer Anderson (New York, Analytic Press 2008), 127–50.
13. D. Emerson & E. Hopper, *Trauma-Yoga – Heilung durch sorgsame Körperarbeit* (Lichtenau, G. P. Probst 2012).
14. A. Damasio, *Ich fühle, also bin ich. Die Entschlüsselung des Bewusstseins* (München: List 2000).
15. »Interozeption« ist die wissenschaftliche Bezeichnung für die wichtige Fähigkeit, sich selbst zu spüren. In Brain-Imaging-Studien Traumatisierter wurden immer wieder Probleme in das physische Selbstgewahrsein steuernden Gehirnbereichen beobachtet. Davon ist insbesondere der Insel genannte Bereich betroffen. J. W. Hopper *et al.*, »Neural Correlates of Reexperiencing, Avoidance, and Dissociation in PTSD: Symptom Dimensions and Emotion Dysregulation in Responses to Script Driven Trauma Imagery«, *Journal of Traumatic Stress* 20, Nr. 5 (2007): 713–25. Siehe auch: I. A. Strigo *et al.*, »Neural Correlates of Altered Pain Response in Women with Posttraumatic Stress Disorder from Intimate Partner Violence«, *Biological Psychiatry* 68, Nr. 5 (2010): 442–50; G. A. Fonzo *et al.*, »Exaggerated and Disconnected Insular-Amygdalar Blood Oxygenation Level-Dependent Response to Threat-Related Emotional Faces in Women with Intimate Partner Violence Posttraumatic Stress Disorder«, *Biological Psychiatry* 68,

Nr. 5 (2010): 433–41; P. A. Frewen *et al.*, »Social Emotions and Emotional Valence During Imagery in Women with PTSD: Affective and Neural Correlates«, *Psychological Trauma: Theory, Research, Practice, and Policy* 2, Nr. 2 (2010): 145–57; K. Felmingham *et al.*, »Dissociative Responses to Conscious and Non-conscious Fear Impact Underlying Brain Function in Post-traumatic Stress Disorder«, *Psychological Medicine* 38, Nr. 12 (2008): 1771–80; A. N. Simmons *et al.*, »Functional Activation and Neural Networks in Women with Posttraumatic Stress Disorder Related to Intimate Partner Violence«, *Biological Psychiatry* 64, Nr. 8 (2008): 681–90; R. J. L. Lindauer *et al.*, »Effects of Psychotherapy on Regional Cerebral Blood Flow During Trauma Imagery in Patients with Post-traumatic Stress Disorder: A Randomized Clinical Trial«, *Psychological Medicine* 38, Nr. 4 (2008): 543–54; und: A. Etkin & T. D. Wager, »Functional Neuroimaging of Anxiety: A Meta-Analysis of Emotional Processing in PTSD, Social Anxiety Disorder, and Specific Phobia«, *American Journal of Psychiatry* 164, Nr. 10 (2007): 1476–88.

16. J. C. Nemiah & P. E. Sifneos, »Psychosomatic Illness: A Problem in Communication«, *Psychotherapy and Psychosomatics* 18, Nr. 1–6 (1970): 154–60. Siehe auch: G. J. Taylor, R. M. Bagby & J. D. A. Parker, *Disorders of Affect Regulation: Alexithymia in Medical and Psychiatric Illness* (Cambridge: Cambridge University Press 1997).
17. A. R. Damasio, *Ich fühle, also bin ich*, a. a. O., S. 43 f.
18. B. A. van der Kolk, »Clinical Implications of Neuroscience Research in PTSD«, *Annals of the New York Academy of Sciences* 1071, Nr. 1 (2006): 277–93. Siehe auch: B. K. Hölzel *et al.*, »How Does Mindfulness Meditation Work? Proposing Mechanisms of Action from a Conceptual and Neural Perspective«, *Perspectives on Psychological Science* 6, Nr. 6 (2011): 537–59.
19. B. K. Hölzel *et al.*, »Mindfulness Practice Leads to Increases in Regional Brain Gray Matter Density«, *Psychiatry Research: Neuroimaging* 191, Nr. 1 (2011): 36–43. Siehe auch: B. K. Hölzel *et al.*, »Stress Reduction Correlates with Structural Changes in the Amygdala«, *Social Cognitive and Affective Neuroscience* 5, Nr. 1 (2010): 11–17; und: S. W. Lazar *et al.*, »Meditation Experience Is Associated with Increased Cortical Thickness«, *NeuroReport* 16 (2005): 1893–97.

17. Die Einzelteile zusammenfügen: Selfleadership

1. R. A. Goulding & R. C. Schwartz, *The Mosaic Mind: Empowering the Tormented Selves of Child Abuse Survivors* (New York: Norton 1995), 4.
2. J. G. Watkins & H. H. Watkins, *Ego states – Theorie und Therapie: ein Handbuch* (Heidelberg: Carl Auer 2003). Jung bezeichnet Persönlichkeitsanteile als Arche-

typen und Komplexe; in der kognitiven Psychologie und in der Literatur über dissoziative Identitätsstörungen werden sie unter anderem Alter-Persönlichkeiten genannt. Siehe auch: J. G. Watkins & H. H. Watkins, »Theory and Practice of Ego State Therapy: A Short-Term Therapeutic Approach«, *Short-Term Approaches to Psychotherapy* 3 (1979): 176–220; J. G. Watkins & H. H. Watkins, »Ego States and Hidden Observers«, *Journal of Altered States of Consciousness* 5, Nr. 1 (1979): 3–18; und: C. G. Jung, *Zur Psychologie westlicher und östlicher Religionen,* »Psychologie und Religion«, GW Bd. 11 (Olten: Walter 1971).

3. W. James, *The Principles of Psychology* (N. Y.: Holt 1890), S. 206. In der dt. Ausgabe der gekürzten Übersetzung des Buches von 1909 (erschienen unter dem Titel *Psychologie*) nicht enthalten.
4. C. G. Jung, GW 16, *Die Archetypen und das kollektive Unbewusste*, S. 158, §330.
5. C. G. Jung, GW 10, *Zivilisation im Übergang*, S. 308, §540.
6. C. G. Jung, GW 11, *Zur Psychologie westlicher und östlicher Religionen*, S. 94f., §133.
7. M. S. Gazzaniga, *Das erkennende Gehirn* (Paderborn: Junfermann 1989), S. 94f.
8. Ibd., zitiert nach van der Kolk.
9. M. Minsky, *Mentopolis (*Stuttgart: Klett-Cotta 1994), S. 51.
10. Ibd. S. 290.
11. O. van der Hart, E. R. Nijenhuis & K. Steele, *Das verfolgte Selbst: Strukturelle Dissoziation und die Behandlung chronischer Traumatisierung* (Paderborn: Junfermann 2008); R. P. Kluft, *Pacing in der Trauma-Therapie* (Lichtenau: G. P. Probst 2014).
12. R. Schwartz, *Systemische Therapie mit der inneren Familie* (Stuttgart: Klett-Cotta 1997), dt. S. 61.
13. Ibd., S. 51ff.
14. Ibd., zitiert nach van der Kolk.
15. Goulding & Schwartz, *Mosaic Mind*, 63.
16. J. G. Watkins, 1997, veranschaulicht dies anhand eines Beispiels für die Personifizierung von Depression: »Wir müssen herausfinden, wie sich die Depression imaginativ äußert und wer, welche [Teilpersönlichkeit] unter ihr leidet.« (Zitiert nach van der Kolk.)
17. Richard Schwartz, persönliche Mitteilung.
18. Goulding & Schwartz, *Mosaic Mind*, 33.
19. A. W. Evers *et al.*, »Tailored Cognitive-Behavioral Therapy in Early Rheumatoid Arthritis for Patients at Risk: A Randomized Controlled Trial«, *Pain* 100, Nr. 1–2 (2002): 141–53; E. K. Pradhan *et al.*, »Effect of Mindfulness-Based Stress Reduction in Rheumatoid Arthritis Patients«, *Arthritis & Rheumatology* 57,

Nr. 7 (2007): S. 1134–42; J. M. Smyth *et al.*, »Effects of Writing About Stressful Experiences on Symptom Reduction in Patients with Asthma or Rheumatoid Arthritis: A Randomized Trial«, *JAMA* 281, Nr. 14 (1999): 1304–9; L. Sharpe *et al.*, »Long-Term Efficacy of a Cognitive Behavioral Treatment from a Randomized Controlled Trial for Patients Recently Diagnosed with Rheumatoid Arthritis«, *Rheumatology (Oxford)* 42, Nr. 3 (2003): 435–41; H. A. Zangi *et al.*, »A Mindfulness-Based Group Intervention to Reduce Psychological Distress and Fatigue in Patients with Inflammatory Rheumatic Joint Diseases: A Randomized Controlled Trial«, *Annals of the Rheumatic Diseases* 71, Nr. 6 (2012): 911–17.

18. Die Löcher füllen: Strukturen schaffen

1. Pesso Boyden System Psychomotor. Siehe: http://pbsp.com/
2. D. Goleman, *Soziale Intelligenz (*München: Droemer 2006).
3. A. Pesso, »PBSP: Pesso Boyden System Psychomotor«, in: *Getting in Touch: A Guide to Body-Centered Therapies*, Hg. S. Caldwell (Wheaton, IL: Theosophical Publishing House 1997); A. Pesso, *Movement in Psychotherapy: Psychomotor Techniques and Training* (New York: New York University Press 1969); A. Pesso, *Experience in Action: A Psychomotor Psychology* (New York: New York University Press 1973); A. Pesso & J. Crandell, Hg., *Moving Psychotherapy: Theory and Application of Pesso System/Psychomotor* (Cambridge, MA: Brookline Books 1991); M. Scarf, *Secrets, Lies, and Betrayals* (New York: Ballantine Books 2005); M. van Attekum, *Aan Den Lijve* (Netherlands: Pearson Assessment 2009); und: A. Pesso, »Dramaturgie des Unbewussten und korrigierende Erfahrungen«, in: *Handbuch der Körperpsychotherapie*, Hg. H. Weiss & G. Marlock (Stuttgart: Schattauer 2006), S. 455 ff.
4. Luiz Pessoa & Ralph Adolphs, »Emotion Processing and the Amygdala: from a ›Low Road‹ to ›Many Roads‹ of Evaluating Biological Significance«, *Nature Reviews Neuroscience* 11, Nr. 11 (2010): 773–83.

19. Das Gehirn neu vernetzen: Neurofeedback

1. H. H. Jasper, P. Solomon & C. Bradley, »Electroencephalographic Analyses of Behavior Problem Children«, *American Journal of Psychiatry* 95 (1938): 641–58; P. Solomon, H. H. Jasper & C. Bradley, »Studies in Behavior Problem Children«, *American Neurology and Psychiatry* 38 (1937): 1350–51.
2. Martin Teicher hat an der *Harvard Medical School* durch ausgiebige Untersuchungen festgestellt, dass bei Erwachsenen, die als Kinder missbraucht/miss-

handelt wurden, der Schläfenlappen Abnormitäten aufweist: M. H. Teicher *et al.*, »The Neurobiological Consequences of Early Stress and Childhood Maltreatment«, *Neuroscience & Biobehavioral Reviews* 27, Nr. 1–2 (2003): 33–44; M. H. Teicher *et al.*, »Early Childhood Abuse and Limbic System Ratings in Adult Psychiatric Outpatients«, *Journal of Neuropsychiatry & Clinical Neurosciences* 5, Nr. 3 (1993): 301–6; M. H. Teicher *et al.*, »Sticks, Stones and Hurtful Words: Combined Effects of Childhood Maltreatment Matter Most«, *American Journal of Psychiatry* (2012).

3. Sebern F. Fisher, *Neurofeedback in the Treatment of Developmental Trauma: Calming the Fear-Driven Brain* (New York: Norton 2014).
4. J. N. Demos, *Getting Started with Neurofeedback* (New York: Norton 2005). Siehe auch: R. J. Davidson, »Affective Style and Affective Disorders: Prospectives from Affective Neuroscience«, *Cognition and Emotion* 12, Nr. 3 (1998): 307–30; und: R. J. Davidson *et al.*, »Regional Brain Function, Emotion and Disorders of Emotion«, *Current Opinion in Neurobiology* 9 (1999): 228–34.
5. J. Kamiya, »Conscious Control of Brain Waves«, *Psychology Today*, April 1968, 56–60. Siehe auch: D. P. Nowlis & J. Kamiya, »The Control of Electroencephalographic Alpha Rhythms Through Auditory Feedback and the Associated Mental Activity«, *Psychophysiology* 6, Nr. 4 (1970): 476–84; und: D. Lantz & M. B. Sterman, »Neuropsychological Assessment of Subjects with Uncontrolled Epilepsy: Effects of EEG Feedback Training«, *Epilepsia* 29, Nr. 2 (1988): 163–71.
6. M. B. Sterman, L. R. Macdonald & R. K. Stone, »Biofeedback Training of the Sensorimotor Electroencephalogram Rhythm in Man: Effects on Epilepsy«, *Epilepsia* 15, Nr. 3 (1974): 395–416. Eine neuere Metaanalyse, die 87 Studien umfasst, ergab, dass Neurofeedback bei ca. 80 Prozent der am Training teilnehmenden Epileptiker zu einer deutlichen Verringerung der Anfallshäufigkeit führte. Gabriel Tan *et al.*, »Meta-Analysis of EEG Biofeedback in Treating Epilepsy«, *Clinical EEG and Neuroscience* 40, Nr. 3 (2009): 173–79.
7. Dies gehört zu den Aufgaben des in Kapitel 5 beschriebenen Schaltkreises, der das Selbstgewahrsein vermittelt. Alvaro Pascual-Leone hat gezeigt, dass Menschen zeitweise nicht erkennen können, wen sie anschauen, wenn sie in einen Spiegel blicken, wenn man den Gehirnbereich über dem medialen Präfrontalkortex durch transkranielle Magnetstimulation (TMS) ausschaltet: Pascual-Leone, »Mental Attention, Consciousness, and the Progressive Emergence of Wisdom«, *Journal of Adult Development* 7, Nr. 4 (2000): 241–54.
8. www.eegspectrum.com/intro-to-neurofeedback
9. S. Rauch *et al.*, »Symptom Provocation Study Using Positron Emission Tomography and Script Driven Imagery«, *Archives of General Psychiatry* 53 (1996):

380–87. Drei weitere Studien auf der Grundlage eines neuen bildgebenden Verfahrens – der Magnetoenzephalographie (MEG) – haben gezeigt, dass bei Menschen mit einer PTBS der rechte Schläfenlappen stärker aktiviert ist: C. Catani *et al.*, »Pattern of Cortical Activation During Processing of Aversive Stimuli in Traumatized Survivors of War and Torture«, *European Archives of Psychiatry and Clinical Neuroscience* 259, Nr. 6 (2009): 340–51; B. E. Engdahl *et al.*, »Post-traumatic Stress Disorder: A Right Temporal Lobe Syndrome?«, *Journal of Neural Engineering* 7, Nr. 6 (2010): 066005; A. P. Georgopoulos *et al.*, »The Synchronous Neural Interactions Test as a Functional Neuromarker for Post-traumatic Stress Disorder (PTSD): A Robust Classification Method Based on the Bootstrap«, *Journal of Neural Engineering* 7, Nr. 1 (2010): 016011.

10. Gemessen anhand der *Clinician Administered PTSD Scale* (CAPS).
11. Gemessen anhand von John Brieres *Inventory of Altered Self-Capacities* (IASC).
12. Posteriore und zentrale Alpha-Rhythmen werden durch thalamokortikale neuronale Netzwerke erzeugt; Beta-Rhythmen scheinen von lokalen kortikalen Netzwerken erzeugt zu werden; und der Theta-Rhythmus der frontalen Mittellinie (der einzige gesunde Theta-Rhythmus im menschlichen Gehirn) wird wahrscheinlich vom septohippokampalen neuronalen Netzwerk generiert. Eine neuere Darstellung dieser Zusammenhänge enthält J. Kropotov, *Quantitative EEG, ERP's and Neurotherapy* (Amsterdam: Elsevier 2009).
13. H. Benson, »The Relaxation Response: Its Subjective and Objective Historical Precedents and Physiology«, *Trends in Neurosciences* 6 (1983): 281–84.
14. Tobias Egner & John H. Gruzelier, »Ecological Validity of Neurofeedback: Modulation of Slow Wave EEG Enhances Musical Performance«, *Neuroreport* 14, Nr. 9 (2003): 1221–4; David J. Vernon, »Can Neurofeedback Training Enhance Performance? An Evaluation of the Evidence with Implications for Future Research«, *Applied Psychophysiology and Biofeedback* 30, Nr. 4 (2005): 347–64.
15. »Vancouver Canucks Race to the Stanley Cup – Is It All in Their Minds?« Bio-Medical.com, 2. Juni 2011, siehe: http://bio-medical.com/news/2011/06/vancouver-canucks-race-to-the-stanley-cup-is-it-all-in-their-minds
16. M. Beauregard, *Brain Wars* (New York: Harper Collins 2013), S. 33.
17. J. Gruzelier, T. Egner & D. Vernon, »Validating the Efficacy of Neurofeedback for Optimising Performance«, *Progress in Brain Research* 159 (2006): 421–31. Siehe auch: D. Vernon & J. Gruzelier, »Electroencephalographic Biofeedback as a Mechanism to Alter Mood, Creativity and Artistic Performance«, in: *Mind-Body and Relaxation Research Focus,* Hg. B. N. De Luca (New York: Nova Science 2008), 149–64.

18. Siehe beispielsweise: M. Arns *et al.*, »Efficacy of Neurofeedback Treatment in ADHD: The Effects on Inattention, Impulsivity and Hyperactivity: A Meta-Analysis«, *Clinical EEG and Neuroscience* 40, Nr. 3 (2009): 180–89; T. Rossiter, »The Effectiveness of Neurofeedback and Stimulant Drugs in Treating AD/HD: Part I: Review of Methodological Issues«, *Applied Psychophysiology and Biofeedback* 29, Nr. 2 (Juni 2004): 95–112; T. Rossiter, »The Effectiveness of Neurofeedback and Stimulant Drugs in Treating AD/HD: Part II: Replication«, *Applied Psychophysiology and Biofeedback* 29, Nr. 4 (2004): 233–43; und: L. M. Hirshberg, S. Chiu & J. A. Frazier, »Emerging Brain-Based Interventions for Children and Adolescents: Overview and Clinical Perspective«, *Child and Adolescent Psychiatric Clinics of North America* 14, Nr. 1 (2005): 1–19.
19. Mehr über qEEG siehe: http://thebrainlabs.com/qeeg.shtml
20. N. N. Boutros, M. Torello & T. H. McGlashan, »Electrophysiological Aberrations in Borderline Personality Disorder: State of the Evidence«, *Journal of Neuropsychiatry and Clinical Neurosciences* 15 (2003): 145–54.
21. In Kapitel 17 wurde erläutert, wie wichtig es ist, einen Zustand stetiger, ruhiger Selbstbeobachtung zu entwickeln, den die IFS-Therapie als Zustand des In-sich-selbst-Seins *(»being in self«)* bezeichnet. Richard Schwartz ist der Auffassung, bei entsprechender Beharrlichkeit könne jeder Mensch diesen Zustand erreichen; ich habe selbst erlebt, wie sehr es stark Traumatisierten half, sich in ihn hineinzuversetzen. Ich bin nicht so erfahren in der Anwendung dieser Technik, und viele meiner stark traumatisierten Patienten geraten außer sich oder driften ab, wenn wir uns Themen nähern, die sie beunruhigen. Andere haben ständig das Gefühl, so wenig Einfluss auf ihre Situation zu haben, dass bei ihnen kaum ein dauerhaftes Selbstempfinden zu erkennen ist. In den meisten psychiatrischen Einrichtungen gibt man Menschen mit Problemen dieser Art stabilisierende Medikamente. Manchmal funktioniert das, aber viele Patienten verlieren aufgrund dieser Behandlung die Motivation und den inneren Antrieb durchzuhalten. In unserer randomisierten kontrollierten Studie über Neurofeedback kam es bei chronisch traumatisierten Patienten zu einem etwa 30-prozentigen Rückgang der PTBS-Symptome und zu einer signifikanten Verbesserung der exekutiven Funktionen und der Emotionskontrolle (Van der Kolk *et al.*, eingereicht 2014).
22. Traumatisierte Kinder mit Defiziten hinsichtlich der sensorischen Integration von Sinneseindrücken brauchen Programme speziell für ihre Bedürfnisse. Zurzeit bemühen sich um die Entwicklung solcher Programme insbesondere meine Kollegin Elizabeth Warner vom *Trauma Center* und Adele Diamond von der *University of British Columbia*.

23. R. J. Castillo, »Culture, Trance, and the Mind-Brain«, *Anthropology of Consciousness* 6, Nr. 1 (März 1995): 17–34. Siehe auch: B. Inglis, *Trance: A Natural History of Altered States of Mind* (London: Paladin 1990); N. F. Graffin, W. J. Ray & R. Lundy, »EEG Concomitants of Hypnosis and Hypnotic Susceptibility«, *Journal of Abnormal Psychology* 104, Nr. 1 (1995): 123–31; D. L. Schacter, »EEG Theta Waves and Psychological Phenomena: A Review and Analysis«, *Biological Psychology* 5, Nr. 1 (1977): 47–82; und: M. E. Sabourin *et al.*, »EEG Correlates of Hypnotic Susceptibility and Hypnotic Trance: Spectral Analysis and Coherence«, *International Journal of Psychophysiology* 10, Nr. 2 (1990): 125–42.
24. E. G. Peniston & P. J. Kulkosky, »Alpha-Theta Brainwave Neuro-Feedback Therapy for Vietnam Veterans with Combat-Related Post-traumatic Stress Disorder«, *Medical Psychotherapy* 4 (1991): 47–60.
25. T. M. Sokhadze, R. L. Cannon & D. L. Trudeau, »EEG Biofeedback as a Treatment for Substance Use Disorders: Review, Rating of Efficacy and Recommendations for Further Research«, *Journal of Neurotherapy* 12, Nr. 1 (2008): 5–43.
26. R. C. Kessler, »Posttraumatic Stress Disorder: The Burden to the Individual and to Society«, *Journal of Clinical Psychiatry* 61, Suppl. 5 (2000): 4–14. Siehe auch: R. Acierno *et al.*, »Risk Factors for Rape, Physical Assault, and Posttraumatic Stress Disorder in Women: Examination of Differential Multivariate Relationships«, *Journal of Anxiety Disorders* 13, Nr. 6 (1999): 541–63; und: H. D. Chilcoat & N. Breslau, »Investigations of Causal Pathways Between PTSD and Drug Use Disorders«, *Addictive Behaviors* 23, Nr. 6 (1998): 827–40.
27. S. L. Fahrion *et al.*, »Alterations in EEG Amplitude, Personality Factors, and Brain Electrical Mapping After Alpha-Theta Brainwave Training: A Controlled Case Study of an Alcoholic in Recovery«, *Alcoholism: Clinical and Experimental Research* 16, Nr. 3 (Juni 1992): 547–52; R. J. Goldberg, J. C. Greenwood & Z. Taintor, »Alpha Conditioning as an Adjunct Treatment for Drug Dependence: Part 1«, *International Journal of Addiction* 11, Nr. 6 (1976): 1085–89; R. F. Kaplan *et al.*, »Power and Coherence Analysis of the EEG in Hospitalized Alcoholics and Nonalcoholic Controls«, *Journal of Studies on Alcohol* 46 (1985): 122–27; Y. Lamontagne *et al.*, »Alpha and EMG Feedback Training in the Prevention of Drug Abuse: A Controlled Study«, *Canadian Psychiatric Association Journal* 22, Nr. 6 (Oktober 1977): 301–10; Saxby & E. G. Peniston, »Alpha-Theta Brainwave Neurofeedback Training: An Effective Treatment for Male and Female Alcoholics with Depressive Symptoms«, *Journal of Clinical Psychology* 51, Nr. 5 (1995): 685–93; W. C. Scott *et al.*, »Effects of an EEG Biofeedback Protocol on a Mixed Substance Abusing Population«, *American Journal Drug and Alcohol Abuse* 31, Nr. 3 (2005): 455–69; und: D. L. Trudeau, »Applicability of Brain Wave Biofeed-

back to Substance Use Disorder in Adolescents«, *Child & Adolescent Psychiatric Clinics of North America* 14, Nr. 1 (Januar 2005): 125–36.

28. E. G. Peniston, »EMG Biofeedback-Assisted Desensitization Treatment for Vietnam Combat Veterans Post-traumatic Stress Disorder«, *Clinical Biofeedback and Health* 9 (1986): 35–41.
29. Eugene G. Peniston & Paul J. Kulkosky, »Alpha-Theta Brainwave Neurofeedback for Vietnam Veterans with Combat-Related Post-Traumatic Stress Disorder.« *Medical Psychotherapy* 4, Nr. 1 (1991): 47–60.
30. Über ähnliche Resultate berichtete sieben Jahre später eine andere Gruppe: W. C. Scott *et al.*, »Effects of an EEG Biofeedback Protocol on a Mixed Substance Abusing Population«, *American Journal of Drug and Alcohol Abuse* 31, Nr. 3 (2005): 455–69.
31. D. L. Trudeau, T. M. Sokhadze & R. L. Cannon, »Neurofeedback in Alcohol and Drug Dependency«, in: Introduction to *Quantitative EEG and Neurofeedback: Advanced Theory and Applications*, Hg. T. Budzynski *et al.* (Amsterdam: Elsevier 1999), S. 241–68; F. D. Arani, R. Rostami & M. Nostratabadi, »Effectiveness of Neurofeedback Training as a Treatment for Opioid-Dependent Patients«, *Clinical EEG and Neuroscience* 41, Nr. 3 (2010): 170–77; F. Dehghani-Arani, R. Rostami & H. Nadali, »Neurofeedback Training for Opiate Addiction: Improvement of Mental Health and Craving«, *Applied Psychophysiology and Biofeedback*, 38, Nr. 2 (2013): 133–41; J. Luigjes *et al.*, »Neuromodulation as an Intervention for Addiction: Overview and Future Prospects«, *Tijdschrift voor psychiatrie* 55, Nr. 11 (2012): 841–52.
32. S. Othmer, »Remediating PTSD with Neurofeedback«, 11. Oktober 2011, http://hannokirk.com/files/Remediating-PTSD_10-01-11.pdf
33. F. H. Duffy, »The State of EEG Biofeedback Therapy (EEG Operant Conditioning) in 2000: An Editor's Opinion«, *Clinical Electroencephalography* 31, Nr. 1 (2000): v–viii.
34. Thomas R. Insel, »Faulty Circuits«, *Scientific American* 302, Nr. 4 (2010): 44–51.
35. T. Insel, »Transforming Diagnosis«, National Institute of Mental Health, Director's Blog, 29. April 2013. Siehe: www.nimh.nih.gov/about/director/2013/transforming-diagnosis.shtml
36. Joshua W. Buckholtz & Andreas Meyer-Lindenberg, »Psychopathology and the Human Connectome: Toward a Transdiagnostic Model of Risk For Mental Illness«, *Neuron* 74, Nr. 4 (2012): 990–1004.
37. F. Collins, »The Symphony Inside Your Brain«, NIH Director's Blog, 5. November 2012, siehe: http://directorsblog.nih.gov/2012/11/05/the-symphony-inside-your-brain

20. Die eigene Stimme finden: Gemeinschaftsrhythmen und Theater

1. F. Butterfield, »David Mamet Lends a Hand to Homeless Vietnam Veterans«, *New York Times*, 10. Oktober 1998. Weitere Informationen über diese neue Notunterkunft sind zu finden unter: www.nechv.org/historyatnechv.html
2. P. Healy, »The Anguish of War for Today's Soldiers, Explored by Sophocles«, *New York Times*, 11. November 2009. Mehr zu Doerries' Projekt siehe unter: www.outsidethewirellc.com/projects/theater-of-war/overview
3. Sara Krulwich, »The Theater of War«, *New York Times*, 11. November 2009.
4. W. H. McNeill, *Keeping Together in Time: Dance and Drill in Human History* (Cambridge, MA: Harvard University Press 1997).
5. Plutarch, *Lives*, Bd. 1 (Digireads.com 2009), 58.
6. M. Z. Seitz, »The Singing Revolution«, *New York Times*, 14. Dezember 2007.
7. Näheres über *Urban Improv* siehe: www.urbanimprov.org
8. Die Website des *Trauma Center* enthält ein vollständiges *Urban-Improv*-Programm für Schüler der vierten Klasse, das Lehrer benutzen können. Siehe unter: www.traumacenter.org/initiatives/psychosocial.php
9. Weitere Informationen über das *Possibility Project* siehe: http://the-possibility-project.org/
10. Mehr über *Shakespeare in the Courts* siehe unter: www.shakespeare.org/education/for-youth/shakespeare-courts
11. C. Kisiel *et al.*, »Evaluation of a Theater-Based Youth Violence Prevention Program for Elementary School Children«, *Journal of School Violence* 5, Nr. 2 (2006): 19–36.
12. Die Organisatoren von *Urban Improv* und des *Trauma Center* waren Amie Alley, PhD, Margaret Blaustein, PhD, Toby Dewey, MA, Ron Jones, Merle Perkins, Kevin Smith, Faith Soloway und Joseph Spinazzola, PhD.
13. H. Epstein & T. Packer, *The Shakespeare & Company Actor Training Experience* (Lenox, MA: Plunkett Lake Press 2007); H. Epstein, *Tina Packer Builds a Theater* (Lenox, MA: Plunkett Lake Press 2010).

Personen- und Stichwortverzeichnis